PNF in der Praxis

Math Buck

Dominiek Beckers

PNF in der Praxis

Eine Anleitung in Bildern

8. Auflage

Unter Mitarbeit von Susan Adler

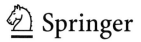

Math Buck
Beek,
Niederlande

Dominiek Beckers
Maasmechelen,
Belgien

ISBN 978-3-662-58402-6   ISBN 978-3-662-58403-3 (eBook)
https://doi.org/10.1007/978-3-662-58403-3

Die Deutsche Nationalbibliothek verzeichnet diese Publikation in der Deutschen Nationalbibliografie; detaillierte
bibliografische Daten sind im Internet über http://dnb.d-nb.de abrufbar.

Ursprünglich erschienen als Band 22 in der Reihe: Rehabilitation und Prävention

Fotonachweis Umschlag: © Buck, Beckers// Umschlaggestaltung: deblik Berlin

Springer ist ein Imprint der eingetragenen Gesellschaft Springer-Verlag GmbH, DE und ist ein Teil von
Springer Nature.
Die Anschrift der Gesellschaft ist: Heidelberger Platz 3, 14197 Berlin, Germany

Widmung

Wir widmen das Buch Maggie Knott, unserer Lehrerin, ihren Patienten ergeben, ihren Studenten verpflichtet, eine Pionierin auf ihrem Gebiet.

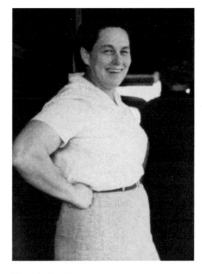

Maggie Knott

Vorwort zur 8. Auflage

PNF (Propriozeptive Neuromuskuläre Fazilitation) ist eine Philosophie und ein Behandlungskonzept. Diese Philosophie ist zeitlos und das PNF-Konzept entwickelt sich kontinuierlich weiter.

Seit 1940 ist PNF eines der meist anerkanntesten Behandlungskonzepte innerhalb der Physiotherapie. Nachdem Dr. Herman Kabat und Margaret (Maggie) Knott 1947 nach Vallejo, Kalifornien gezogen waren, starteten, entwickelten und verbreiteten sie ihre Philosophie mit ihren Techniken und Prinzipien. 1953 schloss sich Dorothy Voss dem Team an. Gemeinsam schrieben Maggie und Dorothy das erste Buch über PNF, das 1956 veröffentlicht wurde.

Anfangs wurden hauptsächlich Patienten mit Multipler Sklerose und Poliomyelitis nach diesem Konzept behandelt. Mit zunehmender Praxiserfahrung zeigte sich, dass das Konzept auch für viele Patienten mit anderen Krankheitsbildern effektiv anwendbar war. Heute werden nicht nur neurologische, sondern auch Patienten mit orthopädischen und traumatischen Krankheitsbildern, Erwachsene und Kinder behandelt.

Das PNF-Konzept hat sich mittlerweile zu einem universalen Behandlungskonzept in der Physiotherapie entwickelt.

Die 3- und 6-monatigen Kurse in Vallejo begannen in den 1950er Jahren. Physiotherapeuten aus der ganzen Welt kamen nach Vallejo, um die theoretischen und praktischen Aspekte des PNF-Konzeptes zu erlernen. Später waren Maggie Knott und Dorothy Voss inner- und außerhalb der Vereinigten Staaten auf Reisen, um Einführungskurse zu geben.

Als Maggie Knott 1978 starb, wurde ihre Arbeit in Vallejo von Carolyn Oei Hvistendahl weitergeführt; nach ihr wurde Hink Man-

gold die Direktorin des PNF-Programmes. Tim Josten ist der heutige Direktor. Auch Sue Adler, Gregg Johnson und Vicky Saliba haben als Lehrende des PNF-Konzeptes die Arbeit von Maggie weitergeführt. Sue Adler hat dem von der International PNF Association (IPNFA) herausgegebene Programm zur Ausbildung von Instruktoren gestaltet und diesem seine Form gegeben.

Wir sind Sue Adler sehr dankbar für ihre wertvolle Mitarbeit an diesem Buch, insbesondere an der dritten englischen Ausgabe.

Entwicklungen des PNF-Konzepts finden in der ganzen Welt statt und werden aufmerksam verfolgt; heute ist es möglich, fast überall in der Welt Kurse unter Leitung von qualifizierten Instruktoren zu besuchen.

Es gibt mehrere hervorragende Bücher, die sich mit dem PNF-Konzept beschäftigen. Wir waren dennoch der Meinung, dass es einer allumfassenden Ausgabe mit illustrierten praktischen Anleitungen im Text bedurfte.

Dieses Buch soll als ein praktischer Führer gesehen werden, den man in Kombination mit Textbüchern benutzen kann. Es beinhaltet die Prinzipien, Techniken und Muster des PNF-Konzeptes und bezieht die praktische Behandlung des Patienten, besonders die Arbeit auf der Matte, Gangschule und »Aktivitäten des täglichen Lebens« (ADL) mit ein. Zwei Aspekte haben die Autoren in ihrem Buch betont – zum einen die Entwicklung und das Verständnis der Prinzipien, auf denen das PNF-Konzept basiert, zum anderen die praktische Visualisierung der Muster und Aktivitäten anhand vieler Abbildungen.

Zusammenfassend ist es ein Anliegen der Autoren,

- das PNF-Konzept und die Anleitungen für das praktische Üben der PNF-

Techniken anschaulich zu vermitteln und Physiotherapieschüler wie auch praktizierende Therapeuten in ihrem PNF-Training zu unterstützen,

▬ eine Uniformität in der praktischen Behandlung zu erreichen und

▬ die neuesten Entwicklungen des PNF-Konzeptes in Wort und Bild darzustellen.

Die Geschicklichkeit, um die Prinzipien und Aktivitäten an Patienten anzuwenden, kann man nicht nur aus einem Buch erlernen. Die Autoren empfehlen Lernenden, das Lesen des Buches mit praktischem Üben zu kombinieren, unter Anleitung einer Person, die diese Skills beherrscht.

Bewegung ist der Weg zur Interaktion mit unserer Umgebung. Diese Interaktionen werden durch die Mechanismen des motorischen Lernens („motor learning") ermöglicht. Die Integration der dazugehörigen Prinzipien bringt die Entwicklung von einer „hands-on"- zu einer „hands-off"-Behandlung mit sich und dieser Ansatz wird beim Wiedererlernen von zielorientierten funktionellen Aktivitäten und Selbständigkeit verfolgt. Basierend auf dem schon bestehenden, aber ungenutzten Potenzial aller Patienten ist es das Ziel des Therapeuten, diese Reserven zu mobilisieren: Der Patient soll sein individuell höchstes Maß an Aktivitäten erlangen können, um letztendlich die höchste Stufe an Partizipation zu erreichen. Besonders in der ersten, der kognitiven Phase der motorischen Kontrolle kann der Therapeut den Patienten durch manuelle Fazilitation unterstützen, dieses Ziel zu erreichen. Ziele werden auf allen Ebenen gesetzt, betreffend Körperstrukturen und -funktionen, Aktivität und Partizipation.

Diese 8. Auflage beschreibt die Prinzipien des ICF-Modells (Internationale Klassifikation der Funktionsfähigkeit, Behinderung und Gesundheit, WHO 2001). Vermittelt werden Aspekte des motorischen Lernens und der motorischen Kontrolle, u. a. von „hands-on"- zu „hands-off"-Handling, und wie diese in das moderne PNF-Assessment und in die Behandlung integriert werden können.

Mehrere Kapitel wurden mit neuen Indikationen und Kasuistiken erweitert und mit neuer wissenschaftlicher Literatur ergänzt. Das Layout wie auch die Farbabbildungen heben deutlich die strukturierte Abfolge hervor, in welcher die Philosophie, die Grundprinzipien, Behandlungsmuster und Aktivitäten des PNF-Konzeptes dargestellt werden. Somit präsentiert dieses Buch einen systematischen und einfach verständlichen Weg, um die praktischen Anwendungen und Behandlungsmöglichkeiten von PNF erlernen und verstehen zu können.

Die Autoren sind vielen Personen zu Dank verpflichtet. Wir danken allen unseren Kollegen, den PNF-Instruktoren und Mitgliedern der IPNFA, für ihre Kooperation, ihren Austausch von Wissen und Erfahrung und die weitere Entwicklung des PNF-Konzepts.

Speziell möchten wir Agnieszka Stepien aus Polen für ihre Mitarbeit danken. Sie hat viel Erfahrung in der PNF-Behandlung pädiatrischer Erkrankungen und von Patienten mit Skoliose. In ► Kap. 10 (Rumpf) hat sie einen wertvollen Teil über PNF- und Skoliose-Behandlung beigetragen. Am Ende von ► Kap. 11 (Matten-Übungen) finden Sie ihren Beitrag über PNF in der Pädiatrie.

Fred Smedes sind wir sehr dankbar für seine Mitarbeit an diesem Buch. Er ist als „Chairman" des IPNFA-research-Committees sehr aktiv und er hat uns intensiv unterstützt, indem er uns relevante wissenschaftliche PNF-Literatur zur Verfügung gestellt hat. Auch Carsten Schäfer und Frits Westerholt danken wir für deren Ergänzungen bei dieser Neuauflage.

Unser Dank geht auch an die Kollegen der Physiotherapie von Adelante, Rehabilitationszentrum Hoensbroek, Niederlande. Insbesondere danken wir Lisan Scheepers für ihre Mitwirkung als Modell und Ben Eisermann für die Bearbeitung der Zeichnungen.

„Last but not least" sagen wir Dank an all unsere Patienten, ohne deren Mitarbeit es nicht möglich gewesen wäre, dieses Buch zu veröffentlichen.

M. Buck
D. Beckers
Sommer 2019

International PNF-Association (IPNFA)

Die IPNFA hat folgende Zielsetzungen:
- Das PNF-Konzept weiter zu verbreiten und zu entwickeln (▶ www.IPNFA. org),
- hohe Standards in der Ausbildung sowohl von Therapeuten als auch von Instruktoren zu schaffen,
- PNF in der Grundausbildung von Physiotherapeuten zu integrieren,
- Kursprogramme international ab-zustimmen,
- PNF-Instruktoren auszubilden,
- nationale Kontakte mit Krankenkassen und KG-Verband zu pflegen,
- wissenschaftliche Forschungsarbeit zu unterstützen,
- Ausbildungsseminare zu organisieren und
- jährliche IPNFA-Meetings zu organisieren.

Die IPNFA bietet folgende Ausbildungs-möglichkeiten (s. ◻ Abb. A.1).

Literatur

Auf der Website von IPNFA (International PNF Association) ist aktuelle wissenschaft-liche PNF-Literatur zu finden: ▶ www. IPNFA.org. Als besonders lesenswert und hilfreich empfehlen die Autoren folgende Artikel und Bücher zum Thema PNF:

- **Artikel**
- Smedes F, Heidmann M, Schäfer C, Fischer N, Stepien A. (2016) The proprioceptive neuromuscular facilitation-concept; the state of the evidence, a narrative review. Physical Therapy Reviews 21(1):17-31

- **Bücher**
- Hedin-Andén S (2002) PNF – Grund-verfahren und funktionelles Training. Urban & Fischer, München
- Horst R (2005) Motorisches Strategie-training und PNF. Thieme, Stuttgart
- Knott M, Voss DE (1968) Proprio-ceptive Neuromuscular Facilitation, patterns and techniques, 2nd ed. Harper & Row, New York
- Voss DE, Ionta M, Meyers B (1985) Proprioceptive Neuromuscular Facilitation, patterns and techniques. 3rd ed. Harper & Row, New York
- Sullivan PE, Markos PD, Minor MAD (1982) An Integrated Approach to therapeutic Exercise, Theory and Cli-nical Application. Reston Publishing Company, Reston, VA
- Sullivan PE, Markos PD (1995) Clinical decision making in thera-peutic exercise. Appleton and Lange, Norwalk, CT

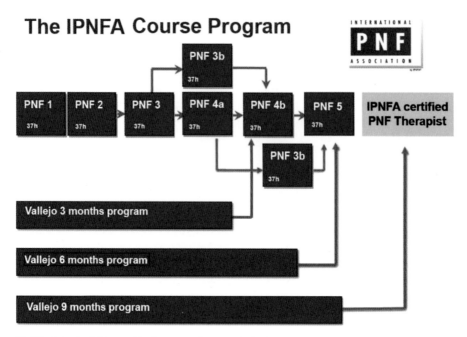

■ **Abb. A.1**   Ausbildungsablauf zum zertifizierten IPNFA-Therapeuten

Inhaltsverzeichnis

Die Autoren

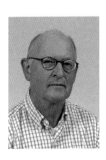

Math Buck
- Seit 1972 Physiotherapeut und seit 1984 IPNFA-Instruktor und Fachlehrer für PNF in Deutschland
- Seit 2002 Senior Instructor, 2004 für sein langjähriges Engagement für das weltweite PNF zum Ehrenmitglied der IPNFA ernannt
- Mehr als 37 Jahre Erfahrung mit Patienten mit vorwiegend spinaler neurologischer Symptomatik und zahlreiche zusätzliche Ausbildungen auf dem Gebiet der Physiotherapie, die er in seinen Kursen nutzt
- Math Buck ist Co-Autor von zwei weiteren Büchern über die Behandlung von Patienten mit Querschnittslähmung

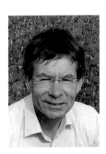

Dominiek Beckers
- Master in Physiotherapie, Bewegungswissenschaft und Rehabilitation an der Universität Leuven, Belgien, 1975
- 40 Jahre Erfahrung als Physiotherapeut in Adelante, Rehabilitations-Zentrum in Hoensbroek, Niederlande
- Seit 1984 internationaler PNF-Instruktor, IPNFA
- Tätigkeit als Fachlehrer für PNF in Deutschland
- Co-Autor von verschiedenen Büchern und Artikeln

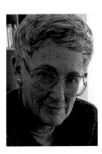

Susan Adler
- Examen in Physiotherapie an der Northwestern University, Chicago, Illinois
- Master of Science in Physiotherapie an der University of Southern California, Los Angeles
- 1962 PNF-Ausbildung am Kaiser Foundation Rehabilitations-Zentrum in Vallejo, Kalifornien
- Danach Zusammenarbeit mit ihrer Lehrerin Maggie Knott
- Sie ist internationale PNF-Instruktorin, IPNFA, und entwickelte und leitete PNF-Kurse in den USA und Europa

Einführung

Math Buck

© Springer-Verlag GmbH Deutschland, ein Teil von Springer Nature 2019
M. Buck, D. Beckers, *PNF in der Praxis,* https://doi.org/10.1007/978-3-662-58403-3_1

1

1.1 Positionierung des PNF-Konzepts in der modernen ganzheitlichen Behandlung

In diesem Kapitel möchten wir das PNF-Konzept innerhalb der aktuellen holistischen Behandlungsdenkarten positionieren und dies mit Befunden und der Behandlung unserer Patienten kombinieren. Die klinischen Entscheidungen im Verlauf einer Behandlung werden zum einen durch die Erfahrung des Therapeuten und einen sorgfältigen Patientenbefund mit dazugehöriger Klinimetrie (Messungen) bestimmt, zum anderen spielen für das Erstellen der Behandlungsziele wissenschaftliche Kenntnisse, z. B. über das motorische Lernen und die motorische Kontrolle, eine wichtige Rolle. Aus den Untersuchungsergebnissen wird eine Behandlung nach Kriterien der evidenzbasierten Praxis (»evidence based practice«) abgeleitet (Sacket et al. 1996, 1998, 2000). Daneben haben gesellschaftliche Normen und Modelle Einfluss auf die Behandlung. Die Faktoren, die für die Wahl der Therapie maßgeblich sind, und deren Integration in das PNF-Konzept werden nachfolgend kurz beschrieben (Smedes et al. 2016) (◘ Abb. 1.1).

1.1.1 Das ICF-Modell

Befunddokumentation
Vor Beginn der Behandlung eines Patienten wird ein ausführlicher Befund erhoben. Dabei sollte sich der Therapeut am ICF-Modell (Internationale Klassifikation der Funktionsfähigkeit, Behinderung und Gesundheit) orientieren, das von der Weltgesundheitsorganisation (WHO 2001) formuliert wurde (► Kap. 4).

Das ICF-Modell ist ein Begriffsmodell (Suppé 2007; ◘ Abb. 1.2), das mit der Zielsetzung erstellt wurde, aus den **fünf Faktoren**
- Körperstrukturen und -funktionen,
- Aktivitäten,
- Partizipation,
- persönliche Faktoren und
- Umgebungsfaktoren

eine allgemein gültige internationale Standardsprache zu entwickeln, um die Kommunikation zwischen den verschiedenen Berufsgruppen im Gesundheitssektor zu vereinfachen.

Im **Befund** wird dokumentiert, welche anatomischen Funktionen und Strukturen (Gelenk- und Muskelfunktion, Tonus, Sensibilität usw.) und motorischen Fähigkeiten beim Patienten vorhanden sind (»positive approach«) und welche Schädigungen (Abweichungen bzw. Verlust von Körperfunktionen und motorischen Fähigkeiten) bestehen. Diese Überprüfung gibt Hinweise, welche Aktivitäten der Patient ausführen kann. Erst anschließend wird untersucht, welche Einschränkungen der Körperstrukturen und -funktionen (Causal Impairments) verantwortlich sein können für eingeschränkte Aktivitäten (Activity Limitation) und Partizipation (Restriction on Participation Level). Der Ansatz, die Aufmerksamkeit zuerst auf die noch vorhandenen Aktivitäten zu lenken, ist in der PNF-Philosophie verankert und wird als »**positive approach**« bezeichnet (Smedes et al. 2016; Horst 2008). Abschließend werden die vorhandenen Möglichkeiten der Partizipation (Arbeit, Hobbies) des Patienten und Probleme, persönliche Faktoren (Alter, Kultur) und Umgebungsfaktoren (Treppen, Zugang zur Wohnung oder Büro), die sich im Rahmen des sozialen Lebens ergeben, erfragt und dokumentiert (Patientenbeispiel: Herr B.).

Behandlungsziele
Anschließend an die Dokumentation der vorhandenen Möglichkeiten und Probleme des Patienten werden im Dialog mit dem Patienten (Cott 2004) die Behandlungsziele festgelegt. Es ist nicht so,

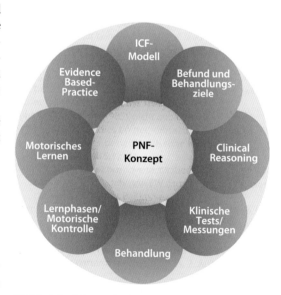

◘ **Abb. 1.1**   Faktoren für die Wahl der Therapie und deren Integration in das PNF-Konzept

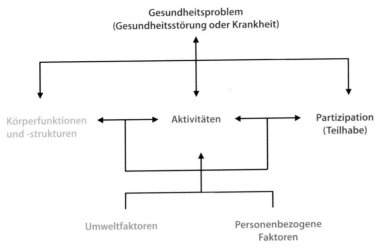

Abb. 1.2 ICF-Modell mit fünf Dimensionen

Case Study

Patientenbeispiel: Herr B.

Herr. B., 60 Jahre alt, Ingenieur in leitender Position bei einem multinationalen Unternehmen, leidet an einer schweren Form des Guillain-Barré-Syndroms.
Als Folge der Krankheit, nach einem langen Aufenthalt auf der Intensivstation, wo er langzeitig beatmet werden musste, sieht man auf der Ebene der **Körperfunktionen und -strukturen** Folgendes: im Rumpf gute Mobilität, Muskelkraft (MFT4) und Stabilität. Untere Extremitäten proximal MFT 4. Er hat außerdem eine ausgezeichnete Motivation. Es sind keine vegetativen Störungen vorhanden und psychisch hat Herr B. ein klares Bewusstsein.
Auf der Ebene der Körperfunktionen und -struktur sind folgende Schädigungen vorhanden: Kraftverlust am ganzen

Körper und im Gesicht, starke Bewegungseinschränkungen in den oberen Extremitätengelenken, Sensibilitätsstörungen, vor allem in beiden Händen, Schmerzempfindungen, ausgeprägte Ödeme an den Händen, Atemprobleme. Er ist abwartend, was die Zukunft bringen wird.
Auf **Aktivitätsniveau** kann sich der Patient im Rollstuhl mit Hilfe der Beine fortbewegen; das Übersetzen vom Rollstuhl ins Bett gelingt ohne Hilfe. Die Einschränkungen auf dem Aktivitätsniveau bestehen darin, dass Herr B. die Gehfunktion verloren hat und bei den ADLs (Aktivitäten des täglichen Lebens) fast völlig auf fremde Hilfe angewiesen ist.
Aufgrund seiner doppelseitigen Fazialislähmung ist seine Aussprache schwer verständlich, Essen und Trinken sind schwierig. Autofahren und Gartenarbeit sind nicht möglich.

Auf **Partizipationsniveau** hat der Patient die Möglichkeit, über das Wochenende zu Hause zu sein, wo er seine Familie und Freunde empfangen kann. Es zeigen sich aber auch große Einschränkungen: Er kann seine Arbeit nicht aufnehmen, wegen der langen Autofahrt kann er seine Kinder und Enkelkinder nicht besuchen und Restaurantbesuche vermeidet er in diesem Zustand ganz.
Folgende **persönliche Faktoren** spielen für die Zielsetzungen eine wesentliche Rolle: der soziale Status von Herrn B., sein Charakter, sein Alter und auch die Tatsache, dass er schon zum zweiten Mal an einem Guillain-Barré-Syndrom erkrankt ist. Die externen Faktoren wie der soziale Status, die Arbeit und Hobbys von Herrn B. bestimmen, welche Anforderungen er an die Wiederherstellung seiner körperlichen Funktionsfähigkeit stellt.

dass nur das Behandlerteam die Behandlungsziele formuliert (**angebotsgesteuert**) oder dass der Patient alleine die Behandlungsziele festlegt (**fragegesteuert**); Behandlungsteam/Therapeuten und Patient bestimmen die Behandlungsziele in gemeinsamer Absprache (Harste und Handrock 2008). Als oberstes Ziel wird das **Höchstmaß an Partizipation** angestrebt, das der Patient sich wünscht und das er erreichen kann. Neben diesen Faktoren spielen zudem die Umgebungsfaktoren (soziale Umgebung) und persönlichen Faktoren (individueller Hintergrund) eine Rolle.

Die mit dem Patienten gemeinsam formulierten Behandlungsziele werden regelmäßig an die aktuelle Situation des Patienten angepasst. Der Patient ist **aktives Mitglied** und vollwertiger Gesprächspartner des Behandlerteams, das aus (Reha-)Arzt, Physiotherapeut, Logopäde, Ergo-

1

therapeut, Pflege, Psychologe, Sozialarbeiter u. a. besteht.

Die gemeinsam festgelegten Behandlungsziele sollten nach dem SMART-Prinzip formuliert werden und für jedes einzelne Ziel sollten Zielsetzungen aufgelistet werden (Patientenbeispiel: Herr B.). **SMART** (Oosterhuis-Geers 2004; Scager 2004) steht für:

- **S** = spezifisch: Die Zielsetzung wird individuell an die Zielvorgabe des Patienten angepasst.
- **M** = messbar: Die Fortschritte werden anhand der Aktivitäten und der Klinimetrie gemessen.
- **A** = akzeptabel: Die Zielsetzung sollte gleichermaßen von Patient und Behandlerteam getragen werden.
- **R** = realistisch: Die Zielsetzung sollte wirklich erreichbar sein.
- **T** = time-related: Die Zielsetzung sollte innerhalb einer reellen Zeit zu erreichen sein (zeitgebunden).

Das Festlegen und Erreichen der Behandlungsziele erfolgt nach einem logisch strukturierten Ablauf und basiert u. a. auf einem Clinical-Reasoning-Vorgang.

CaseStudy

Patientenbeispiel: Herr B.

SMART-Analyse von Herrn B. in Bezug auf das Behandlungsziel völlige Selbstständigkeit:
S: Zielsetzung von Herrn B. ist es, in den ADLs wieder völlig selbstständig zu werden.
M: Herr B. soll sich selbst waschen, an- und ausziehen können.
A: Herr B. und das Behandlerteam erwarten, dass Herr B. seine ADLs letztendlich selbstständig ausführen kann.
R: Es ist realistisch, dass Herr B. trotz seines Motorik- und Sensibilitätsverlusts in seinen ADLs völlig selbstständig wird.
T: Der Patient sollte innerhalb von 4 Monaten bei den ADLs selbstständig sein.

Clinical Reasoning

Clinical Reasoning bezeichnet einen **klinischen Prozess,** bei dem zum einen therapeutische Kenntnisse und Fertigkeiten, zum anderen Einfühlungsvermögen miteinander kombiniert werden, um ein optimales Resultat zu erreichen. Der Therapeut stellt fest, welche Einschränkungen der Körperstruktur und -funktion (Activity Limitation of Body Structure and Function) hypothetisch verantwortlich sein können (Causal Impairment) für die Einschränkung auf dem Aktivitätsniveau (Activity Limitation). Um diese Hypothese erstellen zu können, sollte er über fundiertes Berufswissen und eine ausreichende Berufspraxis verfügen. Gleichzeitig sollte er gegenüber anderen Ideen und Hypothesen offen sein und diese nicht ignorieren oder im Vorhinein widerlegen. Die Hypothese sollte im Verlauf der Behandlung regelmäßig überprüft und gegebenenfalls geändert werden. Zudem sollte der Therapeut imstande sein, zum richtigen Zeitpunkt die nächstfolgenden Schritte einzuleiten, um die Behandlungszeit so optimal wie möglich zu nutzen.

Aus den **einzelnen Schritten** – dem Erstellen einer physiotherapeutischen Diagnose, dem Erarbeiten eines Behandlungsplans, der Ausführung des Behandlungsplans und der eventuell notwendigen Anpassung des Behandlungsplans an die aktuelle Situation – ergibt sich ein zyklischer Prozess.

Klinimetrie

Um die Resultate der Behandlung zu messen und damit zu objektivieren, nutzt man die Klinimetrie. Bei der Frage, welche Tests man anwenden sollte, ist es wichtig im Auge zu behalten, ob man das testet, was man testen möchte (Validität, Reliabilität, Sensitivität und Spezifität). Indem man die Resultate der therapeutischen Arbeit überprüft, können Veränderungen deutlich gemacht werden. Eine Überprüfung ist notwendig, um die Effektivität der Behandlung aufzuzeigen. In der folgenden Übersicht sind einige Beispiele für Messungen und Tests aufgelistet.

Objektivierung der Behandlungsresultate

Messungen auf Ebene der Körperstrukturen und -funktionen:

- Muskelkraft
- Mobilität (Goniometer)
- Sensibilität
- Diskrimination
- Dermatomen
- Spastizität (Modified Ashworth Scale)
- Schmerzen (VAS)
- Vitale Kapazität

Tests auf Aktivitätsniveau:
- FIM (Functional Independence Measure, funktionaler Selbständigkeitsindex)
- Barthel-Index (Index zur Bewertung von alltäglichen Fähigkeiten)
- Timed-Up-and-Go-Test (Aufsteh- und Gehtest)
- 10-m-Lauftest
- COPM (Canadian Occupational Performance Measure, klientenzentrierte Ergotherapie)
- Berg Balance Scale (Test zur Bewertung des Gleichgewichts älterer Personen)
- Jebsen-Test, van Lieshout-Test (Tests für die Handfunktion)

1.1.2 Behandlung und PNF-Konzept: Grundprinzipien und Techniken

Strukturen und Funktionen des Körpers

Auf dem Niveau der Körperstruktur und -funktion bietet das PNF-Konzept ausgezeichnete Möglichkeiten, um entstandene Schädigungen (Impairments) zu behandeln. Das PNF-Konzept kann auch mit anderen Techniken kombiniert werden. Die Anwendungsmöglichkeiten der Grundprinzipien und Techniken des PNF-Konzeptes sind vielfältig, wie die beiden folgenden Beispiele zeigen.

Beispiele
Koordinationsstörung

Wird die Schädigung auf Körperebene verursacht, z. B. durch mangelnde Koordinationsfähigkeit, können folgende Grundprinzipien genutzt werden:
- Führungswiderstand,
- visueller, auditiver Input (Feedforward),
- Approximation,
- Körperposition des Patienten.

Techniken, um die Koordination zu verbessern bzw. zu steuern, sind:
- Rhythmische Bewegungseinleitung,
- Kombination isotonischer Bewegungen,
- Replikation.

Muskelschwäche

Zur Verbesserung der Muskelkraft kommen als **Grundprinzipien** infrage:
- Optimaler Widerstand,
- Approximation,
- Stretch,
- verbaler Stimulus,
- PNF-Muster.

Sinnvolle Techniken sind:
- Dynamische Umkehr,
- Kombination isotonischer Bewegungen.

Aktivitäten

Auf der Ebene der Einschränkungen der Aktivitäten wird an der **Verbesserung der Alltagsfunktionen** gearbeitet, z. B. dem Aufstehen, Hinsetzen, Gehen, Treppensteigen, Gang zur Toilette, An- und Ausziehen, Zähneputzen, Rasieren, ferner an der Verbesserung der Sprache und am Üben von Aktivitäten, um Hobbys wieder aufnehmen zu können.

Aufgabe des Therapeuten ist es, die funktionellen Einschränkungen zu analysieren und **folgerichtig eine Wahl zu treffen**, welche Grundprinzipien und Techniken angewandt werden sollen, um die Probleme effizient zu behandeln. Das PNF-Konzept bietet viele Möglichkeiten. Ein PNF-Muster kann auch von den standardisierten Mustern abweichen. Sollten sich die zu übenden funktionellen Aktivitäten nicht genau in den konventionellen PNF-Mustern, wie sie in diesem Buch beschrieben werden, wiederfinden, ist es kein Problem, die Aktivität so zu üben, wie der Patient sie braucht. Genutzt werden dabei die Grundprinzipien wie Widerstand, verbaler und visueller Input, Timing, Approximation, Stretch usw., um das gewünschte Ziel zu erreichen (Horst 2008).

> Für das Training des Patienten, ein Glas zum Mund zu führen, sind die PNF-Muster Flexion-Adduktion-Außenrotation mit Ellbogenflexion oder Flexion-Abduktion-Außenrotation mit Ellbogenflexion nicht genügend problemorientiert.

Die **Umkehrbewegung vom Radialstoß** ist sicherlich das Muster, das dieser Aktivität am ehesten entspricht. Man möchte dann keine völlige Flexion-Abduktion-Außenrotation in der Schulter fazilitieren. Die Pronation im Unterarm und die

1

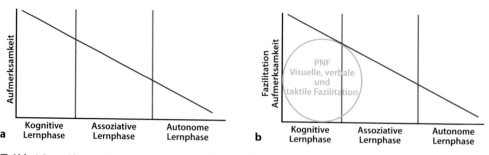

◻ Abb. 1.3 a Phasen des motorischen Lernens (Fitts und Posner 1967); **b** Fazilitation und PNF in den Phasen des motorischen Lernens

Palmarflexion (abwechselnd konzentrisch/exzentrisch) in diesem Muster sind identisch mit der funktionellen Aktivität.

Die Wahl der **Ausgangsstellungen** für den Patienten ist abhängig von dessen Zielsetzungen und Möglichkeiten. Dabei muss nicht grundsätzlich der normalen motorischen Entwicklung gefolgt werden. Patienten, die schon gehen können, sich aber noch nicht auf die Seite drehen oder aufsetzen können, sollte man sowohl im Stand (Gehen), wie auch in Rückenlage, Seitenlage und im Sitzen (Drehen und Aufsetzen) behandeln.

Partizipation

Ziel der Therapie ist, dass der Patient eine optimale Funktionsfähigkeit auf Partizipationsniveau erreicht. Die bisherigen Defizite auf der Ebene der Körperfunktion und Körperstruktur sind weitestmöglich aufgehoben, und die für den Patienten wichtigen täglichen Aktivitäten wurden bereits eingeübt. Letztendlich soll der Patient die Aktivitäten dort umsetzen können, wo er sie wirklich braucht: in seiner Alltagsumgebung, und zwar ohne Hilfe des Therapeuten. Um diese Funktionsfähigkeit vorzubereiten, sollten inner- und außerhalb der Klinik Situationen geschaffen werden, die den Alltagsaktivitäten ähnlich sind. Die Mittel zur Fazilitation aus dem PNF-Konzept können dieselben sein wie diejenigen für das Trainieren der Aktivitäten des täglichen Lebens (ADL). Das Gehen in der Klinik unterscheidet sich jedoch gänzlich vom Gehen zu Hause, wo der Patient während des Gehens noch weitere Aktivitäten ausführt (Doppelaufgaben). In der Therapie sollte man den Patienten in Situationen bringen, die seiner sozialen Situation nahekommen bzw. entsprechen.

1.1.3 Lernphasen

Fitts und Posner (1967) beschreiben **drei Lernphasen** (◻ Abb. 1.3):

1. **Kognitive Phase:** Der Patient muss über jede Handlung nachdenken und kann nicht gleichzeitig noch eine andere Aufgabe ausführen.
2. **Assoziative Phase:** Der Patient versucht eine Lösung für das Problem zu finden. Der Therapeut sollte zulassen können, dass der Patient Fehler macht, um daraus zu lernen. Er kann den Patienten jedoch fazilitieren, damit dieser die richtige Lösung finden kann.
3. **Autonome bzw. automatisierte Phase:** Der Patient braucht nicht mehr über die Lösung der Aufgabe nachzudenken, und er kann gleichzeitig mehrere Aufgaben ausführen (Doppelaufgaben).

Patienten, die durch eine Krankheit oder einen Unfall ernsthafte körperliche Schädigungen erlitten haben, müssen oft mehrere Phasen durchlaufen. Es ist Aufgabe des Therapeuten einzuordnen, in welcher Phase sich ein Patient befindet, um die Therapie optimal zu gestalten. Dafür bieten die PNF-Grundprinzipien und Techniken gute Möglichkeiten.

Es gibt verschiedene **Möglichkeiten**, um eine Aktivität neu zu erlernen:

- Beim **deklarativen Lernen** wird jede Handlung zuerst genau analysiert und anschließend geübt. Diese Lernform wird z. B. im Sport angewandt, wenn man ein neues Bewegungsmuster perfekt erlernen möchte. Dazu sind bis zu 3000 Wiederholungen nötig. Das Eintrainieren neuer Aktivitäten mit dem Patienten erfordert also eine hohe Intensität und sehr viele Wiederholungen.
- Beim **prozeduralen Lernen** ist es nicht erforderlich, bewusst zu denken. Die Ak-

Patientenbeispiel: Herr B.

Nach vielen Behandlungseinheiten hat sich das passive und aktive Ausmaß der Schultergelenkbeweglichkeit von Herrn B. vergrößert. Das aktive Anheben des rechten Arms ist jetzt möglich, er kann diese Position allerdings nur kurz halten. Daher ist das Ausführen der Aktivitäten **Brille auf- und absetzen, essen** und **trinken** noch nicht möglich. Die zentrale Stabilität im Rumpf ist jedoch ausreichend.

Folgeschritte:
Zuerst muss **Kennzeichen 2** behandelt werden: Stabilität der Schulter in der gewünschten Position. Anwendbare **Grundprinzipien** sind Approximation, Widerstand, verbales Kommando und manueller Kontakt. Als **Techniken** kommen infrage: Stabilisierende Umkehr, Kombination isotonischer Bewegungen und Rhythmische Stabilisation.
Kennzeichen 3: Eine kontrollierte Stabilität kann erreicht

werden, indem die Stabilität in den proximalen Gelenken gewährleistet wird und sich die distalen Gelenke bewegen. Diese Übung kann in allen gewichttragenden Positionen ausgeführt werden.
Zum Schluss kann **Kennzeichen 4** geübt werden: Rumpf und Schultern werden stabilisiert, und der Patient soll mit normaler Geschwindigkeit seine Brille selbständig auf- und absetzen.

tivität wird erlernt, indem sie unter ständig wechselnden Bedingungen ausgeführt wird (Springen, Radfahren etc.).

1.1.4 Motorische Kontrolle und motorisches Lernen

Das Arbeiten mit den Prinzipien **motorische Kontrolle** und **motorisches Lernen** fordert vom Behandlerteam ein lösungsorientiertes Denken in Bezug auf die individuellen Einschränkungen des Patienten. Diese Prinzipien sind hilfreich, um nächstfolgende Behandlungsschritte einzuleiten, dem Prozess des Clinical Reasonings zu folgen und die multidisziplinäre Zusammenarbeit zu fördern.

Motorische Kontrolle

Motorische Kontrolle ist das Studium von Körperhaltungen und Bewegungen, die von zentralen Befehlen und spinalen Reflexen kontrolliert werden, sowie von psychischen und physischen Funktionen, die die Körperhaltung und die Bewegung beherrschen (Brooks 1986). Auch in der motorischen Entwicklung verläuft die motorische Kontrolle über einen fortschreitenden Prozess oder Schritteplan. Bei der motorischen Kontrolle unterscheidet man **vier progressive Phasen**, denen **spezifische Kennzeichen** zugeordnet sind. Der Therapeut sollte seine Zielsetzungen und Übungen immer an diese Phasen anpassen. Fehlen dem Patienten z. B. die nötige Stabilität und Mobilität für eine bestimmte Aktivität, werden zuerst diese Fähigkeiten erarbeitet, bevor eine Aktivität ausgeführt werden kann (▶ Patientenbeispiel: Herr B.).

Phasen der motorischen Kontrolle

Die folgenden Möglichkeiten können helfen, seine Probleme zu erkennen und die Behandlung zu strukturieren:
Mobilität: die Möglichkeit, eine Bewegung zu starten bzw. eine bestimmte Position einzunehmen
Stabilität: eine Position stabilisieren und die Schwerkraft kontrollieren
Kontrollierte Mobilität: die Bewegung kann an jeder beliebigen Stelle in einer stabilen Lage ausgeführt werden
Skill: alle Bewegungen sind möglich, alle Körperteile können bewegt und kontrolliert werden (in alle Richtungen)
In der Behandlung passt man sich an die Möglichkeiten und Bedürfnisse des Patienten an.

Auf Basis der Analyseergebnisse bzgl. der Möglichkeiten und Probleme des Patienten wählt der Therapeut unter Beachtung der aktuellen Phase der motorischen Kontrolle gezielte Übungen und Ausgangsstellungen, die der Patient nicht bzw. noch nicht alleine beherrscht. Dabei kann die **Feedforward-Methode** eingesetzt werden (Mulder 1991; Mulder und Hochstenbach 2004): Der Therapeut gibt dem Patienten das Ziel vor, so dass sich der Patient einen Bewegungsplan überlegen kann, um die Aktivität qualitativ gut auszuführen. Die **Ausführung der Aktivität** wird also bestimmt von
– dem Ziel,
– der Aufgabe,

1

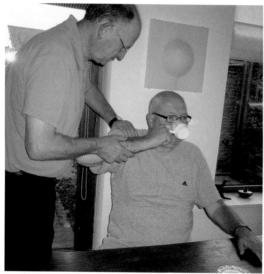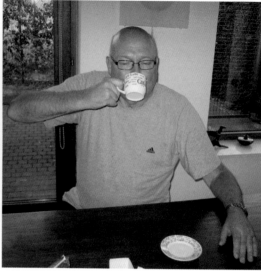

▣ Abb. 1.4   Aktivität: Tasse zum Mund führen

Patientenbeispiel: Herr B.

Herr B. ist noch nicht imstande, ohne Hilfe zu essen und zu trinken. Die dazu benötigte Rumpfstabilität und Mobilität in der oberen Extremität ist vorhanden. Herr B. kann den Arm jedoch nicht lange genug in der Position stabilisieren, die notwendig ist, um die Gabel zum Mund zu bringen.

Folgeschritte:

Für das Training, den Arm in der gewünschten Schulterposition zu halten (**Stabilität**), werden folgende **Grundprinzipien** angewandt: Approximation, Widerstand und verbales Kommando.

Nachdem Herr B. diese Position eine Zeit lang auch selbst trainiert hat, kann er beginnen, an der

Aufgabe **Gabel/Tasse zum Mund führen** zu arbeiten (**Fertigkeit**). Für die Fazilitation der Bewegung kann der Therapeut Widerstand und verbale Hinweise geben, um die Bewegungsrichtung klarzumachen, und die **Techniken** Kombination isotonischer Bewegungen oder Replikation einsetzen (▣ Abb. 1.4).

— dem Patienten selbst und
— der Situation, in der die Aktivität stattfindet.

Der **Bewegungsablauf** wird über die Grundprinzipien und Techniken fazilitiert, z. B. für die **Verbesserung** der Stabilität und der Bewegungsausführung.

— **Stabilität**: Widerstand, Approximation und verbales Kommando; als Techniken können Rhythmische Stabilisation und Stabilisierende Umkehr angewandt werden.
— **Bewegungsausführung**: Widerstand, verbales Kommando, visueller Input, manueller Kontakt, Traktion und Timing; Techniken wie Rhythmische Bewegungseinleitung, Antagonistische Umkehr und Replikation können sehr sinnvoll sein.

Wann welche Fazilitationen angewandt werden, ist zum einen vom aktuellen Patientenbefund vor Behandlungsbeginn abhängig, zum anderen von den Reaktionen des Patienten während der Behandlung.

Nach dem Üben erhält der Patient ein **Feedback** über das Endresultat der Aktivität (»knowledge of results«). Auch ein taktiles und verbales Feedback bzgl. der Bewegungsqualität (»knowledge of performance«) während der Übung kann stimulierend wirken (Patientenbeispiel: Herr B.).

Motorisches Lernen

Das motorische Lernen ist kein Behandlungskonzept wie z. B. das PNF-Konzept, sondern vielmehr ein Modell, nach dem der Therapeut sein Handeln ausrichten sollte. Motorisches Lernen ist ein mit

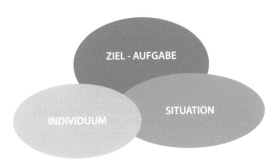

Abb. 1.5 Motorisches Lernen: Interaktion zwischen Individuum, Zielaufgabe und Situation

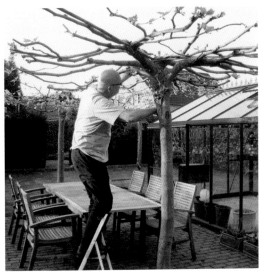

Abb. 1.6 Aktivität: Gartenarbeit

Praxis oder Erfahrung verknüpftes Set von Prozessen, die zu Änderungen in der Responsefähigkeit führen (Schmidt und Wrisberg 2004). Dieser Prozess gliedert sich in **drei Schritte**: Perzeption – Kognition – Aktion (Shumway-Cook und Woollacott 1995; ■ Abb. 1.5).

Jede **Aufgabe** für den Patienten soll ein bestimmtes Ziel und eine bestimmte Funktion beinhalten. Die Ausführung der Aufgabe wird mitbestimmt von den Möglichkeiten und Einschränkungen des Patienten und der Situation, in der die Aufgabe erfüllt wird. Die Art und die Möglichkeiten der Aufgabenausführung sind abhängig von biomechanischen, neuropsychologischen und psychologischen Faktoren.

Um einen **Therapieerfolg** erwarten zu können, müssen die Aufgaben praktisch vom Patienten ausgeführt werden (Winstein 1991) und sinnvoll für ihn sein (»law of effects«), so dass die Motivation des Patienten erhalten bleibt. Die Aktivitäten sollten viele Male unter stets wechselnden Bedingungen wiederholt werden (Bernstein 1967) und letztendlich in sinnvolle Alltagsaktivitäten (Partizipation) umgesetzt werden (■ Abb. 1.6).

Der **Lernprozess** ist effektiver, wenn der Therapeut es zulassen kann, dass der Patient Fehler macht, aus denen er lernen kann. Diese Lernmethode ist der Vorgehensweise, dem Patienten das Maß an Input und Führung zu geben, so dass er die Aktivität meist optimal ausführt, vorzuziehen. Therapeuten, die nach dem PNF-Konzept arbeiten, geben sehr oft taktile und verbale Inputs, aber nicht immer sind diese auch angezeigt. Letztendlich soll der Patient lernen, eine Aufgabe selbst auszuführen. Bei der Behandlung **auf der Ebene der Körperstruktur oder -funktion** kann es sinnvoll sein, »hands on« zu arbeiten. Wenn der Pa-

tient bei der Ausführung einer Aufgabe Mühe hat, kann die »**hands-on**«-Methode in der kognitiven und assoziativen Phase noch sinnvoll sein, um die Aktivität leichter ausführen zu können. Dazu stehen Grundprinzipien wie u. a. (Führungs-)Widerstand, verbale Instruktion, Approximation, Bewegungsmuster (klassische und an die Aktivität angepasste Bewegungsmuster) und Techniken zur Verfügung. **Ziel** ist es, dass der Patient die Aufgabe ohne Fazilitation (»hands off«) auszuführen kann (Patientenbeispiel: Herr B.).

Propriozeptive Information und sensorischer Input durch »hands on« oder andere taktile Informationsquellen sind nur dann sinnvoll, wenn sie in eine **motorische Aktivität** integriert sind (Horst 2005). **Manuelle Führung**

- erleichtert den Lernprozess, eine motorische Strategie adäquat auszuführen,
- gibt dem Patienten Sicherheit,
- steigert sein Selbstvertrauen und
- unterstützt mit sensorischem Feedback.

Auch Kinder lernen neue motorische Aktivitäten, z. B. gehen, Rad fahren oder schwimmen, zu Anfang immer mit manueller Fazilitation der Eltern.

Hache und Kahlert zeigten 2007 in einer Studie über die »**hands on**«- versus »**hands off**«-Methode, dass Therapeuten manuelle Fazilitation bei Behandlungen auf **Körperfunktionsebene** und in der Anlernphase (kognitive Phase) von Aktivitäten sehr geeignet finden. Auf **Partizipationsebene**

1

oder in der autonomen Phase ist ein sensorischer Input meist überflüssig. Neben der Lernphase sind andere **bestimmende Faktoren** für eine **manuelle Fazilitation** bei Patienten sinnvoll:

- Probleme in der Aufgabenausführung,
- kognitive, kommunikative und sensorische Probleme, zudem
- Spastizität,
- Gleichgewichtsprobleme und
- Unsicherheit.

Evidence Based Medicine

In der heutigen Zeit soll die Therapie, die wir den Patienten anbieten, den Anforderungen der **evidenzbasierten Medizin** (EBM) gerecht werden und durch eine evidenzbasierte Praxis (**Evidence Based Practice**, EBP) erklärt werden, d. h., es sollen **Beweise** (»evidence«) für die Effektivität einer Behandlung geliefert werden. Sackett et al. (1996, 1998, 2000) beschreiben für die EBP fünf Rangordnungen mit abnehmender Beweiskraft.

In Studien unterscheidet man zwischen **Grundlagenforschung** (»fundamental research«) und klinisch-experimenteller Forschung (»experimental research«):

- In der Grundlagenforschung werden allgemeine Wirkprinzipien beurteilt wie Anatomie, Physiologie usw.
- In der klinisch-experimentellen Forschung werden die Behandlungseffekte beurteilt.

Es wurden viele Untersuchungen gemacht, um die Effektivität der Physiotherapie bzgl. der Verbesserung von Kraft, Mobilität, Koordination und Aktivitäten (z. B. Aufstehen, Gehen usw.) zu dokumentieren. Es sind jedoch nur wenige Studien bekannt, in denen die physiotherapeutischen Behandlungsformen genau beschrieben wurden bzw. welche Behandlungsformen für welche typischen Probleme effektiver sind (Smedes 2016). Außerdem gibt es noch wenige Untersuchungen, in denen Patienten nur nach dem PNF-Konzept behandelt wurden.

Smedes et al. publizierten zum einem ausführliche Literaturstudien (Smedes et al. 2006 (IPNFA); Smedes 2016) und zum anderen eine Literaturliste (Smedes et al. 2007; 2008–2018). Diese Liste wird immer wieder aktualisiert. (siehe Literaturliste ► www.IPNFA.org).

Patientenbeispiel: Herr B.

Herr B. hat deutliche Schwierigkeiten, nach dem Toilettenbesuch das Oberhemd auf dem Rücken in die Hose zu stecken, eine Aktivität, die er sehr wichtig findet (Ziel). Da die Schultermobilität eingeschränkt ist, besonders aber, weil sowohl die Hand-Feinmotorik als auch die Sensibilitätsstörungen in den Händen bei fehlender visueller Kontrolle (**Individuum**) eine wichtige Rolle spielen, konzentriert sich die Behandlung anfänglich auf die Ebene der Schädigung (Impairments).
Folgeschritte:
Sind die biomechanischen Voraussetzungen erfüllt, beginnt das Training für die Aktivität **Oberhemd in die Hose zu stecken** (◨ Abb. 1.7). Führungswiderstand, manueller Kontakt, verbale Instruktion, Rhythmische Bewegungseinleitung, Kombination isotonischer Bewegungen und Replikation sind Möglichkeiten, um diese Fertigkeit zu erlernen. Herr B. soll lernen, diese Aktivität selbst auszuführen, und vor allem nicht mit einer Jogginghose, sondern mit einer Hose, die er trägt, wenn er zur Arbeit geht (**Situation**). Die Übungssituation wird der Alltagssituation angepasst.

Wie bereits erwähnt, gibt es bisher nur wenige konkrete Behandlungsstudien rein nach dem PNF-Konzept. Meist wurde die Methode PNF (Teile des Konzeptes) eingesetzt, nicht jedoch das gesamte Konzept. Dies macht es schwierig, Behandlungsresultate miteinander zu vergleichen (Smedes et al. 2016).

Die Förderung von Studien ist eine der wichtigsten Aufgaben der International PNF Association (► www.IPNFA.org) geworden. Mittlerweile werden zunehmend Untersuchungen im Rahmen wissenschaftlicher Studien angeregt und dementsprechend werden auch zunehmend mehr Studien veröffentlicht.

1.2 PNF: Definition, Philosophie, neurophysiologische Grundlagen

Propriozeptiv
In Verbindung mit den sensorischen Rezeptoren stehend, die Informationen über die Bewegung und die Position des Körpers geben.

Neuromuskulär
Neuromuskulär bezieht sich auf das Zusammenspiel von Nerven und Muskeln.

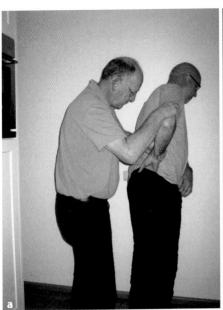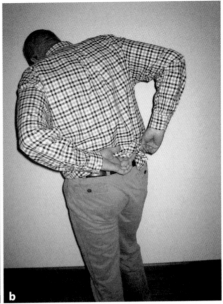

Abb. 1.7   Aktivität: Oberhemd auf dem Rücken in die Hose stecken

Fazilitation
Fazilitieren bedeutet »etwas leichter machen«.

Die **Propriozeptive Neuromuskuläre Fazilitation** (PNF) ist ein Behandlungskonzept. Die zugrunde liegende Philosophie geht davon aus, dass jeder Mensch, auch ein Mensch mit einer Erkrankung, ungenutzte Potenziale in sich trägt (Kabat 1950). Im Sinne dieser Definition gibt es bestimmte **Gedanken**, die Teil der PNF-Philosophie sind:

PNF ist eine integrierende Behandlungsform
In jeder Behandlung befasst sich der Therapeut mit dem ganzen Menschen, nicht nur mit dem speziellen Problem oder Körperteil.

Reserven aktivieren
Ziel des Therapeuten ist es, mittels PNF die ungenutzten Potenziale, die in jedem Menschen vorhanden sind, zu mobilisieren und zu nutzen.

Positiver Behandlungsaufbau
Der Behandlungsaufbau wird grundsätzlich positiv gestaltet: Alle Potenziale, die der Patient körperlich und psychisch zu leisten imstande ist, werden genutzt und verstärkt.

Unterstützung des Patienten
Primäres Behandlungsziel ist die Unterstützung des Patienten, um dessen Höchstmaß an Aktivitäten zu erreichen.

Motorisches Lernen und motorische Kontrolle
In das Streben nach dem Aktivitätshöchstmaß werden die Prinzipien des motorischen Lernens und der motorischen Kontrolle integriert. Beinhaltet ist die Behandlung auf allen Ebenen: Körperstrukturen und -funktionen, Aktivität und Partizipation (ICF).

1.2.1 PNF-Philosophie

Die PNF-Philosophie beinhaltet bestimmte Grundgedanken, die im Behandlungskonzept verankert sind.

> **Die Philosophie des PNF-Behandlungskonzepts**
> **Positiver Behandlungsansatz:** Keinen Schmerz auslösen; Aufgaben auswählen, die vom Patient erfüllt werden können, alles soll gelingen; mit Aufgaben beginnen, die

1

der Patient gut ausführen kann; direkte und indirekte Behandlung.

Höchstes funktionelles Niveau: Funktionelle Behandlung nach Kriterien der ICF: Behandlung der Schädigungen und Training der Aktivitäten.

Mobilisieren von Potenzialen durch intensives Training: Aktive Partizipation des Patienten, motorisches Lernen, eigenes Training.

Den ganzen Menschen betrachten: Der Mensch in seiner Umgebung: persönliche, körperliche, emotionale und soziale Faktoren.

Die Prinzipien der motorischen Kontrolle und des motorisches Lernens nutzen: Wiederholungen in ständig wechselnden Situationen.

Die verschiedenen Phasen der motorische Kontrolle berücksichtigen: Variationen der praktischen Aufgaben.

Bewegung ist das Medium des Menschen, um mit der Umgebung in Interaktion zu treten. Alle sensorischen und kognitiven Prozesse können als **Input** gesehen werden, der den motorischen **Output** bestimmt. Einige Aspekte der motorischen Kontrolle und des motorischen Lernens sind für die Rehabilitation von Patienten besonders bedeutsam (Mulder und Hochstenbach 2004). Ein Schlüsselelement jeder interaktiven Situation ist der **Austausch von Information**. Dies gilt auch für jede Art von Therapie. Ohne Information ist der Patient stark darin beeinträchtigt, neue Aufgaben zu meistern. Dieser Aspekt ist vor allem in den ersten Phasen des motorischen Lernens zu beachten, darüber hinaus auch im Rehabilitationsprozess, wenn sich der Patient nicht mehr auf seine interne Information stützen kann (abhängig von der Schädigung). In diesem Fall kann der Therapeut durch Fazilitation mittels PNF wichtige externe Informationen vermitteln.

Dieser positive funktionelle Behandlungsansatz ist nach Meinung der Autoren der beste Weg, um Patienten zu stimulieren und hervorragende Behandlungsergebnisse zu erreichen.

1.2.2 Grundlegende neurophysiologische Prinzipien

Die Arbeit von Sir Charles Sherrington auf dem Gebiet der Neurologie war für die Entwicklung der Prinzipien und Techniken des PNF-Konzeptes von großer Bedeutung. Die nachfolgenden Definitionen wurden aus seinen Veröffentlichungen übernommen (Sherrington 1947):

»After discharge«: Nachwirken der Stimulation
Ein Stimulationseffekt wirkt nach Beendigung der Reizsetzung noch längere Zeit nach. Nehmen Ausmaß und Dauer der Stimulierung zu, nimmt entsprechend das Ausmaß der »After discharge« zu. Resultat ist das Empfinden einer stärkeren Kraft, die nach einer lange andauernden statischen Anspannung spürbar wird.

Zeitliche Summation
Folgen schwache Stimuli (subliminale, d. h. unterschwellige Stimuli) innerhalb kurzer Zeit sehr schnell aufeinander, summieren sie sich und führen zu einer verstärkten Erregung mit nachfolgender Muskelkontraktion oder zumindest einer Aktivierung motorischer Einheiten.

Räumliche Summation
Verstärken schwache, aus verschiedenen Körperregionen gleichzeitig aufeinander treffende Stimuli sich gegenseitig (Summation), führen sie zu einer Erregung (mit anschließender Aktivierung motorischer Einheiten oder einer Muskelkontraktion). Zeitliche und räumliche Summation können miteinander kombiniert werden, um eine größere Aktivität zu erzeugen.

Irradiation: Spreizung und Zunahme der Intensität der Reizantwort
Eine Irradiation tritt auf, wenn entweder die Anzahl oder die Stärke der Stimuli zunimmt. Reizantwort kann entweder eine Erregung oder eine Inhibition sein.

Sukzessive Induktion: Stimulation, erhöhte Erregung
Auf eine Stimulation (Kontraktion) der Antagonisten folgt eine verstärkte Erregung der agonistischen Muskulatur. Techniken, die eine Umkehr der Antagonisten beinhalten, nutzen diese Eigenschaft.

Reziproke Innervation: Reziproke Inhibition/Hemmung

Die Anspannung von Muskeln wird begleitet von einer gleichzeitigen Entspannung ihrer Antagonisten. Die reziproke Hemmung ist ein wichtiger Teil des koordinierten Bewegens. Dieses Phänomen wird bei Entspannungstechniken genutzt.

> » The nervous system is continuous throughout its extent – there are no isolated parts. (Sherrington 1947)

Sinngemäß übersetzt, bedeutet die Aussage Sherringtons, dass das Nervensystem immer ganzheitlich arbeitet, mit allen seinen Anteilen – es gibt keine isoliert arbeitenden Anteile.

1.3 Überprüfen Sie Ihr Wissen: Fragen

Die Philosophie der PNF ist sehr wichtig. Was sind im Sinne der PNF-Philosophie grundlegende Prinzipien, die jede PNF-Behandlung bestimmen? Oder: Wie würden Sie einem Laien bzw. einem Patienten erklären, was PNF ist?

Literatur

Bernstein N (1967) The coordination and regulation of movement. Pergamon, London

Brooks VB (1986) The neural basis of motor control. Oxford University Press, New York/Oxford

Cott CA (2004) Client-centered rehabilitation: client perspectives. Disabil Rehabil 26(24):1411–1422

Damasio A (1999) The feeling of what happens. Harcourt Brace & Co, New York

Fitts PM, Posner MI (1967) Human performance. Brooks/Cole, Belmont

Harste U, Handrock A (2008) Das Patientengespräch. Buchner & Partner, Schwentinental

Hedin-Anden S (2002) PNF-Grundverfahren und funktionelles Training. Urban & Fischer, München

Horst R (2005) Motorisches Strategietraining und PNF. Thieme, Stuttgart

Horst R (2008) Therapiekonzepte in der Physiotherapie: PNF. Thieme, Stuttgart

IPNFA (2005) Results of the Meeting. Tokyo

IPNFA (2006) Results of the Meeting. Ljubljana

IPNFA (2007) International PNF Association. http://www.ipnfa.org. Zugegriffen: 12.2009

IPNFA (2007) http://www.ipnfa.jp. Zugegriffen: 12.2009

IPNFA (2007) http://www.pnf.or.kr. Zugegriffen: 12.2009

IPNFA (2007) http://www.ipnfa.de. Zugegriffen: 12.2009

IPNFA (2008) Results of the Meeting Hoensbroek

Kabat H (1950) Studies on neuromuscular dysfunction, XIII: New concepts and techniques of neuromuscular reeducation for paralysis. Perm Found Med Bull 8(3):121–143

Knott M, Voss D (1956) Proprioceptive neuromuscular facilitation. Hoeber-Harper, New York

Meyers JB, Lephart SM (2003) The role of the sensimotor system in the athletic shoulder. J Athl Train 3:351–363

Mulder T (1991) A process-oriented model of human motor behaviour: toward a theory-based rehabilitation approach. Phys Ther 2:82–89

Mulder T (2006) Das adaptive Gehirn. Thieme, Stuttgart

Mulder T, Hochstenbach J (2004) Motor control and learning: Implications for neurological rehabilitation. In: Greenwood (Hrsg) Handbook for neurological rehabilitation. Erlbaum, Hillsdale

Oosterhuis-Geers J (2004) SMART, google.nl. Universität Twente

Sacket DL, Rosenberg WMC, Gray JAM, Haynes RB, Richardson WS (1996) Evidenced based medicine: what is it and what isn't? BMJ 312:71–72

Sacket DL, Straus SE, Richardson WS et al (2000) Evidence-based medicine: how to practice and teach EBM, 2. Aufl. Churchill Livingstone, Edinburgh

Sackett DL (1998) Getting research findings into practice. BMJ 317:339–342

Scager M (2004) SMART, google.nl. Hogeschool van Utrecht

Schmidt RA, Wrisberg CA (2004) Motor learning and performance, a problem based learning approach, 3. Aufl. Human Kinetics, Leeds

Sherrington C (1947) The integrated action of the nervous system. Yale University Press, New Haven

Shumway-Cook AW, Woollacott M (1995) Motor control: theory and practical applications. Williams & Wilkins, Baltimore

Smedes F (2006) Is there support for the PNF Concept? A literature search on electronically databases. www.ipnfa.org. Zugegriffen: 12.2009

Suppé B (2007) FBL Klein-Vogelbach Functional Kinetics: Die Grundlagen. Bewegungsanalyse, Untersuchung, Behandlung. Springer, Heidelberg

Umphred D (2001) Neurological rehabilitation, 4. Aufl. Mosby, Missouri

Voss DE, Ionta M, Meyers B (1985) Proprioceptive neuromuscular facilitation: patterns and techniques, 3. Aufl. Harper & Row, New York

WHO (1997) ICIDH-2-The international classification of impairments, activities and participation: A manual of dimensions of disablement and functioning (Beta-1 draft for field trials). World Health Organization, Geneva

WHO (2007) International classification of functioning, disability and health (ICF). www.who.int/classifications/icf/. Zugegriffen: 12.2009

Winstein CJ (1991) Knowledge of results and motor learning: Implications for physical therapy. Phys Ther 71:140–149

Weiterführende Literatur – Treating the total human being

Clark NC, Treleaven J, Röijezon U (2015) Proprioception in musculoskeletal rehabilitation. Part 2 Basic science and principles of assessment and clinical Interventions. Manuel Ther 20(3):378–387

1

Röijezon U, Clark NC, Treleaven J (2015) Proprioception in musculoskeletal rehabilitation. Part 1 Basic science and principles of assessment and clinical interventions. Manuel Ther 20(3):368–377

Smedes F (2001) PNF beter (be)grijpen. FysioPraxis 2001(12):42–46 (Better understanding of PNF)

Smedes F (2002) Functioneel oefenen, de betekenis van het functioneel oefenen binnen het PNF concept. FysioPraxis 11(11):9–11 (functional exercise, the meaning for PNF)

Smedes F, Heidmann M, Schäfer C, Fischer N, Stepien A (2016) The proprioceptive neuromuscular facilitation-concept; the state of the evidence, a narrative review. Phys Ther Rev 21(1):17–31. https://doi.org/10.1080/10833196.1216764

Westwater-Wood S, Adams N, Kerry R (2010) The use of proprioceptive neuromuscular facilitation in physiotherapy practice. Phys Ther Rev 15(1):23–28

Weiterführende Literatur – Use of motor learning and motor control principles

Bach-y-Rita P, Balliet R (1987) Recovery from stroke. In: Duncan PW, Badke MB (Hrsg) Stroke rehabilitation: the recovery of motor control. Year book medical publishers, S 79–107

Cauraugh JH, Kim SB (2003) Stroke motor recovery: active neuromuscular stimulation and repetitive practice schedules. J Neurol Neurosurg Psychiatry 74:1562–1566

Celnik P, Stefan K et al (2006) Encoding a motor memory in the older adult by action observation. Neuroimage 29:677–684

Charlton JL (1994) Motor control issues and clinical applications. Physiother Theory Pract 10:185–190

Corcos DM (1991) Strategies underlying the control of disordered movement. Phys Ther 71:25–38

Ertelt D et al (2007) Action observation has a positive impact on rehabiltation of motor deficits after stroke. Neuroimage 36(Suppl 2):164–173

Filimon F, Nelson JD, Hagler DJ, Sereno MI (2007) Human cortical representations for reaching: mirror neurons for execution, observation, and imagery. Neuroimage 37(4):1315–1328

Fitts PM, Posner MI (1967) Human performance. Brooks-Cole, Belmont

Frank JS, Earl M (1990) Coördination of posture and movement. Phys Ther 12:109–117

Frey SH, Fogassi L, Grafton S, Picard N, Rothwell JC, Schweighofer N, Corbetta M, Fitzpatrick SM (2011) Neurological principles and rehabilitation of action disorders: computation, anatomy, and physiology (CAP) model. Neurorehabil Neural Repair 25:6–20

Grafton ST, Salidis J, Willingham DB (2001) Motor learning of compatible and incompatible visuomotor maps. J Cogn Neurosci 13(2):217–231

Grezes J, Decety J (2001) Functional anatomy and execution, mental stimulation, observation, and verb generation of actions: a meta-analysis. Hum Brain Mapp 12(1):1–19

Halsband U, Lange RK (2006) Motor learning in man: A review of functional and clinical studies. J Physiol 99:414–424

Hecht H, Prinz W, Vogt S (2001) Motor Learning enhances perceptual judgment. a case for action-perception transfer. Psychol Res 65:3–14

Krakauer JW (2006) Motor learning: its relevance to stroke recovery and neurorehabilitation. Curr Opin Neurol 19:84–90

Latash ML, Levin MF, Scholz JP, Schöner G (2010) Motor control theories and their applications. Medicina (Kaunas) 46(6):382–392

Lee TD, Swanson LR, Hall AL (1991) What is repeated in a repetition? Effects of practice conditions on motor skill acquisition. Phys Ther 71:150–156

Luft CDB (2014) Learning from FB. The neural mechanisms of fb processing facilitating beter performance. Behav Brain Res 261:356–368

Malouin F, Jackson PL, Richards CL (2013) Towards the integration of mental practice in rehab programs. a critical review. Front Hum Neurosci 9:1–20

Marks R (1997) Peripheral mechanisms underlying the signaling of joint position. Nz J Physiother 25:7–13

Mulder T (1991) A process-orientated model of human motor behaviour: toward a theoty-based rehabilitation approach. Phys Ther 2:82–89

Newell KM, Vaillancourt DE (2001) Dimensional change in motor learning. Hum Mov Sci 20:695–715

Rokni U et al (2007) Motor Learning with Unstable Neural Representations. Neuron 54:653–666

Roy S, Park NW (2010) Dissociation the memory systems mediating complex tool knowlege and skill. Neuropsychologica 48

Sanes JN, Donoghue JP (2000) Plasticity and primary motor cortex. annu Rev Neurosci 23:393–415

Schmidt, Lee T (2011) Motor Control ans Learning: A Behavioral Emphasis, 5. Aufl. Human Kinetics, ition (see PNF text book)

Shumway-Cook and Woollacott, 2012, see PNF text books

Stanley J, Krakauer JW (2013) Motor skill depends on knowledge of facts. Front Hum Neurosci 8:1–11

Stefan K, Classen J, Celnik P, Cohen LG (2008) Concurrent action observation modulates practice-induces motor memory formation. Eur J Neurosci 27:730–738

Taub E et al (1994) An operant approach to rehab medicine, overcoming learned nonuse by shaping. J Exp Analysis Behav 61(2):281–293

Taylor JA, Ivry RB (2012) The role of strategies in motor learning. ann Ny Acad Sci. https://doi.org/10.1111/j.1749-6632.06430.x

Thaut MH et al (2007) Rhytmic auditory stimulation improves gait more than NDT/Bobath Training in near-ambulatory patients early poststroke: a single-blind , randomized trial, Neurorehabil Neural Reair 21(5):455–459

Vereijken B, Whiting HTA, Newell KM (1992) Free(z)ing degrees of freedom in skill acquisition. J Mot Behav 24(1):133–142

Vereijken B, Van Emmerik REA, Bongaardt R, Beek WJ, Newell KM (1997) Changing coordinative structures in complex skill Acquisition. Hum Mov Sci 16(6):823–844

van Vliet PM, Wulf G (2006) Extrinsic feedback for motor learning after stroke what is the evidence. Disabil Rehabil 28(13–14):831–840

Whitall J et al (2000) Bilateral arm training with rytmic auditory cueing improves motor function in chronic hemiparetic stroke. Stroke 31:2390–2395

Winstein CJ (1991) Knowledge of results and motor learning – Implications for physical therapy. Phys Ther 71(2):140–149

Wittwer JE et al (2013) Rhytmic auditory cueing to improve walking in patients with neurological conditions other than Parkinson's disease—what is the evidence? Disabil-Rehabil 35(2):164–167

Wulf G, Lewthwaite R (2016) Optimizing performance through intrinsic motivation and attention for learning: the OPTIMAL theory of motor learning. Psychon Bull Rev 23:1382–1414

Wulf G, Höss M, Prinz W (1998) Instructions for motor learning differential effect for internal versus external focus of attention. J Mot Behav 30(2):169–179

Wulf G, Shea C, Lewthwaite R (2010) Motor learning and performance: a review of influential factors. Med Educ 44:75–84

Zwicker JG, Harris SR (2009) A reflection on motor learning theory in pediatric occupational therapy practice. Can J Occup Ther 76(1):29–37

Weiterführende Literatur – Summation
Mahoney JR, Li CPC, Park MO, Verghese J, Holtzer R (2011) Multisensory integration across the senses in young and old adults. Brain Research 1426:43–53

Silva et al (2013) Verbal and visual stimulation effects on rectus femoris and biceps femoris muscles during isometric and concentric. Int Arch Med 6:38

Da Silva LG, Lummertz CA, Lopes Pedralli M, Rigon F (2011) Visual and verh summation enhance muscle output in young female subjects. Cep Ulbra 436H:

Urbenjaphol P, Jitpanya C, Khaoropthum S (2009) Effects of the sensory stimulation program on recovery in unconscious patients with traumatic brain injury. J Neurosci Nurs 41(3):10–16

PNF-Grundprinzipien und -Prozeduren

Math Buck, Dominiek Beckers

© Springer-Verlag GmbH Deutschland, ein Teil von Springer Nature 2019
M. Buck, D. Beckers, *PNF in der Praxis*, https://doi.org/10.1007/978-3-662-58403-3_2

2

Behandlungsziele
Die grundlegenden Fazilitationsverfahren
können eingesetzt werden, um
- die Bewegungsmöglichkeiten des
  Patienten zu verbessern,
- die Stabilität des Patienten zu verbessern,
- aktive Bewegungen durch den Einsatz
  adäquater Taktiler Stimuli (und anderer
  Verfahren) und durch optimalen
  Widerstand zu unterstützen,
- durch den Einsatz des richtigen Timing
  dem Patienten zu koordinierten
  Bewegungsabläufen zu verhelfen,
- möglichen Ermüdungserscheinungen
  des Patienten vorzubeugen und so seine
  Ausdauer zu erhöhen.

PNF-Grundprinzipien und -Prozeduren (Behandlungsprinzipien) ermöglichen dem Therapeuten, durch ihren gezielten Einsatz dem Patienten zu einer effektiveren motorischen Aktivität und dadurch zu einer besseren Voraussetzung für eine möglichst effiziente Funktionsfähigkeit zu verhelfen. Diese Effektivität lässt sich auch ohne bewusste Mithilfe des Patienten erreichen.

Die IPNFA macht einen Unterschied zwischen »Grundprinzipien« und »Grundverfahren« (IPNFA Instructor Day Tokyo, 2005 und Ljubljana 2006)

Grundprinzipien: Spezifische Stimulierung der Rezeptorsysteme

Exterozeptive Stimuli:
- Taktiler Stimulus (▸ Abschn. 2.3)
- Verbaler Stimulus (▸ Abschn. 2.4)
- Visueller Stimulus (▸ Abschn. 2.5)

Propriozeptive Stimuli:
- Widerstand (▸ Abschn. 2.1)
- Traktion (▸ Abschn. 2.7)
- Approximation (▸ Abschn. 2.7)
- Stretch (Stimulus) (▸ Abschn. 2.8)

Prozeduren:
- Reinforcement/Summation
- Muster (▸ Kap. 5)
- Timing (▸ Abschn. 2.9)
- Körperstellung und Körpermechanik
  (▸ Abschn. 2.4)
- Irradiation (▸ Abschn. 2.2)

Die einzelnen Behandlungsprinzipien und ihre Wirkungsweisen stellen keine isoliert anzuwendenden Maßnahmen dar, vielmehr ergänzen sie sich in ihren Effekten bzw. Auswirkungen.

Die **Effektivität des Response** auf einen Stretch wird beispielsweise durch den Einsatz eines Widerstandes gesteigert (Gellhorn 1949). Die Wirkung des Widerstandes lässt sich durch die Veränderung der Ausgangsstellung des Therapeuten und die Richtung seines Taktilen Stimulus beeinflussen.

Die Einhaltung der zeitlichen Abfolge dieser Grundverfahren ist wichtig, um eine optimale Reaktion beim Patienten zu erzielen. Beispielsweise wird das Verbale Kommando (Vorbereitungskommando) vor dem Stretch gegeben und bereitet den Patienten auf die Bewegung vor. Der Wechsel des Taktilen Stimulus sollte vom Therapeuten gezielt erfolgen, damit der Patient dadurch auf einen Wechsel der Bewegungsrichtung vorbereitet ist.

Grundsätzlich können die Behandlungsprinzipien unabhängig von der Diagnose eingesetzt werden. Bei der Behandlung sollten einige Punkte Beachtung finden: Der Therapeut darf weder Schmerzen verursachen noch bereits vorhandene verstärken, weil Schmerz koordinierte Bewegungsabläufe verhindert und zudem ein Alarmsignal für mögliche Verletzungsmechanismen ist (Hislop 1960; Fischer 1967). Weitere Kontraindikationen verstehen sich von selbst, beispielsweise darf an einer Extremität mit einer nicht ausgeheilten Fraktur keine Approximation eingesetzt werden. Bei instabilen Gelenken sollte der Therapeut den Stretchreflex oder eine Traktion nur äußerst vorsichtig und überlegt anwenden.

Folgende **PNF-Behandlungsprinzipien (»basic principles«)** werden zur Fazilitation eingesetzt:

Widerstand
Der Einsatz des Widerstandes kann bei folgenden Zielsetzungen erfolgen:
- Stimulation von Muskelkontraktionen,
- Verbesserung der motorischen Kontrolle und
- Stärkung der Muskulatur.

Irradiation und Verstärkung
Dieses Behandlungsprinzip kann man gut zur Stimulierung der Ausbreitung der Reizaktivität (Irradiation) verwenden.

Taktiler Stimulus (Manueller Kontakt)
Der Einsatz der adäquaten Grifftechniken steigert die Kraft und ermöglicht eine gute Führung der Bewegung und damit deren gute Ausführung.

Körperstellung und Körpermechanik
Der Therapeut kann durch seine Körperhaltung eine gezielte Positionierung seiner Hände und Arme erreichen. Dadurch lassen sich die Bewegungen des Patienten gezielt führen und kontrollieren.

Verbales Kommando
Auditive Reize fazilitieren die aktive Motorik. Hierbei wirken laute und deutlich ausgesprochene Worte eher anregend, leise Worte eher beruhigend und schmerzdämpfend auf den Patienten.

Visuelles Feedback
Das visuelle Feedback vereinfacht die Bewegungsausführung für den Patienten. Dies geschieht, indem er seine Haltung und Bewegung mit den Augen verfolgt und kontrolliert. Durch den Blickkontakt zum Therapeuten erhält er darüber hinaus positive oder negative Informationen über die ausgeführte Bewegung.

Traktion und Approximation
Die Verlängerung der Gliedmaßen oder des Rumpfes durch Traktion erleichtert die Bewegung. Das Komprimieren einer Extremität oder des Rumpfes durch Approximation hingegen fördert mehr die Stabilität.

Stretch
Die Kontraktionsbereitschaft der Muskulatur wird nachweislich durch die Dehnung der Muskulatur und auch durch den Einsatz des Stretchreflexes fazilitiert. Darüber hinaus wird dadurch die Ermüdung der Muskulatur vermindert.

Timing
Das Normale Timing (»normal timing«) wird durch die richtige Reihenfolge von Reizen fazilitiert. Mit Betonter Bewegungsfolge (»Timing for Emphasis«) wird die Kontraktionsfähigkeit der Muskulatur gefördert.

Patterns/Bewegungsmuster bzw. -diagonalen
Hier bei handelt es sich um synergistische Bewegungsabläufe, die Bestandteile normaler funktioneller Bewegungen sind.

Die einzelnen Behandlungsprinzipien kann der Therapeut miteinander kombinieren, um eine maximale Reizantwort des Patienten zu erhalten.

Die Behandlungsprinzipien werden im Folgenden näher erläutert. In ◘ Tab. 2.1 sind sie, jeweils mit Definition, Behandlungszielen und Anwendungsbereichen, zusammenfassend dargestellt.

2.1 Optimaler Widerstand

> **Behandlungsziele**
> Ein gezielt vom Therapeuten gesetzter Widerstand wird in der Behandlung vor allem genutzt zur:
> - Förderung der Muskelkontraktionsfähigkeit,
> - Verbesserung des motorischen Lernens, der Bewegungskontrolle des Patienten und der Wahrnehmung für die Bewegung,
> - Kräftigung der Muskulatur,
> - hilft den Patienten Muskulatur zu entspannen (reziproke Hemmung),
> - unterstützt die Wahrnehmung und Bewegungsrichtung.

Das Wissen um die Auswirkungen eines gezielt eingesetzten Widerstandes hat zur Entwicklung der meisten PNF-Techniken beigetragen.

> **Optimaler Widerstand**
> Die Intensität des eingesetzten Widerstandes während einer Aktivität hängt zum einen von den Möglichkeiten ab, die dem Patienten zur Verfügung stehen, zum anderen vom angestrebten Behandlungsziel. Dies wird als »optimaler Widerstand« bezeichnet.

Für das Wiedererlernen einer funktionellen Aktivität (z. B. Aufstehen aus dem Sitz oder Treppe hinuntergehen) ist der optimale Widerstand meist ein Führungswiderstand. Um die Bewegungskontrolle für eine Irradiation oder den Aufbau der Muskelkraft mit dem Patienten zu erarbeiten, ist der optimale Widerstand meist intensiver.

Gellhorn zeigte, dass sich die Aktivität eines Muskels auf kortikale Stimulation hin steigert, wenn ein kontrahierter Muskel Widerstand er-

2

◻ Tab. 2.1 Die Grundprinzipien zur Fazilitation

Behandlungsprinzipien	Definition	Hauptziele, Anwendungsbereiche
Optimaler Widerstand	Intensität des Widerstandes hängt von den Möglichkeiten des Patienten und vom Behandlungsziel ab	Förderung der Muskelkontraktionsfähigkeit. Verbesserung des motorischen Lernens. Verbesserung der Bewegungswahrnehmung und -kontrolle. Muskelkräftigung
Irradiation Verstärkung	»Überfließen«, Ausbreitung von Reaktionen bzw. Nervenimpulsen, entsteht durch optimalen Widerstand. Steigerung der Stimuli durch erneutes Hinzufügen eines Reizes	Fazilitation von Muskelkontraktionen (einschließlich Wirkung auf kontralateraler Seite und weiterlaufende Fazilitation).
Taktiler Stimulus (Manueller Kontakt)	Stimulation der sensiblen Haut- und Mechanorezeptoren	Bessere Muskelaktivität. Bei Anwendung am Rumpf: Förderung der Rumpfstabilität. Sicherheit und Vertrauen vermitteln. Förderung der taktil-kinästhetischen Wahrnehmung
Körperstellung und Körpermechanik	Therapeut: Position in Bewegungsrichtung und Mitbewegung. Patient: korrekte Ausgangsstellung	Ermöglicht dem Patienten ein ökonomisches und zielgerichtetes Arbeiten, ohne Bewegungsbehinderung. Erlaubt dem Therapeuten, sein Körpergewicht optimal einzusetzen ohne zu ermüden
Verbaler Stimulus	Verdeutlicht dem Patienten, was er wann tun soll	Einleitung und Weiterverlauf einer Bewegung. Stimulation der erwünschten funktionellen Aktivität. Förderung der Aufmerksamkeit des Patienten. Anregung von Korrekturen am Bewegungsablauf oder Stabilisation der erreichten Position
Visueller Stimulus	Der Patient verfolgt und kontrolliert die Bewegung mit seinen Augen	Stimulation von muskulärer Aktivität im Sinne von Koordination, Kraft und Stabilität. Information an den Therapeuten über Intensität und Schmerzverträglichkeit der angewendeten Stimuli. Ermöglicht eine kooperative Kommunikation zwischen Patient und Therapeut
Traktion	Vom Therapeuten ausgeführte Verlängerung einer Extremität oder des Rumpfes	Fazilitation von Bewegungen (vor allem von Zugbewegungen in Richtung des eigenen Körpers und Bewegungen gegen die Schwerkraft). Zum gezielten Einsatz von Widerständen für bestimmte Abschnitte der Bewegungsfolge. Vorbereitung auf den Stretchreflex und Stretchstimulus. Linderung von Gelenkschmerzen
Approximation	Kompression einer Extremität oder des Rumpfes	Förderung der Stabilität. Fazilitation der Gewichtsübernahme und Kontraktion der gegen die Schwerkraft wirkenden Muskulatur. Fazilitation der Stellreaktionen. Zum gezielten Einsatz von Widerständen bezüglich bestimmter Bewegungskomponenten
Stretchstimulus	Dehnung der Muskulatur im Sinne einer Verlängerung	Vorbereitung des Patienten für eine kräftigere und ökonomischere Muskelaktivität. Stimulation der Kontraktion der synergistischen Muskulatur

Behandlungsprinzi-pien	Definition	Hauptziele, Anwendungsbereiche
Timing	Zeitliche Abfolge von Bewegungen	
Normales Timing	Verläuft bei den meisten koordinierten und ökonomischen Bewegungen des erwachsenen Menschen von distal nach proximal	Verbessert Koordination einer normalen Bewegung
Betonte Bewegungsfolge (»Timing for Emphasis«)	Zur Betonung einer speziell ausgewählten Teilbewegung wird bewusst von der normalen Reihenfolge der Bewegung abgewichen, um einen bestimmten Muskel oder eine gewünschte Aktivität zu betonen	Lenkt Kraft von der kräftigeren auf die schwächere Muskulatur
PNF-Patterns	Synergistische Kombinationen dreidimensional verlaufender Muskelkontraktionen	Fazilitation und Steigerung der muskulären Antwort.

▪ **Tab. 2.1** (Fortsetzung)

fährt. Die durch gezielten Widerstand hervorgerufene Zunahme der aktiven Muskelanspannung ist die effektivste propriozeptive Fazilitationsmöglichkeit. Die Intensität dieser Fazilitation steht in direktem Zusammenhang mit der Intensität des Widerstandes (Gellhorn 1949; Loofbourrow und Gellhorn 1948b). Die propriozeptiven Reflexe der kontrahierenden Muskeln verstärken die Anspannung der Synergisten[1] desselben Gelenks und der assoziierten Synergisten in benachbarten Gelenken. Diese Fazilitation verläuft sowohl von proximal nach distal als auch von distal nach proximal. Die Antagonisten der fazilitierten Muskulatur werden gewöhnlich inhibiert. Durch intensive Kontraktionen der agonistischen Muskeln kann in der antagonistischen Muskulatur eine erhöhte Aktivität (Ko-Kontraktion) entstehen (Gellhorn 1947; Loufbourrow und Gellhorn 1948).

Die Art und Weise, wie der Widerstand gegeben wird, ist abhängig von der Art der gewünschten Muskelkontraktion (▪ Abb. 2.1).

Arten von Muskelkontraktionen

Folgende Arten von Muskelkontraktionen werden unterschieden (Hedin-Andèn 2002):
- Isotonische (dynamische) Muskelkontraktion: Der Patient führt eine Bewegung aus.
- Konzentrisch: Die Bewegung entsteht durch die aktive Verkürzung der agonistischen Muskulatur.
- Exzentrisch: Eine von außen einwirkende Kraft (z. B. Schwerkraft oder Widerstand) führt zu einer Bewegung. Die Bewegung entsteht durch die kontrollierte aktive Verlängerung der agonistischen Muskulatur, wodurch der Bewegungsablauf gebremst wird.
- Stabilisierend isometrisch: Der Patient will eine Bewegung ausführen, diese wird jedoch durch eine von außen einwirkende Kraft (Widerstand) verhindert.
- Isometrische (statische) Muskelkontraktion: Bei dieser Art der Muskelkontraktion wollen weder der Patient noch der Therapeut eine Bewegung entstehen lassen, dennoch kommt es zur Anspannung der Agonisten.

---

1 Synergisten sind Muskeln, die mit anderen Muskeln zusammenarbeiten, damit eine koordinierte Bewegung zustande kommt.

2

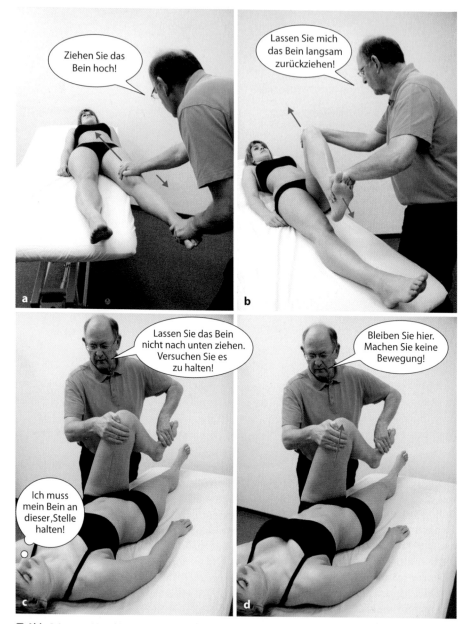

Abb. 2.1 a–e Verschiedene Arten der Muskelkontraktion. **a** Isotonisch-konzentrisch: Bewegung innerhalb eines begrenzten Bereiches. Die Kraft oder der Widerstand durch den Patienten ist stärker. **b** Isotonisch-exzentrisch: Die Kraft oder der Widerstand durch den Therapeuten ist stärker: Bewegung innerhalb eines erweiterten Bereichs. **c** Stabilisierend-isometrisch: Der Patient will bewegen, wird aber durch den Therapeuten oder eine andere Krafteinwirkung von außen daran gehindert; Patient und Therapeut möchten, dass keine Bewegung stattfindet; die Kräfte beider sind gleich groß. **d** Isometrisch (statisch) **e** Rezeptoren zur Fazilitation, die im PNF-Behandlungsverfahren eine Rolle spielen. (Mod. nach Klein-Vogelbach 2000)

Der Therapeut sollte den Widerstand gegen eine geplante konzentrische oder exzentrische Muskelkontraktion so dosieren, dass die Bewegung fließend und koordiniert verlaufen kann. Bei stabilisierenden Kontraktionen muss der Widerstand so gegeben werden, dass der Patient die eingenommene Position gerade noch kontrollieren bzw. halten kann.

Ein Widerstand, der entgegen einer isometrischen Muskelkontraktion gesetzt wird, sollte zuerst allmählich gesteigert und danach verringert werden, damit keine Bewegung daraus resultiert. Ein **optimal gesetzter Widerstand** trägt dazu bei, Schmerzen oder unerwünschte Ermüdungserscheinungen und Reaktionen des Patienten wie z. B. eine Irradia-

◘ Abb. 2.1 a–e (Fortsetzung)

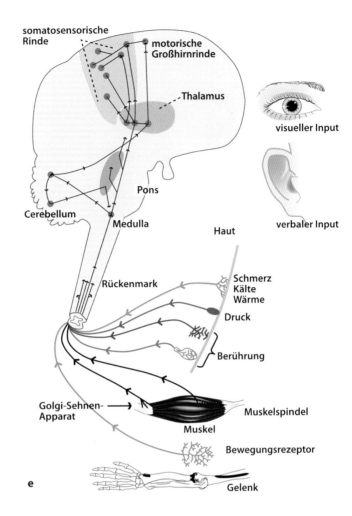

tion in die falsche Richtung oder in einen anderen nicht erwünschten Körperteil zu vermeiden.

Zudem sollten der Therapeut und der Patient auch bei intensivem Üben auf das eventuelle Auftreten einer Atemblockade achten und dieser entgegenwirken. Bewusstes und kontrolliertes Ein- und Ausatmen hat sowohl auf die Kraft des Patienten als auch auf die Beweglichkeit der Gelenke einen positiven Einfluss.

2.2 Irradiation und Verstärkung

Irradiation und Verstärkung sind das Resultat eines optimal gegebenen Widerstandes.

> ┌─ **Definition** ─────────────────────
>
> **Irradiation** wird als das »Überfließen« bzw. die Ausbreitung von Reaktionen bzw. Nervenimpulsen in andere Körperteile auf gegebene Stimuli definiert.

Diese Reaktionen können sowohl einen fazilitierenden (Kontraktion) als auch einen inhibierenden (Relaxation) Effekt auf die synergistische Muskulatur und die Bewegungspatterns haben. Mit der Steigerung der Stimuli erhöht sich auch der Irradiationseffekt bezüglich seiner Dauer und seiner Intensität (Sherrington 1947). Kabat (1961) wies darauf hin, dass Irradiation durch den Widerstand entgegen einer Bewegung entsteht und dass diese Ausbreitung von Muskelaktivitäten stets in spezifischen synergistischen Bewegungspatterns verläuft.

> ┌─ **Definition** ─────────────────────
>
> Websters Ninth New Collegiate Dictionary (1984) definiert darüber hinaus den Begriff **Verstärkung** (»Reinforcement«) als eine Verstärkung, die durch ein erneutes Hinzufügen des Reizes bewirkt wird (»to strengthen by fresh addition, make stronger«).

2

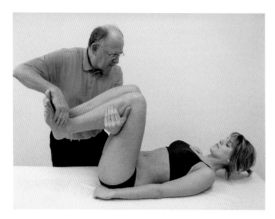

◘ **Abb. 2.2**   Irradiation der Rumpfflexoren durch Ausführung der bilateralen Beinpatterns

Daraus folgt, dass bei den Übungen zur Stärkung der schwächeren Muskulatur gleichzeitig den stärkeren – synergistisch arbeitenden – Muskelgruppen (mehr) Widerstand entgegengesetzt werden sollte.

Der Therapeut muss bei der Behandlung beachten, dass das Intensivieren des Widerstandes die muskuläre Antwort erhöht. Deshalb sollte die Intensität des Widerstandes und die Wahl der Muskelkontraktionsform abhängig gemacht werden von:

- den Möglichkeiten des Patienten (Muskelkraft, Koordination, Tonus, Schmerzen, Größe der Körperabschnitte) und vor allem
- vom Behandlungsziel.
- Um die Erhöhung der Irradiation und Verstärkung zu steigern, kann man außer dem Widerstand auch andere Stimuli wie Approximation, verbaler Stimulus, Stretch und

manuellen Kontakt einsetzen. Damit erreicht man, dass sowohl die räumliche wie die zeitliche Summation (▸ Abschn. 1.2.2) sich vermehren.

Da Patienten unterschiedlich auf eine Behandlung reagieren, kann man keine allgemeinen Hinweise bezüglich der Intensität des Widerstandes und/oder bezüglich den Bewegungen, denen Widerstand entgegengesetzt werden soll, geben.

Der Therapeut muss das Behandlungsergebnis beurteilen und danach einschätzen, welche Intensität der Widerstand haben sollte, um eine optimale Irradiation und einen optimalen Verstärkungseffekt zu erzielen.

Die **nachfolgenden Beispiele** zeigen die therapeutischen Einsatzmöglichkeiten von Irradiations- und Verstärkungseffekten, die sich durch den Einsatz von Widerstand ergeben.

Beispiele

Zur Fazilitation von Muskelkontraktionen an einer immobilisierten Seite kann einem Bewegungspattern der kontralateralen Seite, z. B. am Rumpf, Arm oder am Bein, Widerstand entgegengesetzt werden.

Zur Stimulierung der Rumpfflexoren kann der Widerstand beispielsweise den Hüftflexoren entgegengesetzt werden (◘ Abb. 2.2).

Die Außenrotatoren der Schulter können durch Widerstand entgegen der Supination des Unterarmes fazilitiert werden.

Zur Fazilitation der ipsilateralen Dorsalflexion und Inversion kann Widerstand gegen die Hüftflexion

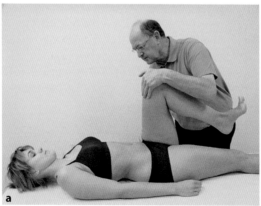

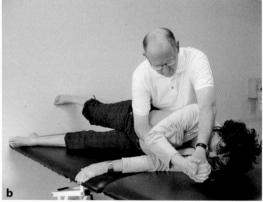

◘ **Abb. 2.3**   **a** Irradiation der Dorsalflexion und Inversion des Fußes durch das Beinpattern Flexion – Adduktion – Außenrotation, **b** Irradiation für die mittlere Standbeinphase durch Widerstand am Arm in Richtung Flexion – Adduktion – Außenrotation

in Kombination mit Adduktion und Außenrotation gegeben werden (◧ Abb. 2.3).
Flexionsbewegungen von Rumpf und Hüftgelenken werden durch Widerstand für die Flexion der Halswirbelsäule stimuliert. Widerstand gegen die Extension der Halswirbelsäule stimuliert die Extension von Rumpf und Hüftgelenken.

2.3 Taktiler Stimulus (Manueller Kontakt)

Dies ist eine Stimulation der sensiblen Haut- und Mechanorezeptoren. Dadurch lässt sich eine bessere Muskelaktivität erzielen.

Therapeutische Ziele
- Druck auf die zu kontrahierende Muskeln fördert die Möglichkeit zu kontrahieren
- dem Patienten Sicherheit und Vertrauen vermitteln
- zur Förderung der taktil-kinästhetischen Wahrnehmung
- Widerstand gegen die Bewegungsrichtung während der Bewegung stimuliert die Synergisten. Dadurch wird die Bewegung verstärkt. Der Zeitpunkt kann beliebig gewählt werden.

Der Einsatz von Manuellem Kontakt kann
- dem Patienten Sicherheit und Vertrauen vermitteln;
- zur Förderung der taktil-kinästhetischen Wahrnehmung beitragen.

Der Therapeut stimuliert mit seinen Händen die sensiblen Haut- und Mechanorezeptoren des Patienten. Über diesen fazilitierenden Hautkontakt erhält der Patient die Informationen hinsichtlich Stärke und Richtung des vom Therapeuten gewünschten Bewegungsablaufes.

Die Hand des Therapeuten soll so aufgelegt werden, dass diese den Druck entgegengesetzt zur Bewegungsrichtung geben wird. Die seitlichen Flächen von Arm oder Bein sind neutrale Körperabschnitte und können vom Therapeuten berührt werden.

Die Hände des Therapeuten wirken bei ihrem gezielten Einsatz als Taktiler Stimulus, der die nachfolgenden Auswirkungen auf die stimulierten Strukturen hat:

Die Kontraktionsfähigkeit eines Muskels wird gesteigert, wenn auf ihn Druck ausgeübt wird.

Die Synergisten werden fazilitiert, wenn einem Muskel Widerstand entgegen seiner Bewegungsrichtung entgegengesetzt wird. Dadurch kommt es zu einem Verstärkungseffekt hinsichtlich der Bewegungsausführung.

Taktile Stimuli fördern die taktil-kinästhetische Wahrnehmung während der Bewegungsausführung.

Wenn die exzentrische Kontrolle fehlt, z. B. wenn sich der Patient aus dem Stand hinsetzen soll, kann der Therapeut dem Patienten diese Information vermitteln, indem er während der zielmotorischen Bewegung Ursprung und Ansatz des Muskels auseinanderzieht. Der Therapeut kann in diesem Fall seine Hände auf beide Cristae iliacae setzen und Druck nach hinten/unten geben.

Weisen gewisse Muskeln innerhalb der Synergie ungenügende Aktivität auf, können diese durch einen Taktilen Stimulus gezielt fazilitiert werden, damit der Patient wahrnehmen kann, welche Muskeln wann und wie arbeiten sollen. Taktile Stimuli sollten dort, wo sie notwendig sind, eingesetzt werden, jedoch nur solange wie nötig. Ihr Einsatz sollte sparsam erfolgen, um die Selbständigkeit und das motorische Lernen des Patienten zu fördern. In manchen Fällen ist es erforderlich, den Griff zu verändern oder den Widerstand an einer anderen Stelle zu setzen, um die Bewegung für den Patienten leichter zu machen.

> ❯❯ Durch den manuellen Kontakt am Rumpf des Patienten wird die Rumpfstabilität oder die Bewegung des Rumpfes gefördert und dadurch indirekt die Bewegung der Extremitäten unterstützt.
> Dadurch kommt es zu einem Verstärkungseffekt hinsichtlich der Bewegungsausführung und dadurch zur Verbesserung der motorischen Kontrolle.

Der **lumbrikale Griff** (◧ Abb. 2.4) ermöglicht dem Therapeuten, eine optimale Bewegungskontrolle zu erreichen und der Rotationskomponente entgegenzuwirken.

> **Definition**
>
> Beim **lumbrikalen Griff** entsteht der Druck vor allem durch die Flexion der metakarpophalangealen Gelenke.

2

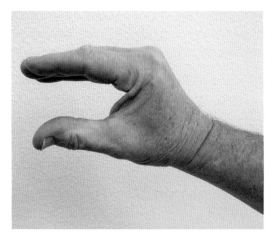

■ **Abb. 2.4**   Der lumbrikale Griff

Hierdurch können sich die Finger des Therapeuten den Konturen des jeweiligen Körperteiles anpassen. Dieser Griff gewährleistet eine gute Kontrolle der dreidimensionalen Bewegung, ohne dem Patienten Schmerzen zuzufügen, wie sie beispielsweise durch das Zusammendrücken der Finger oder durch das Applizieren von zu viel Druck auf knöcherne Strukturen entstehen könnten (■ Abb. 2.5). Außerdem kann durch den lumbrikalen Griff ein guter Zug (Traktion) ausgeübt werden, was auch eine Voraussetzung für einen adäquaten Stretch-Effekt ist.

2.4 Körperstellung und Körpermechanik

> Eine saubere Körpermechanik des Therapeuten
> — gibt dem Therapeuten die bestmögliche und effektive Kontrolle über die Bewegung des Patienten
> — fazilitiert die Kontrolle über die Richtung des Widerstandes
> — gibt dem Therapeuten die Möglichkeit, Widerstand ohne Schmerzen zu geben
> — führt zu einer ökonomischen und zielorientierten Aktivität des Patienten

Johnson und Saliba haben als erste auf die Bedeutung der Körperstellung des Therapeuten hingewiesen. Sie beobachteten, dass eine effektivere Kontrolle über den Bewegungsablauf des Patienten möglich ist, wenn der Therapeut sich

in Richtung der gewünschten Bewegung befindet und sich in diese mitbewegt. Die gewünschte Bewegung verläuft dann optimal, wenn der Therapeut sich in die Bewegungsrichtung stellt. Verlässt der Therapeut diese Position, verändert sich die Richtung seines Widerstandes und somit auch die Bewegungsrichtung des Patienten. Daraus ergeben sich die unten aufgelisteten Folgerungen hinsichtlich der Körperstellung des Therapeuten (IPNFA Meeting Vallejo 1985, nicht publiziert):

Der Therapeut sollte normalerweise in der gewünschten Bewegungsrichtung stehen und vorzugsweise seinen Schultergürtel und Becken zum Patienten hin ausrichten (■ Abb. 2.6). Die Arme und Hände des Therapeuten richten sich ebenfalls in die Bewegungsrichtung aus. Ist es dem Therapeuten nicht möglich, die richtige Körperposition einzunehmen, dann sollten zumindest seine Arme und Hände in die Bewegungsrichtung ausgerichtet sein.

Der Therapeut sollte so stehen, dass er die gewünschte Bewegung und die (erforderlichen) Griffe gut ausführen kann. Er setzt den Widerstand vor allem durch den Einsatz seines Körpergewichtes und weniger durch den Einsatz seiner Arme und Hände. Dadurch ist der Therapeut in der Lage, über einen längeren Zeitraum Widerstände zu setzen, ohne selbst schnell zu ermüden.

Neben der Körperstellung des Therapeuten ist auch die korrekte Ausgangsstellung des Patienten wichtig. Diese wird sowohl vom Ziel der Behandlung als auch von verschiedenen anderen Faktoren bestimmt, z. B. der Rückenbelastung des Therapeuten oder der Sicherheit und Stabilität des Patienten in der gewählten Ausgangsstellung. Weitere Faktoren für die Wahl der Ausgangsstellung sind
— funktionelle Zielsetzung,
— Muskelkraft,
— Tonus und
— Schmerzen.

Der Patient sitzt oder liegt bequem und nah genug am Rand der Behandlungsbank. Der Therapeut stellt sich auf die Seite, die dem Patienten ausreichend Sicherheit und Stabilität bietet.

Eine gute Körperstellung und Körpermechanik des Therapeuten führt zu einer gleichmäßigen und ökonomischen Bewegung des Patienten, ohne dass viel Widerstand gegeben werden muss.

Indem der Therapeut so weit wie möglich in der jeweiligen Bewegungsdiagonalen steht und

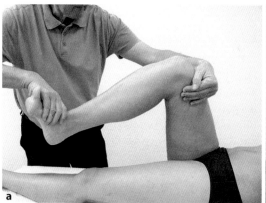
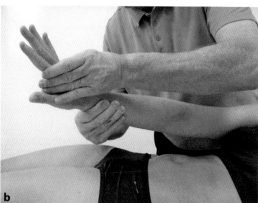

Abb. 2.5 a, b Lumbrikale Griffe. **a** Für das Beinpattern Flexion – Adduktion – Außenrotation, **b** für das Armpattern Flexion – Abduktion – Außenrotation

sich darin bewegt, gibt er dem Patienten bereits nonverbal die richtige Information hinsichtlich des von ihm gewünschten Bewegungsablaufes.

> **Praxistipp**
>
> - Eine gute Körperstellung und Bewegung des Therapeuten bietet dem Patienten eine optimale Sicherheit und ein sicheres Gefühl.
> - Mit einer guten Körperstellung und der daraus resultierenden Möglichkeit, sein Körpergewicht optimal einzusetzen, kann der Therapeut Widerstand geben, ohne dabei zu ermüden.
> - Eine optimale Körperstellung und -bewegung des Therapeuten führt zu einer geläufigen und ergonomischen Bewegung des Patienten, ohne dass er zu viel Widerstand bekommt.
> - Indem der Therapeut sich so viel wie möglich in der Diagonale bewegt, gibt er den Patienten nonverbale Informationen bzgl. der gewünschten Bewegung.

2.5 Verbaler Stimulus (Verbales Kommando)

Therapeutische Ziele
- unterstützt den Anfang der Bewegung oder Muskelaktivität
- stimuliert die muskuläre Aktivität oder kann entspannend wirken
- fördert die Aufmerksamkeit des Patienten

- ein korrekt gegebenes Kommando – ohne zu viele Worte – stimuliert die vom Patienten erwünschte funktionelle Aktivität
- durch verbale Kommandos kann der Patient Korrekturen am Bewegungsablauf anbringen

Das Verbale Kommando kann einerseits eine Muskelaktivität stimulieren, zum anderen entspannend wirken.

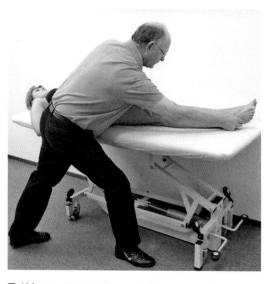

Abb. 2.6 Körperstellung des Therapeuten für das Beinpattern Flexion – Abduktion – Innenrotation

2

> **Definition**
>
> Die Verbalen Kommandos verdeutlichen dem Patienten, was er tun soll und wann er dies tun soll.

Der Therapeut sollte sich darüber klar sein, dass er mit seinen Verbalen Kommandos den Patienten persönlich anspricht und nicht eine zu behandelnde Extremität. Die vorbereitenden Anweisungen müssen vom Therapeuten deutlich und präzise, ohne überflüssige Worte, gegeben werden. Sie können mit passiv geführten Bewegungen unter der visuellen Kontrolle des Patienten kombiniert werden, um ihm die gewünschten Bewegungen zu vermitteln.

Der Zeitpunkt (»Timing«), wann der Verbale Stimulus gegeben wird, ist besonders wichtig, um die Reaktionen des Patienten mit den Taktilen Stimuli des Therapeuten zu koordinieren. Der Verbale Stimulus initiiert die Bewegung und die Muskelkontraktionen und fördert die Korrektur von fehlender Mobilität und/oder Stabilität.

Das richtige Timing des Verbalen Kommandos ist zudem besonders wichtig, wenn mit dem Stretch gearbeitet wird. Das einleitende Kommando sollte unmittelbar vor dem Stretch erfolgen, damit die bewusste Aktivität des Patienten mit der Reflexantwort koordiniert werden kann (Evarts und Tannji 1974). Ein gutes Timing zwischen verbalem Kommando und Muskelaktivität ist auch bei allen **Umkehrtechniken** wichtig, und zwar dann, wenn die Bewegungsrichtung geändert wird. Das Vorbereitungskommando sollte gleichzeitig mit dem Wechsel der Hände des Therapeuten erfolgen, das Aktionskommando mit dem Setzen des Widerstandes entgegen der neuen Bewegungsrichtung.

Die Lautstärke des Kommandos kann die Intensität der Muskelkontraktion beeinflussen (Johansson et al. 1983). Daher sollte der Therapeut ein lauteres Kommando einsetzen, wenn er eine starke Muskelkontraktion erreichen möchte, dagegen einen ruhigeren oder leiseren Ton wählen, wenn das Behandlungsziel Entspannung oder Schmerzminderung ist.

Man unterscheidet drei Arten des Verbalen Kommandos:

Vorbereitungskommando - Der Patient wird darauf aufmerksam gemacht, dass von ihm in Kürze Aktivität gefordert werden wird.

Aktionskommando - Dieses Kommando leitet den Beginn der gewünschten Aktivität ein.

Korrekturkommando - Diese Bemerkung des Therapeuten vermittelt dem Patienten, wie er seine Aktivität korrigieren und modifizieren soll.

Die Wiederholung und die Art des Kommandos sowie eine Korrektur der Bewegung trägt dazu bei, dass der Patient aufmerksam bleibt. Darüber hinaus wird er zu verstärkter Anspannung oder zur Korrektur der Bewegung angespornt.

Beispiel

Das Kommando für das Pattern Flexion – Adduktion – Außenrotation der unteren Extremität mit Knieflexion könnte folgendermaßen sein:

Vorbereitung: »Fertig und«

Aktion: »Ziehen Sie das Bein hoch und nach innen«

Korrektur: »Ziehen Sie die Zehen hoch« (wenn der Fuß nicht hoch genug gehoben wird).

> **Praxistipp**
>
> Für ältere Patienten kann der visuelle Input wichtiger sein als der verbale Input (Gentile 1987, Lee 1985)!

2.6 Visueller Stimulus

> **Definition**
>
> Das **visuelle Feedback** soll die muskuläre Aktivität, im Sinne von Koordination, Kraft und Stabilität stimulieren.

Therapeutische Ziele

- Der Therapeut bekommt Informationen, ob die angewandten Stimuli dem Ziel der Behandlung entsprechen oder ob die Stimuli zu intensiv sind bzw. dem Patienten Schmerzen bereiten.
- Das visuelle Feedback-(und-forward-)System kann eine verstärkte Muskelanspannung bewirken (Schmidt und Lee 1999).
- Visuelle Stimuli beeinflussen sowohl Kopf- wie Rumpfbewegungen.
- Visuelle Stimuli beeinflussen die Kommunikation und haben dadurch einen positiven Einfluss auf die Interaktion.

Der Patient verfolgt mit seinem Blick seinen Arm oder sein Bein beim Üben. Dadurch kann eine stärkere Muskelaktivität erreicht werden. Darüber hinaus hilft die visuelle Information dem Patienten, seine Haltung oder die Bewegung zu kontrollieren und gegebenenfalls zu korrigieren.

Die Augenbewegungen beeinflussen sowohl Kopf- als auch Körperbewegungen.

Der Patient blickt mit den Augen in die Richtung, in der er bewegen möchte. Dabei folgt der Kopf den Augenbewegungen. Diese Kopfbewegung fazilitiert wiederum größere und stärkere Bewegungen des Rumpfes (◘ Abb. 2.7).

Für ältere Patienten kann der visuelle Input wichtiger sein als der verbale Input (Gentile 1987, Lee 1985).

> ❯ Der Blickkontakt zwischen Patient und Therapeut stellt ein wichtiges nonverbales Kommunikationsmittel dar, das vor allem helfen kann, die Motivation und die Koordination des Patienten zu steigern.

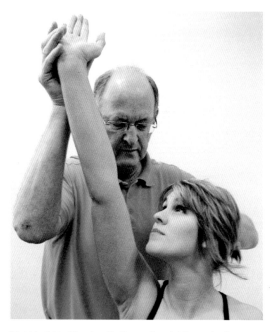

◘ **Abb. 2.7** Die visuelle Kontrolle erleichtert das Bewegungslernen

2.7 Traktion und Approximation

2.7.1 Traktion

Behandlungsziele
Die Traktion wird eingesetzt:

- zur Fazilitation von Bewegungen, vor allem für Zugbewegungen und Bewegungen gegen die Schwerkraft,
- zur Verlängerung der Muskulatur (»elongated position«) als Vorbereitung auf den Stretchreflex oder Stretchstimulus,
- zum gezielten Einsatz eines Widerstandes für bestimmte Abschnitte der Bewegungsfolge, z. B. wird die Traktion zu Beginn der Schulterflexion angewendet, um der Elevation des Schulterblattes entgegenzuwirken oder um sie zu fazilitieren.
- Traktion kann bei Gelenkschmerzen im Sinne der Schmerzlinderung hilfreich sein.

Definition

Traktion ist eine vom Therapeuten bewusst ausgeführte Verlängerung einer Extremität oder des Rumpfes.

Knott und Voss vermuten, dass durch die Traktion ein therapeutischer Effekt im Sinne einer Stimulation der Gelenkrezeptoren entsteht (Knott und Voss 1968; Voss et al. 1985). Darüber hinaus bewirkt die Traktion durch die Verlängerung der Muskulatur einen Stretchstimulus.

Die Traktion sollte allmählich gesteigert werden, bis das gewünschte Resultat erreicht ist. Sie wird während der gesamten Bewegung beibehalten und mit adäquatem Widerstand kombiniert.

2.7.2 Approximation

Behandlungsziele
Die Approximation wird eingesetzt:

- zur Förderung der Stabilität,
- zur Fazilitation der Gewichtsübernahme und der Kontraktion der Muskulatur, die der Schwerkraft entgegenwirkt
- zur Faszilation der Stellreaktionen
- zum gezielten Setzen eines Widerstandes bezüglich bestimmter Bewegungskomponenten. (Am Ende der Schulterflexion kann man z. B. eine Approximation anwenden, um

2

die Elevation des Schulterblattes zu fazilitieren und die Irradiation in andere Körperteile zu fördern.)
- Es ist auch möglich, eine anhaltende Approximation während einer Bewegung einzusetzen, um die muskuläre Antwort zu fördern.

Definition

Unter **Approximation** versteht man die Kompression einer Extremität oder des Rumpfes.

Es wird ebenfalls vermutet, dass sich durch die Stimulation der Gelenkrezeptoren eine erhöhte Kontraktionsbereitschaft der Muskulatur ergibt (Knott und Voss 1968; Voss et al. 1985). Eine weitere mögliche Erklärung für die erhöhte muskuläre Antwort, die auf eine Approximation folgt, ist der Versuch des Körpers, sein Gleichgewicht über das Aktivieren von Haltungs- und Stellreflexen zu erhalten.

Wenn die Approximation sparsam angewandt und richtig dosiert wird, kann sie bei der Behandlung von schmerzhaften und instabilen Gelenken überaus hilfreich sein.

Der Therapeut kann z. B. am Ende der Schulterflexion approximieren, um gegen die Elevation des Schulterblattes einen Widerstand zu setzen.

Es gibt mehrere Anwendungsmöglichkeiten der Approximation:

»Quick approximation« - Hierunter versteht man eine schnell ausgeführte Approximation mit dem Ziel, eine reflexartige Reaktion zur Erhöhung der Stabilität auszulösen.

»Slow approximation« - Hierbei wird die Intensität der Approximation allmählich erhöht, bis die Toleranzgrenze des Patienten erreicht ist.

Anhaltende Approximation - Nach einer »quick« bzw. »slow approximation« wird der Druck solange beibehalten, wie der Patient diesen für den Aufbau der Muskelspannung benötigt

Egal, ob die Approximation schnell oder langsam erfolgt, der Therapeut muss den Druck beibehalten und Widerstand für die daraus resultierende muskuläre Antwort geben. Ein adäquates Kommando sollte die Anwendung der Approximation

begleiten (z. B. »… und … bleiben Sie da …« oder »… und … strecken Sie sich …«).

Vor der Approximation sollte sich der Therapeut vergewissern, ob alle beteiligten Gelenke korrekt ausgerichtet sind und sich in einer gewichttragenden Position befinden.

Sobald der Therapeut eine Verminderung der aktiven Muskelkraft wahrnimmt, wiederholt er die Approximation und setzt den Widerstand erneut.

> ❱ Traktion fazilitiert meist Bewegung, Approximation isometrische und isotonische Kontraktionen.

Angewandt wird das Prinzip, das für den Patienten am effektivsten ist:
- Aktivitäten in aufrechter Körperhaltung kann man mit Approximation fazilitieren, verbunden mit konzentrischer und exzentrischer Muskelarbeit.
- Armaktivitäten gegen die Schwerkraft kann man mit Approximation anstatt Traktion fazilitieren, wenn damit die Funktion stärker gefördert wird.

2.8 Stretch

2.8.1 Stretchstimulus

Behandlungsziele

Ein gut angewandter Stretchstimulus bereitet den Patienten auf eine bessere (kräftigere und ökonomischere) Muskelaktivität vor, indem er die Muskulatur stimuliert. Der Stretchstimulus stimuliert die Kontraktion der Synergisten.

Definition

Der **Stretchstimulus** entsteht durch Dehnung der Muskulatur (im Sinne einer Verlängerung).

Der Stretchstimulus wird während normaler Bewegungsabläufe zur Vorbereitung der Bewegung eingesetzt, um die Muskelkontraktion zu fördern. Dieser Stimulus fazilitiert sowohl den verlängerten Muskel als auch die synergistische Muskulatur des beteiligten Gelenkes und die assoziierte synergistische Muskulatur (Loofbourrow und Gellhorn 1948b). Eine intensivere Fazilitation wird durch die Verlängerung aller Synergisten einer Extremität oder des Rumpfes erzielt. So fazilitiert z. B. die Verlängerung des M. tibialis anterior den Muskel selbst und darüber hinaus auch die Bewegungskomponenten Flexion – Adduktion – Außenrotation des Hüftgelenkes. Wird z. B. nur die Hüftgelenkmuskulatur mit den Komponenten Flexion – Adduktion – Außenrotation verlängert bzw. gedehnt, tritt neben der erhöhten Erregbarkeit der genannten Muskulatur auch eine erhöhte Reizbarkeit des M. tibialis anterior auf. Wird weiterführend die gesamte zum Pattern (Bewegungsmuster) gehörende Muskulatur von der Hüfte bis zum Fuß gleichzeitig verlängert, verursacht dieser intensive Stimulus eine erhöhte Reizbarkeit in der synergistischen Rumpfmuskulatur (Flexoren).

2.8.2 Stretchreflex (Technik)

Im Gegensatz zum Stretchstimulus ist die Anwendung vom Stretchreflex eine Technik. Die Autoren beschreiben sie hier, um den Unterschied zwischen beiden zu erklären.

> **Behandlungsziele**
> In ▶ Abschn. 3.5 (»Wiederholter Stretch«) wird beschrieben, wann, wie und warum der Stretchreflex eingesetzt wird.

> ┌─ **Definition** ───────────────────
> Der **Stretchreflex** wird über Muskeln ausgelöst, die unter optimaler Spannung stehen.

Diese Spannung der Muskulatur kann sowohl durch die passive Verlängerung als auch durch eine aktive Kontraktion erzeugt werden. Der Stretchreflex besteht aus zwei Teilen:

Ein schnell auftretender spinaler Reflex mit kurzer Latenzzeit, bei dem die Kraftentwicklung gering ist und der womöglich funktionell eine geringe Bedeutung hat.

Die funktionelle Antwort auf den Stretch. Sie hat eine längere Latenzzeit, ruft dafür aber eine kraftvollere und funktionelle Kontraktion hervor (Conrad und Meyer-Lohmann 1980; Chan 1984).

Der Antwort auf den Stretchstimulus sollte durch den Therapeuten ein Widerstand entgegengesetzt werden, um für die Behandlung effektiv zu sein. Darüber hinaus ist die Kraft bzw. die Intensität einer Muskelkontraktion, die auf den Stretch folgt, von der Bereitschaft des Patienten und somit von den vorausgegangenen Anweisungen des Therapeuten abhängig. Diese Feststellung konnte anhand von Tierexperimenten belegt werden. So fand man bei Affen, die man zuvor instruiert hatte, nach dem Stretch Widerstand zu leisten, eine verstärkte Reaktion der Muskulatur und Veränderungen im Bereich des Motorkortex der Hirnrinde. Dieselben verstärkten Reaktionen konnten bei gleicher Ausgangsinstruktion auch beim Menschen festgestellt werden (Hammond 1956; Evarts und Tannji 1974; Chan 1984).

> **Praxistipp**
>
> Die Reaktion auf einen Stretch für eine Muskelkette kann ein Stretchreflex sein, es kann allerdings auch nur zu einer erhöhten Stimulation der Muskelkette kommen, ohne dass ein Reflex ausgelöst wird.

Wird etwa bei mehreren Skapula- und Beckenpatterns ein Stretch gesetzt, kann die muskuläre Reaktion erhöht sein, obwohl kein Reflex vorausgegangen ist.

Bei Patienten mit einem erhöhten Tonus, z. B. bei einer spinalen Spastik, entsteht sehr schnell ein Stretch, den man gut nutzen kann, um eine Bewegung zu starten oder die Spastik zu hemmen, indem man entgegengesetzt des spastischen Musters bewegen lässt.

Ein Stretch ist nicht immer erforderlich; man sollte diesen nur setzen, um dynamische Muskelaktivität zu fördern.

> ❗ **Vorsicht**
> Der Stretchstimulus und Stretchreflex sollte bei instabilen Frakturen und Gelenken sowie bei vielen Muskel- und Sehnenverletzungen nicht angewandt werden.

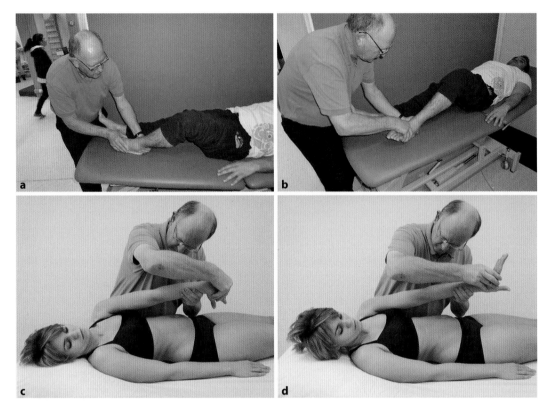

■ **Abb. 2.8 a–d**   Betonte Bewegungsfolge durch Verhindern der Bewegung. **a, b** Beinpattern Flexion – Abduktion – Innenrotation mit Knieflexion. Die kräftigen Bewegungen in Hüft- und Kniegelenk werden vom Therapeuten blockiert; die Dorsalflexion und Eversion des Fußgelenkes werden mit Wiederholtem Stretch geübt. **c, d**   Armpattern Flexion – Abduktion – Außenrotation. Die kräftige Schulterbewegung wird vom Therapeuten blockiert, während die Radialextension des Handgelenkes geübt wird

2.9 Timing

Behandlungsziele

Die normale Bewegungsfolge verstärkt eine normale, alltägliche Bewegung und verbessert dadurch die Koordination, bis der Bewegungsauftrag vollbracht ist.
Die betonte Bewegungsfolge lenkt die Kraft von der kräftigeren auf die schwächere Muskulatur.

┌ **Definition** ──────────────────

Timing bedeutet die zeitliche Abfolge von Bewegungen.

Normale Bewegung erfordert eine harmonische Abfolge während der Aktivität. Koordinierte Bewegungen benötigen ein präzises Timing dieser Bewegungsfolgen. Funktionelle Aktivitäten benötigen daher kontinuierliche koordinierte Bewegungen, bis das Ziel erreicht ist.

┌ **Definition** ──────────────────

Beim erwachsenen Menschen verläuft das **Normale Timing** der meisten koordinierten und ökonomischen Bewegungen (bezogen auf den Körper) von distal nach proximal.

Wenn man die Bewegung des kräftigeren Synergisten verhindert, leitet man die Energie von dessen Kontraktion in die schwächere Muskulatur, schrieb Kabat (1947). Diese Änderung des Timings stimuliert die propriozeptiven Reflexe

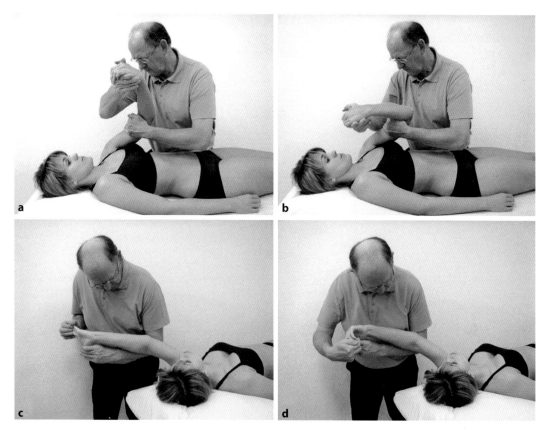

Abb. 2.9 a–d Betonte Bewegungsfolge beim Einsatz isometrischer Kontraktionen von starken Muskeln. **a, b** Übung der Ellbogenflexion durch Einsatz des Patterns Flexion – Adduktion – Außenrotation mit stabilisierenden Kontraktionen der starken Schulter- und Handgelenkmuskeln. **c, d** Übung der Fingerflexion durch Einsatz des Patterns Extension – Adduktion – Innenrotation mit stabilisierender Kontraktion der starken Schultermuskulatur

durch Widerstand und Stretch in die Muskeln. Die besten Resultate werden erreicht, wenn die stärkere Muskulatur wenigstens Muskelkraft 4 aufweist (Manual Muscle Test: Partridge 1954).

Jedoch muss zunächst die proximale Stabilität aktiviert sein, bevor distal die Bewegung beginnen kann.

Dies ist jedoch nicht zu verallgemeinern, da der Verlauf des Timing abhängig von der auszuführenden Aufgabe sein kann (Dudel et al. 1996). Die Entwicklung der motorischen Kontrolle und die der Koordination verlaufen jedoch von kranial nach kaudal und von proximal nach distal (Jacobs 1967). Bei einem kleinen Kind beispielsweise bestimmt der Arm, wohin sich die Hand bewegt. Wenn die Handfunktion beim Erwachsenen vollständig ausgereift ist, steuert die Hand den Bewegungsverlauf des Armes (Halvorson 1931).

Die Balance im Stand wird zuerst durch die kleinen Bewegungen der Fußmuskulatur (distal) aufrechterhalten und breitet sich – wenn nötig – nach proximal zur Hüft- und Rumpfmuskulatur aus (Nashner 1977).

Die Verbesserung des normalen Timing kann als Behandlungsziel in den Behandlungsplan mit aufgenommen werden.

Definition

Betonte Bewegungsfolge »Timing for Emphasis« bedeutet, dass zur Betonung einer speziell ausgewählten Teilbewegung bewusst von der normalen Reihenfolge der Bewegungen abgewichen wird, um einen bestimmten Muskel oder eine gewünschte Aktivität zu betonen.

2

Für die Technik Betonte Bewegungsfolge gibt es zwei Anwendungsmöglichkeiten (◘ Abb. 2.8 und 2.9).

Alle zum Pattern gehörenden Bewegungen, ausgenommen die zu verstärkende schwache Bewegungskomponente, werden direkt in der Ausgangsstellung am Anfang der Bewegungsbahn verhindert, so dass es zu einer isometrischen bzw. statischen Kontraktion der kräftigeren Muskulatur kommt.

Beispiel
Betontes Üben der Bewegung Dorsalflexion – Supination – Adduktion des Fußes: Der Therapeut verhindert durch ausreichenden Widerstand die Bewegung Flexion – Adduktion – Außenrotation im Hüftgelenk und die Flexion im Kniegelenk. Währenddessen setzt er zur Stimulierung des Fußes für die Komponenten Dorsalflexion – Supination – Adduktion die Techniken Wiederholter Stretch oder Agonistische Umkehr ein.

Innerhalb des Patterns wird die Position gewählt, in der die Synergisten der schwachen Komponente stark sind. Hier erhält der Patient so viel Widerstand, dass es zu einer statischen Kontraktion der kräftigeren Synergisten kommt. Dies wird »Einrasten« (»locking in«) genannt.

2.10 PNF-Patterns

Die spezifischen Patterns (Bewegungsmuster) werden in ▶ Kap. 5 ausführlich besprochen.

2.11 Überprüfen Sie Ihr Wissen: Fragen

PNF-Grundverfahren oder -Grundprinzipien gezielt einzusetzen, ermöglicht dem Therapeuten, die motorischen Reserven des Patienten zu mobilisieren und das motorische Lernen zu unterstützen.
- Nennen Sie mindestens zehn verschiedene Grundprinzipien und deren Hauptziele.
- Warum ist es so wichtig diese Grundprinzipien zu kombinieren?

Literatur

Brooks VB (1986) The neural basis of motor control. Oxford University Press, New York

Chan CWY (1984) Neurophysiological basis underlying the use of resistance to facilitate movement. Physiother Can 36(6):335–341

Conrad B, Meyer-Lohmann J (1980) The long-loop transcortical load compensating reflex. Trends Neurosci 3:269–272

Dudel JR, Menzel R, Schmidt RF (1996) Neurowissenschaft. Springer, Berlin Heidelberg New York

Evarts EV, Tannji J (1974) Gating of motor cortex reflexes by prior instruction. Brain Res 71:479–494

Fischer E (1967) Factors affecting motor learning. Am J Phys Med 46(1):511–519

Frank JS, Earl M (1990) Coordination of posture and movement. Phys Ther 70(12):109–117

Gellhorn E (1947) Patterns of muscular activity in man. Arch Phys Med 28:568–574

Gellhorn E (1949) Proprioception and the motor cortex. Brain 72:35–62

Gentile AM (1987) Skill Acquisition: action, movement and neuromotor processes. In: Carr JH, Sheperd RB (Hrsg) Movement science. Foundations for physical therapy in rehabilitation. Aspen Publications, Rockville

Grzebellus M, Schäfer C (1998) Irradiation aus biomechanischer Sicht. Krankengymnast Zeitschrift Für Physiother (9):1489–1494

Halvorson HM (1931) An experimental study of prehension in infants by means of systematic cinema records. Genet Psychol Monogr 10:279–289 (Reprinted in: Jacobs MJ (1967) Development of normal motor behavior. Am J Phys Med 46 (1): 41–51)

Hammond PH (1956) The influences of prior instruction to the subject on an apparently involuntary neuromuscular response. J Physiol 132:17P–18P

Hedin-Andèn S (2002) PNF-Grundverfahren und funktionelles Training. Urban & Fischer, Stuttgart

Hislop HH (1960) Pain and exercise. Phys Ther Rev 40(2):98–106 (Reprinted in: Jacobs MJ (1967) Development of normal motor behavior. Am J Phys Med 46 (1): 41–51)

Jacobs MJ (1967) Development of normal motor behavior. Am J Phys Rehabil 46(1):41–51

Johansson CA, Kent BE, Shepard KF (1983) Relationship between verbal command volume and magnitude of muscle contraction. Phys Ther 63(8):1260–1265

Johnson G, Saliba V (1985), nicht publiziert

Kabat H (1947) Studies on neuromuscular dysfunction, XI: New principles of neuromuscular reeducation. Perm Found Med Bull 5(3):111–123

Kabat H (1961) Proprioceptive facilitation in therapeutic exercise. In: Licht S, Johnson EW (Hrsg) Therapeutic exercise, 2. Aufl. Waverly, Baltimore

Klein-Vogelbach S (2000) Funktionelle Bewegungslehre. Bewegung lehren und lernen, 5. Aufl. Rehabilitation und Prävention. Springer, Berlin Heidelberg New York

Knott M, Voss DE (1968) Proprioceptive neuromuscular facilitation: patterns and techniques, 2. Aufl. Harper and Row, New York

Kofotolis N, Vrabas IS, Vamvakoudis E, Papanikolaou A, Mandroukas K (2005) Proprioceptive neuromuscular facilitation training induced alterations in muscle fiber type and cross sectional area. Br J Sports Med 39(3):e11

Lee DN, Lishman JR (1975) Visual proprioceptive control of stance. J Hum Mov Stud 1:87–95

Lee DN, Young DS (1985) Visual timing in interceptive actions. In: Ingle DJ et al (Hrsg) Brain mechanisms and spatial vision. Martinus Nijhoff, Dordrecht

Loofbourrow GN, Gellhorn E (1948) Proprioceptive modification of reflex patterns. J Neurophysiol 12:435–446

Loofbourrow GN, Gellhorn E (1948) Proprioceptively induced reflex patterns. Am J Physiol 154:433–438

Nashner LM (1977) Fixed patterns of rapid postural responses among leg muscles during stance. Exp Brain Res 30:13–24

Partridge MJ (1954) Electromyographic demonstration of facilitation. Phys Ther Rev 34(5):227–233

Schmidt RA, Lee TD (1999) Motor control and learning. A behavioral emphasis. Human Kinetics

Sherrington C (1947) The integrative action of the nervous system, 2. Aufl. Yale University Press, New Haven

Umphred DA (1995) Neurological rehabilitation. Mosby, St. Louis

Voss DE, Ionta M, Meyers B (1985) Proprioceptive neuromuscular facilitation: patterns and techniques, 3. Aufl. Harper and Row, New York

Merriam-Webster (1984) Webster's ninth new collegiate dictionary. Merriam-Webster, Springfield

Weiterführende Literatur – Allgemein

Dietz V, Noth J (1978) Pre-innervation and stretch responses of triceps brachii in man falling with and without visual control. Brain Res 142:576–579

Griffin JW (1974) Use of proprioceptive stimuli in therapeutic exercise. Phys Ther 54(10):1072–1079

Hoessly M (1991) Use of eccentric contractions of muscle to increase range of movement in the upper neuron syndrome. Physiother Theory Pract 7:91–101

Hummelbein H (2000) Repetitives Üben in der Rehabilitation zentraler Paresen. Zeitschrift Für Physiother 6

Hummelsheim H (1998) Neurologische Rehabilitation. Springer, Berlin Heidelberg New York

Kandel ER, Schwartz JH, Jessell TM (1995) Neurowissenschaften – Eine Einführung. Spektrum Akademischer Verlag, Heidelberg

Kandel ER, Schwartz JH, Jessell TM (2000) Principles of neural science, 4. Aufl. McGraw-Hill, New York, St. Louis, San Fransisco

Lance JW (1980) The control of muscle tone, reflexes and movement: M. Robert Wartenburg lecture. Baillieres Clin Neurol 30:1303

Lee TD, Swanson LR, Hall AL (1991) What is repeated in a repetition? Effects of practice, conditions on motor skill acquisition. Phys Ther 2:150–156

Payton OD, Hirt S, Newton RA (Hrsg) (1977) Scientific basis for neuro-physiologic approaches to therapeutic exercise, an anthology. FA Davis, Philadelphia

Rosenbaum DA (1991) Human motor control. Academic Press, San Diego

Schmidt R (1998) Motor and action perspectives on motor behaviour: the motor action controversy. Elsevier, Amsterdam

Taub E, Miller NE, Novack TA, Cook EW, Friening WC, Nepomuceno CS, Connell JS, Crago JE (1993) Technique to improve chronic motor deficit after stroke. Arch Phys Med Rehab 74(4):347–354

Umphred DA (2000) Neurologische Rehabilitation. Springer, Berlin Heidelberg New York

Umphred DA (2001) Neurological rehabilitation. Mosby, St. Louis

Wilmore JH, Costill DL (1994) Physiotherapy of sport and exercise. Human Kinetics, Champaign

Weiterführende Literatur – Stretch

Burg D, Szumski AJ, Struppler A, Velho F (1974) Assessment of fusimotor contribution to reflex reinforcement in humans. J Neuro Neurosurg Psychiatr 37:1012–1021

Cavagna GA, Dusman B, Margaria R (1968) Positive work done by a previously stretched muscle. J Appl Phys 24(1):21–32

Chan CWY, Kearney RE (1982) Is the functional stretch response servo controlled or preprogrammed. Electroen Clin Neuro 53:310–324

Chez C, Shinoda Y (1978) Spinal mechanisms of the functional stretch reflex. Exp Brain Res 32:55–68

Weiterführende Literatur – Widerstand, Irradiation und Verstärkung

Hellebrandt FA (1958) Application of the overload principle to muscle training in man. Arch Phys Med Rehab 37:278–283

Hellebrandt FA, Houtz SJ (1956) Mechanisms of muscle training in man: experimental demonstration of the overload principle. Phys Ther 36(6):371–383

Hellebrandt FA, Houtz SJ (1958) Methods of muscle training: the influence of pacing. Phys Ther 38:319–322

Hellebrandt FA, Waterland JC (1962) Expansion of motor patterning under exercise stress. Am J Phys Med 41:56–66

Moore JC (1975) Excitation overflow: an electromyographic investigation. Arch Phys Med Rehab 56:115–120

Weiterführende Literatur – Tactiler Stimulus

Fallon JB et al (2005) Evidence for strong synaptic coupling between single tactile afferents from the sole of the foot and motoneurons supplying leg muscles. J Neurophysiol 94:3795–3804

Jeka JJ, Lackner JR (1994) Fingertip contact influences human postural control. Exp Brain Res 1994(100):495–502

Weiterführende Literatur – Verbaler Stimulus

Sadowski J, Mastalerz A, Niznikowski, Wisniowski W, Biegajlo M, Kulik M (2011) The effects of different types of verbal feedback on learning a complex movement task. Pol J Sports Tour 18:308–310

Weiterführende Literatur – Visueller Stimulus

Mohapatra S, Krishnan V, Aruin AS (2012) The effect of decreased visual acuity on control of posture. Clin Neurophysiol 123(1):173–182

Park SE, Oh DS, Moon SH (2016) Effects of oculo-motor exercise, functional electric stimulation and proprioceptive neuromuscular stimulation on visual perception of spatial neglect patients. JPhysTherSci; 28:1111–1115

2

Prodoehl J, Vaillancourt DE (2010) Effects of visual gain on force control at the elbow and ankle. Exp Brain Res 200(1):67–79

Ramachandran VS, Altschuler EL (2009) The use of visual feedback, in particular mirror visual feedback, in restoring brain function. Brain 132:1693–1710

Weiterführende Literatur – Widerstand

Gabriel DA, Kamen G, Frost G (2006) Neural adaptations to resistive exercise, mechanisms and recommendations for training practices. Sports Med 36(2):183–189

Kofotolis N, Vrabas IS, Vamvakoudis E, Papanikolaou A, Mandroukas K (2005) Proprioceptive neuromuscular facilitation training induced alterations in muscle fiber type and cross sectional area. Br J Sports Med 39(3):e11

Weiterführende Literatur – Approximation

Fitts RH, Riley DR, Widrick JJ (2001) Functional and structural adaptations of skeletal muscle to microgravity. J Exp Biol 204(Pt 18):3201–3208

Horstmann GA, Dietz V (1990) A basic posture control mechanism: the stabilization of the centre of gravity. Electroencephalogr Clin Neurophysiol 76(2):165–176

Mahani MK, Karimloo M, Amirsalari S (2010) Effects of modified Adeli suit therapy on improvement of gross motor function in children with cerebral palsy. Cereb Palsy Hong kong J Occup Ther 21(1):9–14

Ratliffe KT, Alba BM, Hallum A, Jewell MJ (1987) Effects of approximation on postural sway in healthy subjects. Phys Ther 67(4):502–506

Shin WS, Lee SW (2014) Effect of gait training with additional weight on balance and gait in stroke patients. Phys Ther Rehab Sci 3(1):55–62

Sylos-Labini F, Lacquaniti F, Ivanenko YP (2014) Human locomotion under reduced gravity conditions: biomechanical and neurophysiological considerations. Biomed Res Int. https://doi.org/10.1155/2014/547242

Yigiter K, Sener G, Erbahceci F, Bayar K, Ülger ÖG, Akodogan S (2002) A comparison of traditional prosthetic training versus PNF resistive gait training with trans-femoral amputees. Prosthet Orthot Int 26(3):213–217

Weiterführende Literatur – Irradiation

Abreu R, Lopes AA, Sousa AS, Pereira S, Castro MP (2015) Force irradiation effects during upper limb diagonal exercises on contralateral muscle activation. J Electromyogr Kinesiology 25(2):292–297

Arai M et al (2001) Effects of the use of cross-education to the affected side through various resistive exercises of the sound side and settings of the length of the affected muscles. Hiroshima J Med Sci 3:65–73

Carroll GTJ, Herbert RD, Munn J, Lee M, Gandavia SC (2006) Contralateral effects of unilateral strength training. Evidence and possible mechanisms. J Appl Physiol 101:1514–1522

Chiou SY, Wang RY, Liao KK, Yang YR (2016) Facilitation of the lesioned motor cortex during tonic contraction of the unaffected limb corresponds to motor status after stroke. JNPT 40:15–21

De Oliviera KCR et al (2018) Overflow using proprioceptive neuromuscular facilitation on post-stroke hemiplegics: a preliminary study. J Bodyw Mov Ther. https://doi.org/10.1016/j.jbmt.2018.02.011

Gontijo LB, Pererla PD, Neves CDC, Santos AP, Castro Dutra Machado D, Vale Bastos VH (2012) Evaluation of strength and irradiated movement pattern resulting from trunk motions of the proprioceptive neuromuscular facilitation. Rehabil Res Pract. https://doi.org/10.1155/281937

Hendy AM, Spittle M, Kidgell DJ (2012) Cross education and immobilisation: mechanisms and implication for injury rehabilitation. J Sci Med Sport 15(2):94–101

Hwang YI, Park DJ (2017) Comparison of abdominal muscle activity during abdominal drawing-in maneuver combined with irradiation variations. J Exerc Rehabil 13(3):335–339

Kofotolis ND, Kellis E (2007) Cross-training effects of a Proprioceptive neuromuscular facilitation exercise programme on knee musculature. Phys Ther Sport 8:109–116

Lee M, Gandevia SC, Carroll TJ (2009) Unilateral strength training increases voluntary activation of the opposite untrained limb. Neurophysiol Clin 120(4):802–808

Lee M, Caroll TJ (2007) Cross Education Possible Mechanisms for the Contralateral Effects of Unilateral Resistance Training. Sports Med 37(1):1–14

Mastalerz A, Wozniak A, Urbaniak C, Lutoslawska G (2010) Contralateral effects after power training in isolated muscles in women. Acta Bioeng Biomech 12(2):1–7

Munn J, Herbert RD, Gandevia SC (2004) Contralateral effects of unilateral resistance training a meta analysis. Jappl Physiol 96:1861–1866

Reznik JE, Biros E, Bartur G (2015) An electromyographic investigation of the pattern of overflow facilitated by manual resistive proprioceptive neuromuscular facilitation in young healthy individuals: a preliminary study. Physiother Theory Pract 31(8):582–586

Sato H, Maruyama H (2009) The effects of indirect treatment of PNF. J Phys Ther Sci 21:189–193

Shima N et al (2002) Cross education of muscular strength during unilateral resistance training and detraining. Eur Jappl Physiol 86(4):287–294

Shiratani T, Arai M, Kuruma H, Masumoto K (2017) The effects of opposite-directional static contraction of the muscles of the right upper extremity on the ipsilateral right soleus H-reflex. J Bodyw Mov Ther 21(3):528–533

Zhou S (2003) Cross education and neuromuscular adaptations during early stage of strength training. J Exerc Sci Fit 1(1):54–60

Techniken

Dominiek Beckers

© Springer-Verlag GmbH Deutschland, ein Teil von Springer Nature 2019
M. Buck, D. Beckers, *PNF in der Praxis,* https://doi.org/10.1007/978-3-662-58403-3_3

3

3.1 Einführung

Eine PNF-Technik ist eine sequenzierte Methode, die auf eine Verbesserung von Körperfunktionen oder -aktivitäten abzielt, angepasst an das Behandlungsziel.

Ziel der PNF-Techniken ist, die funktionelle Bewegung durch Fazilitation, Inhibition, Kräftigung und Entspannung von Muskelgruppen zu fördern. Hierzu werden konzentrische, exzentrische und statische Muskelkontraktionen eingesetzt. Sie werden mit einem sorgfältig abgestimmten Widerstand und geeigneten fazilitierenden Maßnahmen kombiniert. Die Techniken werden dabei individuell auf die Bedürfnisse des einzelnen Patienten abgestimmt (Surburg 1997). Dies kann anhand folgender Beispiele erläutert werden:

Beispiele
Erweiterung und Verbesserung des Bewegungsausmaßes und Stärkung der Muskelkraft in einem neu erworbenen Bewegungsbereich
Der Einsatz von Entspannungstechniken (Relaxationstechniken), z. B. Spannen – Entspannen (»Contract Relax«), dient der Erweiterung des Bewegungsausmaßes. Werden direkt daran anschließend fazilitierende Techniken wie Dynamische Umkehr (»Dynamic Reversal/Slow Reversal«) oder Kombination isotonischer Bewegungen (»Combination of Isotonics«) eingesetzt, erreicht man eine Stärkung der Muskelkraft und eine Verbesserung der Bewegungskontrolle in dem neu erworbenen Bewegungsausmaß (Kofotolis 2006).
Die Ermüdung der Muskulatur während der Muskelkräftigungsübungen vermindern
Nach dem Einsatz von Techniken, die die Muskelkraft verstärken, wie Wiederholter Stretch (»Repeated Stretch«), sollte sofort die Technik Dynamische Umkehr (»Dynamic Reversal/Slow Reversal«) eingesetzt werden, um eine Ermüdung der beanspruchten Muskulatur zu mindern. Der wiederholte Stretchreflex verhindert eine vorzeitige Ermüdung der Muskulatur, so dass diese länger arbeiten kann. Die alternierenden Kontraktionen der antagonistischen Muskeln verringern ebenfalls Ermüdungserscheinungen, die durch wiederholtes Üben ein und derselben Muskelgruppe hervorgerufen werden.

Die PNF-Techniken werden nach gleichartigen Aktivitäten oder Funktionen gegliedert. Bei der Einführung neuer Begriffe wurde berücksichtigt, dass ihr Name die Aktivität bzw. die Art der Muskelkontraktion beschreibt. In den Fällen, in denen die von uns verwandten Begriffe von der Terminologie von Knott und Voss (1968) abweichen, werden beide Begriffe angegeben; die Begriffe von Knott und Voss sind in Klammern gesetzt.

Der erläuternde Text zu den einzelnen Techniken beinhaltet eine kurze Charakterisierung der jeweiligen Technik und deren Ziele, eine Erläuterung der Anwendungsmöglichkeiten und eine Auflistung der Indikationen bzw. Kontraindikationen und eine ausführliche Erläuterung hinsichtlich der Ausführung, einschließlich Beispielen und möglichen Modifikationen.

Beispielsweise wird unter Antagonistischer Umkehrbewegung (»Reversal of Antagonists«) eine Gruppe von Techniken verstanden, bei denen der Patient agonistische und antagonistische Bewegungen ohne Entspannung direkt abwechselnd aufeinanderfolgend ausführt, wobei es weder eine Pause noch eine Entspannung gibt. Innerhalb dieser Gruppe von Techniken ist die Dynamische antagonistische Umkehrbewegung (»Dynamic reversal of Antagonists«) eine isotonische Technik, in der sich der Patient ohne Anzuhalten erst in die eine Richtung und dann in die Gegenrichtung bewegt. Unter Rhythmischer Stabilisation (»Rhythmic Stabilization«) versteht man eine isometrische Kontraktion der antagonistischen Muskelgruppen, wobei weder Patient noch Therapeut eine Bewegung beabsichtigen. Diese Technik hilft dem Patienten u. a., eine Haltung besser einnehmen zu können und diese dann zu stabilisieren.[1] Beide Umkehrtechniken werden zur Kräftigung der Muskulatur und zur Erweiterung des Bewegungsausmaßes eingesetzt.

Die PNF-Techniken
- Rhythmische Bewegungseinleitung = »Rhythmic Initiation«
- Kombination isotonischer Bewegungen = »Combination of Isotonics« (Johnson und Saliba 1979), auch Agonistische Umkehr = »Reversal of Agonists« genannt (Sullivan et al. 1982)

---

1   Johnson und Saliba (1979) waren die ersten, die die Termini Stabilisierende Umkehr der Antagonisten, Dynamische Umkehr der Antagonisten, Kombination isotonischer Bewegungen und Wiederholter Stretch verwendeten (nicht publiziertes Kursskript des Institute of Physical Art 1979).

- Antagonistische Umkehr = »Reversal of Antagonists«
  - Dynamische Umkehr = »Reversal of Antagonists« (»Slow Reversal«)
  - Stabilisierende Umkehr = »Stabilizing Reversals«
  - Rhythmische Stabilisation = »Rhythmic Stabilization«
- Wiederholter Stretch = »Repeated Stretch« (»Repeated Contraction«)
  - Wiederholter Stretch am Anfang der Bewegung = »Repeated Stretch from beginning of the range«
  - Wiederholter Stretch während der Bewegung = »Repeated Stretch through range«
- Anspannen – Entspannen = »Contract Relax«
- Halten – Entspannen = »Hold Relax«
- Replikation = »Replication«

Die IPNFA nimmt eine Einteilung der Techniken vor, abhängig vom aktiven Muskeleinsatz: Agonistische, antagonistische Umkehr- und Entspannungstechniken. Bei antagonistischen Umkehrtechniken sind wechselnde Kontraktionen von Agonisten und Antagonisten (Reversals) gefragt.

Agonistische Techniken
- Rhythmische Bewegungseinleitung
- Wiederholter Stretch am Anfang der Bewegung
- Wiederholter Stretch während der Bewegung
- Agonistische Umkehr (von Kontraktionsart)
- Replikation

Antagonistische Umkehrtechniken
- Dynamische Umkehr
- Stabilisierende Umkehr
- Rhythmische Stabilisation

Entspannungstechniken
- Halten – Entspannen
- Anspannen – Entspannen

3.2 Rhythmische Bewegungseinleitung (»Rhythmic Initiation«)

Behandlungsziele
- Unterstützung bei der Einleitung einer Bewegung
- Erlernen der Bewegung
- Verbesserung von Koordination und Bewegungsgefühl
- Normalisierung der Bewegungsgeschwindigkeit, entweder durch Beschleunigung oder Verminderung der Geschwindigkeit
- Normalisierung der Muskelspannung

Charakterisierung

> **Definition**
>
> Rhythmisches unidirektionales Bewegen innerhalb des gewünschten Bewegungsbereiches.

Der Therapeut beginnt zunächst mit passivem Bewegen, gefolgt von assistivem (geführtem) und resistivem Bewegen (gegen Widerstand). Anschließend wird die Bewegung vom Patienten aktiv ausgeführt.

Indikationen
Die rhythmische Bewegungseinleitung wird bei Patienten angewandt, die:
- Schwierigkeiten haben, eine Bewegung einzuleiten,
- Bewegungen zu schnell oder zu langsam durchführen,
- unkoordinierte oder arrhythmisch verlaufende Bewegungen zeigen (z. B. Ataxie, Rigidität usw.).

Zudem kommt sie bei Veränderungen der Tonuslage, sowohl hypoton als auch hyperton, zum Einsatz.

Beschreibung
Der Therapeut führt die gewünschte Bewegung zunächst passiv aus. Der Bewegungsrhythmus wird dabei durch das Tempo der verbalen Anweisungen des Therapeuten bestimmt. Das Ziel

3

der beabsichtigten Bewegung kann dem Patienten vorher vermittelt werden, entweder verbal, visuell oder taktil. So kann der Patient, auch wenn der Therapeut die Bewegung passiv ausführt, aktiv (kognitiv) an der Bewegungsplanung teilnehmen.

Der Patient wird nun aufgefordert, aktiv in die gewünschte Richtung mitzubewegen. Den Rückweg führt der Therapeut passiv aus, d. h. ohne Mithilfe des Patienten und ohne verbale Anweisung. Der Patient würde ansonsten diese Bewegung planen und somit diese Synergie aktivieren.

Anschließend setzt der Therapeut der aktiven Bewegung Widerstand entgegen und unterstützt gleichzeitig den Bewegungsrhythmus mit seinen verbalen Anweisungen.

Abschließend sollte der Patient die Bewegung selbständig ausführen.

Beispiel
Rollen. Ausgangsstellung: Rückenlage
Der Patient liegt auf seinem Rücken und wird passiv aus dieser Position in die Bauchlage und wieder in die Ausgangsstellung zurückgebracht: »Lassen Sie sich vorwärts bewegen. Gut, und jetzt noch mal nach vorne.«
Wenn sich der Patient gut und entspannt bewegt, fordert der Therapeut ihn auf, die Bewegung nach vorne aktiv zu unterstützen: »Helfen Sie mir nun bei der Bewegung nach vorne ein bisschen. Entspannen Sie sich.«
Anschließend setzt der Therapeut der Bewegung nach vorne einen Widerstand entgegen: »Bewegen Sie sich jetzt gegen meinen Widerstand nach vorne, und lassen Sie sich nun wieder von mir in die Ausgangsstellung zurückbringen. Drücken und rollen Sie sich jetzt wieder nach vorne.«
Abschließend führt der Patient die Bewegung selbst aus: »Führen Sie die Bewegungen jetzt selbst durch.«

Modifikation
Man kann anschließend mit der Antagonistischen oder der Agonistischen Umkehrtechnik arbeiten. Die Technik kann mit Kombination isotonischer Bewegungen ergänzt werden.

Praxistipp

- Das Tempo der verbalen Stimuli bestimmt den Rhythmus.
- Am Ende der Übungssequenz sollte der Patient die Bewegung selbst ausführen.

- Diese Technik kann mit anderen Techniken kombiniert werden, um z. B. die Abfolge der funktionellen Muskelaktivierung zu gewährleisten.

3.3 Agonistische Umkehr (»Reversal of Agonists«) oder Kombination isotonischer Bewegungen(»Combination of Isotonics«)

Diese Technik wurde von Johnson und Saliba beschrieben.

Behandlungsziele
- Verbesserung der aktiven Bewegungskontrolle
- Verbesserung der Koordination
- Vergrößerung des aktiven Bewegungsausmaßes
- Kräftigung der Muskulatur
- Funktionelles Training der exzentrischen Bewegungskontrolle während eines Bewegungsablaufes

Charakterisierung

Definition

Kombination von konzentrischen, exzentrischen und stabilisierenden Kontraktionen einer Muskelgruppe (Agonisten) ohne Entspannung.

Bei der Behandlung sollte an der Stelle im Bewegungsablauf begonnen werden, an der der Patient die meiste Kraft oder die beste Koordination aufbringen kann.

Indikationen
- Verminderte exzentrische Bewegungskontrolle,
- verminderte Bewegungskoordination oder das Unvermögen, in die gewünschte Richtung zu bewegen,
- Einschränkung des aktiven Bewegungsausmaßes,
- Einschränkung des aktiven Bewegens innerhalb eines möglichen Bewegungsausmaßes.

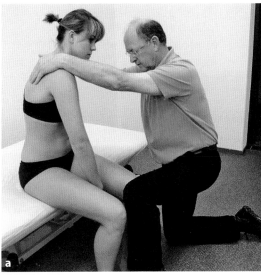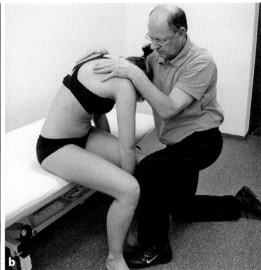

Abb. 3.1 Kombination isotonischer Bewegungen: vorwärts bewegen mit exzentrischer Kontrolle der Rumpfextensoren

Beschreibung

Der Therapeut setzt der aktiven Bewegung des Patienten innerhalb des zur Verfügung stehenden Bewegungsbereiches einen Widerstand entgegen (konzentrische Kontraktion).

Am Ende der Bewegung fordert der Therapeut den Patienten auf, in der Endposition zu bleiben (stabilisierende Kontraktion).

Anschließend weist der Therapeut den Patienten an, sich langsam wieder in die Ausgangsstellung bringen zu lassen (exzentrische Kontraktion).

Zwischen diesen verschiedenen Formen der Muskelaktivität gibt es keine Entspannung. Dabei bleiben die Hände des Therapeuten an Ort und Stelle.

> Es ist auch möglich, die exzentrische oder stabilisierende Kontraktion der Muskulatur vor der konzentrischen Kontraktion durchzuführen.

Beispiel

Rumpfextension im Sitzen (▣ Abb. 3.1)

Der Therapeut setzt der Rumpfextension (konzentrische Kontraktion) des Patienten einen Widerstand entgegen: »Drücken Sie sich gegen meine Hände weg von mir.« Am Ende der aktiven Bewegung des Patienten weist der Therapeut den Patienten an, in dieser Position zu bleiben (stabilisierende Kontraktion): »Stopp, bleiben Sie in dieser Position, lassen Sie sich nicht zurückdrücken.«

Nachdem der Patient in der vom Therapeuten gewünschten Position stabil ist, bringt der Therapeut den Patienten wieder in die Ausgangsstellung zurück. Währenddessen soll der Patient versuchen, die Bewegung mit Hilfe der exzentrischen Aktivität der Rumpfextensoren unter Kontrolle zu halten: »Lassen Sie sich nun wieder nach vorne drücken, aber langsam.«

Modifikation

Die Kombination isotonischer Bewegungen kann mit der Antagonistischen Umkehr (»Reversal of Antagonists«) kombiniert werden.

Beispiel

Rumpfflexion, kombiniert mit Rumpfextension

Nach einigen Wiederholungen der oben genannten Übungsfolge soll sich der Patient aktiv, d. h. selbstständig, unter Einsatz konzentrischer Muskelaktivität in die Rumpfflexion bewegen.

Danach kann die Bewegungsfolge bei gleichzeitigem Einsatz von Kombination isotonischer Bewegungen (»Combination of Isotonics«) wiederholt werden oder mit der Antagonistischen Umkehr (»Reversal of Antagonists«) für Rumpfflexion und Rumpfextension fortgefahren werden.

Modifikation

Die Technik kann am Ende des möglichen Bewegungsausmaßes beginnen und mit exzentrischer Kontraktion starten.

3

Beispiel

Rumpfflexion im Sitzen

Die Bewegung beginnt aus der Rumpfextension im Sitzen. Dabei wird der Patient, ausgehend von Extension, in die Rumpfflexion bewegt. Währenddessen soll er die Flexionsbewegung mit Hilfe der Rumpfextensoren kontrollieren, indem er die Bewegung durch die exzentrische Aktivität der Rumpfextensoren zulässt: »Jetzt lassen Sie sich langsam vorwärts bewegen.«

Modifikation

Die Kontraktionsformen können an jedem Punkt innerhalb des gesamten Bewegungsbereiches gewechselt werden.

Der Wechsel von einer konzentrischen in eine exzentrische Muskelaktivität ist auch möglich, ohne die Bewegung zu stoppen oder zu stabilisieren.

Beispiel

Rumpfextension im Sitzen

Der Therapeut setzt der konzentrischen Muskelaktivität der Rumpfflektoren einen Widerstand entgegen. »Drücken Sie sich gegen mich nach vorne.« Nachdem der Patient das gewünschte Ausmaß an Rumpfflexion erreicht hat, wird er vom Therapeuten in die Ausgangsstellung zurückbewegt. Während dieser Bewegung kontrolliert der Patient die Bewegung mit Hilfe der exzentrischen Aktivität seiner Rumpfflexoren exzentrisch: »Jetzt lassen Sie sich langsam von mir zurückbewegen, ganz langsam.«

Praxistipp

- Der Therapeut sollte dort beginnen, wo der Patient die meiste Kraft oder die beste Koordination aufbringen kann. In der Regel ist dies in angenäherter Position.
- Zuerst sollte eine stabilisierende oder exzentrische Muskelaktivität erfolgen.
- Damit das Ende des Bewegungsausmaßes betont wird, sollte dort mit exzentrischer Muskelaktivität begonnen werden.

3.4 Antagonistische Umkehr (»Reversal of Antagonists«)

Die dazugehörigen Techniken basieren auf den Prinzipien »sukzessive Induktion« und »reziproke Innervation« (Sherrington 1961).

3.4.1 Dynamische Umkehr (»Dynamic Reversal«/ einschließlich »Slow Reversal«)

Behandlungsziele

- Erweiterung des aktiven Bewegungsausmaßes
- Steigerung der Muskelkraft
- Förderung der Koordination (fließender Bewegungswechsel)
- Verhinderung der Ermüdungserscheinungen
- Entspannung der Muskulatur
- Steigerung der Ausdauer

Charakterisierung

Definition

Dynamische Umkehr ist eine aktive Bewegungsabfolge, die von der einen Richtung des Agonisten in die entgegengesetzte Richtung des Antagonisten wechselt.

Die Bewegung erfolgt ohne Pause bzw. zwischenzeitlicher Entspannung. Viele Bewegungen unseres täglichen Lebens (wie schnelle zielorientierte Willkürbewegungen) basieren auf dieser Form von Muskelaktivitäten, z. B. einen Ball werfen, Fahrrad fahren oder gehen.

Indikationen

- Verminderung des aktiven Bewegungsausmaßes
- Schwäche der agonistischen Muskulatur
- Probleme, die beim Wechsel der Bewegungsrichtung entstehen
- Ermüdung der geübten bzw. trainierten Muskulatur
- Entspannung der hypertonen Muskulatur

Beschreibung

Normalerweise setzt der Therapeut erst der Bewegungsrichtung, in der der Patient stärker ist, einen Widerstand entgegen (◘ Abb. 3.2). Gegen Ende der gewünschten Bewegung verändert der Therapeut zuerst die distale Komponente, um den Patienten dann mit Hilfe eines Kommandos

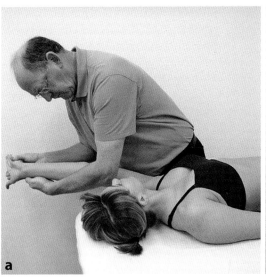
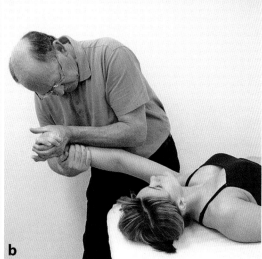

⊡ Abb. 3.2 a, b Einsatz der Dynamischen Umkehr in der Armdiagonalen von der Flexion – Abduktion in die Extension – Adduktion. **a** Ende der Bewegung Flexion – Abduktion. **b** Nachdem die Hände gewechselt haben, gibt man Widerstand gegen die Bewegung in die Extension – Adduktion

auf den Richtungswechsel vorzubereiten. Anschließend gibt der Therapeut dem Patienten die Anweisung, die Bewegungsrichtung zu verändern. Die distale Bewegungskomponente leitet die Bewegung ein. Ohne muskuläre Entspannung setzt der Therapeut der neuen Bewegung am distalen Ende des Körperteiles einen Widerstand entgegen (⊡ Abb. 3.2b).

Während sich der Patient in die neue bzw. entgegengesetzte Bewegungsrichtung bewegt, wechselt der Therapeut seinen proximalen Handgriff. Er kann nun der neuen Bewegungsrichtung ebenfalls einen optimalen Widerstand entgegensetzen.

Die Umkehrtechnik kann so oft wie notwendig eingesetzt werden. In der Regel wird mit der Bewegungsrichtung begonnen, die der Patient kraftvoller ausführen kann, und mit der Bewegungsrichtung geendet, die vom Patienten schwächer ausgeführt wird. Jedoch sollte der Patient beim Wechsel der Bewegungsrichtung niemals ohne Führung des Therapeuten »in der Luft hängen«.

Beispiel
Umkehr der Bewegungsrichtung von Flexion in die Extension an der unteren Extremität
(⊡ Abb. 3.3)
Der Therapeut setzt dem gewünschten (stärkeren) Beinpattern in die Flexion einen Widerstand ent-

gegen. »Fuß hoch und ziehen Sie Ihr Bein hoch« (⊡ Abb. 3.3a). Am Ende des Bewegungsweges wechselt der Therapeut zuerst die distale Hand und gibt dann einen verbalen Hinweis (Vorbereitungskommando), um die Aufmerksamkeit des Patienten zu erhöhen. Währenddessen wechselt die Hand, mit der auf der dorsalen Fußseite Widerstand gegeben wurde, zur plantaren Fußseite (dabei sind die Dorsalextensoren durch die Irradiation des proximalen Griffes noch immer aktiv), so dass bereits während des Bewegungswechsels der neuen Bewegungsrichtung Widerstand entgegengesetzt werden kann. Wenn Therapeut und Patient für die Bewegung in die neue Richtung bereit sind, erfolgt das Kommando: »Drücken Sie den Fuß herunter, und bringen Sie Ihr Bein nach unten« (⊡ Abb. 3.3b).

Während der Patient sein Bein schon in die neue Richtung bewegt, wechselt der Therapeut seine proximale Hand, so dass er der neuen Bewegung auch einen proximalen Widerstand geben kann (⊡ Abb. 3.3c).

Modifikationen
Die Technik Dynamische Umkehr muss nicht immer über den gesamten Bewegungsweg eingesetzt werden. Sie kann in verschiedenen Bewegungsabschnitten angewandt werden, um diese zu betonen. Beispielsweise kann man vor dem Ende der Flexionsbewegung mit der Umkehr von der

3

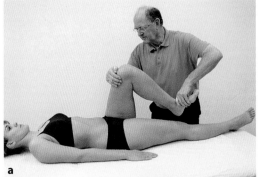

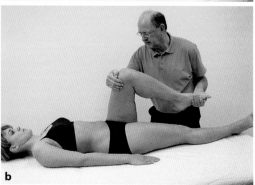

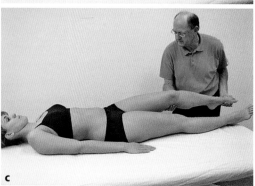

□ **Abb. 3.3 a–c**   Einsatz der Dynamischen Umkehr in der Beindiagonalen von der Flexion – Adduktion mit Knieflexion in die Extension – Abduktion mit Knieextension. **a** Widerstand gegen die Flexion – Adduktion. **b** Der distale Griff wurde geändert und die Bewegung in Richtung Extension – Abduktion beginnt. **c** Widerstand gegen die Extension – Abduktion

Flexion in die Extension beginnen. Ebenso lässt sich vor dem Ende der Extensionsbewegung bereits die Richtung wechseln.

Die Geschwindigkeit der Bewegung kann für beide Richtungen unabhängig voneinander variiert werden.

Zunächst sollte mit kleinen Bewegungen in jede Bewegungsrichtung begonnen und das Be-

wegungsausmaß erst dann vergrößert werden, wenn es die Möglichkeiten des Patienten zulassen.

Der Patient kann aufgefordert werden, jede beliebige Position auf dem gesamten Bewegungsweg oder an dessen Ende zu halten bzw. zu stabilisieren. Dies kann beliebig vor oder nach einem Richtungswechsel erfolgen.

Der Patient wird vor und nach jedem Bewegungswechsel angewiesen, bestimmte Positionen zu stabilisieren. Sie werden von dem Therapeuten vorgegeben.

Beispiel

Umkehr der Bewegungsrichtung von der Flexion in die Extension der unteren Extremität mit Stabilisation **vor dem Richtungswechsel:** Sobald der Patient das Ende der Flexionsbewegung erreicht, kann ein Kommando zur Förderung der Stabilität gegeben werden (»Halten Sie Ihr Bein hier«). Nachdem die Position des Beines stabilisiert worden ist, wechselt die distale Hand. Dadurch wird die neue Richtung vorgegeben (»Nach unten«).

Beispiel

Umkehr der Bewegungsrichtung von der Flexion in die Extension der unteren Extremität mit Stabilisation **nach dem Richtungswechsel:** Nachdem die distale Hand zur plantaren Seite des Fußes gewechselt hat, kann ein Kommando zur Förderung der Stabilität gegeben werden (»Halten Sie Ihr Bein hier und lassen Sie es mich nicht bewegen«). Ist das Bein stabilisiert, wird ein Kommando gegeben, das zur Fortsetzung der Bewegung auffordert (»Nach unten«).

Damit es zu einer Irradiation der schwächeren Muskulatur kommt, beginnt der Therapeut mit der Bewegungsrichtung, in der der Patient stärker ist. Bei Ermüdung der agonistischen Muskulatur sollte eine der Umkehrtechniken eingesetzt werden. Lautet die Zielsetzung »Kraft«, wird der Widerstand mit jedem Wechsel erhöht. Die Kommandos sollten darauf in diesem Fall ausgerichtet sein, von dem Patienten mehr Aktivität zu fordern.

Praxistipp

▬ Es sollte lediglich ein Initialstretch gegeben werden. Ein Restretch darf niemals beim Bewegungswechsel eingesetzt werden, da die Antagonisten hier noch nicht unter Spannung stehen.

- Bei Veränderung der Bewegungsrichtung wird gegen die neue Bewegungsrichtung Widerstand gegeben.
- Möchte man einen bestimmten Bewegungsabschnitt betonen, wechselt man in diesem ausgewählten Abschnitt die Richtung.

3.4.2 Stabilisierende Umkehr (»Stabilizing Reversals«)

Behandlungsziele
- Verbesserung der Stabilität und der Balance
- Stärkung der Muskelkraft
- Verbesserung des koordinativen Zusammenspiels zwischen Agonisten und Antagonisten

Charakterisierung

> **Definition**
> Alternierende isotonische Kontraktionen, deren Bewegung durch einen angemessenen Widerstand des Therapeuten verhindert wird.

Der Therapeut gibt ein dynamisches Kommando, das den Patienten zur Aktivität einlädt (»Drücken Sie gegen meine Hand« oder »Lassen Sie sich nicht wegdrücken«). Der Therapeut lässt hierbei lediglich eine sehr kleine Bewegung zu.

Indikationen
- Verminderte Stabilität
- Muskelschwäche
- Unvermögen des Patienten, eine isometrische Kontraktion der Muskulatur auszuführen; er benötigt immer noch einen Widerstand in eine Richtung.

Beschreibung
Der Therapeut gibt dem Patienten einen Widerstand. Dabei beginnt er mit der stärksten Bewegungsrichtung des Patienten. Das Verbale Kommando für den Patienten lautet, sich dem Widerstand des Therapeuten zu widersetzen. Dabei sollte kein sichtbarer Bewegungsausschlag

stattfinden. Unter andauernder Approximation oder Traktion steigert der Therapeut langsam den Widerstand zur Verbesserung der Stabilität. Hierbei sollte er darauf achten, dass die gewünschte Stabilität nicht durch einen zu starken Widerstand durchbrochen wird; es darf, wenn überhaupt, nur zu einer sehr geringfügigen Bewegung kommen.

Wenn der Patient den Widerstand des Therapeuten vollständig erwidert, wechselt der Therapeut eine Hand und fordert den Patienten auf, nun den Widerstand in die andere Richtung zu erwidern. Dabei darf es nur zu einer geringfügigen Bewegung kommen.

Wenn der Patient den neuen Widerstand vollständig erwidert, wechselt der Therapeut erneut seine Hand, um nun der entgegengesetzten Bewegungsrichtung Widerstand entgegenzusetzen.

Beispiel
Rumpfstabilität. Ausgangsstellung: Sitz
(◨ Abb. 3.4)
Der Therapeut steht vor dem Patienten und setzt der Rumpfflexion des Patienten einen Widerstand, kombiniert mit Traktion, entgegen: »Lassen Sie sich nicht durch mich nach hinten drücken.«
(◨ Abb. 3.4a) Während der Patient versucht, seine Rumpfflexoren anzuspannen, gibt der Therapeut kontinuierlich Widerstand und Traktion mit einer Hand. Die andere Hand des Therapeuten wechselt währenddessen auf den Rücken des Patienten, so dass der Rumpfextension ein Widerstand entgegengesetzt wird. Hierbei kann zusätzlich approximiert werden: »Lassen Sie sich nicht nach vorne ziehen.« Sobald der Patient den neuen Widerstand in Richtung Extension erwidert, wechselt der Therapeut auch die zweite Hand (die bisher der Rumpfflexion Widerstand gab) in die neue Position, um zusätzlich mit dieser Hand der Rumpfextension Widerstand geben zu können. Die Richtung kann so oft wie nötig gewechselt werden, bis der Patient in dieser Position die gewünschte Stabilität erreicht hat: »Lassen Sie sich nicht wegdrücken. Und lassen Sie sich jetzt nicht wegziehen.«

Modifikationen
Als Einleitung kann der Therapeut mit der Technik Dynamische Umkehr beginnen und anschließend den Bewegungsbereich so weit verkleinern, bis der Patient eine Position stabilisieren kann.

Die Stabilisierung sollte mit der stärkeren Muskulatur begonnen werden, um die schwächere

3

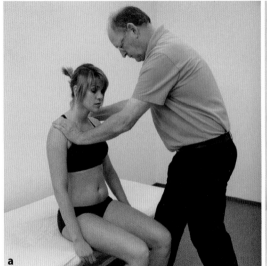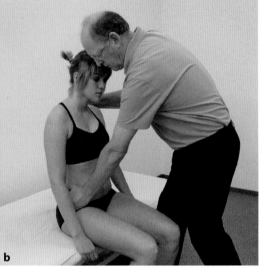

◘ Abb. 3.4 a, b   Stabilisierende Umkehr für den Rumpf. **a** Stabilisation des oberen Rumpfes. **b** Eine Hand gibt weiterhin Widerstand gegen den oberen Rumpf, die andere Hand wechselt, um Widerstand am Becken zu geben

Muskulatur entweder über reziproke Innervation oder über Irradiation zu fazilitieren.

Es kann für alle Bewegungsrichtungen Widerstand gegeben werden, so dass alle Muskelgruppen arbeiten müssen (◘ Abb. 3.4b).

Beispiel

Rumpf- und Nackenstabilität

Sobald der obere Rumpf stabil ist, darf Widerstand am Becken gegeben werden, um den unteren Rumpf zu stabilisieren. Danach kann eine Hand wechseln, um der Nackenextension Widerstand zu geben. Die Geschwindigkeit des Wechsels kann sowohl gesteigert als auch gesenkt werden.

Praxistipp

- Immer mit der stärkeren Bewegungsrichtung beginnen.
- Mit Dynamischer Umkehr (»Slow Reversal«) beginnen, und das Bewegungsausmaß nach und nach verkleinern, um den Patienten zu stabilisieren.

3.4.3 Rhythmische Stabilisation (»Rhythmic Stabilization«)

Behandlungsziele

- Verbesserung der Stabilität und der Balance, Stärkung der Muskelkraft
- Verbesserung der aktiven und passiven Bewegungsmöglichkeiten
- Schmerzlinderung

Charakterisierung

Definition

Alternierende isometrische Kontraktionen gegen Widerstand, ohne dass ein Bewegungsausschlag entstehen soll.[2]

---

2   Knott und Voss (1968) beschreiben in der 1. und 2. Auflage von »Proprioceptive Neuromuscular Facilitation« diese Technik wie folgt: »Es wird sowohl für das agonistische als auch für das antagonistische Pattern abwechselnd Widerstand gegeben, ohne dass es zur Entspannung kommt.« In der 3. Auflage beschreiben Voss et al. (1985) diese Technik so: »Der Widerstand für das agonistische Pattern wird distal, und der für das antagonistische Pattern proximal gegeben.«.

◘ Tab. 3.1 Verdeutlichung der Unterschiede zwischen den Techniken Stabilisierende Umkehr und Rhythmische Stabilisation (»Rhythmic Stabilization«)

Stabilisierende Umkehr (»Stabilizing Reversals«)	Rhythmische Stabilisation
Ziel ist eine isometrische Kontraktion. Der Patient schafft dies aber nicht. Eine kleine isotone Bewegung kann distal zugelassen werden.	Ziel ist eine isometrische Kokontraktion von Agonisten und Antagonisten. Keine Bewegung ist zugelassen.
Intention ist, dass sich der Patient dem Widerstand entgegensetzt.	Fordert viel Konzentration und ist einfacher in einer geschlossenen Kette.
Kommando: »Drück gegen mich und bleib«	Kommando: »Keine Bewegung, bleib«
Griffe sind patterntypisch und wechseln nacheinander beim Richtungswechsel zum Antagonisten. Kein Spannungsverlust.	Griffe kontrollieren beide Richtungen und wechseln nicht. Kein Spannungsverlust bei rhythmischen Wechseln von Widerstand und Rotation.
Muskelaktivität: von Agonist zum Antagonist zum Agonist	Muskelaktivität: von Agonist zum Antagonist zum Agonist, aber in Kokontraktion.
Patient braucht eine klare Richtung. Beide Richtungen gleichzeitig zu kontrollieren und zu stabilisieren ist nicht möglich	Patient ist in der Lage, beide Richtungen gleichzeitig zu stabilisieren

In ◘ Tab. 3.1 sind die Unterschiede zwischen der Stabilisierenden Umkehr (»Stabilizing Reversal«) und der Rhythmischen Stabilisation (»Rhythmic Stabilization«) zusammengefasst.

Indikationen
- Vermindertes bzw. eingeschränktes Bewegungsausmaß
- Allgemein Schmerzen und speziell Schmerzprobleme, die während der Bewegung auftreten
- Instabilität von Gelenken
- Schwäche der antagonistischen Muskulatur
- Verminderte Balance (Kabat 1950)

Kontraindikationen
- Zerebellare Erkrankungen: Rhythmische Stabilisation ist bei Patienten mit zerebralen Störungen meistens nicht möglich.
- Unvermögen des Patienten, Instruktionen, aus welchen Gründen auch immer (z. B. Alter, Sprachstörungen, zerebrale Störungen), richtig auszuführen.

Beschreibung
Der Therapeut setzt der isometrischen Kontraktion der Agonisten einen Widerstand entgegen. Der Patient versucht, diese Position zu halten, jedoch ohne die Absicht, eine Bewegung ausführen zu wollen. Der Widerstand nimmt langsam zu, sobald der Patient diesen Widerstand erwidern kann.

Sobald der Patient den Widerstand vollständig erwidert, wechselt der Therapeut den Widerstand, so dass er anschließend der antagonistischen Bewegung einen Widerstand entgegensetzt. Weder der Therapeut noch der Patient entspannen sich während des Richtungswechsels (◘ Abb. 3.5).

Der neue Widerstand wird langsam gesteigert. Wenn der Patient diesen Widerstand erneut vollständig erwidert, gibt der Therapeut einen optimalen Widerstand für die antagonistische Bewegung. Traktion oder Approximation können – abhängig vom Zustand des Patienten – angewandt werden.

Die wechselnden Widerstände werden so oft wie nötig wiederholt. Der Therapeut verwendet ein statisches Kommando: »Bleiben Sie hier« oder »Versuchen Sie, nicht zu bewegen«.

Beispiel
Rumpfstabilität. Ausgangsstellung: Sitz
- Der Therapeut setzt der isometrischen Kontraktion der Rumpfflexoren des Patienten einen Widerstand mit einer Hand an der Vorderseite des Rumpfes entgegen: »Bleiben Sie in dieser Position. Fühlen Sie meinen Widerstand an Ihrer Vorderseite?«
- Die andere Hand setzt nun der Rumpfextension einen Widerstand entgegen: »Bleiben Sie da, und achten Sie auf den neuen Widerstand an Ihrem Rücken.«
- Die Richtung des Widerstandes kann so oft wie nötig gewechselt werden, um das gewünschte Behandlungsziel zu erlangen.

3

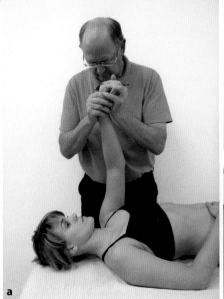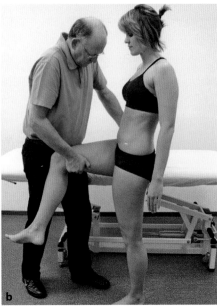

◨ **Abb. 3.5 a, b** **a** Rhythmische Stabilisation der Schulter in der Diagonalen Flexion – Abduktion/Extension – Adduktion.
b Rhythmische Stabilisation des Standbeins durch wechselnde Widerstände am nicht betroffenen Bein und Beckenseite

Modifikationen
In der Regel wird zur Fazilitation der schwächeren Muskulatur mit dem Üben der stärkeren Muskulatur begonnen (sukzessive Induktion). Im Anschluss an die stabilisierende Technik sollte eine Technik zur Steigerung der Muskelkraft auf die schwächere Muskulatur angewandt werden. Zur Vergrößerung des Bewegungsausmaßes sollte der Patient angewiesen werden, sich nach der stabilisierenden Aktivität weiter in die eingeschränkte Richtung zu bewegen.

Am Ende der stabilisierenden Technik sollte der Patient alle Muskeln entspannen. Um die Entspannung möglichst effektiv und schmerzlos zu gestalten, wird mit den Muskeln gearbeitet, die nicht direkt im Schmerzbereich liegen.

Beispiel
Rumpfstabilität und Kräftigung
Ist der Rumpf stabil, wird der stabilisierende Widerstand für die stärkere Richtung erhöht (für die Extension: »Drücken Sie mich nach hinten«). Danach wird die Bewegung in die Richtung fortgesetzt, die gestärkt werden soll (für die Flexion: »Drücken Sie mich jetzt nach vorne, so stark Sie können«).

Praxistipp

- ▬ Statische Kommandos verwenden, da keine Bewegung stattfinden soll.
- ▬ Im schmerzfreien Bereich stabilisieren.
- ▬ Der Stabilisation sollte eine verstärkende Technik folgen.

3.5 Wiederholter Stretch (»Repeated Stretch«/»Repeated Contraction«)

3.5.1 Wiederholter Stretch am Anfang der Bewegung

Behandlungsziele

- ▬ Fazilitation des Bewegungsanfanges
- ▬ Verbesserung des aktiven Bewegungsausmaßes
- ▬ Stärkung der Muskulatur
- ▬ Vorbeugung bzw. Verminderung von Ermüdungserscheinungen
- ▬ Unterstützung der Bewegung in die gewünschte Richtung

Charakterisierung

> **Definition**
>
> Ein Stretchreflex, der in den am Anfang der Bewegung bereits vorgedehnten Muskeln durch eine kurze zusätzliche Dehnung derselben Muskulatur ausgelöst wird.

❱ Der Stretch darf nur auf die Muskulatur und nicht auf die Gelenke gerichtet sein.

Indikationen
- Schwäche
- Schwierigkeiten beim Bewegungsbeginn, z. B. aufgrund von Muskelschwäche oder Rigidität (Carter 2000)
- Ermüdungserscheinungen
- Verminderung des Bewegungsbewusstseins

Kontraindikationen
- Instabilität des Gelenkes
- Schmerzen
- Instabile Knochenstrukturen, z. B. aufgrund von Frakturen und Osteoporose
- Beschädigte Muskeln oder Sehnen

Beschreibung
Um einen optimalen Reflex auszulösen, soll der Therapeut 2 Stimuli kombinieren:
- Stretchstimulus: Verlängerung von Muster (▸ Abschn. 2.8)
- Kurze Überdehnung

Der Therapeut bringt, während er das Vorbereitungskommando gibt, alle Muskeln, die zu dem gewünschten Pattern gehören, in die Vordehnung. Die Rotationskomponente wird hierbei besonders betont. Der Therapeut führt einen schnellen »tap« (kurze zusätzliche Dehnung) aus, um einen Stretchreflex in der schon vorgedehnten Muskulatur auszulösen. Im selben Moment, in dem der Reflex ausgelöst wird, gibt der Therapeut dem Patienten die Anweisung, bewusst die gedehnte Muskulatur anzuspannen, um so die Reflexantwort mit einer bewussten Muskelkontraktion zu verbinden.

Der Bewegung, die direkt auf die Reflexaktivität und Muskelkontraktion folgt, setzt der Therapeut einen Widerstand entgegen.

Beispiel
Stretch für das Beinpattern Flexion – Abduktion – Innenrotation

Der Therapeut bringt den Fuß des Patienten in Plantarflexion und Inversion. Danach bringt er das Bein des Patienten in optimale Extension, Adduktion und Außenrotation.

Wenn alle Muskeln für das geplante Pattern Flexion – Abduktion – Innenrotation vorgedehnt sind, gibt der Therapeut das vorbereitende Kommando: »Und …«. Im selben Moment stretcht der Therapeut kurz alle Muskeln.

Direkt nach diesem kurzen Stretch folgt die Anweisung: »Bein hoch und ziehen Sie nach außen.« Wenn der Patient alle zum Bewegungspattern gehörenden Muskeln angespannt hat, setzt der Therapeut dem gesamten Bewegungspattern Widerstand entgegen.

Modifikationen
Diese Technik kann vom Anfang der Bewegung an, ohne Pause, wiederholt werden, wenn die Kontraktion schwächer wird oder endet.

Der Widerstand kann so aufgebaut werden, dass nur ein Teil des Bewegungspatterns in einem Gelenk ausgeführt wird (»Timing for Emphasis«).

Beispiel
Der Therapeut lässt die Hüftbewegung bis zu einer gewünschten Position zu, und setzt dann nur der Dorsalflexion und der Eversion des Fußes einen Widerstand entgegen.

> **Praxistipp**
>
> - Der Stretchreflex sollte mit der gewünschten Eigenaktivität des Patienten kombiniert werden.
> - Bevor Widerstand gegeben wird, sollte immer die Muskelkontraktion abgewartet werden.

3.5.2 Wiederholter Stretch während der Bewegung

Behandlungsziele
- Erweiterung des Bewegungsausmaßes
- Steigerung der Muskelkraft

3

- Vorbeugen bzw. Vermindern von Ermüdungserscheinungen
- Unterstützung einer Bewegung in die gewünschte Richtung

Charakterisierung

> **Definition**
>
> Ein Stretchreflex, der nur in Muskeln ausgelöst werden kann, die unter Anspannung stehen (◘ Abb. 3.6).

Indikationen

- Muskelschwäche
- Ermüdungserscheinungen
- Verminderung des Bewegungsbewusstseins

Kontraindikationen

- Instabilität der Gelenke
- Schmerzen
- Instabile Knochen, z. B. aufgrund von Frakturen oder Osteoporose
- Beschädigte Muskeln oder Sehnen

Beschreibung

Der Therapeut kann mit einem einleitenden Stretchreflex beginnen. Er setzt dem gewählten Bewegungspattern Widerstand entgegen. Die zum Pattern gehörige Muskulatur des Patienten kontrahiert und steht somit unter Spannung.

Im Verlauf der Bewegung gibt der Therapeut zu einem von ihm bestimmten Zeitpunkt erneut ein Verbales Kommando. Diese Anweisung bereitet den Patienten auf den Stretchreflex vor, außerdem lässt sich damit eine stärkere Kontraktion stimulieren.

Fast gleichzeitig mit dem Kommando stretcht der Therapeut durch eine kurzzeitige Widerstandserhöhung die unter Spannung stehende Muskulatur. Hierdurch wird vom Patienten eine neue und stärkere Kontraktion gefordert, der der Therapeut Widerstand entgegensetzt.

Der Stretch kann zur Verstärkung der Muskelkontraktion oder zum Steuern der Bewegung während des Bewegungsweges wiederholt werden.

Bevor ein erneuter Stretchreflex gegeben wird, muss für den Patienten die Möglichkeit gegeben sein, sich zu bewegen.

Der Patient darf während des Stretches weder entspannen noch die Bewegungsrichtung ändern.

Beispiel
Wiederholte Kontraktion im Beinpattern Flexion – Abduktion – Innenrotation
Der Therapeut setzt dem gewünschten Beinpattern Widerstand entgegen: »Fuß hoch und ziehen Sie Ihr Bein nach außen oben.« Der Patient bewegt in Richtung Flexion – Abduktion – Innenrotation. Im Verlauf der Bewegung gibt der Therapeut das vorbereitende Kommando: »...«. Er erhöht gleichzeitig den Widerstand so weit, dass das Bein des Patienten etwas in Extension – Adduktion – Außenrotation zurückgebracht wird. Der Patient versucht jedoch dabei weiter in die Flexion – Abduktion – Innenrotation zu bewegen, so dass die Kontraktion der gestretchten Muskulatur erhalten bleibt.
Unmittelbar nach dem Stretch fordert der Therapeut den Patienten auf, sich mit aller Kraft weiter in die vorgegebene Richtung zu bewegen: »Ziehen Sie weiter.« Anschließend setzt der Therapeut der verstärkten Muskelkontraktion, die dem Restretch folgt, einen angemessenen Widerstand entgegen.
Bevor ein erneuter Stretch gegeben wird, sollte der Patient die Möglichkeit bekommen, die Bewegung weiterzuführen, entweder ganz oder teilweise. Während des Stretches darf der Patient weder entspannen noch eine Bewegung in die Gegenrichtung ausführen.
Der Restretch mit anschließendem Widerstand sollte wiederholt werden, wenn die Kraft des Patienten spürbar nachlässt oder wenn der Patient in eine unerwünschte Richtung bewegt.
Bevor der Therapeut einen wiederholten Stretch gibt, muss er immer erst eine Reaktion des Patienten zulassen. Während eines Patterns können die Stretches ca. 3- bis 4-mal wiederholt werden.

Modifikationen
Der Therapeut kann zunächst eine stabilisierende Kontraktion fordern, bevor er einen erneuten Stretch im gewählten Pattern setzt: »Halten Sie Ihr Bein an dieser Stelle, lassen Sie sich nicht nach unten ziehen. Und ziehen Sie nun kräftig weiter nach oben.« Zudem besteht die Möglichkeit, der stärkeren Muskulatur der Synergie einen statischen Haltewiderstand entgegenzusetzen, während die schwächere Muskulatur in der Synergie mit dem Restretch und dem nachfolgendem Widerstand trainiert wird (»Timing for Emphasis«) (Marek 2005).

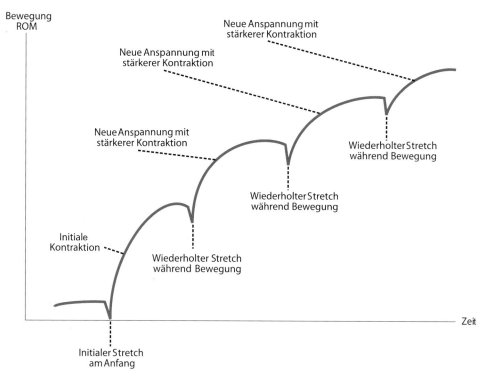

Bewegung
ROM

Neue Anspannung mit
stärkerer Kontraktion

Neue Anspannung mit
stärkerer Kontraktion

Neue Anspannung mit
stärkerer Kontraktion

Wiederholter Stretch
während Bewegung

Wiederholter Stretch
während Bewegung

Wiederholter Stretch
während Bewegung

Initiale
Kontraktion

Zeit

Initialer Stretch
am Anfang

Abb. 3.6 Wiederholter Stretch während des Bewegungsweges: Stretchreflex zu Beginn der Bewegung und wiederholter Stretch während der Bewegung

Beispiel

Der Therapeut lässt die Hüftbewegung bis zu einer von ihm gewählten Position zu und weist den Patienten an, diese Position zu stabilisieren: »Bleiben Sie mit Ihrem Bein in dieser Position.« Danach gibt der Therapeut einen Stretch auf die Fußmuskulatur in Richtung Plantarflexion-Inversion und setzt direkt im Anschluss der Fußmuskulatur für die Dorsalflexion und Eversion einen Widerstand entgegen: »Ziehen Sie Ihren Fuß kräftig nach oben außen.«

Praxistipp

- Auf jeden wiederholten Stretch sollte eine neue und stärkere oder optimale Muskelkontraktion folgen.
- Vor jedem neu applizierten Stretch muss der Patient die Möglichkeit haben, eine Bewegung durchzuführen.
- Als Faustregel gilt: Während eines Bewegungspatterns sollten maximal 3–4 wiederholte Kontraktionen als Stimuli eingesetzt werden.

3.6 Anspannen – Entspannen (»Contract Relax«)

Die Autoren ziehen es vor, die verspannte oder verkürzte Muskulatur als »Antagonisten« und die entgegengesetzte Muskulatur als »Agonisten« zu bezeichnen.

3.6.1 Anspannen – Entspannen: Direkte Behandlung

Behandlungsziel
Vergrößerung des aktiven und passiven Bewegungsausmaßes

3

Charakterisierung

> **Definition**
>
> Isotonische oder eher statische Muskelkon-
> traktion der verspannten oder/und
> verkürzten Muskulatur (Antagonisten) gegen
> Widerstand mit anschließender Entspannung
> derselben Muskulatur und Weiterbewegen in
> die eingeschränkte Bewegungsrichtung.

Indikation

Diese Methode wird bei muskulär bedingter Be-
wegungseinschränkung angewendet (Schuback
2004; Weerapong 2004; Weenos 2004).

Beschreibung

Das Gelenk bzw. der Körperabschnitt wird entweder vom Patienten aktiv oder vom Therapeuten in
die maximal erreichbare Endstellung gebracht. Der
Therapeut kann die Bewegung entweder passiv
ausführen (der Patient kann dann die Bewegung
mental unterstützen, wodurch es zu einer Min-
derung einer zu hohen Muskelspannung kommt),
oder er setzt der Bewegung, die zur gewünschten
Endstellung führt, einen leichten Führungswiderstand entgegen (reziproke Inhibition). Hierbei gilt:

> ❯ Aktive Bewegungen des Patienten oder
> Bewegungen gegen einen leichten
> Widerstand sind passiven Bewegungen
> vorzuziehen.

Anschließend fordert der Therapeut den Patienten auf, die verkürzte Muskulatur (Antagonisten)
anzuspannen (die Autoren sind der Meinung,
dass die Kontraktion so lange angehalten werden
muss, wie der Patient es zulässt, aber mindestens
5–8 Sekunden) (Rowlands 2003) (◻ Abb. 3.7).
Eine maximale Anspannung in möglichst ver-
längerter Position der Muskulatur führt zu strukturellen Veränderungen der Aktin-Myosin-Ver-
bindungen (Rothwell 1994; Bonnar et al. 2000;
Moore 1991).
    Der Therapeut lässt die Bewegung so weit zu,
bis er sich sicher ist, dass alle zum Bewegungspattern gehörenden Muskeln, im Besonderen
die Rotatoren, anspannen. Das Ausmaß der
Bewegung sollte dabei nur gering bzw. minimal
sein. Der Patient muss diese Kontraktion halten.
Danach lässt der Therapeut den Patienten die an-

gespannte Muskulatur entspannen. Sowohl der
Patient als auch der Therapeut entspannen sich.
Diese Entspannungszeit soll solange angehalten
werden, bis eine optimale Entspannung entsteht.
    Anschließend wird das Gelenk bzw. das Kör-
perteil wiederum in die Endstellung der Bewegungsrichtung bis hin zur neuen maximal
möglichen Bewegungsgrenze bewegt. Dies kann
aktiv durch den Patienten selbst geschehen, aber
auch aktiv gegen einen leichten Widerstand des
Therapeuten oder passiv durch den Therapeuten
erfolgen. Die aktive Bewegung ist jedoch vorzuziehen (◻ Tab. 3.2).
    Die Technik Anspannen – Entspannen kann
so oft wiederholt werden, bis keine weitere Verbesserung des Bewegungsausmaßes mehr erreicht
werden kann. Abschließend werden am Ende
dieser Übungsfolge aktive Widerstandsübungen
sowohl für die agonistische als auch für die antagonistische Muskulatur in dem neu erworbenen
Bewegungsbereich durchgeführt, um das neu erworbene Bewegungsausmaß auch funktionell zu
nutzen (Förderung der reziproken Innervation)
(Chalmers 2004; Olivo 2006; Ferber 2002).

Beispiel
Vergrößerung des Bewegungsausmaßes der
Schulter in die Bewegungsrichtung Flexion –
Abduktion – Außenrotation
Der Patient bewegt seinen Arm bis zur Bewe-
gungsgrenze in die Richtung Flexion – Abduktion
– Außenrotation. Das Verbale Kommando lautet:
»Öffnen Sie Ihre Hand, und bringen Sie Ihren
Arm so weit wie möglich nach oben.« In der End-
position wechselt der Therapeut seine Handgriffe
und setzt der entgegengesetzten Bewegung in
Richtung Extension – Adduktion – Innenrotation
Widerstand entgegen, was zu einer isotonischen
Kontraktion der verspannten/verkürzten Musku-
latur des Patienten führt. Er gibt die Anweisung:
»Greifen Sie meine Hand, und versuchen Sie, den
Arm nach unten zur gegenüberliegenden Hüfte
zu ziehen.«
Der Therapeut lässt einen kleinen Teil der Bewegung der drei Bewegungskomponenten zu, so
dass er und der Patient fühlen, dass alle Muskeln
und vor allem die Rotatoren anspannen. »Ziehen
Sie weiter nach unten.«
Nachdem der Therapeut der Bewegung für ausreichend lange Zeit Widerstand entgegengesetzt
hat, fordert er den Patienten auf, die Muskulatur

◼ **Tab. 3.2** Unterschiede zwischen den Techniken Anspannen – Entspannen und Halten – Entspannen

Anspannen – Entspannen	Halten – Entspannen
Dehn- und Entspannungstechnik	Dehn- und Entspannungstechnik
Keine Schmerzen bei guter Kontrolle durch den Therapeuten	Anwendbar bei Schmerzen oder starken Patienten
Patient bestimmt den Widerstand. Der Therapeut blockiert die Bewegung	Der Therapeut bestimmt den Widerstand. Der Patient muss keine Bewegung zulassen
Dynamisches Kommando: »Schieb weg« oder »Zieh«	Statisches Kommando: »Bleib« oder »Nicht bewegen«
Die Muskelkontraktion ist mehr isoton und statisch. Intention ist das Bewegen. Der Therapeut blockiert dies	Die Muskelkontraktion ist isometrisch. Intention ist das Halten. Der Therapeut dosiert seinen Widerstand
Schnelle Entspannung möglich	Entspannung benötigt mehr Zeit wegen des Schmerzes
Keine Begrenzung durch Schmerz	Bei großen Schmerzen assistiert der Therapeut das Weiterführen in das neue Bewegungsausmaß
Geh aktiv weiter in die Bewegungsbahn	Wenn der Schmerz es zulässt, ist es möglich das neue Bewegungsausmaß zu verstärken oder verbessern
Verstärke oder verbessere das neue Bewegungsausmaß	Kann direkt oder indirekt ausgeführt werden
Direkt ist besser als indirekt	

locker zu lassen und zu entspannen. »Entspannen Sie sich, lassen Sie alles locker.« Er selbst entspannt ebenfalls.

Anschließend setzt der Therapeut zur aktiven Erweiterung des Bewegungsausmaßes der Bewegungsrichtung Flexion – Abduktion – Außenrotation einen Widerstand entgegen: »Öffnen Sie Ihre Hand, und bewegen Sie den Arm weiter nach oben.« Wenn der Bewegungsbereich nicht mehr weiter vergrößert werden kann, sollten entweder in dem neu erworbenen Bewegungsbereich oder über den gesamten Bewegungsweg die agonistischen und antagonistischen Bewegungspatterns geübt werden. Das Kommando lautet: »Greifen Sie mit Ihrer Hand zu, und ziehen Sie Ihren Arm nach unten. Öffnen Sie nun wieder Ihre Hand, und ziehen Sie Ihren Arm nach oben.«

Modifikationen
Der Patient kann aufgefordert werden, direkt im Anschluss an die Kontraktion der verspannten/verkürzten Muskulatur ohne Entspannungsphase in die entgegengesetzte Richtung zu bewegen. Zudem können alternierende Kontraktionen (»reversals«) der agonistischen und der antagonistischen Muskulatur durchgeführt werden.

Am Ende des neu erworbenen Bewegungsausmaßes kann der Therapeut den Patienten auffordern, seinen Arm zu halten, wobei der Therapeut die eingeschränkten Bewegungskomponenten Flexion – Abduktion – Außenrotation betont. »Halten Sie Ihren Arm an dieser Stelle, lassen Sie ihn nicht nach oben drücken, lassen Sie ihn nun nicht nach unten drücken.« Dann fordert er den

Patienten auf, die Spannung ein wenig nachzulassen (exzentrische Bewegung). Danach lässt der Therapeut den Arm wieder in die eingeschränkte Bewegungsrichtung bewegen (konzentrische Bewegung, »Combination of Isotonics«). Ohne Pause oder Entspannung kann der Therapeut innerhalb eines kleinen Bewegungsausmaßes mit der Technik Dynamische Umkehr das neu erworbene Bewegungsausmaß aktiv benutzen. Dies sollte vorzugsweise in einer funktionellen Ausgangsstellung stattfinden (Sitz, Stand).

3.6.2 Anspannen – Entspannen: Indirekte Behandlung

Behandlungsziele
- Verbesserung des passiven Bewegungsausmaßes
- Reduktion von Schmerzen

Indikation
Diese Methode wird immer dann angewendet, wenn die Kontraktion (direkter Weg) der funktionell verspannten oder eingeschränkten Muskulatur für den Patienten zu schmerzhaft bzw. zu gering ist, um eine effektive Kontraktion zu produzieren (Arai 2001).

3

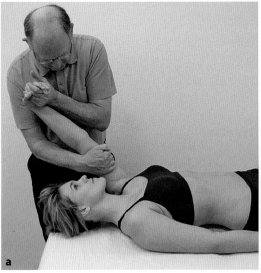
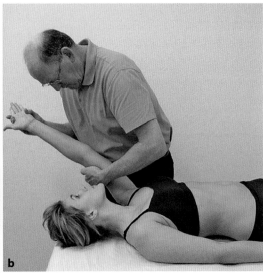

Abb. 3.7 a, b   Halten – Entspannen oder Anspannen – Entspannen. **a** Direkte Behandlung der verkürzten Schulter-extensoren und -adduktoren. **b** Indirekte Behandlung für verkürzte Schulterextensoren und -adduktoren

Beschreibung

┌─ Definition ─────────────────────

Diese Technik nutzt die Kontraktion der agonistischen Muskulatur anstatt die der verkürzten/verspannten Muskulatur (antagonistische Muskulatur).

└──────────────────────────────────

»Drücken Sie gegen mich, lassen Sie sich nicht von mir nach unten bewegen« (Abb. 3.7b).

Praxistipp

– Diese Technik dient allein zur Erweiterung des passiven Bewegungsausmaßes.
– Die aktive Bewegung seitens des Patienten hat immer Vorrang.
– Ist die Kontraktion der funktionell eingeschränkten Muskeln (Antagonisten) zu schmerzhaft oder zu gering, sollte der Agonist benutzt werden.

3.7 Halten – Entspannen (»Hold Relax«)

Die Autoren ziehen es vor, die verspannte oder verkürzte Muskulatur als »Antagonisten« und die entgegengesetzte Muskulatur als »Agonisten« zu bezeichnen.

3.7.1 Halten – Entspannen: Direkte Behandlung

Behandlungsziele
– Vergrößerung des aktiven und passiven Bewegungsausmaßes
– Schmerzminderung

Charakterisierung

┌─ Definition ─────────────────────

Isometrische Kontraktion der antagonistischen Muskulatur (verspannte/verkürzte Muskulatur) gegen Widerstand mit anschließender Entspannung (Abb. 3.7a).

└──────────────────────────────────

Indikationen
– Eingeschränkte aktive und passive Beweglichkeit
– Schmerzen (Cornelius 1995; Davis 2005)
– Isotonische Kontraktionen des Patienten, deren Stärke eine direkte Kontrolle durch den Therapeuten nicht zulassen (Ferber 2002; Funk 2003)

Kontraindikationen

- Unvermögen des Patienten, isometrische Kontraktionen auszuführen
- Sehr große Schmerzen

Beschreibung

Die Technik »Hold – Relax« (Halten – Entspannen) kann sowohl zur Vergrößerung des Bewegungsausmaßes als auch zur Schmerzminderung eingesetzt werden. Sie sollte so oft wie nötig wiederholt werden.

Vergrößerung des Bewegungsausmaßes

Der Therapeut oder der Patient bewegen das Körperteil zum maximal möglichen Bewegungsende oder bis kurz vor die Schmerzgrenze. Um den Effekt der reziproken Inhibition zu nutzen, kann die Bewegung gegen einen leichten Widerstand durchgeführt werden.

❯ Wenn diese Stellung für den Patienten zu schmerzhaft ist, bewegt man etwas aus dieser Stellung zurück, bis es nicht mehr schmerzhaft ist.

Am Ende des möglichen Bewegungsausmaßes fordert der Therapeut den Patienten auf, die verspannte/verkürzte Muskulatur langsam, dem zunehmenden Widerstand des Therapeuten angepasst, anzuspannen, wobei die Rotationskomponente besonders betont wird. Weder der Therapeut noch der Patient dürfen eine Bewegung zulassen.

Der Patient muss diese Position so lange wie möglich halten, aber mindestens 5–8 Sekunden lang. Danach fordert der Therapeut den Patienten dazu auf, die Muskulatur zu entspannen. Sowohl der Therapeut als auch der Patient entspannen langsam. Meistens braucht der Patient schmerzbedingt mehr Zeit zum Entspannen als beim Anspannen-Entspannen. Das neu erworbene Bewegungsausmaß wird vom Patienten eingenommen, entweder aktiv oder passiv. Wenn die Bewegung schmerzfrei ist, wird die aktive Bewegung bevorzugt. Man kann auch einen leichten Widerstand in die eingeschränkte Bewegungsrichtung geben, wenn dies für den Patienten nicht schmerzhaft ist.

Schmerzminderung

Sowohl bei der direkten als auch bei der indirekten Behandlung befindet sich der Patient in einer für ihn angenehmen bzw. bequemen Ausgangshaltung. Bei dieser Behandlung setzt der Therapeut den

Muskeln, die mit dem Schmerzgebiet in direkter Verbindung stehen (Synergisten), einen Widerstand entgegen, so dass es in dieser Muskulatur indirekt zu einer isometrischen Kontraktion kommt.

Praxistipp

- Die aktive Bewegung des Patienten sollte immer bevorzugt werden.
- Sowohl der Therapeut als auch der Patient müssen entspannen.

3.7.2 Halten – Entspannen: Indirekte Behandlung

Definition

Diese Technik dient der Erweiterung des Bewegungsausmaßes. Dabei werden isometrische Kontraktionen der agonistischen Muskulatur benutzt.

Zur Schmerzlinderung wird den Synergisten der verkürzten oder schmerzhaften Muskulatur ein statischer Widerstand gesetzt. Entstehen noch immer Schmerzen, wird der synergistischen Muskulatur des entgegengesetzten Patterns Widerstand gegeben (◘ Abb. 3.7b).

Indikation

Wenn die Kontraktion der verspannten/verkürzten Muskulatur, der ein Widerstand entgegengesetzt wird, zu schmerzhaft ist.

Beschreibung

Der Patient sollte entspannt sein und sich in einer ihm angenehmen Ausgangsstellung befinden. Der Therapeut gibt für eine isometrische Kontraktion der Synergisten im schmerzfreien Bereich einen statischen Widerstand. Dieser wird langsam aufgebaut und bleibt unterhalb der Schmerzgrenze. Während der Entspannung nimmt der Widerstand langsam ab.

Beispiel

Indirekte Behandlung zur Schmerzminderung der rechten Schulter und zur Entspannung der Innenrotatoren der Schulter (Deccicco 2005)

In diesem Beispiel werden vorwiegend die Innenrotatoren der Schulter aktiviert (Antagonisten).

3

Der Patient liegt in einer für ihn bequemen Ausgangsstellung. Der rechte Arm liegt unterstützt; der Ellbogen ist flektiert. Der Therapeut hält die rechte Hand des Patienten fest und fordert ihn auf, gegen seinen Widerstand zu halten. Hierbei kommt es zu einer isometrischen Anspannung der Ulnarflexoren der Hand und der Pronatoren des Unterarmes: »Bleiben Sie mit Ihrer Hand in dieser Position. Achten Sie auf meinen Widerstand.«
Der Widerstand wird langsam, jedoch unterhalb der Schmerzgrenze bleibend, gesteigert und gehalten: »Bleiben Sie hier, und achten Sie auf meinen Widerstand.«
Während der Therapeut den Widerstand setzt, achtet er auf die Muskelaktivität, die durch die isometrische Kontraktion der Unterarmmuskulatur in der rechten Schulter entsteht. Anschließend fordert der Therapeut den Patienten auf, mit ihm gleichzeitig langsam und vollständig zu entspannen: »Lassen Sie nun langsam locker, entspannen Sie die Muskulatur.« Beide, sowohl der Therapeut als auch der Patient, atmen aus.
Die Technik sollte, um eine gute und vollständige Entspannung zu erzielen, mehrmals wiederholt werden. Zur Betonung einzelner bzw. unterschiedlich arbeitender Schultermuskeln kann der Unterarm entweder mehr in Pronation oder mehr in Supination gebracht werden.

Modifikationen
Die oben genannte Technik kann ebenso für die agonistische Muskulatur angewandt werden. In diesem Fall wird den Radialextensoren der Hand und den Supinatoren des Unterarmes ein statischer Widerstand entgegengesetzt, so dass es zu einer isometrischen Kontraktion dieser Muskulatur kommt.

Zudem können alternierende Kontraktionen und die Technik Rhythmische Stabilisation durchgeführt werden.

Wenn der Patient keine isometrischen Kontraktionen ausführen kann, können vorsichtig kontrollierte stabilisierende Kontraktionen eingesetzt werden. Hierbei darf sowohl der Widerstand des Therapeuten als auch die Anspannung des Patienten keine Schmerzen hervorrufen.

> **Praxistipp**
>
> ▬ Dem Antagonisten der verkürzten oder schmerzhaften Muskulatur wird ein Widerstand entgegengesetzt.

▬ Sowohl Therapeut als auch Patient achten auf ihre Atmung.
▬ Die Muskelaktivität darf keine Schmerzen verursachen.

3.8 Replikation (»Replication«)

Behandlungsziele
▬ Den Patienten das Ziel bzw. die Endstellung einer Bewegung lehren und ihm dabei seine eigenen Grenzen verdeutlichen.
▬ Der Therapeut muss einschätzen können, welche Möglichkeiten und Fähigkeiten ein Patient mit verkürzter Muskulatur besitzt, eine Kontraktion der Agonisten aufrechtzuerhalten.

Charakterisierung

> **Definition**
>
> Hierbei handelt es sich um eine Technik, die das motorische Erlernen von funktionellen Aktivitäten fördert. Für den Einsatz funktioneller Aktivitäten ist es wichtig, den Patienten das Resultat einer Bewegung oder einer Aktivität (z. B. Sport) zu lehren (◘ Abb. 3.8).

Beschreibung
Der Patient wird in die »Endposition« der Aktivität gebracht, in der die Agonisten verkürzt sind. Er hält diese Position aufrecht, während der Therapeut allen Bewegungskomponenten einen Widerstand entgegensetzt. Hierbei können alle Grundverfahren angewandt werden, die zur Fazilitation der Armmuskulatur des Patienten zur Verfügung stehen.

Der Patient soll entspannen. Jetzt bewegt der Therapeut den Patienten passiv ein kleines Stück in die Gegenrichtung, dann wird er aufgefordert, in die »Endposition« zurückzukehren.

Während jeder weiteren Wiederholung der Bewegung gilt Folgendes:

Man beginnt jeweils ein Stück weiter aus der »Anfangsposition«, um den Patienten zu einem größeren und dadurch intensiverem Bewegungsausmaß herauszufordern.

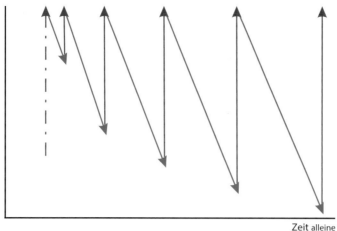

Endposition der
funktionellen
Aktivität

Bewegungsanfang

Zeit alleine

◻ **Abb. 3.8** Replikation: Der Patient lernt schrittweise, die Bewegung über den vollen Bewegungsweg auszuführen. *Blau*: Passives Bewegen des Therapeuten in die entgegengesetzte Richtung. *Rot*: Aktive Umkehr des Patienten bis ans Bewegungsende

Endziel ist es, dass der Patient die funktionelle Aktivität bzw. Bewegung selbständig ausführt, ohne Fazilitation oder manuellen Kontakt vonseiten des Therapeuten.

Praxistipp

- Funktionelle Aktivitäten lehren und sie üben.
- Alle Grundverfahren der Fazilitation gebrauchen.
- Sinnvolle Technik bei Apraxie und Koordinationsproblematik.

3.9 Anwendungsbereiche der verschiedenen Techniken

Die folgende Auflistung gibt dem interessierten Therapeuten Anregungen zum zielgerichteten Einsatz der Techniken.

Die wichtigsten Einsatzmöglichkeiten sind:
- Einleiten bzw. Starten einer Bewegung
    - Rhythmische Bewegungseinleitung (»Rhythmic Initiation«)
    - Wiederholter Stretch – am Anfang der Bewegung (»Repeated Stretch«)
- Erlernen einer Bewegung
    - Rhythmische Bewegungseinleitung (»Rhythmic Initiation«)
    - Kombination isotonischer Bewegungen (»Combination of Isotonics«)

- Wiederholter Stretch – am Anfang der Bewegung (»Repeated Stretch«)
- Wiederholter Stretch – während der Bewegung (»Repeated Stretch«)
- »Replication«
- Veränderungen der Geschwindigkeit der Bewegung
    - Rhythmische Bewegungseinleitung (»Rhythmic Initiation«)
    - Dynamische Umkehr (»Dynamic Reversal«)
    - Wiederholter Stretch – am Anfang der Bewegung (»Repeated Stretch«)
- Stärkung der Muskelkraft
    - Kombination isotonischer Bewegungen (»Combination of Isotonics«)
    - Dynamische Umkehr (»Dynamic Reversal«)
    - Rhythmische Stabilisation (»Rhythmic Stabilization«)
    - Stabilisierende Umkehr (»Stabilizing Reversal«)
    - Wiederholter Stretch – am Anfang der Bewegung (»Repeated Stretch«)
    - Wiederholter Stretch – während der Bewegung (»Repeated Stretch«)
- Verbesserung der Stabilität
    - Kombination isotonischer Bewegungen (»Combination of Isotonics«)
    - Stabilisierende Umkehr (»Stabilizing Reversal«)
    - Rhythmische Stabilisation (»Rhythmic Stabilization«)

3

▬ Verbesserung der Koordination und Kontrolle
  ▬ Kombination isotonischer Bewegungen (»Combination of Isotonics«)
  ▬ Rhythmische Bewegungseinleitung (»Rhythmic Initiation«)
  ▬ Dynamische Umkehr (»Dynamic Reversal«)
  ▬ Stabilisierende Umkehr (»Stabilizing Reversal«)
  ▬ Rhythmische Stabilisation (»Rhythmic Stabilization«)
  ▬ Wiederholter Stretch – am Anfang der Bewegung (»Repeated Stretch«)
  ▬ »Replication«
▬ Verbesserung der Ausdauer
  ▬ Dynamische Umkehr (»Dynamic Reversal«)
  ▬ Stabilisierende Umkehr (»Stabilizing Reversal«)
  ▬ Rhythmische Stabilisation (»Rhythmic Stabilization«)
  ▬ Wiederholter Stretch – am Anfang der Bewegung (»Repeated Stretch«)
  ▬ Wiederholter Stretch – während der Bewegung (»Repeated Stretch«)
▬ Verbesserung des Bewegungsausmaßes
  ▬ Dynamische Umkehr (»Dynamic Reversal«)
  ▬ Wiederholter Stretch – am Anfang der Bewegung (»Repeated Stretch«)
  ▬ Anspannen – Entspannen (»Contract Relax«)
  ▬ Halten – Entspannen (»Hold Relax«)
▬ Entspannung der Muskulatur
  ▬ Rhythmische Bewegungseinleitung (»Rhythmic Initiation«)
  ▬ Rhythmische Stabilisation (»Rhythmic Stabilization«)
  ▬ Halten – Entspannen (»Hold Relax«)
  ▬ Spannen – Entspannen (»Contract Relax«)
▬ Verminderung von Schmerzen
  ▬ Rhythmische Stabilisation (oder stabilisierende Umkehr) (»Rhythmic Stabilization« or »Stabilizing Reversal«)
  ▬ Halten – Entspannen (»Hold Relax«)

3.10 Überprüfen Sie Ihr Wissen: Fragen

▬ Nennen Sie vier Unterschiede zwischen den Techniken Rhythmische Stabilisation und Stabilisierende Umkehr.
▬ Welche Techniken werden hauptsächlich angewendet, um den Patienten auf der Aktivitätsebene zu behandeln?

Literatur

Arai M et al (2001) Effects of the use of cross-education to the affected side through various resistive exercises of the sound side and settings of the length of the affected muscles. Hiroshima J Med Sci 50(3):65–73

Bonnar BP, Deivert RG, Gould TE (2004) The relationship between isometric contraction durations during hold-relax stretching and improvement of hamstring flexibility. J Sports Med Phys Fitness 44(3):258–261

Carter AM, Kinzey SJ, Chitwood LF, Cole JL (2000) PNF decreases muscle activity during the stretch reflex in selected posterior thigh muscles. J Sport Rehab 9(4):269–278

Chalmers G (2004) Re-examination of the possible role of Golgi tendon organ and muscle spindle reflexes in proprioceptive neuromuscular facilitation muscle stretching. Sports Biomech 3(1):159–183

Cornelius WL, Jensen RL, Odell ME (1995) Effects of PNF stretching phases on acute arterial blood pressure. Can J Appl Physiol 20(2):222–229

Davis DS, Ashby PE, McCale KL, McQuain JA, Wine JM (2005) The effectiveness of 3 stretching techniques on hamstring flexibility using consistent stretching parameters. J Strength Conditioning Res 19(1):27–32

Deccicco PV, Fisher FM (2005) The effects of proprioceptive neuromuscular facilitation stretching on shoulder range of motion in overhand athletes. J Sports Med Phys Fitness 45(2):183–187

Feland JB, Marin HN (2004) Effect of submaximal contraction intensity in contract-relax proprioceptive neuromuscular facilitation stretching. Br J Sports Med 38(4):e18

Ferber R, Gravelle DC, Osternig LR (2002) Effect of PNF stretch techniques on trained and untrained older adults. J Aging Phys Activity 10(2):132–142

Ferber R, Osternig LR, Gravelle DC (2002) Effect of PNF stretch techniques on knee flexor muscle EMG-activity in older adults. J Electromyography Kinesiol 12(5):391–397

Funk DC, Swank AM, Mikla BM, Fagan TA, Farr BK (2003) Impact of prior exercise on hamstring flexibility: a comparison of proprioceptive neuromuscular facilitation and static stretching. J Strength Conditioning Res 17(3):489–492

Johnson G, Saliba V (1979) nicht publiziertes Kursskript des Institute of Physical Art

Kabat H (1950) Studies on neuromuscular dysfunction, XII: Rhythmic Stabilization; a new and more effective technique for treatment of paralysis through a cerebellar mechanism. Perm Found Med Bull Viii 8(1):9–19

Klein-Vogelbach S (2000) Funktionelle Bewegungslehre. Lehren und Lernen, 5. Aufl. Rehabilitation und Prävention. Springer, Berlin Heidelberg New York

Knott M, Voss DE (1956) Proprioceptive neuromuscular facilitation: patterns and techniques. Harper and Row, New York

Knott M, Voss DE (1968) Proprioceptive Neuromuscular Facilitation: patterns and techniques, 2. Aufl. Harper and Row, New York

Kofotolis N, Eleftherios K (2006) Effects of two 4-week PNF programs on muscle endurance, flexibility and functional performance in women with CLBP. Phys Ther 86(7):1001–1012

Marek SM et al (2005) Acute effects of static and PNF stretching on muscle strength and power output. J Athl Train 40(2):94–103

Moore MA, Kulkulka CG (1991) Depression of Hoffmann reflexes following voluntary contraction and implications for proprioceptive neuromuscular facilitation therapy. Phys Ther 71(4):321–329 (discussion 329–333)

Olivo SA, Magee DJ (2006) Electromyographic assessment of the activity of the masticatory using the agonist contract – antagonist relax technique (AC) and contract – relax technique (CR). Man Ther 11(2):136–145

Rothwell J (1994) Control of human voluntary movement. Chapman and Hall, Cambridge

Rowlands AV, Marginson VF, Lee J (2003) Chronic flexibility gains: effect of isometric contraction duration during proprioceptive neuromuscular facilitation stretching techniques. Res Quart Exerc Sports 74(1):47–51

Surburg PR, Schrader JW (1997) Proprioceptive neuromuscular facilitation techniques in sports medicine: a reassessment. J Athl Train 32(3):34–39

Schuback B, Hooper J, Salisburg L (2004) A comparison of a self stretch incorporating PNF components and a therapist applied PNF technique on hamstring flexibility. Physiother 90(3):151–157

Sherrington C (1961) The integrative action of the nervous system. Yale University Press, New Haven

Sullivan P, Markos P, Minor M (1982) An integrated approach to therapeutic exercise. Reston Publishing, Virginia

Voss DE, Ionta M, Myers BT (1985) Proprioceptive neuromuscular facilitation, 3. Aufl. Lippincott, Philadelphia

Weerapong P, Hume PA, Kolt GS (2004) Stretching: mechanisms and benefits for sport performance and injury prevention. Phys Ther Rev 9(4):189–206

Wenos DL, Konin JG (2004) Controlled warm-up intensity enhances hip range of motion. J Strength Conditioning Res 18(3):529–533

Weiterführende Literatur

Akbulut T, Agopyan A (2015) Effects of an eight-week proprioceptive neuromuscular facilitation stretching program on kicking speed and range of motion in young male soccer players. J Strength Cond Res 29(12):3412–3423

Avela J, Finni T, Liikavainio T, Niemelä E, Komi PV (2004) Neural and mechanical responses of the triceps surae muscle group after 1 h of repeated fast passive stretches. J Appl Physiol 96:2325–2332

Behm DG et al (2016) Acute effects of muscle stretching on physical performance, range of motion, and injury incidence in healthy active individuals: a systematic review. Appl Physiol Nutr Metab 41(1):1–11

Beradelli AM, Hallet JC, Rothwell R, Agostino M, Manfredi PD, Thompson CD, Marsden CD (1996) Single joint rapid arm movements in normal subjects and in patients with motor disorders. Brain 119:661–664

Bradley PS, Olsen PD, Portas MD (2007) The effect of static, ballistic and PNF stretching on vertical jump performance. J Strength Cond Res 21(1):223–226

Chow TPY (2010) Active, passive and proprioceptive neuromuscular facilitation stretching are comparable in improving the knee flexion range in people with total knee replacement: a randomized controlled trial. Clin Rehabil 24:911–918

Godges JJ, Matsen-Bell M, Thorpe D, Shah D (2003) The immediate effects of soft tissue mobilization with proprioceptive neuromuscular facilitation on glenohumeral external rotation and overhead reach. J Orthop Sports Phys Ther 32(12):713–718

Hindle KB, Whitcomb TJ, Briggs WO, Hong J (2012) Proprioceptive neuromuscular facilitation (PNF): its mechanisms and effects on range of motion and muscular function. J Hum Kinet 31(1):105–113

Kamimura T, Yoshkioka K, Ito S, Kusakabe T (2009) Increased rate of force development of elbow flexors by antagonist conditioning contraction. Hum Mov Sci 28(4):407–414

Kandell ER, Schwarte JH, Gesell TM (2000) Principles of neural science. McGraw-Hill, New York

Kay AD, Dods S, Blazevich AJ (2016) Acute effects of contract-relax (CR) stretch versus a modified CR technique. Eur J Appl Physiol 116(3):611–621

Kim JJ, Park SY (2016) Immediate effects of the trunk stabilizing exercise on static balance parameters in double-leg and one-leg stances. J Phys Ther Sci 28:1673–1675

Konrad A, Stafilidis S, Tilp M (2016) Effects of acute static, ballistic, and PNF stretching exercise on the muscle and tendon tissue properties. Scand J Med Sci Sports. https://doi.org/10.1111/sms.12725

Kwak DH, Ryu Y (2015) Applying proprioceptive neuromuscular facilitation stretching: optimal contraction intensity to attain the maximum increase in range of motion in young males. J Phys Ther Sci 27(7):2129–2132

Mahieu NN, Cools A, De Wilde, Boon M, Witvrouw E (2009) Effect of PNF stretching on the plantar flexor muscle-tendon tissue properties. Scand J Med Sci Sports 19(4):553–560

Markos PD (1979) Ipsilateral and contralateral effects of proprioceptive neuromuscular facilitation techniques on hip motion and electromyographic activity. Phys Ther 59(11):1366–1373

Medeiros DM, Martini TF (2017) Chronic effect of different types of stretching on ankle dorsiflexion range of motion: systematic review and meta-analysis. Foot 34:28–35

Moore M, Kukulka C (1988) Depression of H reflexes following voluntary contraction. Phys Ther 68(5):862

Moyano FR, Valenza MC, Martin LM, Caballero YC, Jimenez EG, Demet G (2012) Effectiveness of different exercises and stretching physiotherapy on pain and movement in patellofemoral pain syndrome: a randomized controlled trial. Clin Rehabil 27(5):409–417

O'Hora J, Cartwright A, Wade CD, Hough AD, Shum G (2011) Efficacy of static stretching and PNF stretch on hamstrings length after a single session. J Strength Cond Res 25(6):1586–1591

Rees SS, Murphy AJ, Watsford ML, McLachlan KA, Coutts A (2007) Effects of PNF stretching on stiffness and force producing characteristics of the ankle in active women. J Strength Cond Res 21(2):572–577

Rose-Jacobs R, Gilberti N (1984) Effect of PNF and Rood relaxation techniques on muscle length. Phys Ther 64(5):725

Sady SP, Wortman M, Blanke D (1982) Flexibility training: ballistic, static or proprioceptive neuromuscular facilitation? Arch Phys Med Rehab 63:261–263

Sato A, Schmidt RF (1973) Somatosympathetic reflexes: afferent fibers, central pathways, discharge characteristics. Physiol Rev 53(4):916–947

Sharman MJ, Cresswell AG, Riek S (2006) Prorioceptive neuromuscular facilitation stretching, mechanisms and clinical implications. Sports Med 36(11):929–939

Shimamoto Y, Suzuki M, Mikhailenko SV, Yasuda K, Ishiwata S (2009) Inter-sarcomere coordination in muscle revealed through individual sarcomere response to quick stretch. PNAS 106(29):11954–11959

Tanigawa MC (1972) Comparison of the hold-relax procedure and passive mobilization on increasing muscle length. Phys Ther 52(7):725–735

Youdas JW, Haeflinger KM, Kreun MK, Holloway AM, Kramer CM, Hollman JH (2010) The efficacy of two modified PNF stretching techniques in subjects with reduced hamstring muscle length. Physiother Theory Pract 26(4):240–250

Befundaufnahme und Behandlung

Math Buck

© Springer-Verlag GmbH Deutschland, ein Teil von Springer Nature 2019
M. Buck, D. Beckers, *PNF in der Praxis,* https://doi.org/10.1007/978-3-662-58403-3_4

4

4.1 Einführung

Für eine genaue Ausführung des Befundes (Assessment und Re-Assessment) ist es sinnvoll, das ICF-Modell (Exkurs »Zum ICF-Modell« und ◨ Abb. 1.2) anzuwenden.

Ein individueller Behandlungsplan sollte systematisch für jeden einzelnen Patienten unter Berücksichtigung seiner speziellen Bedürfnisse entwickelt werden (Sullivan 1982). Ziel der Behandlung ist die Wiedererlangung der maximal möglichen Funktionalität des Patienten.

> ┌─ **Definition** ─────────────────────
> Die PNF-Philosophie geht von der Auffassung aus, dass der Therapeut das Potenzial des Patienten und seine ungenutzten Möglichkeiten durch ein intensives funktionelles Training fördert, indem er die Stärken des Patienten ausnutzt.

Dies kann dem Therapeuten jedoch nur gelingen, wenn er seinen Patienten in seiner Gesamtheit als ganzheitliches, menschliches Wesen wahrnimmt.

Die Effektivität der Behandlung hängt sehr stark von einer vollständigen und genauen Befundaufnahme ab. Durch die Befundaufnahme werden festgestellt:

- die noch vorhandenen bzw. gut ausführbaren Funktionen,
- die Schädigungen von Funktionen (bzw. die weniger gut ausführbaren oder nicht mehr vorhandenen Funktionen) und die damit verbundenen Einschränkungen bei Aktivitäten und Partizipation (siehe auch den folgenden Exkurs zum ICF-Modell »Internationale Klassifikation der Funktionsfähigkeit, Behinderung und Gesundheit«).

Die Ergebnisse der Befundaufnahme bilden die Grundlage für die Erarbeitung der allgemeinen und speziellen Behandlungsziele, sowohl kurzfristig als auch längerfristig. Der Therapeut erstellt immer einen Behandlungsplan, der auf den einzelnen Patienten abgestimmt ist, in dem er verdeutlicht, wie er diese Ziele erreichen möchte. Die sich ständig wiederholende Beurteilung (»assessment«) durch den Therapeuten ermöglicht es, die Behandlung fortwährend an die Bedürfnisse bzw. an die neu hinzugewonnenen Möglichkeiten des Patienten anzupassen.

Für die Vorgehensweise bei der **Befundaufnahme** und **Behandlung** gilt das in der folgenden Übersicht dargestellte Schema.

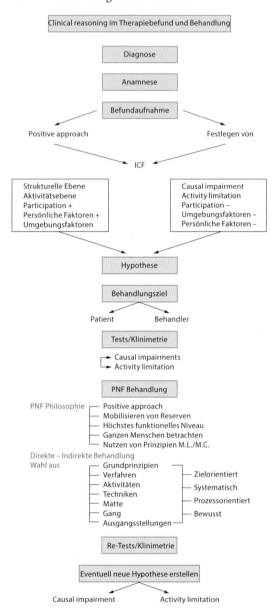

Zum ICF-Modell (Internationale Klassifikation der Funktionsfähigkeit, Behinderung und Gesundheit, WHO 2001)

Die **Funktionsfähigkeit** eines Menschen umfasst alle Aspekte der funktionalen Gesundheit; jede Beeinträchtigung der funktionalen Gesundheit wird als Behinderung definiert. Allerdings kann der Oberbegriff »Funktionsfähigkeit« auch neutral gebraucht werden. Es folgen Definitionen wichtiger **Grundbegriffe der ICF** (nach DIMDI 2004).
- **Körperfunktionen:** die physiologischen oder psychischen Funktionen von Körpersystemen.
- **Körperstrukturen:** anatomische Teile des

Körpers, wie Organe, Gliedmaßen und ihre Bestandteile.
- **Schädigung:** die Beeinträchtigung einer Körperfunktion oder -struktur im Sinne einer wesentlichen Abweichung oder eines Funktionsverlusts.
- **Aktivität:** die Durchführung einer Aufgabe oder Handlung.
- **Einschränkung der Aktivität:** die Schwierigkeit eines Menschen, eine Aktivität durchzuführen.

- **Partizipation (Teilhabe):** das Einbezogensein in eine Lebenssituation.
- **Einschränkung der Partizipation (Teilhabe):** ein Problem, das ein Mensch beim Einbezogensein in eine Lebenssituation erlebt.
- **Umweltfaktoren:** z. B. die Art der Wohnung, Straßenverhältnisse, das Land, in dem man lebt.
- **Personengebundene Faktoren:** Geschlecht, Alter, Beruf, Glauben usw.

4.2 Befundaufnahme (Assessment)

Definition

Die **Befundaufnahme** dient der Feststellung der noch vorhandenen Aktivitäten, der Beurteilung der Körperfunktionen und -strukturen und deren Einschränkungen sowie der Beurteilung des Partizipationsvermögens.

Im Sinne der Philosophie des PNF-Konzeptes werden zunächst alle vorhandenen Aktivitäten bzw. Bewegungsfunktionen des Patienten aufgenommen. Zudem befragt der Therapeut den Patienten nach seinen persönlichen Zielen. Dieses Wissen über die Fähigkeiten des Patienten, seine vorhandenen Potenziale und seine persönlichen Therapieziele ermöglicht es dem Therapeuten, eine effektive Behandlung im Sinne des Patienten zu planen und durchzuführen.

Nachdem der Therapeut die vorhandenen **Aktivitäten** überprüft hat, werden die vorhandenen Körperfunktionen und -strukturen geprüft. Danach werden die Schädigungen festgestellt und die jeweiligen **Ursachen**, die möglicherweise zu den funktionellen Problemen führen, analysiert. Die **vorhandenen Funktionen** bilden neben den erfassten **Schädigungen** die Ausgangspunkte für die spätere Therapie. Deren Ziel ist die Beseitigung der Schädigungen, um so für den Patienten Verbesserungen auf den Ebenen der Aktivität und der Teilhabe in seiner individuellen Lebenssituation zu ermöglichen.

4.2.1 Funktionen und Struktur

Beispiele sind
- Schmerzfreiheit,
- Kraft,
- Möglichkeiten der Bewegung und Stabilisation,
- Kontrollierte und koordinierte Bewegung

Einschränkungen und Schädigungen
- Allgemeiner Funktionsverlust
  - statisch: Einschränkung der Möglichkeit, eingenommene Positionen zu halten bzw. zu stabilisieren,
  - dynamisch: Einschränkung der Möglichkeit, eine Bewegung auszuführen oder zu kontrollieren.
- Spezielle Probleme und Einschränkungen, die für den Verlust der Funktionalität/Funktionsfähigkeit verantwortlich sind
  - Schmerzen,
  - eingeschränkte Bewegungsmöglichkeiten,
    – aufgrund erhöhter und/oder verringerter Muskelspannung
    – aufgrund von Gelenkeinschränkungen
    – Muskelschwäche

4

- Einschränkung der Wahrnehmung sowohl extero- als auch propriozeptiv,
- verminderte bzw. beeinträchtigte motorische Kontrolle,
- verringerte Ausdauer.
- Einschränkung des Seh- und Hörvermögens

4.3 Hypothesen

Um die Schädigung auf der Ebene der Körperstruktur und Körperfunktion und auch die Einschränkungen auf der Aktivitätsebene zu erfassen, wird schlussfolgernd eine Hypothese aufgestellt, die folgende **Fragen** beantwortet:

- Welche Schädigung?
- Welche möglichen Ursachen liegen den Aktivitätseinschränkungen zugrunde, d. h., welche strukturellen Veränderungen könnten für die Veränderungen auf Aktivitätsebene verantwortlich sein?
  - Bei mehreren Therapeuten kann es unterschiedliche Hypothesen über Ursachen und Behandlungsmöglichkeiten geben. Jeder Therapeut sollte offen sein für andere Ideen.
  - Welche klinischen Messungen (Klinimetrie) sind nützlich, um die Schädigungen auf der strukturellen wie auch auf der Aktivitätsebene objektivierbar zu machen?
  - Wie verläuft das Clinical Reasoning? Wurde die richtige Wahl getroffen? Welche Maßnahmen sind angezeigt, um die Dysfunktion des Patienten zu behandeln?
- Welche Behandlungsziele hat der Patient?
- Welche Behandlungsziele hat der Therapeut?

4.4 Tests für Einschränkungen auf struktureller Ebene, auf Aktivitätsebene und Anpassung an die Behandlung

Der Prozess der Evaluation und Behandlung eines Patienten ist kontinuierlich. Durch das Messen der Resultate direkt nach einer Behandlung ist es möglich, die Effektivität einer bestimmten Intervention wie auch der gesamten Behandlung zu differenzieren und die Behandlungsmaßnahmen

gegebenenfalls anzupassen, um die erwünschten Behandlungsziele zu erreichen.

Dadurch ergibt sich die Möglichkeit, die Behandlung – wenn nötig – an neue bzw. veränderte Situationen anzupassen und auch bestimmte Behandlungsziele weiterzuverfolgen.

Folgende Veränderungen bzw. Anpassungen an die laufende Behandlung können notwendig sein:

- Behandlungsprinzipien oder Techniken verändern,
- Verstärkung oder Verringerung der Fazilitation durch:
  - Reflexe,
  - manuellen Kontakt,
  - verbale Stimuli,
  - visuelle Stimuli,
  - Traktion und Approximation
- Widerstand erhöhen oder verringern,
- mit dem Patienten in verschiedenen funktionellen Ausgangsstellungen arbeiten,
- im Verlauf der Behandlung zunehmend komplexere Aktivitäten erarbeiten.

> **❯ Die Messungen sollten schnell und ohne viel Aufwand durchzuführen und leicht reproduzierbar sein.**

Messungen und Tests sind notwendig, um die Einschränkungen auf den verschiedenen Ebenen objektiv beurteilen zu können und Veränderungen messbar zu machen (▶ Kap. 1). Die Messungen sollten ohne großen Zeitaufwand ausgeführt werden können, ferner sollten sie einfach und reproduzierbar sein.

Beispiele

Beispiele für Messungen von Körperfunktionsstruktur sind:

- Muskelfunktionstest
- Messen der Gelenkbeweglichkeit
- Ashworth-Skala (Beurteilung des Muskeltonus)
- 2-Punkte-Diskrimination (Beurteilung der Sensibilität)

Beispiele für Messungen auf Aktivitätsebene sind:

- Barthel-Index (Index zur Bewertung von alltäglichen Fähigkeiten)
- FIM (Functional Independence Measure, funktionaler Selbstständigkeitsindex)
- Motor Assessment Scale (MAS, Bewertung der motorischen Fähigkeiten)

- Jebsen-Test (Handfunktionstest)
- Timed-Up-and-Go-Test (Aufsteh- und Gehtest)

4.5 Behandlungsziele

Im Anschluss an die Befundaufnahme werden vom Therapeuten sowohl allgemeine als auch spezielle Behandlungsziele aufgestellt.

4.5.1 Allgemeine Behandlungsziele

Die allgemeinen Behandlungsziele werden als funktionelle Aktivitäten formuliert. Sie sollten zudem nicht zu dogmatisch gesehen werden, d. h., sie können jederzeit ergänzt bzw. entsprechend abgeändert werden. Verändert sich der Patient bzw. seine Fähigkeiten, verändern sich dadurch auch die Behandlungsziele.

> Die allgemeinen Behandlungsziele müssen ständig vom Therapeuten an die positiven und/oder negativen Veränderungen des Patienten angepasst werden.

4.5.2 Spezielle Behandlungsziele

Die speziellen Behandlungsziele beziehen sich auf die einzelnen Aktivitäten für je eine Behandlungseinheit.

Im Folgenden werden drei Fallbeispiele vorgestellt, für die jeweils ein allgemeines und ein spezielles Behandlungsziel formuliert werden.

Beispiele
1. Statische Dysfunktion
Ein Patient hat Schwierigkeiten, seine Balance im Stand nach einem Schädelhirntrauma zu erhalten.
- Allgemeines Ziel: Der Patient kann im Stand ohne Unterstützung seine obere Extremitäten funktionell einsetzten.
- Spezifische Behandlungsziel: Der Patient kann die Ausgangsstellung »Bridging«, ohne dass er die Arme benutzt, 30 Sekunden halten (fangen Sie die Behandlung in einer mehr stabilen Ausgangsstellung und weniger anstrengenden Position an).
2. Dynamische Dysfunktion (aufgrund von Schmerzen)

- Allgemeines Behandlungsziel: Ein Patient mit rechtsseitigen Knieschmerzen möchte innerhalb von 5 min 1 km laufen, ohne dass hierbei Schmerzen auftreten.
- Spezielles Behandlungsziel: Der Patient kann die Ausgangsstellung »Bridging« (»Brücke machen«) mit dem rechten Bein einnehmen, während das linke Bein in die Luft gestreckt wird. (Zur Einleitung sollten Bewegungen durchgeführt werden, bei denen das rechte Bein zunächst wenig Körpergewicht tragen muss.)
3. Dynamische Dysfunktion (aufgrund von Bewegungsunfähigkeit)
- Allgemeines Behandlungsziel: Ein CVA-Patient (zerebrovaskulärer Insult), mit einer daraus entstandenen Hemiplegie, möchte innerhalb von 2 min 8 m ohne Hilfe gehen.
- Spezielles Behandlungsziel: Der Patient kann sein Gewicht im Sitzen ohne Stützhilfe von der linken zur rechten Gesäßseite verlagern. (Übungen zur Gewichtsverlagerung sollten erst in einer stabilen Ausgangsstellung geübt werden.)

Behandlungskriterien
Die Behandlungsziele sollten nach der **SMART**-Vorgabe analysiert werden (► Kap. 1), d. h., jedes gesetzte Ziel sollte folgende Kriterien erfüllen:
- **S** = spezifisch,
- **M** = messbar,
- **A** = akzeptabel,
- **R** = realistisch,
- **T** = time-related (zeitgebunden).

Während des gesamten Behandlungsverlaufes finden fortwährend Befundaufnahmen und Beurteilungen der Behandlung statt. Die erreichten Resultate werden nach jeder Behandlung oder nach mehreren Behandlungen abhängig von der Diagnose (z. B. Spina bifida oder Querschnittlähmung) festgehalten, so dass Effekt und Erfolg der Behandlungsaktivitäten und der Behandlungseinheiten nachvollzogen werden können. Diese Form von Beurteilung macht objektive Messungen erforderlich, um die Fortschritte eindeutig erfassen zu können. Die Messungen sollten Körperfunktionen und -strukturen, Schädigungen wie auch Einschränkungen der Aktivitäten berücksichtigen.

4

Wichtig ist, auch bei der Festlegung der Behandlungsziele der ICF-Nomenklatur zu folgen (► Abschn. 1.1 und 4.1).

4.6 Planung und Ausführung der Behandlung

Bei der Erstellung des Behandlungsplanes ist zu berücksichtigen, dass die Behandlungsmaßnahmen den Voraussetzungen und Erfordernissen des Patienten und den festgelegten Behandlungszielen entsprechen müssen. Die propriozeptive neuromuskuläre Fazilitation arbeitet mit Muskelaktivitäten, die den Körper beeinflussen. Befindet sich der Patient jedoch in einem Zustand, in dem der Einsatz von Muskelaktivitäten im Sinne der PNF-Methode nicht möglich ist oder nicht zu dem angestrebten Ziel führt, sollte der Therapeut andere Methoden einsetzen. Eine Kombination von beispielsweise Wärme, Kälte, passive Gelenkmobilisation oder Weichteilmobilisation mit der PNF-Methode ist möglich, so dass die Behandlung für den einzelnen Patienten effektiv gestaltet werden kann.

Der Therapeut wählt die effektivste Behandlungsmethode aus, wobei er den Zustand der Muskulatur und der Gelenke sowie die medizinischen Probleme des Patienten berücksichtigen muss. Im Sinne der jeweiligen funktionellen Bedürfnisse des Patienten kombiniert und modifiziert der Therapeut gegebenenfalls die verschiedenen Techniken und Behandlungsprinzipien, so dass daraus eine sinnvolle Behandlung resultiert.

❯ Die Behandlung sollte intensiv sein und die Reserven des Patienten mobilisieren, jedoch ohne seine Grenzen zu überschreiten, d. h. ohne Schmerzen oder Ermüdung zu verursachen.

4.6.1 Spezifische Behandlungsziele

Der Therapeut listet die Bedürfnisse des Patienten auf, z. B.:
- Schmerzminderung,
- Verbesserung der Bewegungsmöglichkeiten,
- Stärkung der Muskulatur, Verbesserung der Bewegungskontrolle,
- Verbesserung der Balance zwischen Bewegung und Stabilität,
- Steigerung der Ausdauerfähigkeit.

4.6.2 Erstellen des Behandlungsplanes

Beim Erstellen eines individuellen Behandlungsplanes sollten folgende Aspekte beachtet werden:
- Entscheidung für eine direkte oder indirekte Behandlung
- Auswahl der geeigneten Aktivitäten
    - Mobilität und/oder Stabilität
    - Art der Muskelkontraktionen
- Entscheidung bezüglich der besten Ausgangsstellung für den Patienten, wobei Folgendes zu beachten ist
    - Sicherheit und Bequemlichkeit des Patienten
    - Einwirkung der Schwerkraft
    - Wirkung der zweigelenkigen Muskulatur
    - Fortentwicklung der Behandlung (Intensität, Aufbau usw.)
    - gezielter Einsatz von Reflexen
    - Einsatz der Sichtkontrolle
    - Muskelaktivitäten in geschlossenen oder offenen Bewegungsketten
- Positionen, die Spastizität verringern
- Auswahl der geeigneten Techniken und Prinzipien
- Auswahl der geeigneten Patterns und deren Kombinationen
- funktionelle und zielorientierte Aufgaben

Eine therapeutische Behandlung sollte folgenden methodischen Vorgaben entsprechen:
- Zielorientiert sein: Alle Interventionen am Patienten sollten Bezug nehmen auf das Behandlungsziel; zudem sollten sie deutlich, messbar und innerhalb einer realistischen Zeit erreichbar sein.
- Systematisch sein: Eine sich an den Problemen des Patienten orientierende Behandlung sollte in einer logischen Folge aufgebaut sein.
- Prozessorientiert sein: Alle Aspekte der Behandlung sollten miteinander korrelieren und sich gegenseitig beeinflussen.
- Bewusst sein: Jede Anwendung ist einem bestimmten Behandlungsziel untergeordnet und muss im Bedarfsfall angepasst werden.

4.6.3 Direkte und indirekte Behandlung

Bei den Behandlungen wird zwischen der direkten und der indirekten Behandlung unterschieden. Die Entscheidung des Therapeuten für den Einsatz der direkten oder der indirekten Behandlung hängt vor allem von den individuellen Problemen des Patienten ab.

Direkte Behandlung

> **Definition**
>
> Bei der direkten Behandlung wird die gewählte Behandlung direkt am betroffenen Körperteil bzw. an der betroffenen Stelle eingesetzt, beispielsweise an der Muskulatur und/oder am Gelenk bzw. innerhalb des problematischen Bewegungsverlaufes.

Beispiele
Einschränkung der Schulterbeweglichkeit in Richtung Flexion – Abduktion – Außenrotation aufgrund eines verkürzten M. pectoralis major:
Der Therapeut kann eine Verbesserung der Schulterbeweglichkeit erreichen, indem er die betroffene Schulter direkt mit der Technik Anspannen – Entspannen in der für den Patienten möglichen Ausgangsstellung Flexion – Abduktion – Außenrotation behandelt. Der Patient sollte vorher deutliche Anweisungen erhalten, ob bzw. wann er das betroffene Körperteil, in diesem Fall die Schulter, bewegen oder stabilisieren soll.
Ein Patient hat **Schwierigkeiten, im Stand das betroffene Bein vollständig zu belasten bzw. sein Körpergewicht auf dieses Bein zu verlagern:** Der Therapeut kann diese für den Patienten schwierige Aufgabe direkt durch Approximation am Becken fazilitieren. Während der Patient auf dem betroffenen Bein steht, gibt der Therapeut Approximation auf das Becken, um die Gewichtsübernahme auf das Bein zu fazilitieren.

Indirekte Behandlung
Viele Studien belegen die Effektivität der indirekten Behandlung, die an starken und schmerzfreien Körperabschnitten beginnt. Hellebrandt et al. (1947) beschreiben die Entwicklung von Muskelspannungen in Körperteilen, die nicht direkt an der Übung beteiligt sind, während und nach ausgedehntem Üben einer Extremität. In weiteren Experimenten wurden elektromyographische Aktivitäten (EMG) bei isotonischen und isometrischen Widerstandsübungen in der agonistischen und antagonistischen Muskulatur der jeweils kontralateralen oberen und unteren Extremität festgestellt (Moore 1975; Devine et al. 1981; Pink 1981; Sullivan et al. 1985).

> **Definition**
>
> Bei der **indirekten Behandlung** wird die gewählte Behandlungstechnik an weniger bzw. nicht betroffenen Körperteilen eingesetzt. Die indirekte Behandlung macht sich das Prinzip der synergistischen Muskelkontraktionen zu Nutze (Angel und Eppler 1967).

Der Therapeut erhält durch die richtige Wahl und Dosierung der angewandten Technik Irradiationseffekte im betroffenen Körperteil des Patienten und erreicht somit das gewünschte Behandlungsziel auf indirektem Weg.

Die Rumpfmuskulatur kann z. B. indirekt über den Einsatz der Armpatterns geübt werden, da die Bauchmuskulatur synergistisch beim Runterziehen eines Armes anspannt. Diese synergistischen Aktivitäten finden sowohl bei gesunden Menschen als auch bei Menschen statt, bei denen das zentrale Nervensystem betroffen ist.

Die Verbesserung der passiven Bewegungsmöglichkeit, z. B. die der Schulter, kann durch den Einsatz der Technik Anspannen – Entspannen (Markos 1979) entweder direkt durch die Dehnung des M. pectoralis major in der für den Patienten erreichbaren Ausgangsstellung Flexion – Abduktion – Außenrotation oder indirekt über die isometrische Kontraktion der Pronatoren des Unterarms erreicht werden.

Beispiel
Verbesserung des Bewegungsausmaßes des Schultergelenkes in Richtung Flexion – Abduktion – Außenrotation:
Der betroffene Arm wird zunächst in einer für ihn entspannten Position gelagert. Anschließend setzt der Therapeut den ulnar gelegenen Handgelenkflexoren und den Pronatoren des betroffenen Armes Widerstand entgegen, so dass es in der genannten Muskulatur zu einer isometrischen Kontraktion kommt. Nach einer isometrischen Kon-

4

traktion vermindert der Therapeut den Widerstand langsam, aber vollständig, so dass es sowohl beim Patienten als auch beim Therapeuten zu einer vollständigen Entspannung kommt.

In diesem Beispiel führt der Einsatz der Technik Halten – Entspannen durch die Irradiation zu einer Kontraktion mit nachfolgender Entspannung des ipsilateralen M. pectoralis major, ohne dass dabei der betroffene Arm des Patienten bewegt wird.

Nachfolgendes Beispiel verdeutlicht nochmals die indirekte Behandlung über den Einsatz weniger bzw. nichtbetroffener Körperteile, deren Effekte die betroffenen Regionen erreichen.

Beispiel
Ein Patient hat einseitige Probleme mit der unteren Extremität (z. B. zu wenig Stabilität in der mittleren Standbeinphase):
Der Therapeut wählt für den Patienten einen Halbkantensitz auf der Bank, wobei das betroffene Bein auf dem Boden steht (◘ Abb. 12.18d). Anschließend stellt sich der Therapeut an die betroffene Seite und setzt dem Rumpfpattern »Lifting« (für die Rumpfextension) Widerstand entgegen. Hierdurch kommt es neben einer Anspannung der Extensoren der unteren Extremität auch zu einer Gewichtsverlagerung auf das Tuber ischiadicum und den Fuß der betroffenen Seite.

Ein weiterer Vorteil der indirekten Behandlung ist die Möglichkeit, den Patienten weitgehend schmerzlos behandeln zu können. Steht der Schmerz zunächst als Symptom im Vordergrund, findet die Behandlung generell im schmerzfreien Bereich statt.

Durch den gezielten Einsatz einer sorgfältig gewählten und ebenso behutsam eingesetzten Technik kann der Therapeut das betroffene Körperteil durch Irradiation kontrolliert erreichen, ohne dabei Schmerzen auszulösen oder die Schmerzintensität zu erhöhen. Auch beim Behandlungsziel »Kräftigung« kann die indirekte Behandlung Anwendung finden.

Die maximale Kräftigung der Muskulatur kann der Therapeut erzielen, wenn er die Patterns, in denen der Patient weniger Kraft hat, mit denen, in denen der Patient stärker ist, kombiniert. Der Patient kann in der Behandlung mehr leisten und auch eher den maximal möglichen Effekt erreichen, wenn der Therapeut den Patterns, in denen der Patient mehr Kraft aufweist, Widerstand entgegensetzt.

4.7 Re-Test für Veränderungen der Schädigungen und Einschränkungen der Aktivitäten

Abschließend werden die Veränderungen der Schädigung und Einschränkungen der Aktivitäten anhand von Re-Tests überprüft. Dieselben Tests, die zu Behandlungsbeginn bei der Befundaufnahme gemacht wurden, werden erneut durchgeführt und miteinander verglichen.

4.8 Behandlungsbeispiele

Die nachfolgenden Beispiele beinhalten Grundprinzipien, Techniken und Kombinationen für die Behandlung spezieller Probleme von Patienten; sie geben allerdings nur einen Ausschnitt einer Vielzahl an Behandlungsmöglichkeiten wieder und sind daher nur als Orientierungshilfen zu sehen.

Schmerzen
Arbeitsweise:
- indirekte Behandlung,
- geringer Widerstand, so dass weder Schmerzen noch Spannungen verursacht werden,
- isometrische Muskelarbeit,
- bilaterales Arbeiten,
- Traktion,
- geeignete Ausgangsposition für den Patienten.

Techniken:
- rhythmische Stabilisation,
- Halten – Entspannen,
- stabilisierende Umkehr.

Kombinationen:
- Halten – Entspannen mit anschließender Kombination isotonischer Bewegungen,
- rhythmische Stabilisation mit anschließender Dynamischer Umkehr (zuerst wird dabei in die Richtung der schmerzhaften Bewegung bewegt).

Verringerung der Kraft und der aktiven Bewegungsmöglichkeiten
Arbeitsweise:
- angepasster Widerstand,
- betonte Bewegungsfolge (»Timing for Emphasis«),

- Stretch,
- Traktion und Approximation,
- geeignete Ausgangsstellung für den Patienten.

Techniken:
- wiederholter Stretch zu Beginn der Bewegungsbahn,
- wiederholter Stretch während der Bewegung,
- Kombination isotonischer Bewegungen,
- Dynamische Umkehr: stärkere Antagonisten fazilitieren, Ermüdungserscheinungen verhindern und bereits vorhandene vermindern.

Kombinationen:
- Dynamische Umkehr, kombiniert mit wiederholtem Stretch während der Bewegung im schwächeren Pattern,
- Rhythmische Stabilisation an einem starken Punkt während der Bewegung mit anschließendem Wiederholten Stretch im schwachen Pattern.

Verminderte passive Beweglichkeit
Arbeitsweise:
- Betonte Bewegungsfolge (»Timing for Emphasis«),
- Traktion,
- angepasster Widerstand.

Techniken:
- Anspannen – Entspannen oder Halten – Entspannen,
- Stabilisierende Umkehr,
- Rhythmische Stabilisation.

Kombinationen:
- Anspannen – Entspannen mit anschließender Kombination isotonischer Bewegungen im neu gewonnenen Bewegungsausmaß,
- Anspannen – Entspannen mit anschließender Dynamischer Umkehr im neu gewonnenen Bewegungsausmaß,
- Rhythmische Stabilisation oder Stabilisierende Umkehr mit anschließender Dynamischer Umkehr.

Koordination und Bewegungskontrolle
Arbeitsweise:
- Patterns zur Fazilitation,
- Taktiler Stimulus (Grifftechnik),
- Sichtkontrolle,

- exakte verbale Kommandos, die bei Zunahme der Funktionalität des Patienten vermindert werden,
- Fazilitation reduzieren, wenn der Patient Fortschritte macht.

Techniken:
- Rhythmische Bewegungseinleitung,
- Kombination isotonischer Bewegungen,
- Dynamische Umkehr,
- Stabilisierende Umkehr,
- »Replication«.

Kombinationen:
- Rhythmische Bewegungseinleitung zu Beginn mit anschließendem Wechsel zur schwierigeren Technik Kombination isotonischer Bewegungen,
- Rhythmische Bewegungseinleitung in beide Bewegungsrichtungen mit anschließendem Wechsel zur komplexeren Technik Dynamische Umkehr,
- Kombination isotonischer Bewegungen, kombiniert mit Stabilisierender oder Dynamischer Umkehr.

Stabilität und Balance
Arbeitsweise:
- Approximation,
- Sichtkontrolle,
- Taktiler Stimulus (Grifftechnik),
- exakte verbale Kommandos.

Techniken:
- Stabilisierende Umkehr,
- Kombination isotonischer Bewegungen,
- Rhythmische Stabilisation.

Kombinationen:
- Dynamische Umkehr, die in die Technik Stabilisierende Umkehr übergeht,
- Agonistische Umkehr (exzentrisch), die in die Technik Stabilisierende Umkehr übergeht.

Ausdauer bzw. Kondition
Die Verbesserung der allgemeinen Ausdauer ist Bestandteil jeder Behandlung. Durch die Kombination verschiedener Übungen und Aktivitäten sowie auch durch den Wechsel der Aktivitäten innerhalb verschiedener Muskelgruppen oder Körperteile kann der Patient Tätigkeiten ausdauernder und mit größerem Krafteinsatz ausüben.

4

Darüber hinaus kann die Kondition des Patienten durch gezielte Atemübungen und durch die Kontrolle der Atmung während der Übungen verbessert werden.

Arbeitsweise:
▬ Stretchreflex.

Techniken:
▬ Dynamische Umkehr (»Reversal of Antagonists«),
▬ Wiederholter Stretch und Wiederholte Kontraktion.

4.9 Indikationen und Kontraindikationen

Mit dem PNF-Konzept kann man viele Patienten aus den Bereichen Orthopädie, Neurologie, Chirurgie, Rheumatologie, Onkologie, Pulmonologie und Pädiatrie behandeln. Oft ist es wünschenswert oder notwendig, dass man das PNF-Konzept mit anderen Konzepten wie z. B. der manuellen Therapie, NDT concept (Bobath), Chiropraxis, Softtissue-Behandlung, Lymphdrainage oder Taping kombiniert.

Es gibt sowohl absolute wie relative Kontraindikationen für den Einsatz des PNF-Konzeptes.

Absolute Kontraindikationen
für eine direkte Behandlung (▶ Abschn. 4.6.3) können Entzündungen, Muskel- oder Sehnenverletzungen, Schmerzen, Frakturen usw. sein. In diesen Fällen ist eine indirekte Behandlung die Lösung. Patienten mit chronischen benignen Schmerzen werden eher mit Verhaltenstherapie behandelt.

Relative Kontraindikationen
(wobei man hier abweicht von den normalen PNF-Prinzipien) sind z. B. spinale Operationen, Instabilitäten und zervikale Arthrose bei älteren Patienten (in diesem Fall sollte nicht das komplette Bewegungsausmaß ausgenutzt werden).

Achten Sie bei Patienten mit Osteoporose oder rheumatischen Erkrankungen auf den Widerstand, lange Hebel und das Alignment in den Gelenken. Stretch sollte man bei instabilen Gelenken, Schmerzen und Sehnen- oder Muskelverletzungen vermeiden. Den manuellen Kontakt kann man ändern, um Hebel zu verkürzen oder Schmerzen vorzubeugen.

Man sollte versuchen, das Auftreten von vermehrtem Schmerz während einer Behandlung zu verhindern. Dehnungsschmerzen verschwinden zeitnah nach Beendigung der Behandlung.

4.10 Überprüfen Sie Ihr Wissen: Fragen

▬ Die Evaluation ist in die Behandlung integriert. Auf welchen drei Ebenen sollte der Therapeut den Befund durchführen und seine Behandlung planen, evaluieren und anpassen (ICF-Modell)?
▬ Stellen Sie sich die Befundaufnahme bei einem Patient mit TEP-Implantation im Hüftgelenk vor. Welche Tests und Re-Tests sind bei diesem Krankheitsbild auf den drei ICF-Ebenen zum Beispiel möglich?

Literatur

Angel RW, Eppler WG Jr (1967) Synergy of contralateral muscles in normal subjects and patients with neurologic disease. Arch Phys Med 48:233–239

Devine KL, LeVeau BF, Yack J (1981) Electromyographic activity recorded from an unexercised muscle during maximal isometric exercise of the contralateral agonist and antagonist. Phys Ther 61(6):898–903

DIMDI (Deutsches Institut für Medizinische Dokumentation und Information) (2004) ICF, Internationale Klassifikation von Funktionsfähigkeit, Behinderung und Gesundheit (vorläufige Endfassung) (http://www.dimdi.de)

Guymer (1988) The neuromuscular facilitation of movement. Pain, management and control in Physiotherapy, S 55–70

Hellebrandt FA, Parrish AM, Houtz SMJ (1947) Cross education, the influence of unilateral exercise on the contralateral limb. Arch Phys Med 28:76–85

Johnson und Saliba (1979) Nicht publiziertes Kursskript des Institute of Physical Art 1979.

Markos PD (1979) Ipsilateral and contralateral effects of proprioceptive neuromuscular facilitation techniques on hip motion and electromyographic activity. Phys Ther 59(11):1366–1373

Moore JC (1975) Excitation overflow: an electromyographic investigation. Arch Phys Med Rehabil 56:115–120

Pink M (1981) Contralateral effects of upper extremity proprioceptive neuromuscular facilitation patterns. Phys Ther 61(8):1158–1162

Potney et al (1984) Analysis of exercise overflow to preferred and nonpreferred limbs. Physio Ther 64:749

Post MWM, de Witte LP, Schrijvers AJP (1999) Quality of life and the ICIDH: Towards an integrated conceptual model for rehabilitation outcomes research. Clin Reha 13:5–15

Sullivan et al (1985) PNF. Ein Weg zum therapeutischen Üben. Fischer, Stuttgart

Sullivan PE, Markos PD, Minor MAD (1982) An integrated approach to therapeutic exercise, theory and clinical application. Reston Publishing Company, Reston

Weiterführende Literatur – Übungen
Engle RP, Canner GG (1989) Proprioceptive neuromuscular facilitation (PNF) and modified procedures for anterior cruciate ligament (ACL) instability. J Orthop Sports Phys Ther 11(6):230–236
Hellebrandt FA, Houtz SJ (1950) Influence of bimanual exercise on unilateral work capacity. J Appl Physiol 2:446–452
Hellebrandt FA (1951) Cross education: ipsilateral and contralateral effects of unimanual training. J Appl Physiol 4:135–144
Hellebrandt FA, Houtz SJ, Eubank RN (1951) Influence of alternate and reciprocal exercise on work capacity. Arch Phys Med 32:766–776
Hellebrandt FA, Houtz SJ, Hockman DE, Partridge MJ (1956) Physiological effects of simultaneous static & dynamic ex. Am J Phys Med 35:106–117
Hellebrandt FA, Houtz SJ (1958) Methods of muscle training: the influence of pacing. Phys Ther 38:319–322
Nelson AG, Chambers RS, McGown CM, Penrose KW (1986) Proprioceptive neuromuscular facilitation versus weight training for enhancement of muscular strength and athletic performance. J Orthop Sports Phys Ther 8:250–253
Osternig LR, Robertson RN, Troxel RK, Hansen P (1990) Differential responses to proprioceptive neuromuscular facilitation (PNF) stretch techniques. Med Sci Sport Exer 22(1):106–111
Partridge MJ (1962) Repetitive resistance exercise: a method of indirect muscle training. Phys Ther 42:233–239
Nitz J, Burke B (2002) A study of the facilitation of respiration in myotonic dystrophy. Physiother Res Int 7(4):228–238
Pink M (1981) Contralateral effects of upper extremity proprioceptive neuromuscular facilitation patterns. Phys Ther 61(8):1158–1162
Richardson C, Toppenberg R, Jull G (1990) An initial evaluation of eight abdominal exercises for their ability to provide stabilization for the lumbar spine. Australian. Physiotherapy 36(1):6–11

Weiterführende Literatur – Hemiplegie
Brodal A (1973) Self-observations and neuro-anatomical considerations after a stroke. Brain 96:675–694
Duncan PW, Nelson SG (1983) Weakness – a primary motor deficit in hemiplegia. Neurol Rep 7(1):3–4
Harro CC (1985) Implications of motor unit characteristics to speed of movement in hemiplegia. Neurol Rep 9(3):55–61
Tang A, Rymer WZ (1981) Abnormal force-EMG relations in paretic limbs of hemiparetic human subjects. J Neurol Neurosurg Ps 44:690–698
Trueblood PR, Walker JM, Perry J, Gronley JK (1988) Pelvic exercise and gait in hemiplegia. Phys Ther 69(1):32–40
Whiteley DA, Sahrmann SA, Norton BJ (1982) Patterns of muscle activity in the hemiplegic upper extremity. Phys Ther 62(5):641
WHO (World Health Organization) (2001) ICF: international classification of functioning, disability, and health. http://www.who.int/classifications/icf/en/

Winstein CJ, Jewell MJ, Montgomery J, Perry J, Thomas L (1982) Short leg casts: an adjunct to gait training hemiplegics. Phys Ther 64(5):713–714

Weiterführende Literatur – Motor Control, Motor Learning
APTA (1991) Movement Science, an American Physical Therapy Association monograph. APTA, Alexandria
Foundation for Physical Therapy (1991) Contemporary management of motor control problems. proceedings of the II SEP conference, Alexandria
Hellebrandt FA (1958) Application of the overload principle to muscle training in man. Arch Phys Med Rehab 37:278–283
Light KE (1990) Information processing for motor performance in aging adults. Phys Ther 70(12):820–826
VanSant AF (1988) Rising from a supine position to erect stance, description of adult movement and a developmental hypotheses. Phys Ther 68(2):185–192
VanSant AF (1990) Life-span development in functional tasks. Phys Ther 70(12):788–798

Weiterführende Literatur – Spastizität
Landau WM (1974) Spasticity: the fable of a neurological demon and the emperor's new therapy. Arch Neurol 31:217–219
Levine MG, Kabat H, Knott M, Voss DE (1954) Relaxation of spasticity by physiological technics. Arch Phys Med Rehab 35:214–223
Perry J (1980) Rehabilitation of spasticity. In: Felman RG, Young JRR, Koella WP (Hrsg) Spasticity – disordered motor control. Year Book, Chicago
Sahrmann SA, Norton BJ (1977) The relationship of voluntary movement to spasticity in the upper motor neuron syndrome. Ann Neurol 2:460–465
Young RR, Wiegner AW (1987) Spasticity. Clin Orthop Relat R 219:50–62

Weiterführende Literatur – Eisbehandlung
Baker RJ, Bell GW (1991) The effect of therapeutic modalities on blood flow in the human calf. J Orthop Sports Phys Ther 13(1):23–27
Miglietta O (1962) Evaluation of cold in spasticity. Am J Phys Med 41:148–151
Miglietta O (1964) Electromyographic characteristics of clonus and influence of cold. Arch Phys Med Rehab 45:508–512
Olson JE, Stravino VD (1972) A review of cryotherapy. Phys Ther 52(8):840–853
Prentice WE Jr (1982) An electromyographic analysis of the effectiveness of heat or cold and stretching for inducing relaxation in injured muscle. J Orthop Sports Phys Ther 3(3):133–140
Sabbahi MA, Powers WR (1981) Topical anesthesia: a possible treatment method for spasticity. Arch Phys Med Rehab 62:310–314

Weiterführende Literatur – Stroke
De Almeida PM et al (2015) Hands-on physiotherapy interventions and stroke and ICF outcomes, a systematic review 2015. Eur J Physiother 17:100–115

4

Choi YK, Nam CW, Lee JH, Park YH (2013) The effects of taping prior to PNF treatment on lower extremity proprioception of hemiplegic patients. J Phys Ther Sci 25(9):1119–1122

Duncan P et al (1998) A Randomized, controlled pilot study of a home – based exercise program for individuals with mild and moderate stroke. Stroke 29(10):2055–2060

Duncan P et al (2003) RCT of therapeutic exercise in subacute stroke. Stroke 34(9):2173–2180

Ernst E (1990) A review of stroke rehabilitation and physiotherapy. Stroke 21(&):1081–1085

Hwangbo PN, Kim KD (2016) Effects of proprioceptive neuromuscular facilitation neck pattern exercise on the ability to control the trunk and maintain balance in chronic stroke patients. j Phys Ther Sci 28(3):850–853

Khanal D, Singaravelan M, Khatri KM (2013) Effectiveness of pelvic proprioceptive neuromuscular facilitation technique on facilitation of trunk movement in hemiparetic stroke patients. J Dent Med Sci 3(6):29–37

Kraft GH, Fitts SS, Hammond MC (1992) Techniques to improve function of the arm and hand in chronic hemiplegia. Arch Phys Med Rehabil 73(3):220–227

Kumar S, Kumar A, Kaur J (2012) Effect of PNF technique on gait parameters and functional mobility in hemiparetic patients. J Exerc Sci Physiother 8(2):67–73

Luke C, Dodd KJ, Brock K (2004) Outcomes of the Bobath concept on upper limb recovery follwing stroke. Clin Rehabil 18(8):888–898

de Oliveira KCR et al (2019) Overflow using proprioceptive neuromuscular facilitation in post-stroke hemiplegics: a preliminary study. J Bodyw Mov Ther 23(2):339–404. https://doi.org/10.1016/j.jbmt.2018.02.011

Park SE, Oh DS, Moon SH (2016) Effects of oculo-motor exercise, functional electrical stimulation and proprioceptive neuromuscular stimulation on visual perception of spatial neglect patients. J Phys Ther Sci 28(4):1111–1115

Park SI, Moon SH (2014) Effects of trunk stability exercises using PNF with change in chair height on the gait of patients who had a stroke. J Phys Ther Sci 28(7):2014–2018

Pohl M, Mehrholz J, Ritschel C, Rückriem S (2002) Speed dependent treadmill training in ambulatory hemiparetic stroke patients : A RCT. Stroke 33(2):553–558

Ribeiro T, Britto H, Oliveira D, Silva E, Galvio E, Lindquist A (2013) Effects of treadmill training with partial body weight support and the proprioceptive neuromuscular facilitation method on hemiparetic gait: a comparative study. Eur J Phys Rehabil Med 49(4):451–461

Ribeiro TS et al (2014) Effects of training program based on the PNF method on post stroke motor recovery – a preliminary study. J Bodyw Mov Ther 18(4):526–532

Stephenson JB, Maitland ME, Beckstead JW, Anemeat WK (2014) Locomotor training on a treadmill compared with PNF in chronic stroke. Technol Innov 15:325–332

Wang RY (1994) The effect of proprioceptive neuromuscular facilitation in case of patients with hemiplegia of long and short duration. Phys Ther 74(12):25–32

Wolny T, Saulizc E, Gnat R, Kokosz M (2010) Butler's neuromobilizations combined with proprioceptive neuromuscular facilitation are effective in reducing of upper limb sensory in late-stage stroke subjects: a three-group randomized trial. Clin Rehabil 24(9):810–821

Zhou Z, Zhou Y, Wang N, Gao F, Wei K, Wang Q (2015) A PNF integrated robotic ankle-foot system for post stroke rehab. Rob Auton Syst 73:111–122

Weiterführende Literatur – Muskulo-sketale und orthopädische Problematik (chronische Schmerzproblematik der Wirbelsäule und Extremitätenproblematik, Impingement Symptomatik u. a.)

Alaca N et al (2015) Comparison of the long-term effectiveness of progressive neuromuscular facilitation and continuous passive motion therapies after total knee arthroplasty. J Phys Ther Sci 27(11):3377–3380

Balci NC, Yuruk ZO, Zeybek A, Gulsen M, Tekindal MA (2016) Acute effect of scapular proprioceptive neuromuscular facilitation (PNF) techniques and classic exercises in adhesive capsulitis: a randomized controlled trial. J Phys Ther Sci 28(4):1219–1227

Epifanov VA, Shuliakovskii VV (2000) The rehabilitative therapy of patients with osteochondrosis of the cervical spine and manifestations of hyper mobility by means of therapeutic physical exercise. Vopr Kurortol Fizioter Lech Fiz Kult(1):8–11 (Russian)

Johnson GS, Johnson VS (2002) The application of the principles and procedures of PNF for the care of lumbar spinal instabilities. J Man Manip Ther 10(2):83–105

Kim BR, Lee HJ (2017) Effects of proprioceptive neuromuscular facilitation-based abdominal muscle strengthening training on pulmonary function, pain, and functional disability index in chronic low back pain patients. J Exerc Rehabil 13(4):486–490

Kim JJ, Lee SY, Ha K (2015) The effects of exercise using PNF in patients with a supra spinatus muscle tear. J Phys Ther Sci 27:2443–2446

Kofotolis N, Eleftherios K (2006) Effects of two 4-week PNF programs on muscle endurance, flexibility, and functional performance in women with CLBP. Phys Ther 86(7):1001–1012

Lazarou L, Kofotolis N, Pafis G, Kellis E (2018) Effects of two proprioceptive training programs on ankle range of motion, pain, functional and balance performance in individuals with ankle sprain. J Back Musculoskelet Rehabil 31(3):437–446

Maicki T, Trabka R, Szwarczyk W, Wilk Franzcuk M, Figura B (2012) Analysis of therapy results in patients with cervical spine pain according to PNF concept and elements of manual therapy. Medsportpress 12(3):263–273

Maicki T, Bilski J, Szczygiel E, Trabka R (2017) PNF and manual therapy treament results of patients with cervical spine osteoarthritis. J Back Musculoskelet Rehabil 30(5):1–7

Mavromoustakos S, Beneka A, Malliou V, Adamidis A, Kellis E, Kagiaoglou A (2015) Effects of a 6-week Proprioceptive Neuromuscular Facilitation Intervention on pain and disability in individuals with chronic low back pain. J Phys Activity Nutr Rehabil 1(1):1–13

Nakra N, Quddus N, Khan S, Kumar S, Meena R (2013) Efficacy of proprioceptive neuromuscular facilitation on shoulder function in secondary shoulder impingement. Int J Ther Rehabil 20(9):450–458

Olędzka M, Jaczewska-Bogacka J (2017) Effectiveness of Proprioceptive Neuromuscular Facilitation (PNF) in Improving Shoulder Range of Motion. A Pilot Study. Ortop Traumatol Rehabil 19(3):285–292

Schneider F, Laps K, Wagner S (2001) Chronic patello femoral pain syndrome: alternatives for cases of therapy resistance. Knee Surg Sports Traumatol Arthrosc 9(5):290–295 (Sep)

Stepien A, Fabian K, Graff K, Podgurniak M, Wit A (2017) An immediate effect of PNF specific mobilization on the angle of trunk rotation and the TPHA range of motion in adolescent girls with double idiopathic scoliosis – a pilot study. Scoliosis Spinal Disord 12:29

Weiterführende Literatur – Case reports

Carlson M, Hadlock T (2007) Physical therapist management following rotator cuff repair for a patient with postpolio syndrome, case report. Phys Ther 87(2):179–192

Cayco CS, Gorgon EJR, Lazaro RT (2017) Effects of PNF facilitation on balance, strength, and mobility of an older adult with chronic stroke, a case report. J Bodyw Mov Ther 21(4):767–774

Hwang WT, Chung SH, Chung MS, Lee KH, Kim T (2015) Effect of proprioceptive neuromuscular facilitation D2 flexion and breathing exercises on lymphedema without a short stretch compression bandage. J Phys Ther Sci 27(10):3341–3343

Lee BK (2015) Effects of the combined PNF and deep breathing exercises on the ROM and the VAS score of a frozen shoulder patient: single case study. J Exerc Rehabil 11(5):276–281

Luterek M, Baranowski M, Zakiewicz W, Biel A, Pedizisz P (2009) PNF based rehabilitation in patients with severe haemophilic arthropathy-case study. Ortopedia Traumatol Rehabilitcja 11(3):280–289

Morley JJ, Perrault T (2012) Chiropractic management of myositis ossificans traumatica: a case report. J Am Chiropr Assoc 4:16–24

Pasiut SA, Banach M, Longawa K, Windak F (2005) Stroke rehabilitation conducted by PNF method, with and without the application of botulinum toxin–case reports. Med Rehabil 9(1):15–24

Smedes F (2006) Oefentherapie met het PNF concept: een zinvolle behandelstrategie. Fysiopraxis 15(6):22–27 (Exercise therapy with the PNF concept a useful therapy strategy)

Smedes F (2009) Komt een vrouw bij de fysiotherapeut. Case report. Fysiopraxis 18(1):42–46 (Comes a woman to the physiotherapist. Case report)

Smedes F, Giacometti da Silva L (2018) Motor learning with the PNF-concept, an alternative to CIMT in a patient after stroke; a case report. JBMT. https://doi.org/10.1016/j.jbmt.2018.05.003

Weiterführende Literatur – Spastizität

Bohannon RW, Smith MB (1987) Interrater reliability of a modified Ashworth Scale of muscle spasticity. Phys Ther 67:206–207

Bovend'Eerdt TJ, Newman M, Barker K, Dawes H, Minelli C, Wade DT (2008) The effects of stretching in spasticity: a systematic review. Arch Phys Med Rehabil 89:1395–1406

Burridge JH, Wood DE, Hermens HJ, Voerman GE, Johnson GR, van Wijck F, Platz T, Gregoric M, Hitschcock R, Pandyan AD (2005) Theoretical and methodological considerations in the measurement of spasticity. Disabil Rehabil 27(1/2):69–80

Gracies JM (2005) Pathophysiology of spastic paresis. I: paresis and soft tissue changes. Muscle&Nerve 31(5):535–551

Lieber RL, Steinman S, Barash IA, Chambers H (2005) Structural and functional changes in spastic skeletal muscle. Muscle Nerve 29:615–627

Malhotra S, Pandyan AD, Rossewilliam S, Roffe C, Hermens H (2011) Spasticity and contractures at the wrist after stroke:time course of development and their association with functional recovery of the upper limb. Clin Rehabil 25:184–191

Malhotra S, Pandyan AD, Day CR, Jones PW, Hermens H (2009) Spasticity, an impairment that is poorly defined and poorly measured. Clin Rehabil 23:651–658

Malhotra S, Cousins E, Ward A, Day C, Jones P, Roffe C, Pandyan A (2008) An investigation into the agreement between clinical, biomechanical and neurophysiological measures of spasticity. Clin Rehabil 22:1105–1115

Pandyan AD, Cameron M, Powel J, Stott DJ, Granat MH (2003) Contractures in the post-stroke wrist: a pilot study of its time course of development and its association with upper limb recovery. Clin Rehabil 17:88–95

Patrick E, Ada L (2006) The tardieu scale differentiates contracture from spasticity whereas the Ashworth Scale is confounded by it. Clin Rehabil 20:173–182

Petropoulou KB, Panourias JG, Rapidi CA, Sakas DE (2007) The phenomenon of spasticity: a pathophysiological and clinical introduction to neuromodulation therapies. Acta Neurochir Suppl 97(1):137–144

Sheehan JL, Winzeler-Mercay U, Mudie MH (2006) A randomized controlled pilot study to obtain the best estimate of the size of the effect of a thermoplastic resting splint on spasticity in the stroke-affected wrist and fingers. Clin Rehabil 20:1032–1037

Yelnik AP, Simon O, Parratte B, Gracies JM (2010) How to clinically assess and treat muscle overactivity in spastic paresis. j Rehabil Med 42:801–807

PNF-Patterns zur Fazilitation

Dominiek Beckers

© Springer-Verlag GmbH Deutschland, ein Teil von Springer Nature 2019
M. Buck, D. Beckers, *PNF in der Praxis*, https://doi.org/10.1007/978-3-662-58403-3_5

5.1 Einführung

Eine normale funktionelle Bewegung entwickelt sich stets aus der Kombination der Bewegungspatterns der Extremitäten und der synergistischen Rumpfmuskulatur (■ Abb. 5.1) (Kabat 1960). Der für die motorische Planung verantwortliche Abschnitt des Gehirns erzeugt und organisiert diese Bewegungspatterns. Daher kann der Mensch während einer Bewegung nicht einen zum Bewegungspattern gehörenden Muskel isoliert entspannen. Dies bedeutet jedoch nicht, dass der Mensch seine Muskeln überhaupt nicht einzeln anspannen kann, sondern verdeutlicht nur, dass die selektiven Bewegungen des Menschen aus groben bzw. einfachen Bewegungspatterns entstanden sind (Beevor 1978; Kabat 1950). Diese synergistischen Kombinationen der (normalerweise) dreidimensional verlaufenden Muskelkontraktionen formen die PNF-Patterns.

Manche Therapeuten glauben, dass das Arbeiten mit dem PNF-Konzept nur möglich ist, wenn man die PNF-Patterns kennt und sie dementsprechend einsetzt. Die Autoren hingegen sind der Meinung, dass der Therapeut nur die Philosophie und die geeigneten Prinzipien bzw. Verfahren zur Behandlung benötigt. Die PNF-Patterns sind nicht unbedingt notwendig, aber sie bilden ein überaus wertvolles »Werkzeug«.

5.2 Die PNF-Patterns

Das Arbeiten mit den synergistischen Verbindungen der PNF-Patterns ermöglicht dem Therapeuten, die Probleme des Patienten indirekt zu behandeln. Die Effektivität des Stretchreflexes wird ebenfalls deutlich gesteigert, wenn anstelle eines einzelnen Muskels die gesamte zum Pattern gehörende Muskulatur gestretcht wird.

Die PNF-Patterns kombinieren die Bewegungen der drei Ebenen:
- **Sagittale Ebene**: Flexion und Extension,
- **Frontale Ebene**: Adduktion und Abduktion der Extremitäten und Lateralflexion des Rumpfes,
- **Transversale Ebene**: Rotationen.

Jede Bewegung hat einen dreidimensionalen Verlauf (Knott und Voss 1968). Die spiralförmige Komponente der dreidimensionalen Bewegung entsteht durch die Rotation, während sich die diagonale Komponente aus den Richtungen Flexion – Extension und Adduktion – Abduktion zusammensetzt.

Die **Effektivität eines Bewegungspatterns** wird durch den Einsatz von Stretch und Widerstand deutlich verbessert, da hierdurch die Muskelaktivität gesteigert wird. Die **Effektivität des Stretchreflexes** wird wiederum deutlich gesteigert, wenn die gesamte zum Pattern gehörende Muskulatur gestretcht wird.

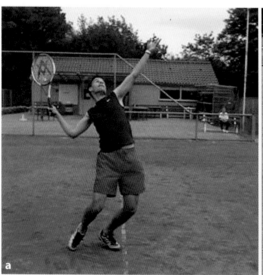
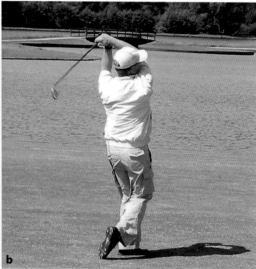

■ **Abb. 5.1 a, b**   Diagonale Bewegungen bei sportlichen Aktivitäten: **a** Tennis, **b** Golf

Die Steigerung der Muskelaktivität tritt sowohl proximal als auch distal sowie innerhalb synergistischer Bewegungspatterns (Irradiation) auf. Wenn das Behandlungsziel die Fazilitation schwächerer Muskelgruppen mittels Irradiationsprinzip ist, dann wird einem PNF-Bewegungspattern ein Widerstand entgegengesetzt. Dabei sollen alle innervierten Muskeln, die zu der angesprochenen Synergie gehören, kontrahieren. Ausgangspunkt für einen optimalen und effektiven Widerstand ist die Rotationskomponente des gewählten Bewegungspatterns.

Die Rotationskomponente ist der Schlüssel zu einem optimalen und effektiven Widerstand. Wird der Rotationsbewegung ein guter bzw. korrekter Widerstand entgegengesetzt, stimuliert dies den gesamten Verlauf der Bewegung positiv. Wird der Rotationskomponente jedoch zu viel Widerstand entgegengesetzt, kann dies zur Verhinderung der Bewegung oder zum Bruch (»break«) einer stabilisierenden Kontraktion führen.

Die genannten Richtungen der Bewegungspatterns beziehen sich auf die großen rumpfnahen Gelenke Schulter und Hüfte. Die einzelnen Bewegungskomponenten werden stets in der Reihenfolge Flexion – Extension, Adduktion – Abduktion, Innenrotation – Außenrotation genannt. Die sog. Zwischengelenke, Knie und Ellbogen, können dabei entweder gestreckt bleiben, gebeugt oder gestreckt werden. Wird dem Bewegungspattern kein Zusatz hinsichtlich der Zwischengelenke hinzugefügt, bedeutet dies, dass das Pattern mit gestrecktem Zwischengelenk durchgeführt wird, z. B. beim Beinpattern Flexion – Abduktion – Innenrotation. Fingerflexion, radiale Flexion des Handgelenkes und Supination des Unterarmes sind z. B. feste Bestandteile des Armpatterns Flexion – Adduktion – Außenrotation. Der Ellbogen dagegen kann gebeugt bzw. gestreckt werden oder in seiner Position verbleiben.

Zwei antagonistische Bewegungspatterns ergeben zusammen eine Diagonale. Das Armpattern Flexion – Adduktion – Außenrotation bildet zusammen mit dem antagonistischen Armpattern Extension – Abduktion – Innenrotation eine Diagonale.

Der Rumpf und die Extremitäten arbeiten innerhalb funktioneller Bewegungen wie auch innerhalb der PNF-Patterns immer synergistisch zusammen.

Beispiel

Beim Armpattern Flexion – Adduktion – Außenrotation kommt es zu einer anterioren Elevation des Schulterblattes. Lässt der Therapeut die weiterlaufende Bewegung vollständig zu, entsteht durch die deutliche Rumpfextension und -rotation zur kontralateralen Seite ein vollständiges Bewegungspattern.

PNF-Patterns lassen sich sehr effektiv einsetzen, wenn dem Therapeuten die synergistischen Muskelgruppen bekannt sind. Umgekehrt kann er, wenn ihm die Patterns bekannt sind, die synergistische Muskulatur daraus ableiten.

Befindet sich die Extremität in ihrer verlängerten Position, sind auch die zugehörigen Synergisten im Rumpf unter Spannung. Der Therapeut sollte in der Lage sein, die muskuläre Spannung sowohl in der Extremität als auch im Rumpf zu fühlen.

Die Bewegungsbahn (»groove«) eines **Arm-** oder **Beinpatterns** entspricht der Bewegungslinie, die die Hand oder der Fuß (distale Komponente) während des gesamten Bewegungsverlaufes unsichtbar in die Luft zeichnet. Für die **Halswirbelsäule** und den **Kopf** wird die Bewegungsbahn von der Ebene bestimmt, die durch Kinn, Nase und Hinterhauptscheitel gezogen wird. Für den **Rumpf** verläuft die Bewegungsbahn vom linken oder rechten Schultergürtel zur jeweils gegenüberliegenden Hüfte.

Aufgrund der engen Zusammenarbeit von Rumpf und Extremitäten verlaufen die Bewegungsbahnen bzw. Diagonalen entweder in der gedachten Schulter-Hüft-Linie oder parallel dazu (☐ Abb. 5.2). Der Therapeut seinerseits steht entweder **in** der oder **parallel** zur Bewegungsbahn. In den nachfolgenden Kapiteln wird die korrekte Position des Therapeuten in Bezug auf das jeweilige Bewegungspattern in den zugehörigen Abbildungen gezeigt.

Folgende Schritte werden bei der Durchführung eines kompletten konzentrisch verlaufenden Patterns ausgeführt:

Die Extremität, mit der geübt werden soll, wird in die Vordehnung gebracht:

- Alle dem Pattern zugehörigen synergistischen Muskeln (Agonisten) werden vorgedehnt bzw. verlängert.
- Die Vordehnung der Agonisten erfolgt ohne Schmerzen für den Patienten und ohne

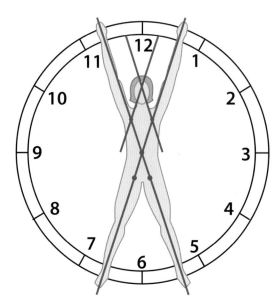

5

◘ Abb. 5.2   Patterns sind »spiralförmig und diagonal«. (Mod. nach Klein-Vogelbach 1990)

unnötige Gelenkbelastungen, z. B. bei Hypermobilität. (Sie soll nie so weit gehen, dass sich das Gelenk in einer Close-pack-Position befindet.)

▬ Rotations- bzw. Ausweichbewegungen des Rumpfes sollten vermieden werden.

Der Therapeut fordert den Patienten zur Anspannung der Muskulatur auf, wodurch sich die Extremität in die Endstellung bewegt:

▬ bis die agonistischen Muskeln ihre optimale Verkürzung erreicht haben,
▬ bis alle Antagonisten maximal verlängert sind,
▬ ohne Schmerzen für den Patienten oder übertriebene Gelenkbelastungen,
▬ mit begrenzter Rumpfrotation.

Das Normale Timing (»normal timing«) eines Bewegungspatterns verläuft folgendermaßen:

▬ Die Bewegung beginnt distal, entweder mit der Hand und dem Handgelenk oder mit dem Fuß und dem Knöchel. Die distale Bewegungskomponente wird vollständig ausgeführt und bleibt bis zum Ende der Bewegung in dieser Position.
▬ Dann bewegen sich die anderen Komponenten gemeinsam, so dass sie gleichzeitig ihr Bewegungsausmaß erreichen.

▬ Der Rotationswiderstand sollte während des gesamten Bewegungsverlaufes gegeben werden, da die Rotationskomponente ein wesentlicher Bestandteil der Bewegung ist.

Die PNF-Patterns können auf unterschiedliche Weise und in verschiedenen Ausgangspositionen (Rücken-, Bauch-, Seitenlage, Sitzen, Vierfüßlerstand usw.) ausgeführt werden. Die Wahl der Ausgangsstellung hängt von vielen Faktoren ab, die durch den Therapeuten zu bewerten sind, z. B. Spastizität, Schmerzen, bequeme Position für den Patienten bzw. für den Therapeuten, Aufbau im Schwierigkeitsgrad, Kraft des Patienten, Kraftverhältnis zwischen Patient und Therapeut usw.

Es gibt **mehrere Variationsmöglichkeiten** in der Ausführung der Patterns, die, je nach Behandlungsziel, sehr wichtig sein können:

1. Die Patterns für Arm und Bein können mit dem Ziel der Funktionsveränderung in der Ellbogen- oder Kniebewegung variiert werden.

Beispiel
Beim Armpattern Flexion – Abduktion – Außenrotation mit Ellbogenflexion gelangt die Hand des Patienten über den Kopf auf die kontralaterale Seite des Patienten (z. B. Haare kämmen). Dasselbe Pattern kann mit Ellbogenextension ausgeführt werden, so dass die Hand ein höher liegendes Objekt erreichen kann.

2. Die Bewegung des Ellbogens oder des Knies kann verändert werden, um verschiedene Wirkungen auf zweigelenkige Muskeln zu bekommen.

Beispiel
Das Beinpattern Flexion – Adduktion – Außenrotation wird zunächst mit Knieflexion durchgeführt. Hierbei kommt es zu einer aktiven Verkürzung der Kniebeuger. Danach wird dasselbe Pattern mit aktiv gestrecktem Knie ausgeführt, wodurch es zu einer »aktiven« Dehnung der ischiokruralen Muskulatur (reziproke Inhibition) kommt.

3. Die Ausgangsstellung des Patienten kann variiert werden, um je nach Zielsetzung unterschiedliche Einwirkungen der Schwerkraft auszunutzen.

Beispiel

Zur Stärkung der Abduktoren kann das Beinpattern Extension – Abduktion – Innenrotation in der Rückenlage durchgeführt werden. Wird dasselbe Bewegungspattern in der Seitenlage ausgeführt, kann die zusätzliche Wirkung der Schwerkraft in dieser Ausgangsstellung für die Stärkung der Abduktoren positiv genutzt werden.

4. Die Ausgangsstellung des Patienten wird je nach Funktionalität ausgewählt.

Beispiel

Zur Verbesserung der funktionellen Aktivität »Essen« kann das Armpattern Flexion – Adduktion – Außenrotation anstatt in der Rückenlage z. B. in sitzender Ausgangsposition geübt werden.

5. Die Ausgangsposition kann zur Verbesserung der visuellen Kontrolle geändert werden.

Beispiel

Die Beinpatterns können zur Verbesserung der visuellen Kontrolle, z. B. des Fußes und des Knöchels, anstatt in Rückenlage auch im Sitzen (Sitz auf der Behandlungsbank mit frei herunterhängenden Unterschenkeln) auf der Behandlungsbank durchgeführt werden.

Die einzelnen Patterns lassen sich auf verschiedene Arten miteinander kombinieren. In Abhängigkeit von dem jeweiligen Behandlungsziel können die Arm- und Beinpatterns einzeln, zusammen oder in Kombination mit den Rumpfpatterns ausgeführt werden. Damit ein optimaler funktioneller Effekt erzielt werden kann, müssen die Kombinationen der Patterns richtig gewählt werden. Dies ist ein wesentlicher Gesichtspunkt bei der Befundaufnahme und dem Erstellen des Behandlungsplanes (▶ Kap. 1 und 4).

Die Anwendungsmöglichkeiten der Patterns sind:

- **Unilateral**: ein Arm oder ein Bein.
- **Bilateral**: Zwei Arme oder Beine gleichzeitig oder die Kombination von Arm und Bein (◻ Abb. 5.3):
  - Symmetrisch: Zwei Arme oder Beine in demselben Pattern, z. B. beide bewegen in Flexion – Abduktion (◻ Abb. 5.3a).
  - Asymmetrisch: Zwei Arme oder Beine in entgegengesetztem Pattern, z. B. rechts:

Flexion – Abduktion und links: Flexion – Adduktion (◻ Abb. 5.3b).
  - Symmetrisch-reziprok: Zwei Arme oder Beine in demselben Pattern, aber in entgegengesetzten Bewegungsrichtungen, z. B. rechts: Flexion – Abduktion und links: Extension – Adduktion (◻ Abb. 5.3c).
  - Asymmetrisch-reziprok: Zwei Arme oder Beine in einem entgegengesetzten Pattern sowie einer entgegengesetzten Bewegungsrichtung, rechts: Flexion – Abduktion und links: Extension – Abduktion (◻ Abb. 5.3d).

5.3 Überprüfen Sie Ihr Wissen: Fragen

- Was ist der große Vorteil der PNF-Bewegungsmuster (PNF-Patterns)?
- Was ist beim Gang- oder Mattentraining wichtiger: die Bewegungsmuster oder die funktionelle Aktivität? Und welche Vorteile haben Bewegungsmuster auf der Matte und bei der Gangschule?
- Welche der folgenden Aussagen sind nicht richtig?
  a Das PNF-Konzept erlaubt ausschließlich die Behandlung in PNF-Patterns.
  b Normale Bewegungen sind immer identisch mit PNF-Patterns.
  c Normale Alltagsbewegungen sind immer dreidimensional.
  d Jede Phase des Ganges kann man auf PNF-Patterns zurückführen.
  e Bei der Beübung von PNF-Patterns nutzt man immer das maximale Bewegungsausmaß jedes Gelenks.
- Nenne drei Vorteile, weshalb man PNF-Muster in der Behandlung von Patienten benutzen kann.

5

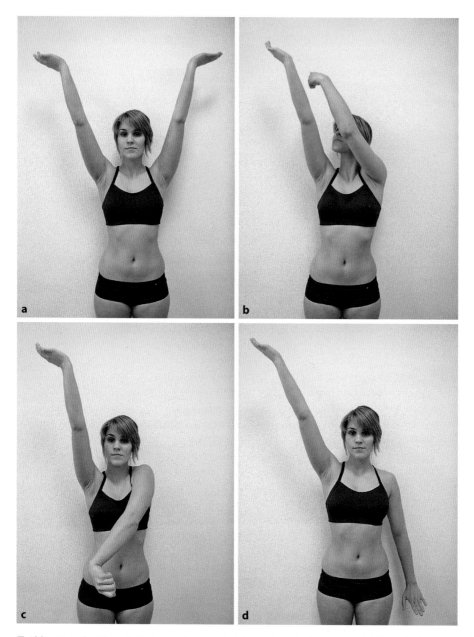

□ **Abb. 5.3 a–d** Bilaterale Patterns. **a** Symmetrisch: beide Arme in Flexion – Abduktion – Außenrotation. **b** Asymmetrisch: rechter Arm in Flexion – Abduktion – Außenrotation und linken Arm in Flexion – Adduktion – Außenrotation. **c** Symmetrisch-reziprok: rechter Arm in Flexion – Abduktion – Außenrotation und linker Arm in Extension – Adduktion – Innenrotation. **d** Asymmetrisch-reziprok: rechter Arm in Flexion – Abduktion – Außenrotation und linker Arm in Extension – Abduktion – Innenrotation

Literatur

Beevor CE (1978) The Croonian lectures on muscular movements and their representation in the central nervous system. In: Payton OD, Hirt S, Newton RA (Hrsg) Scientific basis for neurophysiologic approaches therapeutic exercise; an anthology. Philadelphia Davis, Philadelphia

Kabat H (1950) Studies on neuromuscular dysfunction, XIII: new concepts and techniques of neuromuscular reeducation for paralysis. Perm Found Med Bull 8(3):121–143

Kabat H (1960) Central mechanisms for recovery of neuromuscular function. Science 112:23–24

Klein-Vogelbach S (1990) Funktional kinetics. Springer, Berlin Heidelberg New York

Knott M, Voss DE (1968) Proprioceptive neuromuscular facilitation; patterns and techniques, 2. Aufl. Harper and Row, New York

Weiterführende Literatur

Abreu R, Lopes AA, Sousa AS, Pereira S, Castro MP (2015) Force irradiation effects during upper limb diagonal exercises on contralateral muscle activation. J Electromyogr Kinesiology 25(2):292–297

Bosma JF, Gellhorn E (1946) Electromyographic studies of muscular coordination on stimulation of motor cortex. J Neurophysio 9:263–274

Carroll GTJ, Herbert RD, Munn J, Lee M, Gandavia SC (2006) Contralateral effects of unilateral strength training. Evidence and possible mechanisms. J Appl Physiol 101(5):1514–1522

Chiou SY, Wang RY, Liao KK, Yang YR (2016) Facilitation of the lesioned motor cortex during tonic contraction of the unaffected limb corresponds to motor status after stroke. JNPT 40:15–21

Gellhorn E (1948) The influence of alterations in posture of the limbs on cortically induced movements. Brain 71:26–33

Gontijo LB, Pererla PD, Neves CDC, Santos AP, Castro Dutra Machado D, Vale Bastos VH (2012) Evaluation of strength and irradiated movement pattern resulting from trunk motions of the proprioceptive neuromuscular facilitation. Rehabil Res Pract 2012: http://dx.doi.org/10.1155/2012/281937

Hwang YI, Park DJ (2017) Comparison of abdominal muscle activity during abdominal drawing-in manoeuvre combined with irradiation variations. J Exerc Rehabil 13(3):335–339

Klein-Vogelbach S (2007) Funktionelle Bewegungslehre – Die Grundlagen: Bewegungsanalyse, Untersuchung, Behandlung, 6. Aufl. Springer, Berlin Heidelberg New York

Mc Mullen J, Uhl TL (2000) A kinetic chain approach for shoulder rehabilitation. J Athl Train 35(3):329–337

Moreira et al (2017) Diagonal movement of the upper limb produces greater adaptive plasticity than sagittal plane flexion in the shoulder. Neurosci Lett 643:8–15

Reznik JE, Biros E, Bartur G (2015) An electromyographic investigation of the pattern of overflow facilitated by manual resistive proprioceptive neuromuscular facilitation in young healthy individuals: a preliminary study. Physiother Theory Pract 31(8):582–586

Shimura K, Kasai T (2002) Effects of proprioceptive neuromuscular facilitation on the initiation of voluntary movement and motor evoked potentials in upper limb muscles. Hum Mov Sci 21(1):101–113

Witt D, Talbott N, Kotowski S (2011) Electromyographic activity of scapular muscles during diagonal patterns using elastic resistance and free weights. Int J Sports Phys Ther 6(4):322–332

Youdas JW, Arend DB, Extrom JM, Helmus TJ, Rozeboom JD, Hollman JH (2012) Comparison of muscle activation levels during arm abd. in the plane of the scapula vs PNF upper extr. Patterns. J Strength Cond Res 26(4):1058–1065

Youdas JW, Adams KE, Bertucci JE, Brooks KJ, Steiner MM, Hollman JH (2015) Magnitudes of gluteus medius muscle activation during standing hip joint movements in spiral-diagonal patterns using elastic tubing resistance. Physiother Theory Pract 27:1–8

Schulterblatt und Becken

Math Buck, Dominiek Beckers

M. Buck, D. Beckers, *PNF in der Praxis*, https://doi.org/10.1007/978-3-662-58403-3_6

6.1 Einführung

Der Schulter- und der Beckengürtel unterscheiden sich in ihren jeweiligen Funktionen in Bezug auf die Stabilisation und Bewegung der Extremitäten.

Im **Schultergürtel** arbeiten Schlüsselbein (Klavikula) und Schulterblatt (Skapula) im Sinne einer Einheit zusammen. Das Schulterblatt erhält seine hauptsächliche Unterstützung durch Muskeln (Mm. pectoralis major et minor, M. trapezius, M. rhomboideus major et minor, M. subscapularis, M. serratus anterior), die nur eine einzige Verbindung mit dem axialen Skelett bzw. mit dem obersten Teil des Brustbeines (Manubrium) aufweisen.

Die Tätigkeit des Schultergürtels ist abhängig von der jeweiligen muskulären Funktion und von seiner Fähigkeit, sich an den darunter liegenden Brustkorb anzugleichen. In Normalfunktion ist der Schultergürtel keine gewichttragende Struktur (Meyers 2000).

Die Patterns des Schulterblattes werden in Verbindung mit den Patterns der oberen Extremität aktiviert (entweder in Bezug auf Bewegung oder Stabilisation). Daher stehen alle Patterns der oberen Extremität stets mit den Schulterblattbewegungen in Verbindung.

Der **Beckengürtel** dagegen ist direkt mit der Wirbelsäule verbunden und hauptsächlich auf die vertebrale Unterstützung angewiesen. Der Beckengürtel ist somit – im Gegensatz zum Schultergürtel – eine gewichttragende Struktur.

Die Patterns des Beckens arbeiten nicht immer in Übereinstimmung mit den Patterns der unteren Extremität, weil sich das Becken hierbei bezüglich seiner Aufgaben unterscheidet.

Das **Kreuzbein** (Sakrum) ist die Verlängerung der Lendenwirbelsäule und arbeitet in Übereinstimmung mit der Wirbelsäule. Es ist an der Tätigkeit der unteren Extremitäten lediglich als Verlängerung der Beckenschaufel beteiligt.

Die Beckenschaufel ist als eine Verlängerung der unteren Extremität zu betrachten und bewegt sich normalerweise bei jeder Bewegungskomponente der unteren Extremität mit.

Das sakroiliakale Gelenk ist die Verbindung zwischen dem axialen Skelett und der unteren Extremität. Aus diesem Grund werden die Patterns des Beckens über das Kreuzbein zur Lendenwirbelsäule hin weitergeleitet, während die Patterns der unteren Extremität sich über die Beckenschaufel auf den Beckengürtel ausbreiten.

Die Bewegungen der unteren Extremität werden durch die Mitbewegung der Beckenschaufel unterstützt. Dies kann sowohl in gewichttragender wie nichtgewichttragender Funktion sein. Jedoch hat die Beckenschaufel innerhalb der Beckenpatterns nur eine untergeordnete passive Funktion, wenn die untere Extremität nicht mit einbezogen wird.

Deshalb ist es z. B. wichtig, das Rollen weiterzuüben, sobald das Beckenpattern erarbeitet ist (Johnson 1999, persönliche Mitteilung).

6.2 Anwendung in der Praxis

Übungen für das Schulterblatt und das Becken sind bei der Behandlung von Halswirbelsäule, Rumpf und Extremitäten wichtig, denn:
- die Muskulatur des Schulterblattes kontrolliert und beeinflusst die Funktion der zervikalen und thorakalen Wirbelsäule und
- eine gute Funktion der oberen Extremität erfordert sowohl Mobilität als auch Stabilität des Schulterblattes.

Beckenstabilität wie auch Beckenbeweglichkeit sind für eine gute Zusammenarbeit zwischen dem Rumpf und den unteren Extremitäten unabdingbar.

Das Üben von Schulterblatt und Becken kann verschiedene Zielsetzungen haben (Magareye 2003):

Behandlungsziele

Schulterblatt:
- Erarbeiten von Beweglichkeit und Stabilität des Schulterblattes. Dies ist durch gezieltes Üben möglich.
- Training der Rumpfmuskulatur. Hinsichtlich der Fazilitation auf eine Betonte Bewegungsfolge achten und Widerstand einsetzen.
- Funktionelle Aktivitäten üben, z. B. das Rollen.
- Die Stabilität und Mobilität der Halswirbelsäule fazilitieren. Wenn der Schulterblattbewegung Widerstand entgegengesetzt wird, beeinflussen sich Schulterblatt- und Nackenmuskulatur gegenseitig.
- Stabilität und Mobilität des Armes fördern. Wenn der Schulterblattbewegung

Widerstand entgegengesetzt wird, beeinflussen sich Schulterblatt- und Armmuskulatur gegenseitig.
- Indirektes Üben des unteren Rumpfes. Dies geschieht durch Irradiation oder weiterlaufende Bewegungen.

Becken:
- Beckenstabilität und -mobilität üben.
- Rumpfstabilität und -mobilität fazilitieren.
- Funktionelle Aktivitäten üben, z. B. das Rollen.
- Stabilität und Mobilität des Beines fazilitieren.
- Indirektes Behandeln von Oberkörper und Halswirbelsäule. Dies ist durch Irradiation möglich oder weiterlaufende Bewegungen.

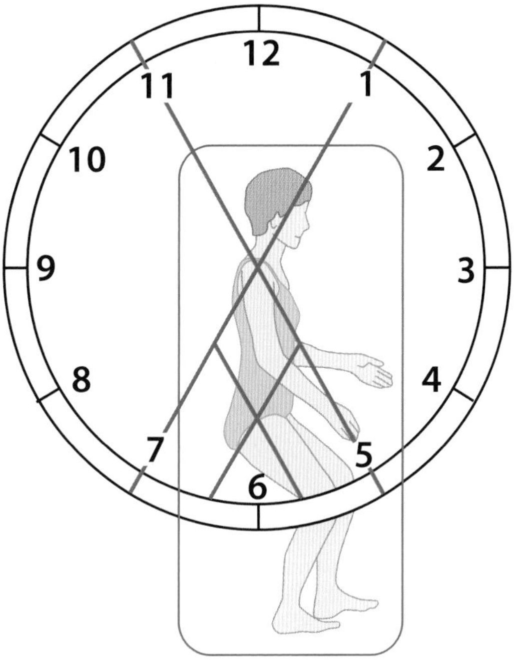

Abb. 6.1 Diagonale Bewegungsrichtungen von Schulterblatt und Becken

6.3 Behandlungsverfahren

■ **Diagonale Bewegung**
Die Patterns des Schulterblattes und des Beckens bewegen sich auf zwei Diagonalen:
- anteriore Elevation – posteriore Depression und
- posteriore Elevation – anteriore Depression.

Die Bewegungen in den Diagonalen folgen in ihrem bogenförmigen Verlauf der jeweiligen Rumpfform des Patienten.

Wenn das Schulterblatt oder das Becken innerhalb dieser Diagonalen bewegt wird, darf es bei korrekter Ausführung weder eine Rollbewegung des Patienten nach vorwärts oder rückwärts geben. Es finden nur geringe Bewegungen in der Wirbelsäule statt. Der Verlauf der Diagonalen lässt sich mit Hilfe des Zifferblattes einer Uhr sehr gut verdeutlichen.

Beispiel
Angenommen, der Patient liegt gestreckt auf seiner linken Körperseite in der Mitte eines gedachten Zifferblattes (■ Abb. 6.1); die Mitte des Kopfes befindet sich auf der Position 12 und die Füße auf der Position 6. Die Vorderseite des Patienten richtet sich zur Position 3 und die Rückseite zur Position 9. Liegt der Patient auf der rechten Seite, vertauschen sich die Ziffern bezüglich der Vorder- und Rückseite.

Für das Üben von Schulterblatt und Becken der rechten Seite ergeben sich die Diagonalen wie folgt:
- anteriore Elevation: Richtung 1 Uhr,
- posteriore Depression: Richtung 7 Uhr,
- posteriore Elevation: Richtung 11 Uhr,
- anteriore Depression: Richtung 5 Uhr (■ Abb. 6.1).

Liegt der Patient auf seiner rechten Körperseite, so ergibt sich für das Üben von Schulterblatt und Becken der linken Seite folgender Verlauf der Diagonalen:
- anteriore Elevation: Richtung 11 Uhr,
- posteriore Depression: Richtung 5 Uhr,
- posteriore Elevation: Richtung 1 Uhr,
- anteriore Depression: Richtung 7 Uhr.

In diesem Kapitel werden alle Patterns am **linken** Schulterblatt und/oder der **linken** Beckenseite dargestellt. Der gesamte Text bezieht sich auf die Bewegungen des linken Schulterblattes und/oder der linken Beckenseite.

■ **Ausgangsstellung des Patienten**
Für die Ausführung der Basispatterns von Schulterblatt und Becken liegt der Patient in stabiler

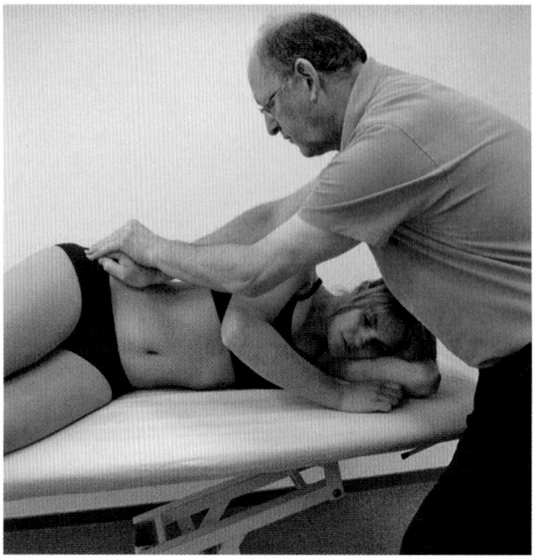

6

◘ **Abb. 6.2** Der Therapeut steht vor dem Patient: anteriore Elevation des Beckens

Seitenlage auf der Behandlungsbank. Die Anwendung dieser Patterns in anderen Ausgangsstellungen wird in weiteren Kapiteln dieses Buches gezeigt.

In der Ausgangsstellung liegt der Patient stabil auf der Seite; Hüft- und Kniegelenke sind soweit flektiert, wie es für ein optimales (Behandlungs-) Ergebnis notwendig ist. Der Patient sollte so gelagert sein, dass sich sein Rücken möglichst nahe am Rand der Behandlungsbank befindet. Die Wirbelsäule des Patienten liegt dabei in normaler Anordnung und der Kopf und die Halswirbelsäule sollten weitgehend in neutraler Position gelagert sein, also weder in Flexion noch in Extension. Der Kopf des Patienten liegt ohne Lateralflexion der Halswirbelsäule in Verlängerung der Wirbelsäule. Das glenohumerale Gelenk und das Becken befinden sich in der sog. Mittelposition. Diese Position, auch mittlere Frontalebene genannt, wird durch den Schnittpunkt der beiden Diagonalen bestimmt.

Ist das Becken rotiert, kann ein Kissen zwischen die Knie des Patienten gelegt werden.

Von dieser Ausgangsposition aus werden das Schulterblatt oder das Becken in die Vordehnung des gewählten Patterns gebracht.

▪ **Ausgangsstellung des Therapeuten**
Es gibt zwei mögliche Ausgangsstellungen für den Therapeuten:
1. Der Therapeut steht hinter dem Patienten in der gewählten Schulterblatt- oder Beckendia-

gonalen. Die Arme und Hände des Therapeuten weisen dabei in die Bewegungsrichtung. Alle in diesem Kapitel beschriebenen Griffe gehen von dieser Ausgangsstellung für den Therapeuten aus.
2. Der Patient liegt an der Kante der Behandlungsbank, das Gesicht dem Therapeuten zugewandt. Der Therapeut steht dabei vor dem Patienten, und zwar in Verlängerung der gewählten Diagonalen. Die Platzierung der Hände auf dem Körper des Patienten bleibt dabei gleich, jedoch muss der Therapeut die Griffe durch veränderten Einsatz seiner Hände angleichen (Fingerspitzen, Handballen, radiale Seite usw.) (◘ Abb. 6.2).

Die Patterns des Schulterblattes und des Beckens können ebenso mit dem Patienten geübt werden, wenn er auf der Matte liegt. Der Therapeut muss sich dabei an die Ausgangsstellung des Patienten anpassen, indem er sich entweder vor oder hinter dem Patienten hinkniet. Die Gewichtsverlagerung des Therapeuten bei den einzelnen Patterns findet dann vom (Knie-)Fersen-Sitz zum halben oder ganz aufgerichteten Kniestand und wieder zurück statt.

▪ **Taktiler Stimulus**
Die Grifftechnik folgt dem Grundprinzip des Taktilen Stimulus. Der Griff ist dabei der Bewegungsrichtung entgegengesetzt. In diesem Abschnitt wird der beidhändige Einsatz der Hände beschrieben, der angewandt wird, wenn der Patient auf der Seite liegt und der Therapeut hinter ihm steht. Diese Griffe werden sofort angepasst, sobald sich die Position des Therapeuten oder des Patienten verändert. Manchmal wird eine geringfügige Anpassung des Griffes notwendig, weil dem Therapeuten nur eine Hand zur Verfügung steht, während er mit seiner zweiten Hand ein anderes Pattern oder eine Extremität kontrolliert.

▪ **Widerstand**
Den Widerstand für die Rotation setzt der Therapeut, indem er einen Rotationswiderstand einsetzt, wobei der Angulus inferior sich entweder zur Wirbelsäule hin oder von der Wirbelsäule weg dreht. Die Richtung des Widerstandes ist bogenförmig und folgt dabei der Körperkontur des jeweiligen Patienten. Die Gelenkstellungen der Arme und Hände des Therapeuten verändern sich fortlaufend durch die bogenförmige Bewegung des Schulterblattes und/oder des Beckens während ihres Verlaufes in der Diagonalen (◘ Abb. 6.3). Durch den

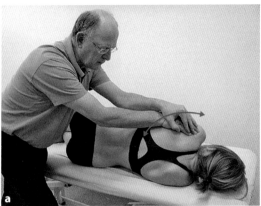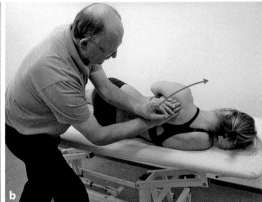

◻ Abb. 6.3   Die Richtung des gesetzten Widerstandes ergibt einen Bogen (posteriore Depression des Schulterblattes)

bogenförmigen Verlauf der Körperform ändert sich die Widerstandsrichtung fortwährend, aber nur geringfügig innerhalb einer Diagonalen. Die Übergänge sind dabei fließend.

6.4 Schulterblattpatterns

Die Patterns für das Schulterblatt können in verschiedenen Ausgangsstellungen des Patienten ausgeführt werden. Dazu zählen sowohl die Seitenlage auf der Behandlungsbank als auch auf der Matte, die sitzende oder stehende Ausgangsstellung. Der Humerus muss frei beweglich sein, während sich das Schulterblatt bewegt. In der Seitenlage kann sich das Schulterblatt in alle Richtungen frei bewegen, und die Rumpfaktivitäten lassen sich leichter beeinflussen (Irradiation). Dabei sind die im Folgenden genannten wichtigen Muskelkomponenten beteiligt (die bisher noch nicht durch elektromyographische Untersuchungen bestätigt wurden):

Bewegung	Muskulatur: die wichtigsten Komponenten (Kendall und McCreary 2005)
Anteriore Elevation	M. levator scapulae, M. serratus anterior
Posteriore Depression	M. serratus anterior (unterer Teil), M. latissimus dorsi
Posteriore Elevation	M. trapezius, M. levator scapulae, Mm. rhomboidei
Anteriore Depression	Mm. rhomboidei, M. serratus anterior, M. trapezius pars ascendens, Mm. pectoralis major et minor

6.4.1 Anteriore Elevation (◻ Abb. 6.4, 6.5)

■ **Taktiler Stimulus**

Der Therapeut legt eine Hand vorne auf das glenohumerale Gelenk und das Akromion. Die Finger sind dabei leicht gebeugt. Die andere Hand wird zur Unterstützung auf die erste Hand gelegt. Der Körperkontakt zum Patienten erfolgt nur mit den Fingern und nicht mit dem Handballen.

■ **Vordehnung**

Das Schulterblatt wird im Sinne der posterioren Depression nach hinten unten in Richtung der unteren Brustwirbelsäule bewegt, dabei wird der Angulus inferior der Skapula zur Wirbelsäule hin gedreht (◻ Abb. 6.5a). Das glenohumerale Gelenk muss sich hinter der mittleren Frontalebene des Patienten befinden. Hierbei sollte die anteriore Nackenmuskulatur fühlbar und sichtbar unter Spannung stehen. Die Spannung darf aber nicht zu einem Hochhebeln des Kopfes führen. Die vom Therapeuten passiv ausgeführte Bewegung des Schulterblattes in die Vordehnung darf kein Rückwärtsrollen des Patienten oder eine Rotation seiner Wirbelsäule verursachen.

■ **Verbales Kommando**

»Ziehen Sie Ihre Schulter in Richtung Nase.«

■ **Bewegung**

Das Schulterblatt bewegt sich auf einem Bogen nach vorne oben (ventrokranial), die ungefähr auf die Nase des Patienten ausgerichtet ist. Der Angulus inferior bewegt sich dabei von der Wirbelsäule weg (◻ Abb. 6.4b).

6

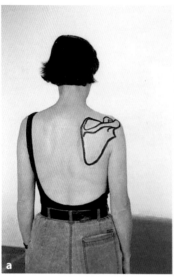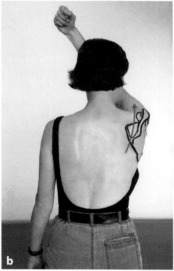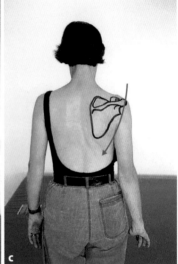

■ **Abb. 6.4 a–c**   Schulterblattdiagonale: anteriore Elevation/posteriore Depression. **a** Neutrale Stellung, **b** anteriore Elevation, **c** posteriore Depression

■ **Stellung des Therapeuten und Körpermechanik**

Der Therapeut steht hinter dem Patienten in Höhe von dessen Lendenwirbelsäule. Sein Gesicht ist dem Kopf des Patienten zugewandt, und er schaut nach ventrokranial.

Sowohl die Knie als auch die Ellbogen des Therapeuten sind am Anfang der Bewegung leicht gebeugt. Im Laufe der Bewegung verlagert der Therapeut sein Gewicht vom hinteren auf das vordere Bein und richtet sich dadurch langsam auf. Gleichzeitig mit dieser Bewegung streckt er seine Arme und Beine.

■ **Widerstand**

Die Richtung des Widerstandes ist bogenförmig. Sie ergibt sich aus der Diagonalen und der Körperform des Patienten. Der Therapeut setzt einen Rotationswiderstand, wodurch sich der Angulus inferior zur Wirbelsäule hin dreht. Der Widerstand wird nicht ausschließlich von den Armen des Therapeuten erzeugt, sondern ergibt sich während der Bewegung in erster Linie aus der Verlagerung seines Körpergewichtes vom hinteren auf das vordere Bein.

■ **Endstellung**

Das Schulterblatt und das Akromion befinden sich ventrokranial in der Nähe der Nase des Patienten (■ Abb. 6.5b). Dadurch steht die Depressions-

und Retraktionsmuskulatur des Schulterblattes unter Spannung. Der Angulus inferior hat sich von der Wirbelsäule entfernt.

Funktionelle Aktivitäten:

▬ Vordrehen des Oberkörpers,
▬ Nach-Vorne-Greifen mit dem Arm und
▬ bestimmte Gangphasen: »terminal stance« auf der ipsilateralen Seite sowie erste und mittlere Schwungbeinphase auf der kontralateralen Seite.

6.4.2 Posteriore Depression (■ Abb. 6.4a, c, 6.6)

■ **Taktiler Stimulus**

Der Therapeut platziert mit dem Lumbrikalgriff den Handballen einer Hand am Margo medialis und Angulus inferior des Schulterblattes. Die Finger liegen auf dem Schulterblatt und sind zum Akromion gerichtet. Die andere Hand wird in gleicher Stellung zur Unterstützung auf die erste Hand gelegt. Der gesamte Druck sollte unterhalb bzw. kaudal der Spina scapulae vom Handballen aus gegeben werden.

■ **Vordehnung**

Der Therapeut bewegt das Schulterblatt so weit in Richtung anteriore Elevation nach vorne oben,

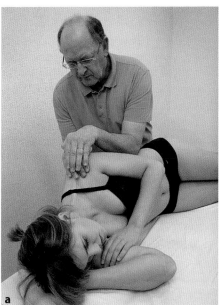
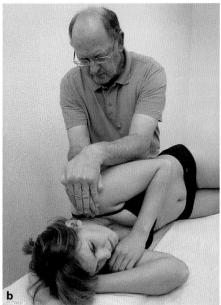

☐ Abb. 6.5 a, b   Widerstand für die anteriore Elevation des Schulterblattes

bis die posterior gelegene Muskulatur unter Spannung steht (☐ Abb. 6.6a). Der Angulus inferior der Skapula wird dabei von der Wirbelsäule weg bewegt. Die Bewegung oder der anhaltende Druck bzw. Widerstand dürfen weder eine größere Rotation in einem oder mehreren Wirbelsegmenten noch ein Vorwärtsrollen des Patienten verursachen.

- **Verbales Kommando**

»Drücken Sie Ihr Schulterblatt zu mir nach unten in Richtung Wirbelsäule.«

- **Bewegung**

Das Schulterblatt bewegt sich in Richtung der unteren Brustwirbelsäule. Dabei handelt es sich um eine nach kaudal gerichtete Retraktion. Der Angulus inferior bewegt sich dabei in Richtung Wirbelsäule (☐ Abb. 6.4b, c).

- **Stellung des Therapeuten und Körpermechanik**

Die Ausgangsstellung entspricht der bei der anterioren Elevation (▸ Abschn. 6.4.1).

Der Therapeut steht in Schrittstellung aufrecht hinter dem Patienten. Seine Arme sind leicht gestreckt. Im Verlauf der Bewegung verlagert der Therapeut sein Körpergewicht auf das hintere Bein

und beugt die Ellbogen leicht. Dadurch kann er die Schulterblattbewegung des Patienten gut begleiten. Am Ende der Bewegung sind die Ellbogen des Therapeuten auf der gleichen Höhe bzw. tiefer als seine Handgelenke (☐ Abb. 6.6b).

- **Widerstand**

Der Widerstand verläuft bogenförmig und ist an die Körperform des Patienten angepasst.

Während des Bewegungsweges wird der vom Therapeuten gesetzte Widerstand angepasst und lässt sich zum besseren Verständnis in zwei Phasen gliedern: Zu Beginn des Patterns wird das Schulterblatt vom Therapeuten in Richtung der Nase des Patienten bewegt, wobei sich der Angulus inferior von der Wirbelsäule weg bewegt. Wenn das Schulterblatt vom Patienten aktiv in die posteriore Depression bewegt wird und sich dabei auf die Körpermittellinie zubewegt, richtet sich der eingesetzte Widerstand nach vorne, immer parallel zur Behandlungsbank. Gegen Ende des Bewegungsweges zielt der Widerstand dann nach vorne oben, in Richtung der Zimmerdecke, der Rotationswiderstand geht dabei von der Wirbelsäule weg. Der Rotationswiderstand ist am Ende so gesetzt, dass einer Bewegung vom Angulus inferior zur Wirbelsäule hin Widerstand geboten werden muss.

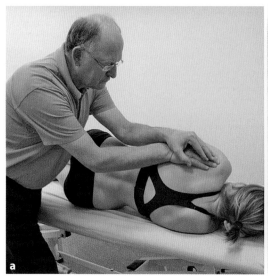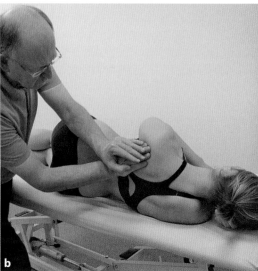

☐ Abb. 6.6   Widerstand für die posteriore Depression des Schulterblattes

■ **Endstellung**

Das Schulterblatt befindet sich mit der Margo medialis parallel zur Wirbelsäule, und die glenohumorale Gelenkfläche zeigt nach vorne oben (☐ Abb. 6.6b).

Funktionelle Aktivitäten:
- Rumpfextension,
- Zurückdrehen des Oberkörpers,
- Stützen auf Unterarmstöcke beim Gehen,
- Pushing-ups mit aufgerichtetem Rumpf.

Für das Übersetzen vom Rollstuhl ins Bett (z. B. bei einer Querschnittslähmung) braucht der Patient eher die anteriore Depression der Skapula.

6.4.3 Anteriore Depression (☐ Abb. 6.7, 6.8)

■ **Taktiler Stimulus**

Für die Ausführung dieser Diagonalen gibt es zwei mögliche Grifftechniken:
- Der Therapeut legt seine Hand mit der ulnaren Seite leicht gebeugt auf den vorderen axillaren Rand des M. pectoralis und den Processus coracoideus. Die andere Hand legt er ebenfalls mit der ulnaren Seite auf den Margo lateralis des Schulterblattes. Sowohl die Hände als auch die Arme zeigen in die Richtung des gegenüberliegenden Os ilium.
- Der Therapeut legt seine leicht gebogenen Hände mit den Fingern flach auf den vorde-

ren axillaren Rand des M. pectoralis. Hierbei fungiert die zweite Hand als Unterstützung für die erste Hand. Die Finger zeigen in die Richtung der Diagonalen, zur gegenüberliegenden Hüfte. Auch hier besteht kein Kontakt mit dem Handballen.

■ **Vordehnung**

Der Therapeut bringt das Schulterblatt passiv so weit in die posteriore Elevation, bis das glenohumerale Gelenk hinter der mittleren Frontalebene des Körpers positioniert ist (☐ Abb. 6.8a). Der Angulus inferior wird dabei von der Wirbelsäule weg bewegt. Eine Vordehnung der abdominalen Muskulatur sollte von der gleichseitigen Rippenseite bis zur gegenseitigen Beckenseite sichtbar und fühlbar sein. Sowohl die Bewegung als auch der anhaltende Druck bzw. der Widerstand auf dem Schulterblatt dürfen weder zu einem Mitdrehen des Patienten nach hinten noch zu einer Rotation der Wirbelsegmente führen.

■ **Verbales Kommando**

»Ziehen Sie Ihre Schulter runter in Richtung Bauchnabel.«

■ **Bewegung**

Das Schulterblatt bewegt sich bogenförmig. Die gedachte Verlängerung dieser Linie ist zur gegenüberliegenden Crista iliaca anterior hin ausgerichtet. Der Angulus inferior bewegt sich dabei zur Wirbelsäule hin.

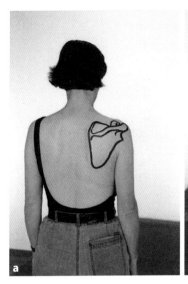
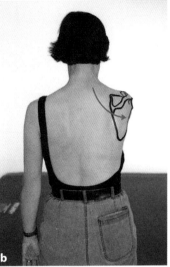
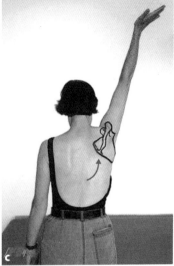

Abb. 6.7 a–c Schulterblattdiagonale: anteriore Depression/posteriore Elevation. **a** Neutrale Stellung, **b** anteriore Depression, **c** posteriore Elevation

▪ **Stellung des Therapeuten und Körpermechanik**

Der Therapeut steht am Kopfende der Behandlungsbank hinter dem Patienten. Sein Blick richtet sich auf die unten liegende Hüfte des Patienten.

Seine Beine und Arme sind leicht gebeugt. Während der Bewegung richtet der Therapeut seinen Oberkörper zunehmend auf und verlagert dabei gleichzeitig sein Körpergewicht vom hinteren auf das vordere Bein. Am Ende des Patterns steht der Therapeut aufgerichtet und mit nahezu gestreckten Armen parallel zum Oberkörper des Patienten.

▪ **Widerstand**

Der Widerstand folgt der Diagonalen in Verbindung mit der Körperform des Patienten. Er ergibt sich aus der bereits beschriebenen Gewichtsverlagerung des Therapeuten.

▪ **Endstellung**

Das Schulterblatt ist nach ventral rotiert, in Depression und Abduktion. Das glenohumerale Gelenk befindet sich vor der mittleren Frontalebene des Körpers (▪ Abb. 6.8b). Der Angulus inferior hat sich von der Wirbelsäule weg bewegt.

Funktionelle Aktivitäten:
- Vordrehen des Oberkörpers,
- Nach-Vorne-Greifen mit dem Arm,
- Greifen zu den Socken/Schuhen, um sie an-/auszuziehen,
- Ballwerfen bei verschiedenen Sportarten.

6.4.4 Posteriore Elevation (▪ Abb. 6.7a, c, 6.9)

▪ **Taktiler Stimulus**

Der Therapeut legt seine Hände übereinander, dass sie oberhalb der Spina scapulae auf dem Pars descendens des M. trapezius zu liegen kommen. Dabei sollten sich die Hände des Therapeuten distal des ersten Kostotransversalgelenkes befinden.

▪ **Vordehnung**

Das Schulterblatt wird so weit in Richtung des gegenüberliegenden Os ilium in die anteriore Depression gebracht, bis der Pars descendens des M. trapezius fühlbar und sichtbar unter Spannung steht (▪ Abb. 6.9a). Der Angulus inferior der Skapula bewegt sich dabei zur Wirbelsäule hin. Der Spannungsaufbau hierbei sollte aber weder zu einem Anheben des Kopfes des Patienten noch zu einer Rotation in einem Wirbelsäulensegment führen. Ebenso darf der fortwährende Druck der Hände nicht zu einem Vorwärtsrollen des Körpers führen.

▪ **Verbales Kommando**

»Ziehen Sie Ihre Schulter nach hinten oben hinters Ohr.«

▪ **Bewegung**

Das Schulterblatt bewegt sich nach kranial und in Adduktion geradlinig zum Hinterkopf des Patien-

6

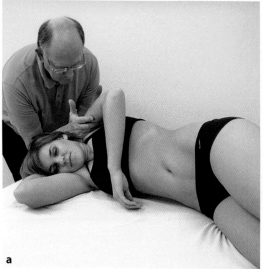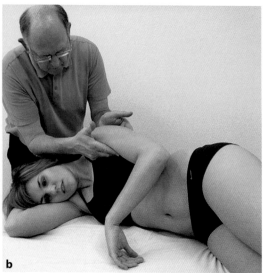

◘ Abb. 6.8 a, b Widerstand für die anteriore Depression des Schulterblattes

ten. Der Angulus inferior bewegt sich dabei von der Wirbelsäule weg. Das glenohumerale Gelenk bewegt sich nach dorsal und rotiert gleichzeitig nach oben (kranial).

- **Stellung des Therapeuten und Körpermechanik**

Die Ausgangsstellung entspricht der bei der anterioren Depression (► Abschn. 6.4.3).

Der Therapeut steht nahezu aufrecht hinter dem Patienten in Schrittstellung. Die Ellbogen des Therapeuten sind am Anfang der Bewegung fast ganz gestreckt und ungefähr auf der gleichen Höhe wie seine Handgelenke. Im Verlauf der Bewegung verlagert der Therapeut sein Körpergewicht vom vorderen auf das hintere Bein und geht dabei leicht in die Knie. Die Ellbogen sind am Ende der Bewegung stärker gebeugt und stehen tiefer als die Handgelenke.

- **Widerstand**

Der Widerstand ergibt sich aus der Bewegung in der Diagonalen und der Körperform des Patienten. Der Widerstand wird vom Körper des Therapeuten auf seine Unterarme und Hände weitergeleitet. Dabei verlaufen die Unterarme immer parallel zur Widerstandsrichtung.

- **Endstellung**

Das Schulterblatt befindet sich in Elevation und Adduktion. Das glenohumerale Gelenk liegt dorsal der mittleren Frontalebene des Körpers

(◘ Abb. 6.9b). Der Angulus Inferior hat sich von der Wirbelsäule entfernt.

Funktionelle Aktivitäten:
- Rückwärtsgehen,
- Ausholen mit dem Arm, um z. B. einen Ball zu werfen,
- Anziehen von Shirts.

Praxistipp

- Wenn gezielte Schulterblattbewegungen erwünscht sind, sollte sich der Rumpf nicht mitbewegen, d. h. weder rollen noch rotieren.
- Das glenohumerale Gelenk nimmt an den Patterns des Schulterblattes ebenfalls teil. Der Oberarm muss dabei frei beweglich sein.

6.4.5 Spezielle Anwendungen der Schulterblattpatterns

Die nachfolgenden Empfehlungen können dem Therapeuten helfen, die Schulterblattpatterns gezielt auf die Bedürfnisse des jeweiligen Patienten bezogen einzusetzen:
- **Mobilisation bzw. Stabilisation der Schulter** (◘ Abb. 6.10)
- **Training der Rumpfmuskulatur mittels Schulterblattpatterns:**

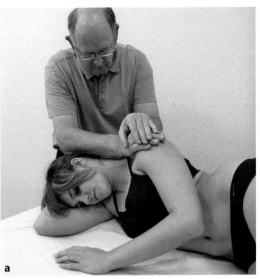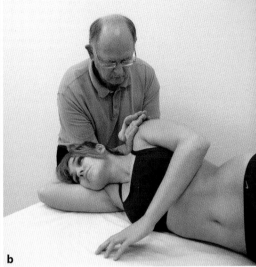

Abb. 6.9 Widerstand für die posteriore Elevation des Schulterblattes

▪ Beim Einsatz der Betonten Bewegungsfolge (»Timing for Emphasis«) sollte die Mitbewegung des Schulterblattes zu Beginn der Bewegung verhindert werden, bis die Anspannung der Rumpfmuskulatur fühlbar und sichtbar wird. Wenn dies erreicht ist, wird der Widerstand am Schulterblatt so verändert, dass die Bewegungen von Schulterblatt und Rumpf einen Widerstand entgegengesetzt bekommen.

▪ Am Ende des möglichen Bewegungsausschlags des Schulterblattes fordert der Therapeut den Patienten auf, das Schulterblatt »einzurasten« (»locking it in«). Dies erreicht der Therapeut mittels stabilisierenden Kontraktionen und das Üben der Rumpfmuskulatur mit wiederholten Kontraktionen.

▪ Die Technik der Antagonistischen Umkehrbewegung lässt sich zur Verbesserung der Koordination und/oder zur Verhinderung bzw. Verminderung von Ermüdungserscheinungen der Schulterblatt- und der Rumpfmuskulatur einsetzen.

▪ **Erarbeiten bzw. Üben funktioneller Aktivitäten, z. B. das Rollen:**

▪ Nachdem die Schulterblatt- und Rumpfmuskulatur durch die Übungen aktiviert worden ist, sollte die trainierte Bewegung in eine funktionelle Tätigkeit bzw. Bewegung umgesetzt werden, wie z. B. das Vorwärts- oder Rückwärtsrollen (► Abschn. 11.4.1).

▪ Hierzu erhält der Patient vom Therapeuten während des Übens des Schulterblattpatterns im richtigen Moment die Aufforderung, sich nach vorne zu rollen. Gleichzeitig setzt der Therapeut der funktionellen Bewegung am stabilisierenden Schulterblatt einen Widerstand entgegen.

▪ Der anschließende Einsatz der Technik Wiederholte Kontraktionen steigert über den Dehnungs-Verkürzungs-Zyklus die Kontraktionsfähigkeit der Muskulatur und somit das Gefühl für die funktionelle Bewegung als auch die physische Möglichkeit, diese auszuführen.

▪ **Gezielte Beeinflussung der Beweglichkeit und Stabilität der Halswirbelsäule** – Da sich das Schulterblatt und die Halswirbelsäule hinsichtlich ihrer muskulären Aktivität gegenseitig beeinflussen, kann man gezielt Beweglichkeit oder Stabilisation erarbeiten, indem man das Schulterblatt gegen Widerstand arbeiten lässt:

▪ Die von der Halswirbelsäule zum Schulterblatt verlaufende Muskulatur lässt sich üben, indem gleichzeitig am Kopf und an der Schulter des Patienten ein Widerstand gesetzt wird. Der Widerstand kann dabei unterschiedlich dosiert werden, so dass es entweder zu einem Bewegungsausschlag oder zu einer stabilisierenden Kontraktion kommt.

6

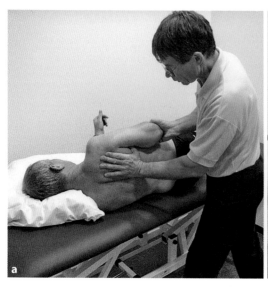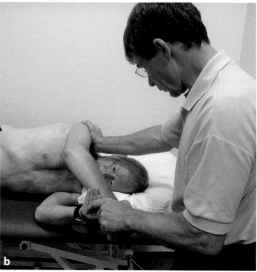

◨ **Abb. 6.10 a, b**   Patient mit einer rechtsseitigen Hemiplegie. **a** Kombination eines Schulterblattpatterns (posteriore Depression) mit der Armbewegung in Extension. **b** Kombination des Schulterblattes (anteriore Elevation) mit der Armbewegung in Flexion

— Zur Erweiterung der Nackenbeweglichkeit wird die Halswirbelsäule stabilisiert und die betroffene Muskulatur entweder mit der Technik Halten – Entspannen oder der Technik Anspannen – Entspannen je nach Zielsetzung behandelt.

— **Gegenseitige Beeinflussung der Schulterblatt- und der Armmuskulatur** – Die Schulterblattbewegung und -stabilisation, z. B. gegen Widerstand, haben einen deutlichen Einfluss auf die Bewegungen bzw. Beweglichkeit und die Stabilität der Arme (s. ◨ Abb. 6.10):

— Die Elevation des Schulterblattes geht mit dem Flexionsmuster des Armes einher.

— Die Depression des Schulterblattes geht mit dem Extensionsmuster des Armes einher.

— **Behandlung des unteren Rumpfes indirekt durch Irradiation** – Der Therapeut gibt einen anhaltenden, maximalen Widerstand zur Förderung der Stabilität des Schulterblattes, bis er eine Kontraktion der gewünschten Rumpfmuskulatur sieht oder fühlt.

> **Praxistipp**
>
> — Die Patterns des Schulterblattes haben einen direkten Einfluss auf die Wirbelsäule.
> — Wenn die Patterns des Schulterblattes zum Rollen eingesetzt werden, ist das Schulterblatt der Hebel, um das Rollen zu ermöglichen.

6.5 Beckenpatterns

Das Becken ist Teil des Rumpfes. Da Becken und Rumpf arthrogen und muskulär miteinander verbunden sind, hängt das mögliche Bewegungsausmaß des Beckens von der Beweglichkeit der Lendenwirbelsäule ab. Biomechanisch ist es unmöglich, das Becken ohne Bewegung in der Lendenwirbelsäule zu bewegen, da beide Komponenten miteinander verbunden sind. Die Autoren behandeln die Beckenpatterns isoliert vom Rumpf, solange keine große Veränderung bezüglich der Flexion oder Extension der Wirbelsäule auftritt.

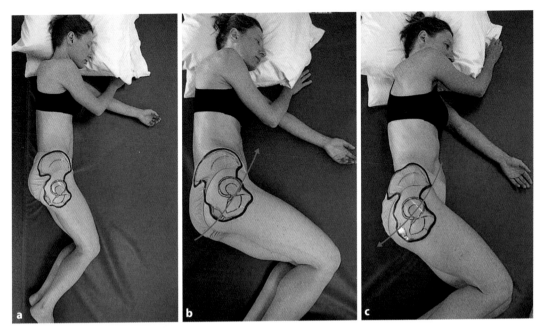

Abb. 6.11 a–c Beckendiagonale: **a** Neutrale Stellung, **b** anteriore Elevation, **c** posteriore Depression

Bewegung	Muskulatur: die wichtigsten Komponenten (Kendall und McCreary 2005)
Anteriore Elevation	Mm. obliquus internus et externus abdominis
Posteriore Depression	Interne und externe Mm. obliquus abdominis (kontralateral)
Posteriore Elevation	M. quadratus lumborum (ipsilateral), M. latissimus dorsi (ipsilateral), M. iliocostalis lumborum, M. longissimus thoracis
Anteriore Depression	M. quadratus lumborum (kontralateral), M. iliocostalis lumborum und M. longissimus thoracis (kontralateral)

Die Beckenpatterns können mit dem Patienten in liegender, sitzender und stehender Ausgangsstellung und im Vierfüßlerstand ausgeführt werden. Dabei darf das Körpergewicht bei den Beckenpatterns nicht auf der zu übenden Seite lasten; nur so wird ein freies Bewegen ermöglicht.

In der Seitenlage können alle Bewegungen des Beckens frei ausgeführt werden. Darüber hinaus ermöglicht die Seitenlage sowohl eine einfache bzw. unkomplizierte Verstärkung der Aktivitäten von Rumpf und Bein.

Nachfolgend werden die Bewegungen und die Muskelkomponenten genannt, die hauptsächlich daran beteiligt sind.

6.5.1 Anteriore Elevation (■ Abb. 6.11a, b; 6.12; 12.2e–f, 12.28a, b)

▪ **Taktiler Stimulus**
Der Therapeut legt seine beiden Hände übereinander und umfasst mit den Fingern der leicht gebeugten Hände die Cristae iliaca, so dass die Hände auf ihnen und damit leicht vor der mittleren Frontalebene des Körpers zum Liegen kommen.

▪ **Vordehnung**
Der Therapeut bringt den oben liegenden Beckenkamm so weit in Richtung Tuber ischiadicum bzw. in die posteriore Depression, bis die Bauchmuskulatur zwischen Beckenkamm und gegenüberliegendem Rippenbogen fühl- und sichtbar unter Spannung steht. Das Becken bewegt sich in einem ventral konvexen Bogen nach hinten unten (Bogen in ■ Abb. 6.11). Anhaltender Druck bzw. Widerstand darf weder zu einem Rückwärtsrollen des Patienten noch zur Rotation in Wirbelsegmenten führen (■ Abb. 6.12a).

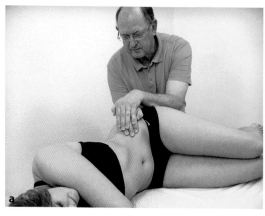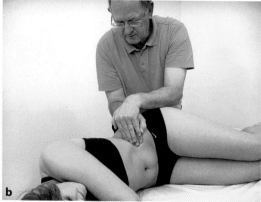

☐ Abb. 6.12 a, b Widerstand für die anteriore Elevation

- **Verbales Kommando**

»Ziehen Sie Ihr Becken in Richtung Bauchnabel hoch.«

- **Bewegung**

Das Becken bewegt sich nach vorne oben, so dass eine geringe Beckenkippung nach dorsal stattfindet. Hierdurch kommt es zu einer Rumpfverkürzung auf der oben liegenden Rumpfseite (Lateralflexion). Gleichzeitig verlängert sich die gegenüberliegende bzw. unten liegende Rumpfseite.

- **Stellung des Therapeuten und Körpermechanik**

Der Therapeut steht in Schrittstellung in der Diagonalen hinter dem Patienten in Höhe von dessen Oberschenkeln. Er steht dabei in Blickrichtung zur gegenüberliegenden Schulter des Patienten (in unserem Beispiel also die »rechte«).

Am Anfang der Bewegung steht der Therapeut mit leicht gebeugten Beinen und mit dem Hauptgewicht auf seinem hinteren Bein. Die Arme sind leicht gebeugt. Im Verlauf der Bewegung richtet sich der Therapeut mit dem Oberkörper auf und streckt seine Arme, während er sein Körpergewicht vom hinteren auf den vorderen Fuß verlagert.

- **Widerstand**

Die Richtung des Widerstandes ergibt sich aus der Bewegung in der Diagonalen und der Körperform des Patienten. Darüber hinaus verläuft die Richtung des Widerstandes parallel zur Stellung der Unterarme des Therapeuten. Das bedeutet, dass der Therapeut die Druckrichtung erst nach hinten unten zur Behandlungsbank richtet, danach annä-

hernd parallel zur Behandlungsbank und schließlich nach oben Richtung Zimmerdecke.

- **Endstellung**

Am Ende der Bewegung befindet sich das Becken in der anterioren Elevation, ohne dass eine nennenswerte Beckenkippung nach dorsal stattgefunden hat (☐ Abb. 6.12b). Die oben liegende Rumpfseite ist lateral flektiert und verkürzt. Es gibt keine nennenswerte Veränderung der lumbalen Lordose.

Funktionelle Aktivitäten:

- Verschiedene Schwungbeinphasen,
- Vordrehen des Beckens.

6.5.2 **Posteriore Depression (☐ Abb. 6.11a, c, 6.13)**

- **Taktiler Stimulus**

Der Therapeut platziert den Handballen einer Hand am Tuber ischiadicum. Die andere Hand wird zur Unterstützung auf die erste gelegt. Die Finger weisen in die Richtung der Diagonalen nach ventrokranial.

- **Vordehnung**

Der Therapeut bewegt das Becken durch den Druck am Tuber ischiadicum nach ventrokranial, so dass der Beckenkamm dem gegenüberliegenden Rippenbogen näher kommt (☐ Abb. 6.13a). Das Becken bewegt sich in einem ventral konvexen Bogen nach vorne oben (Bogen in ☐ Abb. 6.11). Anhaltender Druck bzw. Widerstand darf nicht zu einem Vorwärtsrollen des Patienten oder zur Rotation in Wirbelsegmenten führen.

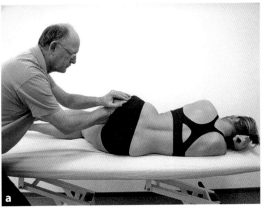
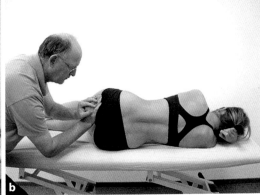

Abb. 6.13 Widerstand für die posteriore Depression

- **Verbales Kommando**
»Setzen Sie sich in meine Hand nach hinten unten.«

- **Bewegung**
Das Becken bewegt sich in einem nach ventral konvexen Bogen in Richtung posteriore Depression. Hierdurch kommt es zu einer einseitigen Verlängerung des Rumpfes ohne Veränderung der lumbalen Lordose.

- **Stellung des Therapeuten und Körpermechanik**
Die Ausgangsstellung entspricht der bei der anterioren Elevation (▶ Abschn. 6.5.1).

Der Therapeut steht nahezu aufrecht in Höhe der Oberschenkel hinter dem Patienten. Die Arme des Therapeuten sind zu Beginn der Bewegung gestreckt. Im Verlauf der Bewegung beugt der Therapeut die Ellbogen, so dass diese am Ende der Bewegung tiefer stehen als die Handgelenke. Zudem geht der Therapeut in die Knie und verlagert dabei sein Körpergewicht vom vorderen auf das hintere Bein.

- **Widerstand**
Die Richtung des Widerstandes (Führungswiderstand) am Tuber ischiadicum verläuft parallel zur Stellung der Unterarme des Therapeuten. Die Druckrichtung ergibt sich aus der Richtung der Diagonalen nach ventrokranial.

- **Endstellung**
Das Becken befindet sich am Ende der Bewegung in der posterioren Depression (▪ Abb. 6.13b). Die oben liegende Rumpfseite ist verlängert, jedoch ohne nennenswerte Vergrößerung der lumbalen Lordose.

Funktionelle Aktivitäten:
- »Terminal stance« beim Gehen,
- Treppensteigen,
- Abdruckphase,
- Sprünge.

6.5.3 Anteriore Depression (▪ Abb. 6.14; 6.15, 12.27c, d)

- **Taktiler Stimulus**
Für die Durchführung dieser Diagonalen stehen dem Therapeuten **vier verschiedene Grifftechniken** zur Verfügung:
1. Der Therapeut legt die Finger leicht gebeugt auf den Trochanter major. Die andere Hand wird zur Unterstützung entweder auf die erste Hand (▪ Abb. 6.15a) oder in Höhe der Spina iliaca anterior inferior abgelegt.
2. Der Oberschenkel ist in Verlängerung der Diagonalen ausgerichtet (ungefähr 20–30° Hüftflexion). Der Therapeut legt (in unserem Beispiel) die linke Hand auf das linke Knie des Patienten (▪ Abb. 6.15b, c). Die rechte Hand platziert er in Höhe der Spina iliaca anterior inferior.
3. Der Therapeut platziert die leicht gebeugten Finger an der Vorderseite der Spina iliaca anterior superior. Die andere Hand wird zur Unterstützung auf die erste Hand gelegt. Hierbei sollte der Therapeut beachten, dass nur die Finger und nicht die Handballen Kontakt haben.
4. Die Grifftechnik für die erste Hand entspricht der Grifftechnik bei der dritten Möglichkeit. Die zweite Hand wird jedoch nicht auf die erste gelegt, sondern mit der ulnaren Seite im

6

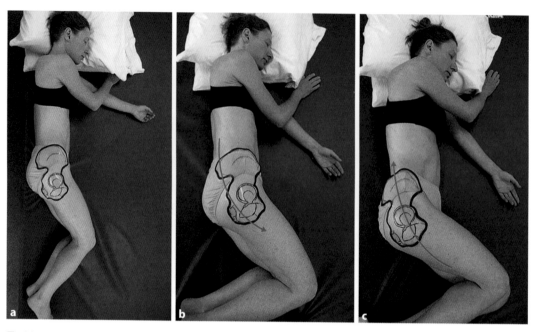

🔲 **Abb. 6.14 a–c**   Beckendiagonale: **a** Neutrale Stellung, **b** anteriore Depression, **c** posteriore Elevation

Lumbrikalgriff unter dem Tuber ischiadicum. Beide Unterarme verlaufen parallel zur Diagonalen.

■ **Vordehnung**

Der Therapeut bewegt das Becken in die posteriore Elevation in Richtung des unteren Rippenbogens, ohne die Wirbelsäule zu stauchen oder zu rotieren. Dabei bewegt sich das Becken in einem dorsal gerichteten konvexen Bogen (🔲 Abb. 6.14b). Das obere Bein kann bei Grifftechnik 4 in Außenrotation (AR) platziert werden, wodurch ein Nach-vorne-Kippen des Beckens verhindert wird (🔲 Abb. 6.15b).

■ **Verbales Kommando**

»Ziehen Sie Ihr Becken nach vorne unten in Richtung Knie« oder: »Drücken Sie Ihr Knie in meine Hand.«

■ **Bewegung**

Das Becken bewegt sich in die anteriore Depression, wobei eine geringe Beckenkippung nach dorsal stattfindet. Dadurch kommt es zu einer Verlängerung der oben liegenden Rumpfseite, jedoch ohne Verstärkung der lumbalen Lordose.

■ **Stellung des Therapeuten und Körpermechanik**

Der Therapeut steht mit annähernd gestreckten Armen und mit leicht gebeugten Knien und mit nahezu aufgerichtetem Oberkörper in Schrittstellung hinter dem Patienten in Höhe von dessen Wirbelsäule. Der Therapeut steht in Schrittstellung hinter dem Patienten in Höhe der Wirbelsäule. Er steht in der Verlängerung des unten liegenden Oberschenkels des Patienten, der ungefähr 25° im Hüftgelenk flektiert ist. Die Unterarme verlaufen fast parallel zum Rücken des Patienten.

Im Verlauf der Bewegung streckt der Therapeut seine Knie und verlagert sein Körpergewicht vom hinteren auf das vordere Bein, während er den Rumpf leicht nach vorne neigt. Die Ellbogen des Therapeuten bleiben während der gesamten Bewegung nahezu gestreckt.

Bei Anwendung der zweiten Grifftechnik ist der Arm, dessen Hand in Höhe der Spinae iliaca anterior inferior anliegt, während des gesamten Patterns flektiert.

■ **Widerstand**

Am Anfang der Bewegung wird Widerstand in Richtung der unteren Brustwirbelsäule gegeben. Mit dem Bewegungsverlauf verändert sich die Richtung des Widerstandes, welcher der Körper-

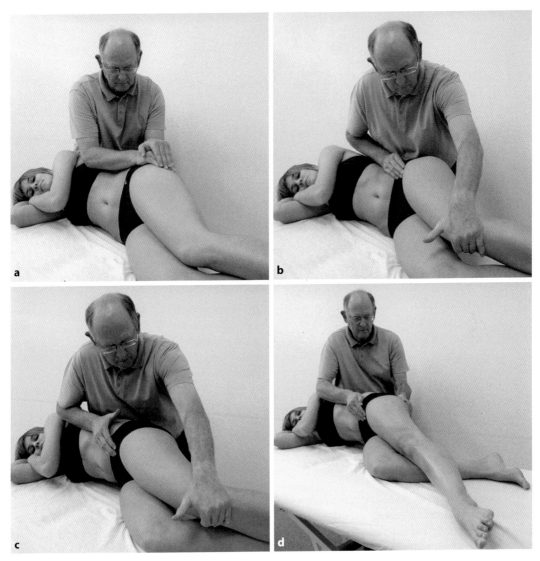

Abb. 6.15 a–d Widerstand für die anteriore Depression des Beckens. **a** Griff auf den Trochanter, **b, c** Griff an der Spina iliaca anterior superior und am Knie, **d** Griff an der Spina iliaca anterior superior und am Tuber ischiadicum

form des Patienten folgt. Am Ende des Patterns ist der Widerstand (diagonal) gegen den Therapeuten und die Raumdecke gerichtet.

■ **Endstellung**

Das Becken befindet sich in der anterioren Depression, ohne dass das Becken weiter nach ventral oder nach dorsal gekippt wurde; die oben liegende Rumpfseite ist einseitig verlängert, ohne eine Verstärkung der lumbalen Lordose und ohne nennenswerte Rotation in den Wirbelsegmenten (■ Abb. 6.15c).

Funktionelle Aktivitäten:
- Treppen hinuntergehen,
- »terminal swing«,
- »loading response« (Gewichtübernahme).

Diese bei Alltagsbewegungen stattfindende Beckenbewegung wird durch exzentrische Muskelarbeit bewirkt. Zur Fazilitation der Bewegung setzt der Therapeut seine Hände an derselben Stelle an wie bei der posterioren Elevationsbewegung und gibt exzentrischen Widerstand.

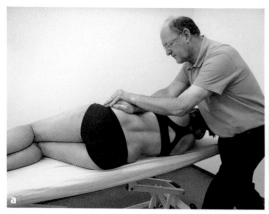
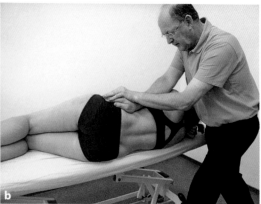

◻ Abb. 6.16   Widerstand für die posteriore Elevation

6.5.4 Posteriore Elevation (◻ Abb. 6.14c; 6.16, 12.22a,b)

■ **Taktiler Stimulus**

Der Therapeut legt den Handballen einer Hand lumbrikal genau auf den Beckenkamm des Patienten und etwas hinter die mittlere Frontalebene. Die zweite Hand wird zur Unterstützung auf die erste Hand gelegt. Die Finger liegen dabei nur ganz leicht auf.

■ **Vordehnung**

Der Therapeut bringt das Becken soweit nach vorne unten in die anteriore Depression, bis die posterior und lateral gelegenen Strukturen zwischen Beckenkamm und unteren Rippen fühl- und sichtbar unter Spannung stehen (◻ Abb. 6.16a). Das Becken bewegt sich in einem dorsal gerichteten konvexen Bogen. Anhaltender Druck bzw. Widerstand führt weder zu einem Vorwärtsrollen noch zur Rotation in der Wirbelsäule.

■ **Verbales Kommando**

»Ziehen Sie Ihr Becken nach hinten oben hoch.«

■ **Bewegung**

Das Becken bewegt sich mit einer geringen Rotation in einem nach dorsal konvexen Bogen nach hinten oben in die posteriore Elevation. Hierdurch kommt es vor allem hinter der Mittellinie zu einer einseitigen Verkürzung des Rumpfes (Lateralflexion).

■ **Stellung des Therapeuten und Körpermechanik**

Die Ausgangsstellung entspricht der bei der anterioren Depression (▶ Abschn. 6.5.3).

Der Therapeut steht zu Beginn der Bewegung relativ aufrecht mit gestreckten Armen. Die Ellbogen sind etwas höher als die Handgelenke. Im Laufe der Bewegung verlagert der Therapeut sein Gewicht vom vorderen auf das hintere Bein, während er leicht in die Knie geht. Die Arme werden flektiert, so dass die Ellbogen am Ende der Bewegung tiefer stehen als die Handgelenke.

■ **Widerstand**

Im Verlauf dieser Diagonalen ändert sich die Widerstandsrichtung dreimal. Die Übergänge sind dabei fließend. Am Anfang richtet sich der Druck etwas nach ventral und kaudal sowie in die Richtung der Behandlungsbank. Anschließend verläuft die Druckrichtung ventrokaudal beinahe parallel zur Behandlungsbank, und gegen Ende des Patterns dann nach ventral und zur Zimmerdecke hin.

■ **Endstellung**

Das Becken befindet sich hinten oben in der posterioren Elevation (◻ Abb. 6.16b). Die oben liegende Rumpfseite ist durch die Lateralflexion verkürzt.

Funktionelle Aktivitäten:
- Rückwärtsgehen,
- Ausholen mit dem Bein, um z. B. einen Ball wegzuschießen.

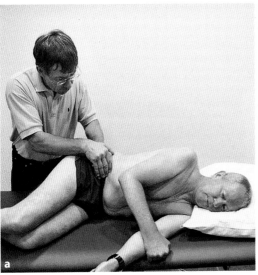
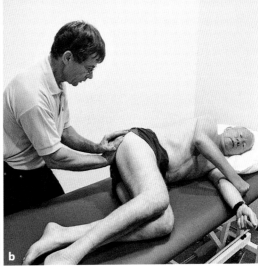

Abb. 6.17 a, b Patient mit einer rechtsseitigen Hemiplegie. **a** Widerstand für die anteriore Elevation des Beckens, **b** Widerstand für die posteriore Depression des Beckens

- Wenn ausschließlich das Becken bewegt wird, sollte keine Beckenkippung nach ventral oder dorsal stattfinden.
- Die Beckenbewegung kommt durch die Aktivität der Rumpfmuskulatur zustande. Der Therapeut sollte nicht zulassen, dass der Patient mit Hilfe des Beines das Becken bewegt.
- Die posteriore Depression des Beckens wird durch die kontralateralen Lateralflexoren des Rumpfes gesteuert.

6.5.5 Spezielle Anwendungen der Beckenpatterns

Das Becken und die untere Extremität beeinflussen und verstärken sich gegenseitig in ihrer Funktion. So beeinflussen die Beckenpatterns in Depression die gewichtstragende Funktion des Beines (Standbeinfunktion). Die Beckenpatterns in Elevation dagegen fördern die Spielbeinfunktion und das Anheben des Beines.

Die Patterns des Beckens können unabhängig von der Stabilität und der Beweglichkeit der anderen Körperteile eingesetzt werden, wie folgende Beispiele zeigen:

- Übungen für die Stabilisation und Beweglichkeit des Beckens (■ Abb. 6.17).
- Übungen mit dem Ziel, die Rumpfstabilität oder Bewegung durch Widerstand oder Betonte Bewegungsfolge zu beeinflussen
  - Übungen für die zum unteren Rumpf gehörenden Flexoren, Extensoren und Lateralflexoren erfolgen durch den Einsatz von Widerstand bei den Beckenpatterns. Während der Übungen sollte es weder zu einer nennenswerten Lordosierung noch zu einer Kyphosierung der Wirbelsäule durch die anteriore bzw. posteriore Bewegung des Beckens kommen.
  - Die Techniken Wiederholter Stretch zu Beginn der Bewegung und/oder Wiederholter Stretch während der Bewegung können zur Stärkung der Rumpfmuskulatur verwendet werden.
  - Die Technik Dynamische Umkehr kann zur Vermeidung bzw. Verminderung von Ermüdungserscheinungen der arbeitenden Muskulatur, aber auch zum Training der Koordination eingesetzt werden.
  - Die Techniken Stabilisierende Umkehr oder Rhythmische Stabilisation können angewandt werden, um den unteren Rumpf zu stabilisieren und die Beckenstabilität zu erarbeiten.

■ **Übungen mit dem Ziel, funktionelle Bewegungen des Rumpfes zu fazilitieren**

  ▬ Das Becken wird zunächst durch eine muskuläre Kontraktion stabilisiert (»locking it in« – einrasten). Danach weist der Therapeut den Patienten an, eine funktionelle Bewegung, z. B. das Rollen, auszuführen. Gleichzeitig zum Verbalen Stimulus setzt der Therapeut der Bewegung einen Widerstand am Becken entgegen (▶ Abschn. 11.4.1).

  ▬ Die Technik Wiederholte Kontraktion kann zur Verbesserung des funktionellen Bewegungslernens eingesetzt werden.

  ▬ Mit der Technik Kombination isotonischer Bewegungen kann die Kontrolle über die Rumpfbewegungen verbessert werden. Der Patient muss, während er das Becken stabilisiert, sowohl bei exzentrischen als auch bei konzentrischen Kontraktionen der Rumpfmuskulatur die Kontrolle über den Rumpf behalten.

  ▬ Die Umkehrtechniken werden zur Verhinderung bzw. Verminderung von Ermüdungserscheinungen der Muskulatur eingesetzt.

■ **Übungsfolgen, die den wechselseitigen Einfluss der Bewegungen des Beckens und der unteren Extremitäten fördern** – Das Becken und die untere Extremität beeinflussen und verstärken sich gegenseitig in ihrer Funktion:

  ▬ Die Beckenpatterns in Depression stehen eng mit der gewichttragenden Funktion des Beines in Verbindung. Wenn die posteriore Depression des Beckens in ihrer Endstellung »eingerastet« (»lock it in«) wird, kann die Extension in der gleichseitigen unteren Extremität fazilitiert werden.

  ▬ Die Beckenpatterns in Elevation unterstützen das Anheben des Beines und die Spielbeinfunktion. Wird die anteriore Elevation des Beckens in ihrer Endstellung »eingerastet«, kann die Flexion in der gleichseitigen Extremität gefördert werden.

■ **Übungen für die indirekte Behandlung des oberen Rumpfes und den Bereich der Halswirbelsäule** – Diese indirekte Behandlung der genannten Bereiche erfolgt durch Irradiation, die durch stabilisierende oder isometrische Beckenpatterns zustande kommt. Hierfür

setzt der Therapeut den Beckenpatterns einen maximalen Widerstand zur Stabilisation entgegen, bis sich die zu beeinflussende Muskulatur des oberen Rumpfes und der Halswirbelsäule fühl- und sichtbar kontrahiert.

> **Praxistipp**
>
> ▬ Die Beckenbewegungen und die Beinbewegungen beeinflussen und verstärken sich gegenseitig, jedoch korrespondieren die Beckenpatterns nicht ganz exakt mit den Beinpatterns.
> ▬ Wenn man die Beckenpatterns zum Üben der Rollbewegung des Rumpfes einsetzt, ist dabei das Becken der Hebel, der das Rollen auslöst.

6.6 Symmetrisch-reziproke und asymmetrische Kombinationen

❯ Die Behandlungsziele dieser Kombinationen beziehen sich hauptsächlich auf den Rumpf zu dessen Kräftigung, Mobilisation, Verbesserung seiner Koordination oder zur Tonussenkung.

Als Ergänzung zu den einzelnen Patterns, bei denen ein Körperteil entweder in eine Richtung (z. B. Schulterblattpattern: anteriore Elevation) oder in beide Richtungen abwechselnd (z. B. Schulterblattpattern: anteriore Elevation und posteriore Depression im Wechsel) bewegt werden, können auch beide Schulterblätter oder ein Schulterblatt kombiniert mit einer Beckenseite gleichzeitig geübt werden. Grundsätzlich kann jede mögliche Kombination von Schulterblatt- und Beckenpatterns eingesetzt werden. Die vielen möglichen Kombinationen werden vom Behandlungsziel und von den Möglichkeiten des Patienten bestimmt. Nachfolgend werden zwei Kombinationsbeispiele beschrieben:

▬ symmetrisch-reziproke Kombination,
▬ asymmetrische Kombination.

Kombinationen von Schulterblatt- und Beckenpatterns sieht man auch bei verschiedenen Phasen des Gangzyklus, z. B. die Spielbeinphase: posteriore Depression des Schulterblattes und anteriore

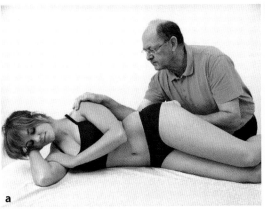 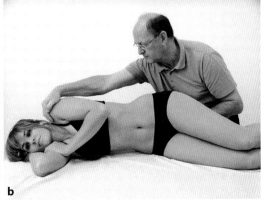

a   **b**

⊡ **Abb. 6.18 a, b** Symmetrisch-reziproke Kombination: Das Schulterblatt bewegt sich in die anteriore Elevation, das Becken in die posteriore Depression

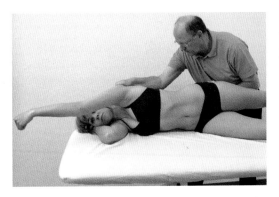

⊡ **Abb. 6.19** Rumpfextension mit Rotation: symmetrisch-reziproke Kombination von Schulterblatt und Becken bei Mitbewegung der Extremitäten

Elevation des Beckens. Man kann aber auch funktionelle Ziele erarbeiten, z. B. das Drehen.

Die Behandlungsprinzipien (Taktiler Stimulus, Kommando, Widerstand, Timing usw.) und die Techniken, die bei den symmetrischen und asymmetrischen Kombinationen der einzelnen Patterns benutzt werden, können bei den Kombinationen ebenfalls verwendet werden.

6.6.1 Symmetrisch-reziproke und Symmetrische Kombinationen

Bei diesen Übungen bewegen sich Schulterblatt und Becken auf der gleichen Diagonalen, jedoch in entgegengesetzten Patterns. Der Therapeut richtet dabei seinen Körper parallel zur Diagonalen aus (⊡ Abb. 6.18, 6.19 und 6.20).

Diese Kombination der Schulterblatt- und Beckenbewegungen bewirkt den Wechsel von Rumpfverlängerung und -verkürzung bei entgegengesetzter Rotation. Die Bewegungsfolge gibt die Bewegungen von Schulterblatt, Becken und Rumpf während des Gehens wider. In den funktionellen Aktivitäten sind diese Kombinationsmöglichkeiten z. B. beim Drehen des Oberkörpers, Wegschieben eines Gegenstandes oder Über-Kopf-Greifen enthalten.

Becken	Schulterblatt
Posteriore Depression	Anteriore Elevation (⊡ Abb. 6.18)
Anteriore Elevation	Posteriore Depression (⊡ Abb. 6.20)

Bei nachfolgender Kombination ist die Mitbewegung der Extremitäten möglich, wobei es zur Extension des Rumpfes mit Rotation kommt.

Becken	Schulterblatt
Posteriore Depression Symmetrische Kombination von Skapula und Becken – beide in anteriore Elevation oder beide in posteriore Depression. Diese kann man zum Drehen auf die Seite aus der Rückenlage anwenden beziehungsweise zum Drehen von der Seitenlage in Rückenlage	Anteriore Elevation (⊡ Abb. 6.19)

6

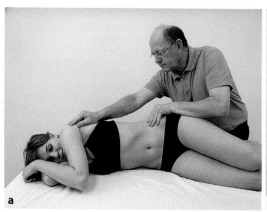
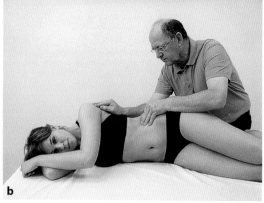

■ **Abb. 6.20 a, b** Symmetrisch-reziproke Kombination: Das Schulterblatt bewegt sich in die posteriore Depression, das Becken in die anteriore Elevation

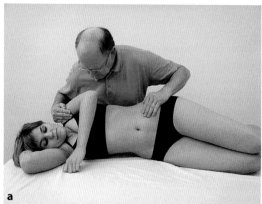
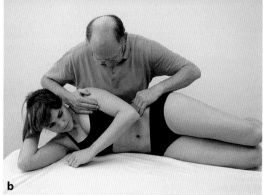

■ **Abb. 6.21 a, b** Asymmetrische Kombination für die Rumpfflexion: Das Schulterblatt bewegt sich in die anteriore Depression, das Becken in die anteriore Elevation

6.6.2 **Asymmetrische Kombinationen**

Bei dieser Kombination bewegen sich Becken und Schulterblatt auf entgegengesetzten Diagonalen, die nicht parallel liegen (■ Abb. 6.21 und 6.22). Der Therapeut steht dabei in der Mitte und richtet seine Unterarme in der Verlängerung der jeweiligen Diagonalen aus. Bei dieser Kombination kann der Therapeut sein Körpergewicht nicht als Widerstand einsetzen. Bewegen sich sowohl das Becken als auch das Schulterblatt in den anterioren Patterns (vorwärts aufeinander zu), kommt es zu einer vollständigen Rumpfflexion (■ Abb. 6.21 und 6.23). Bewegen sich beide in den posterioren Patterns (rückwärts auseinander), kommt es zu einer vollständigen Rumpfextension mit Verlängerung der oben liegenden Rumpfseite (■ Abb. 6.22).

Funktionelle Aktivitäten:
Drehen von Rücken- in Bauchlage und zurück.

Becken	Schulterblatt
Anteriore Elevation	Anteriore Depression (■ Abb. 6.21 und 6.23)
Posteriore Depression	Posteriore Elevation (■ Abb. 6.22)

Eine weitere, jedoch technisch schwieriger auszuführende Möglichkeit ist folgende Kombination:

Becken	Schulterblatt
Anteriore Depression	Anteriore Elevation
Posteriore Elevation	Posteriore Depression

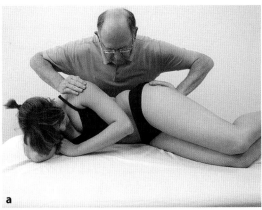
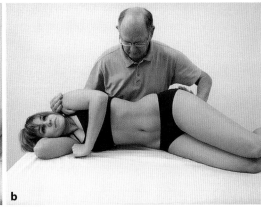

◘ Abb. 6.22 a, b Asymmetrische Kombination für die Rumpfextension: Das Schulterblatt bewegt sich in die posteriore Elevation, das Becken in die posteriore Depression

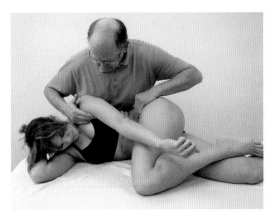

◘ Abb. 6.23 Rumpfflexion: asymmetrische Kombination von Schulterblatt und Becken bei Mitbewegung der Extremitäten

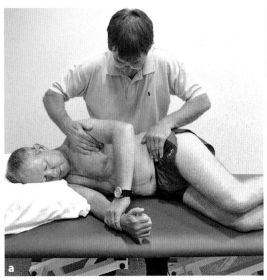
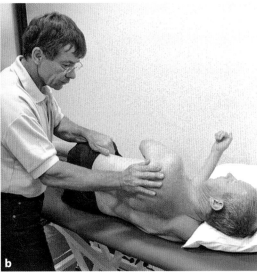

◘ Abb. 6.24 a, b Patient mit einer rechtsseitigen Hemiplegie. **a** Rumpfflexion: Kombination aus anteriorer Depression des Schulterblattes und anteriorer Elevation des Beckens. **b** Rumpfrotation: Kombination aus posteriorer Depression des Schulterblattes und anteriorer Elevation des Beckens

◨ Abb. 6.24 zeigt symmetrische und asymmetrische Kombinationen bei einem Patienten mit Hemiplegie.

Für die symmetrischen als auch die asymmetrischen Kombinationen gilt der Einsatz aller schon bekannten Grundprinzipien (Manueller Kontakt, Verbales Kommando, Widerstand, Timing usw.), auch wenn diese hierbei nur mit jeweils einer Hand des Therapeuten ausgeführt werden können.

6.7 Überprüfen Sie Ihr Wissen: Fragen

— Mit welchen verschiedenen Zielstellungen kann man Skapula- und Pelvismuster anwenden?
— Welche Bewegungskombinationen von Skapula und Pelvis sieht man ipsilateral bei den folgenden Gangphasen und beim Drehen:
   1. Initial Swing
   2. Initial Contact
   3. Terminal Stance
   4. Drehen »en bloc« von der Rückenlage zur Seitenlage

Literatur

Kendall FP, McCreary EK (2005) Muscles, testing and function. Williams and Wilkins, Baltimore

Magareye ME, Jones MA (2003) Dynamic evaluation and early management of altered motor control around the shoulder complex. Man Ther 8(4):195–206

Myers JB, Lephart SM (2000) The role of the sensimotor system in the athletic shoulder. J Athl Train 35(3):351–363

Obere Extremitäten

Dominiek Beckers

© Springer-Verlag GmbH Deutschland, ein Teil von Springer Nature 2019
M. Buck, D. Beckers, *PNF in der Praxis,* https://doi.org/10.1007/978-3-662-58403-3_7

7.1　Einführung

Behandlungsziele
Die Bewegungspatterns der Arme können
zur Behandlung folgender Beschwerden
eingesetzt werden:
- bei Dysfunktionen, die durch
  neurologische Probleme entstanden sind,
- bei Dysfunktionen, die durch muskuläre
  Erkrankungen oder Einschränkungen der
  Gelenkbeweglichkeit verursacht sind,
- zur Übung der Rumpfmuskulatur.

Durch den Widerstand, der den stärkeren Armmuskeln entgegengesetzt wird, kommt es zu einem Irradiationseffekt hinsichtlich der schwächeren Muskulatur in allen Körperteilen. Dadurch ist es möglich, über den Einsatz der Armpatterns schwache Muskeln im übrigen Körper zu erreichen bzw. zu fazilitieren.

Bei der Anwendung der Armpatterns können alle Techniken eingesetzt werden (▶ Kap. 3). Die Auswahl einer Technik bzw. die Kombination verschiedener Techniken ist von den Voraussetzungen des Patienten und von den Behandlungszielen abhängig. Der Therapeut kann z. B. Dynamische Umkehr und Kombinationen isotonischer Bewegungen, Wiederholter Stretch und Dynamische Umkehr oder Anspannen – Entspannen und Kombinationen isotonischer Bewegungen oder Dynamische Umkehr miteinander kombinieren (Shimura 2002).

7.2　Behandlungsverfahren

- **Diagonale Bewegungen**
Hierbei handelt es sich um mehrdimensionale Bewegungen, die spiralförmig in Rumpfdiagonalen verlaufen können. Für den Arm gibt es zwei Bewegungsdiagonalen:
- Flexion – Abduktion – Außenrotation und Extension – Adduktion – Innenrotation,
- Flexion – Adduktion – Außenrotation und Extension – Abduktion – Innenrotation.

Die Schulter, das Handgelenk und die Hand sind in synergistischen Patterns miteinander verbunden. Der Ellbogen kann entweder flektieren, extendieren oder gestreckt bleiben.

Bestehende Schulterprobleme können manchmal zu Kompensationen führen. Dabei kommt es zu Abweichungen von den Bewegungspatterns, die vom Therapeuten vermieden werden sollten.

Neben den Bewegungen von Daumen, Fingern, Handgelenk, Ellbogen und Schulter gehören auch die Bewegungen des Schulterblattes zu jedem Bewegungspattern der Arme (McMullen 2000).

Eine Beschreibung der Schulterblattbewegungen ist in ▶ Kap. 6 zu finden.

Die Armpatterns werden an der **linken** Körperseite des liegenden Patienten gezeigt (◘ Abb. 7.1). Alle Beschreibungen beziehen sich auf diese Ausgangsstellung. Um sie auf die Behandlung des rechten Armes anzuwenden, müssen nur jeweils die Begriffe »links« und »rechts« ausgetauscht werden. Am Ende des Kapitels werden kurz weitere Variationsmöglichkeiten bezüglich der Ausgangsstellung des Patienten erläutert.

- **Ausgangsstellung des Patienten**
Der Patient liegt am linken Rand der Behandlungsbank. Sein Kopf und sein Nacken sind ausreichend unterstützt, so dass er bequem liegen kann.

Bevor der Therapeut mit dem Üben eines Armpatterns beginnt, sollte er sich vergewissern, dass sich der Arm des Patienten zunächst in der Mittelposition befindet. Diese Mittelposition ergibt sich aus dem Schnittpunkt der beiden Bewegungsdiagonalen. Sowohl die Schulter als auch der Unterarm des Patienten befindet sich in einer neutralen Stellung hinsichtlich der Rotation. Aus dieser Stellung heraus bewegt der Therapeut den Arm in die Vordehnung des gewünschten Armpatterns, wobei von distal aus die notwendige Rotation hinzugefügt wird.

- **Ausgangsstellung des Therapeuten**
Der Therapeut steht an der linken Seite der Behandlungsbank und schaut in die Richtung der ausgewählten Diagonalen. Seine Arme und Hände befinden sich im Verlauf der jeweiligen Diagonalen.

Wenn der Therapeut dies beachtet, fällt es ihm leichter, die Grifftechniken korrekt auszuführen und die Widerstände zu setzen.

Alle in diesem Kapitel beschriebenen Grifftechniken basieren auf diesen Anweisungen bezüglich der Ausgangsstellung des Therapeuten. Für die gestreckten Armpatterns werden die Ausgangsstellung und die Körpermechanik bei der Beschreibung des jeweiligen Bewegungspatterns

Flex - Add - AR

- Supination
- Radialabduktion
- Palmarflexion
- Fingerflexion
- Adduktion der Finger

Flex - Abd - AR

- Supination
- Radialabduktion
- Dorsalextension
- Extension der Finger
- Abduktion der Finger

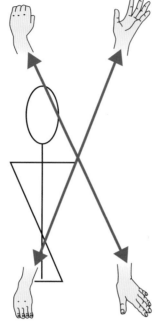
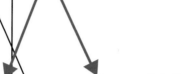

Ext - Add - IR

- Pronation
- Ulnarabduktion
- Palmarflexion
- Fingerflexion
- Adduktion der Finger

Ext - Abd - IR

- Pronation
- Ulnarabduktion
- Dorsalextension
- Fingerextension
- Abduktion der Finger

◨ **Abb. 7.1** Diagonalen der oberen Extremität: Bei allen vier Bewegungsmustern kann der Ellbogen gebeugt, gestreckt oder in einer gestreckten Position gehalten werden

näher erläutert. Variationen werden, wenn nötig, zusätzlich angegeben.

■ **Taktiler Stimulus**

Die Griffe des Therapeuten folgen den in ► Abschn. 2.3 angegebenen Prinzipien. Dabei werden die Hände entgegen der Bewegungsrichtung eingesetzt. Im ersten Teil dieses Kapitels wird der zweihändige Griff für die oben beschriebene Ausgangsstellung des Therapeuten dargestellt. Bei den hier beschriebenen Grifftechniken handelt es sich um Standardgriffe, für die es mehrere Variationen gibt. Diese sind abhängig vom gewählten Bewegungspattern, von der Ausgangsstellung des Therapeuten und/oder der des Patienten sowie vom Therapieziel (Godges 2003).

Die Grifftechnik des Therapeuten am Arm des Patienten wird verändert, wenn während des Übens beispielsweise der Rumpf oder eine andere Extremität zusätzlich kontrolliert werden muss.

Der Therapeut wendet den jeweiligen Griff an der Hand des Patienten auf dessen aktiver Seite an. Je nach gewählter Bewegungsrichtung ist dies entweder an der dorsalen oder an der palmaren Seite der Hand. Durch den korrekten manuellen Kontakt an der ulnaren oder radialen Handkante

hat der Therapeut die Möglichkeit, einen guten Rotationswiderstand zu setzen. Zudem verhindert die Anwendung des lumbrikalen Griffes, dass der Therapeut die Hand des Patienten kneift oder zu fest zusammendrückt.

Soll das Bewegungspattern des Armes gestreckt beginnen, empfehlen die Autoren, den distalen Griff anzuwenden, um eine optimale Vordehnung oder einen optimalen Stretchstimulus zu erzielen. Wird der Ellbogen aus der Extension in die Flexion bewegt, kann der proximale Griff vom Unterarm zum Oberarm gewechselt werden. Dadurch ist eine bessere Kontrolle der Schulter gewährleistet.

Wenn der Ellbogen aus der Flexion in die Extension bewegt wird, empfehlen die Autoren, mit dem proximalen Griff am Oberarm (Humerus) zu beginnen, um so eine bessere Vordehnung der gesamten Schulterblatt- und Schultermuskulatur zu erhalten.

■ **Widerstand**

Die Richtung des Widerstandes verläuft bogenförmig und ist der Bewegung entgegengesetzt, so dass die Hand geradlinig zum Ziel bewegt. Die Haltung der Hände und Arme des Therapeuten verändert sich fortlaufend während des Patterns. Dies gewährleistet einen koordinierten Bewegungsablauf.

■ **Traktion und Approximation**
Traktion und Approximation bilden wichtige Elemente beim Setzen von Widerstand.

Traktion kann zu Beginn einer Bewegung, sei es Flexion oder Extension, eingesetzt werden, um die Vordehnung zu gewährleisten und die Ausführung der Bewegung zu erleichtern.

Approximation kann am Ende der Bewegung eingesetzt werden, um den gesamten Arm und das Schulterblatt zu stabilisieren.

■ **Normales Timing der Bewegungspatterns und Betonte Bewegungsfolge (»Timing for Emphasis«)**
■ ■ **Normales Timing**
Die Bewegung in der Diagonalen verläuft auf einer geraden Linie. Die dazugehörige Rotation verteilt sich gleichmäßig über die gesamte Bewegungsbahn. Die Bewegung wird mit den Bewegungen der distalen Komponente, d. h. der Hand und des Handgelenkes, eingeleitet. Dadurch wird auch die proximale Stabilität gewährleistet. Die Rotation von Schulter und Unterarm erfolgt gleichzeitig mit der Rotation des Handgelenkes. Nachdem die distale Bewegung vollständig ausgeführt ist, setzen die Bewegungen von Schulterblatt, Schulter und des Ellbogens ein.

■ ■ **Betonte Bewegungsfolge**
In diesem Abschnitt werden Hinweise zum betonten Üben bestimmter Bewegungskomponenten jeweils innerhalb eines Bewegungspatterns gegeben. Dafür eignen sich besonders die Techniken Wiederholter Stretch und Kombination isotonischer Bewegungen. Es sind aber noch viele weitere Variationen möglich.

■ **Stretch**
Beim Ausführen eines Bewegungspatterns am Arm kann der **Stretchstimulus** mit oder ohne **Stretchreflex** angewandt werden, um eine Bewegung entweder zu erleichtern oder zu verstärken bzw. auch, um eine Bewegung zu beginnen.

Der **Wiederholte Stretch** während einer Bewegung verstärkt die Bewegung oder leitet die Bewegung in die gewünschte Richtung. Wird der Wiederholte Stretch zu Beginn des Patterns eingesetzt, hilft er einem Patienten, der Probleme hat,

die Bewegung zu initiieren oder in die richtige Richtung zu leiten.

Um einen **Stretchreflex** auszulösen, muss der Therapeut sowohl die distale als auch die proximale Komponente verlängern. Hierbei sollte man sich sicher sein, dass weder der Muskel überdehnt wird, noch die Gelenkstrukturen unnötig belastet werden. Dies ist beim Handgelenk besonders wichtig.

■ **Irradiation und Verstärkung**
Um eine Irradiation in allen anderen Teilen des Körpers zu erreichen, können stärkere Armpatterns (einzeln oder bilateral) benutzt werden.

Das Ausmaß der Irradiation wird durch die Ausgangsstellung des Patienten sowie durch die Stärke des Widerstandes bestimmt. Die Irradiation wird benutzt, um:
- die Muskulatur zu aktivieren bzw. zu stärken,
- Gelenke in anderen Körperabschnitten zu mobilisieren,
- ganze Muskelketten zu entspannen und
- funktionelle Bewegungen zu fazilitieren, wie z. B. das Rollen.

7.3 Flexion – Abduktion – Außenrotation (◨ Abb. 7.2)

Gelenk	Bewegung	Muskulatur: wichtigste Komponenten (nach Kendall und McCreary 2005)
Schulterblatt	Posteriore Elevation	M. trapezius, M. levator scapulae, M. serratus anterior
Schultergelenk	Flexion, Abduktion, Außenrotation	M. deltoideus pars anterior, M. biceps brachii (langer Kopf des M. biceps brachii), M. coracobrachialis, M. supraspinatus, M. infraspinatus, M. teres minor
Ellbogengelenk	Bleibt gestreckt	M. triceps brachii, M. anconeus
Unterarm	Supination	M. biceps brachii, M. supinator, M. brachioradialis

7

Gelenk	Bewegung	Muskulatur: wichtigste Komponenten (nach Kendall und McCreary 2005)
Handgelenk	Radialabduktion	Mm. extensor carpi radialis longus et brevis
Fingergelenke	Extension, Radialdeviation	M. extensor digitorum longus, Mm. interossei dorsales
Daumengelenke	Extension, Abduktion	Mm. extensor pollicis longus et brevis, M. abductor pollicis longus

■ Taktiler Stimulus
■ ■ Distale Hand
Die distale Hand, in diesem Beispiel die rechte Hand des Therapeuten, wird mit dem lumbrikalen Griff an den Handrücken des Patienten gelegt.

Die Finger des Therapeuten befinden sich auf der radialen (Metakarpale I und II) und der Daumen auf der ulnaren Handseite (Metakarpale V) des Patienten. Es besteht bei exakt ausgeführtem lumbrikalen Griff des Therapeuten kein manueller Kontakt zwischen dem Handrücken des Patienten und der Handinnenseite des Therapeuten.

❯ Der Therapeut sollte darauf achten, dass er die Hand des Patienten weder zu fest zusammendrückt noch quetscht.

■ ■ Proximale Hand
Die proximale Hand des Therapeuten wird mit den Fingern auf der radialen Seite und dem Daumen auf der ulnaren Seite direkt proximal des Handgelenkes auf der unten liegenden Seite des Unterarmes des Patienten platziert. Der lumbrikale Griff verhindert jeglichen Druck des Therapeuten auf der palmaren Seite des Unterarmes.

■ Alternative Grifftechnik
Nachdem die Bewegung durch das Handgelenk vollständig eingeleitet ist, wechselt die proximale Hand sofort zum Oberarm oder zum Schulterblatt (◪ Abb. 7.2d, e), um die Schulter- oder Schulterblattbewegung zu betonen.

■ Vordehnung
Bei proniertem Unterarm wird das Handgelenk in die Ulnarabduktion gebracht. Hand und Handgelenk bleiben stabil, während die Schulter in Extension und Adduktion gebracht wird. Der Therapeut kann etwas Traktion auf die Schulter ausüben und so die Verlängerung von Schulter- und Schulterblattmuskulatur unterstützen.

Der Oberarm kreuzt die Körpermittellinie nach rechts und das Handgelenk steht in Palmarflexion und Ulnarabduktion. Somit zeigt die Handinnenfläche zur rechten Hüfte.

Das Schulterblatt wird durch die Traktion in die anteriore Depression gebracht.

Die Fortsetzung der Traktion bzw. der Verlängerung bringt den Patienten in eine nach rechts gerichtete Rumpfflexion.

■ Stretch
Der zu Beginn der Bewegung angewandte Stretch wird gleichzeitig an Schulter und Handgelenk ausgeführt. Die proximale Hand des Therapeuten dehnt durch eine schnell ausgeführte Traktion mit Rotation sowohl die Muskulatur der Schulter als auch des Schulterblattes.

❯ Die distale Hand des Therapeuten gibt Traktion am Handgelenk, deren Zugrichtung der Verlängerung der Mittelhandknochen entspricht. Die Palmarflexion im Handgelenk verändert sich hierbei kaum.

■ Verbales Kommando
»Finger und Handgelenk strecken. Bringen Sie Ihren Arm nach außen oben.«

■ Bewegung
Die Bewegung wird mit dem Strecken der Finger und des Daumens eingeleitet. Danach bewegt sich das Handgelenk in Dorsalextension mit Radialabduktion, bevor sich der Arm im Schultergelenk vollständig in Richtung Flexion – Abduktion – Außenrotation bewegt. Das Schulterblatt bewegt sich dabei in die posteriore Elevation. Gegen Ende des Armpatterns erfolgt die Armbewegung zusammen mit einer Extension des Rumpfes und der Verlängerung der linken Rumpfseite.

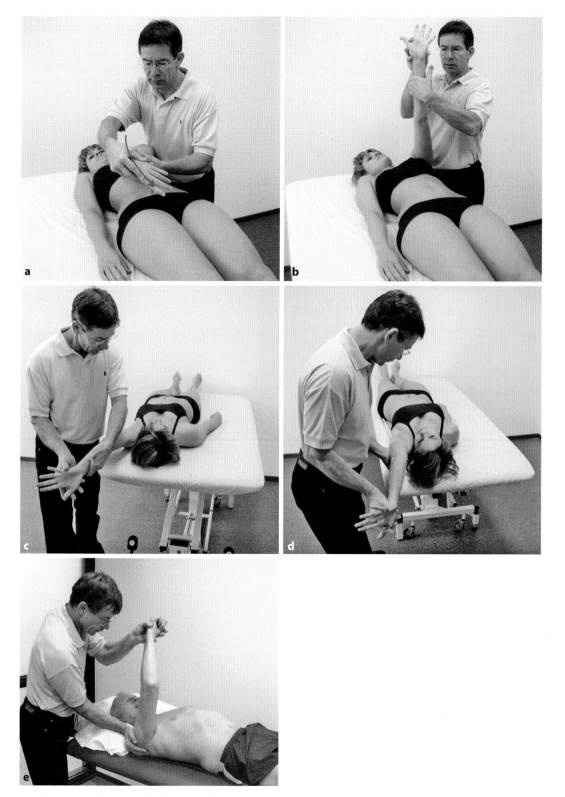

Abb. 7.2 a–e Flexion – Abduktion – Außenrotation des Armes. **a** Ausgangsstellung, **b** Mittelstellung, **c** Endstellung, **d** Betontes Üben der Schulterbewegung, **e** Patient mit rechtsseitiger Hemiplegie. Flexion – Abduktion – Außenrotation: Die proximale Hand fazilitiert die posteriore Elevation des Schulterblattes und die Verlängerung des Rumpfes

7

- **Stellung des Therapeuten und Körpermechanik**

Der Therapeut steht in Schrittstellung in der Diagonalen auf Schulterhöhe des Patienten. Sein Körpergewicht verlagert der Therapeut auf den vorderen linken Fuß und schaut dabei in die Bewegungsrichtung.

Im Bewegungsverlauf verlagert der Therapeut sein Gewicht auf das andere Bein. Sobald der Arm des Patienten ungefähr 90° Anteflexion erreicht hat, dreht er sich auf seinen Fußballen, um die Bewegung kontinuierlich begleiten zu können.

- **Widerstand**
- ■ **Distale Hand**

Die distale Hand des Therapeuten kombiniert die Traktion am Handgelenk mit einem Rotationswiderstand. Damit wird den Bewegungen Dorsalextension und Radialabduktion des Handgelenkes, Supination des Unterarmes und Flexion – Abduktion – Außenrotation der Schulter Widerstand entgegengesetzt.

- ■ **Proximale Hand**

Die proximale Hand unterstützt die distale Hand, indem sie den in Richtung Ausgangsstellung gerichteten Rotationswiderstand mit Traktion kombiniert. Diese Traktion wird während des gesamten Bewegungsablaufes beibehalten.

Approximation wird gegen Ende der Bewegung am Oberarm gegeben, um die Schulter zu stabilisieren und der Elevation des Schulterblattes entgegenzuwirken.

- **Endstellung**

Das Schulterblatt befindet sich in posteriorer Elevation. Das Schultergelenk ist vollständig flektiert (der Oberarm befindet sich ungefähr drei Finger breit vom linken Ohr entfernt). Der Ellbogen bleibt gestreckt, während sich das Handgelenk in Radialabduktion und Dorsalextension befindet. Die Finger sowie der Daumen sind zur radialen Seite gerichtet.

- **Betonte Bewegungsfolge**

Zum betonten Üben der Finger oder des Handgelenkes kann am Anfang der Schulterbewegung – oder in jeder beliebigen Position – ein Haltewiderstand für die Bewegungskomponenten Flexion – Abduktion – Außenrotation gegeben werden.

> **Praxistipp**
>
> Der Stretch am Handgelenk wird mit Traktion von proximal gegeben und nicht mit Zunahme der Volarflexion.
>
> Zu viel Rotation im Schultergelenk vermindert die Schulterblattbewegung.
>
> Am Ende der Bewegung befindet sich der Rumpf in Verlängerung.

7.3.1 Flexion – Abduktion – Außenrotation mit Ellbogenflexion (Abb. 7.3)

Gelenk	Bewegung	Muskulatur: wichtigste Komponenten (nach Kendall und McCreary 2005)
Schulterblatt	Posteriore Elevation	M. trapezius, M. levator scapulae, M. serratus anterior
Schulter	Flexion, Abduktion, Außenrotation	M. deltoideus pars anterior, M. biceps brachii (Caput longum), M. coracobrachialis, M. supraspinatus, M. infraspinatus, M. teres minor
Ellbogengelenk	Flexion	M. biceps brachii, M. brachialis
Unterarm	Supination	M. biceps brachii, M. supinator, M. brachioradialis
Handgelenk	Radialextension	M. extensor carpi radialis
Fingergelenke	Extension, Radialdeviation	M. extensor digitorum longus, M. interossei dorsales
Daumengelenke	Extension, Abduktion	Mm. extensor pollicis longus et brevis, M. abductor pollicis

- **Taktiler Stimulus**
- **■ Distale Hand**

Die distale Hand wird genau wie beim gestreckten Armpattern platziert.

- **■ Proximale Hand**

Die proximale Hand greift zu Beginn der Bewegung wie beim gestreckten Armpattern und wechselt in dem Moment zum Oberarm auf die mediale Seite des M. biceps brachii, wenn Schultergelenk und Ellbogen gemeinsam mit der Flexionsbewegung beginnen.

Bei diesem Handgriff setzen die Finger wie der Unterarm des Therapeuten der Bewegung Widerstand entgegen, wobei auch die Rotation gezielt einen Widerstand erfährt.

- **Alternative Grifftechnik**

Zur Betonung der Bewegung des Schulterblattes wechselt der Therapeut mit seiner proximalen Hand zum Schulterblatt.

- **Vordehnung**

Die Ausgangsstellung entspricht der beim gestreckten Armpattern.

- **Stretch**

Sowohl der gesamte Arm als auch das Schulterblatt werden wie beim gestreckten Armpattern in die Ausgangsstellung mit anschließender Verlängerung gebracht.

> Die distale Hand führt eine Traktion am Handgelenk aus, deren Zugrichtung der Verlängerung der Mittelhandknochen entspricht. Die Palmarflexion im Handgelenk verändert sich hierbei kaum.

- **Verbales Kommando**

»Finger und Hand strecken. Beugen Sie den Ellbogen.«

- **Bewegung**

Die Finger, der Daumen und auch das Handgelenk führen die gleichen Bewegungen wie beim gestreckten Armpattern aus. Danach setzen die Flexionsbewegungen von Ellbogen und Schultergelenk ein. Sowohl die Hand als auch der Unterarm des Patienten bewegen sich wegen der Ellbogenflexion und der fortwährenden Flexion des Schultergelenkes über sein Gesicht hinweg.

- **Stellung des Therapeuten und Körpermechanik**

Die Ausgangsstellung des Therapeuten entspricht der beim gestreckten Armpattern. Durch die Armbewegung des Patienten wird das Körpergewicht des Therapeuten vom vorderen auf den hinteren Fuß verlagert. Dabei blickt der Therapeut in die Bewegungsrichtung.

- **Alternative Ausgangsstellung des Therapeuten**

Alternativ kann der Therapeut auf der rechten Seite der Behandlungsbank stehen und blickt auf die linke Schulter des Patienten. Die linke Hand des Therapeuten liegt auf der Hand des Patienten, die rechte Hand wird auf dessen Oberarm platziert. Dabei steht der Therapeut in Schrittstellung, der rechte Fuß steht vorne. Sobald sich der Arm des Patienten nach oben in die Flexion bewegt, macht der Therapeut mit dem linken Bein einen Schritt nach vorne. Um diesen Bewegungsablauf zu gewährleisten, muss der Patient jedoch am rechten Rand der Behandlungsbank liegen (�“ Abb. 7.3d, e).

- **Widerstand**
- **■ Distale Hand**

Die distale Hand des Therapeuten setzt denselben Bewegungskomponenten wie beim gestreckten Armpattern Widerstand entgegen. Die Ellbogenflexion erhält zudem von der distalen Hand einen Widerstand, der bogenförmig der Ausgangsstellung des Armes entgegengesetzt ist. Dieser Widerstand lässt sich mit Traktion kombiniert einsetzen.

- **■ Proximale Hand**

Die proximale Hand des Therapeuten unterstützt seine distale, indem sie am Oberarm eine Traktion gibt, die sie mit einem Rotationswiderstand in Richtung Ausgangsstellung kombiniert. Jedoch setzt jede Hand des Therapeuten ihren eigenen Widerstand, so dass die Schulter- und Ellbogenbewegung ausreichend fazilitiert wird.

- **Endstellung**

Das Schulterblatt befindet sich in posteriorer Elevation. Die Schulter ist vollständig flektiert. Der Ellbogen ist gebeugt und der Unterarm supiniert; dabei berührt der Unterarm beinahe den Kopf des Patienten. Das Handgelenk ist in voller Dorsalex-

7

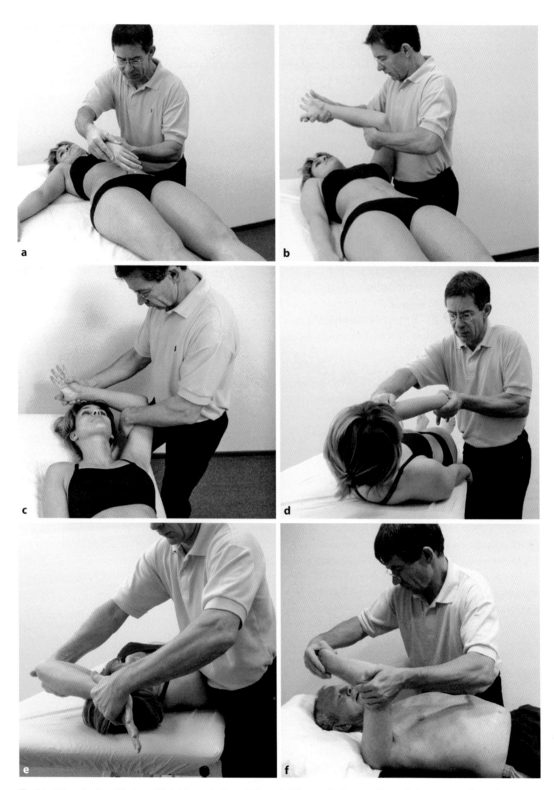

■ **Abb. 7.3 a–f**   Arm: Flexion – Abduktion – Außenrotation mit Ellbogenflexion. **a–c** Normale Ausgangsstellung des
Therapeuten. **d, e** Alternative Ausgangsstellung: Der Therapeut steht auf der gegenüberliegenden Seite der Behandlungs-
bank. **f** Patient mit rechtsseitiger Hemiplegie. Flexion – Abduktion – Außenrotation: der Patient wird aufgefordert, mit seiner
Hand den Kopf zu berühren

tension, die Finger und auch der Daumen sind zur radialen Seite hin gestreckt. Die Rotationskomponenten von Schulter und Unterarm entsprechen derjenigen des gestreckten Armpatterns. Lässt man den Patienten in dieser Armstellung den Ellbogen strecken, so würde diese Armstellung der Endposition des gestreckten Armpatterns entsprechen.

■ **Betonte Bewegungsfolge**

Bei der Ausführung des Armpatterns besteht die Möglichkeit, für zwei Bewegungskomponenten einen Haltewiderstand einzubauen, um die dritte, meist schwächere Bewegungskomponente besonders zu üben bzw. zu betonen.

Setzt der Therapeut der Flexionsbewegung des Ellbogens einen Haltewiderstand entgegen, besteht die Möglichkeit, sowohl die Außenrotatoren der Schulter isoliert zu trainieren als auch die Supination isoliert zu üben. Dieses Training wird in der Position ausgeführt, in der die Flexionsbewegungen von Schulter und Ellbogen am kräftigsten sind. Nachdem das volle Bewegungsausmaß des Schultergelenkes erarbeitet und/oder die Kräftigung der Außenrotatoren des Armes erfolgt ist, kehrt der Therapeut stets in den Bewegungsverlauf der Diagonalen zurück.

Zum **betonten Üben der Hand** platziert der Therapeut die proximale Hand am Unterarm des Patienten und setzt sowohl der Schulter- als auch der Ellbogenbewegung mit der proximalen Hand einen Widerstand entgegen. Die distale Hand setzt anschließend der Bewegung im Handgelenk des Patienten gezielten Widerstand entgegen.

Zum **gezielten Üben der Finger oder des Daumens** platziert der Therapeut die proximale Hand – sowohl für den Haltewiderstand als auch zur **Fazilitation der Schulter- und Ellbogenaktivität** – direkt distal am Handgelenk des Patienten. Die distale Hand erhält damit die Möglichkeit, die Finger oder den Daumen einzeln bzw. gemeinsam zu beüben.

Ebenso besteht die Möglichkeit, am Anfang der Flexionsbewegung der Schulter, oder auch in jeder anderen Position des Bewegungsweges, einen Haltewiderstand aufzubauen, wodurch die Bewegungen des Ellbogens, des Handgelenkes, der Hand und der Finger, je nach Zielsetzung, entweder einzeln oder gemeinsam gefördert werden können.

Praxistipp

— Der Stretch am Handgelenk wird mit Traktion von proximal gegeben und ohne eine Zunahme der Palmarflexion.
— Der Ellbogenflexion wird ein Widerstand entgegengesetzt, der zurück in Richtung Ausgangsstellung gerichtet ist.
— Wenn der Patient seinen Ellbogen streckt, entspricht seine Armstellung der beim gestreckten Armpattern.
— Der Therapeut gibt ein funktionelles Kommando: »Berühren Sie den Kopf.«

7.3.2 Flexion – Abduktion – Außenrotation mit Ellbogenextension (◘ Abb. 7.4)

Gelenk	Bewegung	Muskulatur: wichtigste Komponenten (nach Kendall und McCreary 2005)
Schulterblatt	Posteriore Elevation	M. trapezius, M. levator scapulae, M. serratus anterior
Schulter	Flexion, Abduktion, Außenrotation	M. deltoideus pars anterior, M. biceps brachii caput longum, M. coracobrachialis, M. supraspinatus, M. infraspinatus, M. teres minor
Ellbogengelenk	Extension	M. triceps brachii, M. anconeus
Unterarm	Supination	M. biceps brachii, M. supinator, M. brachioradialis
Handgelenk	Radialextension	M. extensor carpi radialis
Fingergelenke	Extension, Radialdeviation	M. extensor digitorum longus, Mm. interossei dorsales
Daumengelenke	Extension, Abduktion	Mm. extensor pollicis longus et brevis, M. abductor pollicis longus

7

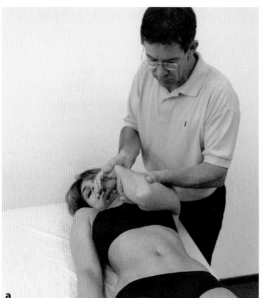
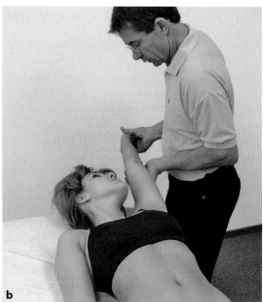

a

b

🔳 **Abb. 7.4 a–b**   Arm: Flexion – Abduktion – Außenrotation mit Ellbogenextension

- ▪ **Taktiler Stimulus**
- ▪▪ **Distale Hand**

Der Griff der distalen Hand entspricht dem beim gestreckten Armpattern (▶ Abschn. 7.3).

- ▪▪ **Proximale Hand**

Die proximale Hand umgreift den Oberarm von medial, so dass die Finger einen der Bewegungsrichtung entgegengesetzten Widerstand geben.

- ▪ **Alternative Grifftechnik**

Der Therapeut kann aber auch an der Kopfseite stehen und die proximale Hand in Supination in die Ellbogenbeuge platzieren (🔳 Abb. 7.4). Dadurch kann er mit seinen Fingern der Bewegung Widerstand entgegensetzen.

- ▪ **Vordehnung**

Schulterblatt, Schulter, Unterarm und Handgelenk werden in dieselben Ausgangsstellungen wie beim gestreckten Armpattern gebracht. Der Ellbogen ist jedoch vollständig flektiert.

- ▪ **Stretch**

Der Therapeut setzt gleichzeitig einen Stretch für die Bewegungskomponenten von Schulter-, Ellbogen- und Handgelenk. Die proximale Hand setzt vor allem das Schulterblatt und das Schultergelenk mit einer schnell ausgeführten Traktions-/

Rotationsbewegung unter Spannung, während die distale Hand unter gehaltener Vordehnung am Handgelenk des Patienten die Extensoren des Ellbogens weiterhin unter Spannung setzt.

- ❗ **Vorsicht**

Die Traktion am Handgelenk sollte nicht zu einer Zunahme der Palmarflexion führen, sondern das Handgelenk in Verlängerung der Metakarpalen dehnen.

- ▪ **Verbales Kommando**

»Finger und Hand strecken. Strecken Sie den Ellbogen.« Oder: »… und schieben Sie den Arm nach oben. Greifen Sie nach oben zum …« (zielorientierten Auftrag geben).

- ▪ **Bewegung**

Daumen, Finger und Handgelenk bewegen sich wie beim gestreckten Armpattern in Richtung Radialabduktion und Dorsalextension. Direkt anschließend setzen gleichzeitig die Ellbogenextension und die Flexion der Schulter ein.

Aufgrund der Ellbogenextension verläuft die Bewegung der Hand, wie auch die des Unterarmes, über das Gesicht des Patienten hinweg. Die vollständige Extension des Ellbogens wird in dem Moment erreicht, wenn sowohl das Schulterblatt als auch die Schulter ihrem Bewegungsende nahe kommen.

■ **Stellung des Therapeuten und Körpermechanik**

Der Therapeut steht dem Patienten zugewandt dicht an dessen Becken. Die linke Hand des Therapeuten greift unter den Unterarm des Patienten und umfasst dessen Oberarm. Der Therapeut übt mit seiner proximalen Hand eine Traktion in Richtung Extension, Adduktion und Innenrotation aus. Das Schulterblatt wird dabei in die anteriore Depression gebracht.

■ **Widerstand**

■■ **Distale Hand**

Die distale Hand setzt der Bewegung denselben Traktions-/Rotationswiderstand, wie in ► Abschn. 7.3 (»Flexion – Abduktion – Außenrotation«) beschrieben, entgegen. Der Widerstand für dieses Pattern wird zusätzlich mit einem Widerstand kombiniert, der der Ellbogenextension entgegengesetzt ist.

■■ **Proximale Hand**

Die proximale Hand setzt für den Arm neben der Traktion am Arm einen Rotationswiderstand, der in Richtung der Ausgangsstellung zielt.

Die korrekte Fazilitation der Ellbogen- und auch der Schultermuskulatur erfolgt durch die unterschiedlichen, aber gezielt gesetzten Widerstände des Therapeuten.

Am Ende der Schulterbewegung kann eine Approximation am Oberarm gegeben werden, um eine Stabilisation der Schulter und des Ellbogens zu erreichen und für die Elevation des Schulterblattes einen Widerstand zu geben.

■ **Endstellung**

Diese entspricht der Endstellung des gestreckten Armpatterns.

■ **Betonte Bewegungsfolge**

Zum betonten Üben der Schulter wird zu Beginn der Extension des Ellbogens ein Haltewiderstand eingebaut. Ebenso kann zum betonten Üben der Ellbogenextension oder der Kombination von Ellbogenextension mit Supination ein Haltewiderstand für die Flexion der Schulter eingebaut werden.

> **Praxistipp**
>
> ▬ Der Stretch am Handgelenk wird mit Traktion und nicht mit Zunahme der Palmarflexion gegeben.
> ▬ Der Arm wird mit Pronation und Flexion zurückgeführt, um der Ellbogenextension Widerstand entgegenzusetzen.

7.4 Extension – Adduktion – Innenrotation (◘ Abb. 7.5)

Gelenk	Bewegung	Muskulatur: wichtigste Komponenten (nach Kendall und McCreary 2005)
Schulterblatt	Anteriore Depression	M. serratus anterior, M. pectoralis minor, Mm. rhomboidei
Schultergelenk	Extension, Adduktion, Innenrotation	M. pectoralis major, M. teres major, M. subscapularis
Ellbogengelenk	Bleibt gestreckt	M. triceps brachii, M. anconeus
Unterarm	Pronation	M. brachioradialis, M. pronator teres, M. pronator quadratus
Handgelenk	Ulnarabduktion	M. flexor carpi ulnaris
Fingergelenke	Flexion, Ulnardeviation	M. flexor digitorum (superficialis et profundus), Mm. lumbricales, Mm. interossei
Daumengelenke	Flexion, Adduktion, Opposition	Mm. flexor pollicis longus et brevis, M. adductor pollicis, M. opponens pollicis

■ **Taktiler Stimulus**

■■ **Distale Hand**

Die distale Hand, in diesem Fall die linke Hand des Therapeuten, wird lumbrikal in der Handinnenfläche des Patienten platziert. Die Finger des Therapeuten befinden sich dabei an der radialen Seite der Metakarpalen II, während der Daumen an

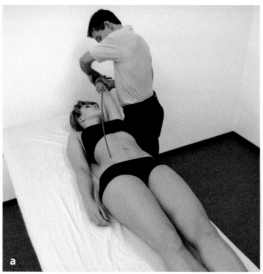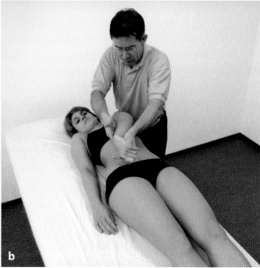

◘ Abb. 7.5 Arm: Extension – Adduktion – Innenrotation

der ulnaren Seite der Metakarpalen V für Gegen-
druck sorgt. Die Finger und auch der Daumen des
Therapeuten werden so platziert, dass sie mit dem
Handrücken des Patienten keinen Kontakt haben.

> ❯ Der Therapeut muss darauf achten, dass
> er die Hand des Patienten nicht zu fest
> zusammendrückt oder kneift.

■ ■ Proximale Hand
Die proximale Hand, hier die rechte Hand des
Therapeuten, wird von unten-radial kommend
am Unterarm proximal vom Handgelenk im
Lumbrikalgriff platziert. Die Finger sind auf der
ulnaren und der Daumen auf der radialen Seite
des Unterarmes.

■ Vordehnung
Das Handgelenk wird in Radialextension gebracht
und der Unterarm supiniert. Hand und Handgelenk bleiben in dieser Position, während der
Arm im Schultergelenk in Flexion – Abduktion
– Außenrotation geführt wird. Um die Schulter-
und Schulterblattmuskulatur zu dehnen, kann als
Hilfsmittel die Traktion eingesetzt werden. Diese
bringt das Schulterblatt in posteriore Elevation.

Das Handgelenk befindet sich in ungefähr
45° Dorsalextension.

Wird die Traktion weiter fortgesetzt, kommt es
zu einer Verlängerung des Rumpfes des Patienten,
und zwar diagonal von links nach rechts. Die Verlängerung kommt jedoch nicht zustande, wenn

die Schulter zu weit in Abduktion positioniert ist.
Ebenso gelangt das Schulterblatt nur dann in eine
gute posteriore Elevation, wenn die Außenrotation
der Schulter nicht zu extrem ist.

Die Endstellung des Patterns Flexion – Abduktion – Außenrotation entspricht der Ausgangsstellung des dazugehörigen antagonistischen Patterns.

■ Stretch
Der Stretch erfolgt gleichzeitig an der Schulter und
der Hand des Patienten. Die proximale Hand übt
am Schulterblatt und der Schulter einen schnell
ausgeführten Stretch mit Rotation aus.

Die Schulter nicht in noch mehr Flexion drücken.

Die distale Hand gibt Traktion am Handgelenk.

> ❯ Der Therapeut muss darauf achten, dass die
> Traktion in Verlängerung der Metakarpale
> erfolgt und das Handgelenk des Patienten
> dabei nicht weiter in die Dorsalextension
> gedrückt wird.

■ Verbales Kommando
»Finger und Hand schließen. Ziehen Sie den Arm
nach unten.«

■ Bewegung
Sowohl die Finger als auch der Daumen führen
eine dem Faustschluss ähnliche Beugebewegung
aus, während das Handgelenk sich in eine nach
ulnar gerichtete Palmarflexion bewegt.

Der Bewegungsweg der Hand des Patienten verläuft aufgrund der Schulterbewegung Extension – Adduktion – Innenrotation zur gegenüberliegenden Hüfte, während sich das Schulterblatt in die anteriore Depression bewegt.

Wird die Schulterblattbewegung in die anteriore Depression weiter fortgesetzt, führt dies zu einer Rumpfflexion und einer Lateralflexion der Halswirbelsäule nach rechts.

- **Stellung des Therapeuten und Körpermechanik**

Der Therapeut steht in Schrittstellung in Höhe der Schulter des Patienten und schaut in die Bewegungsrichtung. Während der Bewegung verlagert er sein Körpergewicht vom rechten auf das linke Bein, indem er auf den Fußballen dreht. Durch diese Drehung bleibt der Therapeut immer im Verlauf der Körperdiagonalen.

- **Widerstand**
- ■ **Distale Hand**

Die distale Hand kombiniert die Traktion am Handgelenk mit dem entsprechenden Rotationswiderstand für die distalen Bewegungskomponenten.

- ■ **Proximale Hand**

Die proximale Hand des Therapeuten verbindet den Rotationswiderstand mit der Traktion am Handgelenk und setzt den Bewegungen Pronation des Unterarmes sowie Extension – Adduktion – Innenrotation der Schulter Widerstand entgegen.

Die Traktion beider Hände wird während der bogenförmig verlaufenden Bewegung mit einem Widerstand kombiniert, der in Richtung Ausgangsstellung gerichtet ist.

Beim Erreichen der Bewegungsgrenzen von Schulterblatt und Schultergelenk kann der Therapeut von dem Fazilitationsprinzip Traktion zur Approximation wechseln.

Die Approximation fazilitiert die Depression des Schulterblattes und stabilisiert dabei die Schulter.

- **Endstellung**

Das Schulterblatt befindet sich am Ende der Bewegung in anteriorer Depression und die Schulter in Extension – Adduktion – Innenrotation, wobei der Oberarm die Körpermittellinie kreuzt.

Der Unterarm ist proniert, und das Handgelenk befindet sich in ulnar gerichteter Palmarflexion. Die leicht flektierten Finger und die Handinnenseite sind zur gegenüberliegenden Hüfte gerichtet.

- **Betonte Bewegungsfolge**

Zum betonten Üben des Handgelenkes, der Hand oder der Finger kann zu Beginn der Extensionsbewegung, oder in jeder beliebigen Position der Schulter, ein Haltewiderstand gesetzt werden. Hierbei wird die proximale Hand für den anhaltenden Widerstand unmittelbar in der Nähe des Handgelenkes platziert, so dass die distale Hand des Therapeuten die Finger oder die Hand des Patienten entweder einzeln oder gemeinsam beüben kann.

> **Praxistipp**
>
> ▬ Der Stretch an Handgelenk und Schulter wird mit Traktion gegeben und nicht mittels Zunahme der Flexion.
> ▬ Die Approximation wird am Ende der Bewegung gegeben, um die Schulter zu stabilisieren und die Schulterblattdepression zu fazilitieren.
> ▬ Der Oberarm überschreitet die Mittellinie.

7.4.1 Extension – Adduktion – Innenrotation mit Ellbogenextension (◘ Abb. 7.6)

Gelenk	Bewegung	Muskulatur: wichtigste Komponenten (nach Kendall und McCreary 2005)
Schulterblatt	Anteriore Depression	M. serratus anterior, M. pectoralis minor, Mm. rhomboidei
Schultergelenk	Extension, Adduktion, Innenrotation	M. pectoralis major, M. teres major, M. subscapularis
Ellbogengelenk	Extension	M. triceps brachii, M. Anconeus
Unterarm	Pronation	M. brachioradialis, M. pronator teres, M. pronator quadratus
Handgelenk	Palmarflexion, Ulnarabduktion	M. flexor carpi ulnaris

7

Gelenk	Bewegung	Muskulatur: wichtigste Komponenten (nach Kendall und McCreary 2005)
Fingergelenke	Flexion, Ulnardeviation	Mm. flexor digitorum (superficialis et profundus), Mm. lumbricalis, Mm. interossei
Daumengelenke	Flexion, Adduktion, Opposition	Mm. flexor pollicis longus et brevis, M. adductor pollicis, M. opponens pollicis

■ **Taktiler Stimulus**

■ ■ **Distale Hand**

Der distale Griff entspricht dem beim gestreckten Armpattern (▶ Abschn. 7.4).

■ ■ **Proximale Hand**

Die proximale Hand wird von unten so am Oberarm platziert, dass die Finger der Rotationskomponente gut Widerstand entgegensetzen können.

In der Ausgangsstellung kann der Therapeut dem Patienten an der palmaren Seite des Unterarmes einen Widerstand entgegensetzen. Dies kann der Therapeut mit Hilfe seines eigenen Unterarmes tun (◘ Abb. 7.6a).

■ **Vordehnung**

Der Therapeut bewegt das Schultergelenk unter Traktion in die maximal mögliche Flexion – Abduktion – Außenrotation und das Schulterblatt in die posteriore Elevation. Der Ellbogen wird soweit flektiert, bis der Unterarm fast den Kopf des Patienten berührt. Das Handgelenk befindet sich in einer nach radial gerichteten Dorsalextension und die Finger sind extendiert.

■ **Stretch**

Der Stretch wird gleichzeitig an der Schulter und Hand gegeben. Die proximale Hand setzt sowohl das Schulterblatt als auch das Schultergelenk durch einen schnell ausgeführten Stretch mit Rotationskomponente unter Spannung.

Die distale Hand gibt einen auf die distalen Bewegungskomponenten ausgerichteten Stretch am Handgelenk. Da der Unterarm des Patienten

in den meisten Fällen den Kopf berührt, ist eine vollständige Ellbogenflexion nicht möglich.

■ **Verbales Kommando**

»Finger und Hand schließen. Strecken Sie den Ellbogen in Richtung rechte Hüfte.«

■ **Bewegung**

Sowohl die Finger als auch der Daumen beugen sich. Das Handgelenk führt eine nach ulnar gerichtete Palmarflexion aus. Anschließend beginnt die Schulterbewegung Extension – Adduktion – Innenrotation sowie die über den gesamten Bewegungsweg verteilte Extensionsbewegung des Ellbogens. Die Bewegung endet, wenn die Hand in Höhe der gegenüberliegenden Hüfte angekommen ist.

■ **Stellung des Therapeuten und Körpermechanik**

Sie entsprechen denen beim gestreckt ausgeführten Armpattern.

■ **Widerstand**

■ ■ **Distale Hand**

Die distale Hand setzt den Bewegungen von Handgelenk und Unterarm Widerstand entgegen, der dem Widerstand beim gestreckten Pattern entspricht. Zudem setzt die distale Hand der Ellbogenextension Rotationswiderstand entgegen, der in Richtung der Ausgangsstellung des Ellbogens gerichtet ist. Der Therapeut gibt Approximation zur Fazilitation der Ellbogenextension.

■ ■ **Proximale Hand**

Die proximale Hand setzt der Bewegung neben der Traktion einen Rotationswiderstand am Ober- oder Unterarm entgegen, der in Richtung Ausgangsstellung gerichtet ist. Haben Schultergelenk und Schulterblatt die Hälfte des Bewegungsweges zurückgelegt, kann von Traktion zu Approximation gewechselt werden.

Die richtige Fazilitation der Ellbogenextension und der Schulterbewegung erfolgt durch die vom Therapeuten gezielt gesetzten Widerstandskomponenten.

■ **Endstellung**

Die Endstellung entspricht der beim gestreckten Armpattern (▶ Abschn. 7.4).

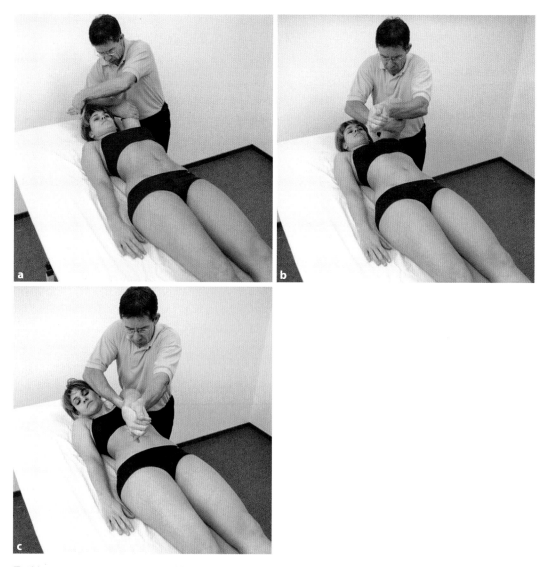

■ **Abb. 7.6 a–c** Arm: Extension – Adduktion – Innenrotation mit Ellbogenextension

■ **Betonte Bewegungsfolge**
Zum betonten Üben der Schulterbewegungen wird
zu Beginn des Patterns ein Haltewiderstand zur
Verhinderung der Ellbogenextension eingebaut.
Ebenso kann zur Betonung der Ellbogenextension
mit Pronation auf halbem Bewegungsweg ein Haltewiderstand hinsichtlich der Schulterextension
gegeben werden.

Praxistipp

▬ Der Oberarm kreuzt die Mittellinie.
▬ Normale Bewegungsfolge: Ellbogen- und
Schulterbewegungen finden gleichzeitig
statt.

7

7.4.2 Extension – Adduktion – Innenrotation mit Ellbogenflexion (◘ Abb. 7.7)

Gelenk	Bewegung	Muskulatur: wichtigste Komponenten (nach Kendall und McCreary 2005)
Schulterblatt	Anteriore Depression	M. serratus anterior, M. pectoralis minor, Mm. rhomboidei
Schultergelenk	Extension, Adduktion, Innenrotation	M. pectoralis major, M. teres major, M. subscapularis
Ellbogengelenk	Flexion	M. biceps brachii, M. brachialis
Unterarm	Pronation	M. brachioradialis, M. pronator teres, M. pronator quadratus
Handgelenk	Palmarflexion, Ulnarabduktion	M. flexor carpi ulnaris
Fingergelenke	Flexion, Ulnardeviation	Mm. flexor digitorum (superficialis et profundus), Mm. lumbricales, Mm. interossei
Daumengelenke	Flexion, Adduktion, Opposition	Mm. flexor pollicis longus et brevis, M. adductor pollicis, M. opponens pollicis

- **Taktiler Stimulus**

Sowohl die **distale** als auch die **proximale Hand** werden entsprechend der Grifftechnik des Patterns »Extension – Adduktion – Innenrotation« (► Abschn. 7.4) platziert.

- **Alternative Grifftechnik**

Zur stärkeren Fazilitation der Schulterblattbewegung kann die proximale Hand, nachdem die Bewegung distal eingeleitet ist, nach proximal zum Schulterblatt wechseln.

- **Vordehnung**

Die Position entspricht der beim gestreckten Armpattern (► Abschn. 7.4).

- **Stretch**

Der Stretch wird wie beim gestreckten Armpattern ausgeführt.

- **Verbales Kommando**

»Finger und Hand schließen. Beugen Sie den Ellbogen.«

- **Bewegung**

Die Finger und der Daumen führen eine Flexionsbewegung aus. Das Handgelenk bewegt sich in einer nach ulnar gerichteten Palmarflexion. Das Schultergelenk beginnt gleichzeitig mit der Ellbogenflexion die Bewegung in die Extension – Adduktion – Innenrotation.

Die Flexionsbewegung des Ellbogens verteilt sich über den gesamten Bewegungsweg. Der Ellbogen erreicht seine vollständige Flexion, wenn das Schulterblatt und auch die Schulter ihre Bewegungsgrenzen erreichen.

- **Widerstand**
- ■ **Distale Hand**

Die distale Hand gibt wie beim gestreckten Armpattern an Handgelenk und Unterarm des Patienten Widerstand. Der Ellbogenflexion wird Widerstand entgegengesetzt, indem der Therapeut den Unterarm des Patienten supiniert und in die Ausgangsstellung (Ellbogenextension) zurückzieht.

- ■ **Proximale Hand**

Die proximale Hand setzt eine Traktion am Oberarm, die mit einem Rotationswiderstand verbunden ist. Dieser ist in Richtung Ausgangsstellung gerichtet. Auf halbem Weg kann von Traktion zu Approximation gewechselt werden.

Beide Hände setzen Widerstände, die so bemessen sind, dass sie an die Kraft von Ellbogen und Schulter angepasst sind, um die entsprechende Muskulatur zu stärken.

- **Endstellung**

Am Ende der Bewegung befinden sich das Schulterblatt in anteriorer Depression und die Schulter in Extension – Adduktion – Innenrotation. Der Ellbogen ist vollständig flektiert und die Pronation des Unterarmes ist wie beim gestreckten Pattern. Das Handgelenk befindet sich in Ulnarabduktion und Palmarflexion, während die Hand faustähnlich geschlossen ist. Wenn der Ellbogen gestreckt würde, entspräche dies der Endstellung des gestreckten Armpatterns.

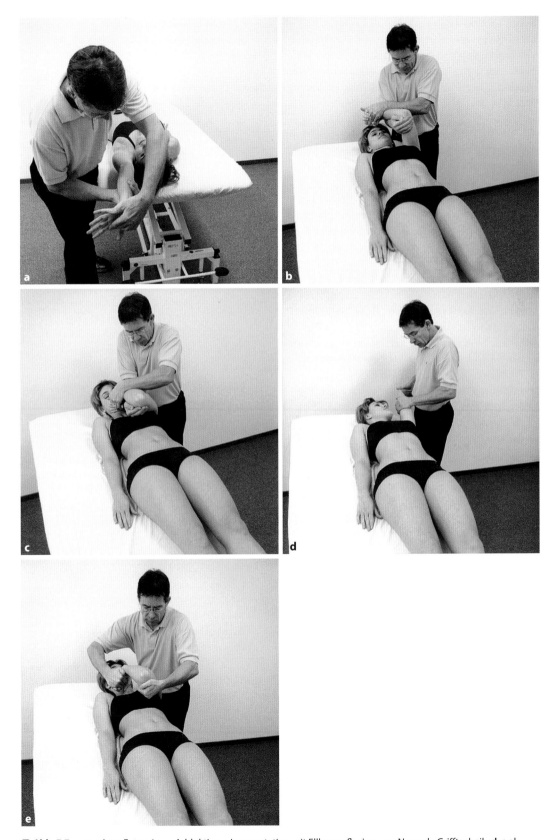

Abb. 7.7 a–e Arm: Extension – Adduktion – Innenrotation mit Ellbogenflexion. **a–c** Normale Grifftechnik, **d, e** alternative Grifftechnik

- **Betonte Bewegungsfolge**

Auch bei diesem Pattern besteht die Möglichkeit, zwei Bewegungskomponenten durch einen Haltewiderstand zu stabilisieren, während die dritte Komponente zusätzlich aktiviert bzw. erarbeitet wird.

Mit flektiertem Ellbogen kann man innerhalb dieses Patterns isoliert die Innenrotation erarbeiten. Es kann wahlweise zur isolierten Kräftigung oder zur Mobilisation der Innenrotation des Schultergelenkes eingesetzt werden. Hierfür wird der Haltewiderstand in der Position gesetzt, in der die Extension des Schultergelenkes am kräftigsten ist. Um das Pattern zu beenden, kehrt der Therapeut wieder zur ursprünglichen Diagonalen zurück, nachdem er die Mobilisation oder die Kräftigung der Innenrotation der Schulter durchgeführt hat.

Zur Fazilitation der Bewegung des Handgelenkes platziert der Therapeut seine proximale Hand am Unterarm und setzt hier sowohl der Schulter als auch der Ellbogenflexion einen Haltewiderstand entgegen. Zur Fazilitation der Finger oder des Daumens wird die proximale Hand direkt distal des Handgelenkes platziert. Die distale Hand kann in beiden Fällen entweder die Hand oder die Finger und den Daumen gezielt fazilitieren.

Darüber hinaus besteht die Möglichkeit, direkt zu Beginn der Bewegung der Schulterextension einen Haltewiderstand entgegenzusetzen und dann erst den Ellbogen, das Handgelenk, die Hand und die Finger einzubeziehen.

Setzt man der Extension des Schultergelenkes und der Flexion des Ellbogens jedoch erst auf der Mitte des Bewegungsweges einen Haltewiderstand entgegen, kann der Patient die Bewegungen von Handgelenk und Hand visuell kontrollieren.

> **Praxistipp**
>
> - Mit einer sorgfältig ausgeführten Rotationskomponente überschreitet der Oberarm die Mittellinie.
> - Um der Ellbogenflexion einen Widerstand entgegenzusetzen, wird Traktion in Richtung Ausgangsstellung gegeben.
> - Bei der normalen Bewegungsabfolge bewegen sich Ellbogen und Schulter gleichzeitig.

7.5 Flexion – Adduktion – Außenrotation (◻ Abb. 7.8)

Gelenk	Bewegung	Muskulatur: wichtigste Komponenten (nach Kendall und McCreary 2005)
Schulterblatt	Anteriore Elevation	M. serratus anterior, M. trapezius pars descendens
Schultergelenk	Flexion, Adduktion, Außenrotation	M. deltoideus pars anterior, M. pectoralis major, M. biceps brachii, M. coracobrachialis
Ellbogengelenk	Bleibt gestreckt (unveränderte Position)	M. triceps brachii, M. anconeus
Unterarm	Supination	M. supinator, M. brachioradialis
Handgelenk	Palmarflexion, Radialabduktion	M. flexor carpi radialis
Fingergelenke	Flexion, Radialdeviation	Mm. flexor digitorum (superficialis et profundus), Mm. lumbricales, Mm. interossei
Daumengelenke	Flexion, Adduktion, Opposition	Mm. flexor pollicis longus et brevis, M. adductor pollicis, M. opponens pollicis

- **Taktiler Stimulus**
- **Distale Hand**

Die distale Hand wird mit dem lumbrikalen Griff an der Handinnenseite des Patienten mit den Fingern ulnar (Metakarpale V) und dem Daumen radial (Metakarpale II) platziert.

> ❶ **Vorsicht**
>
> Der Therapeut sollte darauf achten, dass beim lumbrikalen Griff kein Kontakt mit der dorsalen Handfläche des Patienten entsteht und die Hand nicht zu fest zusammengedrückt wird.

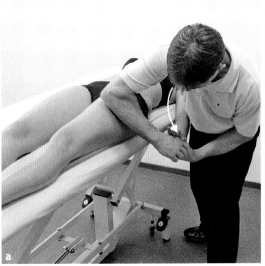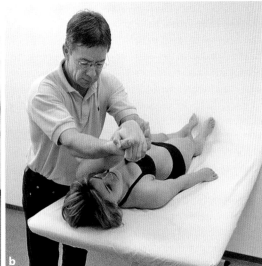

Abb. 7.8 Arm: Flexion – Adduktion – Außenrotation

■■ **Proximale Hand**

Die proximale Hand wird direkt proximal vom Handgelenk mit den Fingern radial und dem Daumen ulnar platziert.

■ **Alternative Grifftechnik**

Zur betonten Fazilitation der Schulterblatt- und/oder Schultergelenkbewegung wechselt die proximale Hand des Therapeuten zum Schulterblatt oder zum Oberarm, nachdem die Bewegung begonnen hat.

■ **Vordehnung**

Das Handgelenk wird in Dorsalextension und Ulnarabduktion gebracht und der Unterarm dabei proniert. Während das Schultergelenk in Extension und Abduktion bewegt wird, bleibt die Hand in dieser Position.

Das Handgelenk befindet sich in einer nach ulnar gerichteten Dorsalextension (ungefähr 45°). Durch die Traktion gelangt das Schulterblatt in posteriore Depression.

Wird die Traktion am Arm fortgesetzt, kommt es zu einer Verkürzung des Rumpfes auf derselben Seite. Diese Rumpfbewegung findet jedoch nicht statt, wenn die Schulter zu weit in Abduktion gebracht wird.

Darüber hinaus verändert sich durch eine zunehmende Abduktion die Position des Schulterblattes ungünstig. Ebenso entsteht durch eine übermäßige Innenrotation der Schulter eine ver-

stärkte anteriore Depression des Schulterblattes, die nicht erwünscht ist.

■ **Stretch**

Die proximale Hand setzt einen schnell ausgeführten Stretch mit Rotationskomponente sowohl am Schulterblatt als auch an der Schulter. Gleichzeitig führt die distale Hand am Handgelenk eine Traktion im Sinne der Vordehnung aus.

❗ Vorsicht

Der Therapeut muss darauf achten, dass die Traktion in Verlängerung der Mittelhandknochen verläuft und nicht mit einer verstärkten Dorsalextension des Handgelenkes stattfindet.

■ **Verbales Kommando**

»Finger und Hand schließen. Ziehen Sie den Arm hoch, über Ihre Nase hinweg.«

■ **Bewegung**

Sowohl die Finger als auch der Daumen führen eine Flexionsbewegung aus, während das Handgelenk eine Radialabduktion und Palmarflexion macht. Die radiale Seite der Hand führt die Bewegung an, wenn sich die Schulter in Richtung Flexion – Adduktion – Außenrotation bewegt und das Schulterblatt in die anteriore Elevation. Am Ende der Bewegung kommt es zu einer Rumpfrotation mit Verlängerung der Seite, auf der gearbeitet wird.

- **Stellung des Therapeuten und Körpermechanik**

Der Therapeut steht in Schrittstellung mit seinem Becken in Höhe der Schulter des Patienten und schaut auf seine eigenen Füße. Die Armbewegung des Patienten bewirkt eine Drehbewegung des Therapeuten, so dass er schließlich mit Blickrichtung zum Gesicht des Patienten zum Stehen kommt. Dabei verlagert der Therapeut, bedingt durch die Armbewegung, sein Körpergewicht vom hinteren auf den vorderen Fuß.

- **Widerstand**
- ■ **Distale Hand**

Die distale Hand setzt den Bewegungen Flexion – Adduktion – Außenrotation des Schultergelenkes, Supination des Unterarmes und der nach radial gerichteten Palmarflexion des Handgelenkes einen mit Traktion kombinierten Rotationswiderstand entgegen. Am Ende der Bewegung kann der Therapeut mit der distalen Hand Approximation geben, um den Ellbogen zu stabilisieren.

- ■ **Proximale Hand**

Die proximale Hand setzt der gesamten Bewegung zu der Traktion noch einen Rotationswiderstand entgegen. Die Traktion wird von beiden Händen des Therapeuten auf dem gesamten Bewegungsweg aufrechterhalten.

Gegen Ende der Bewegung kann Approximation gegeben werden, um das Schulter- und Ellbogengelenk zu stabilisieren und der Elevation des Schulterblattes einen Widerstand entgegenzusetzen.

- **Endstellung**

Am Ende der Bewegung befindet sich das Schulterblatt in anteriorer Elevation und das Schultergelenk in Flexion – Adduktion – Außenrotation. Dabei kreuzt der Arm die Körpermittellinie und bewegt sich über das Gesicht des Patienten hinweg. Der Ellbogen ist nach wie vor extendiert; der Unterarm ist supiniert. Sowohl das Handgelenk als auch die Finger sind flektiert. Die Fortsetzung dieser Bewegung hat zur Folge, dass der Patient sich streckt und nach rechts rotiert.

- **Betonte Bewegungsfolge**

Zur betonten Fazilitation des Handgelenkes, der Hand oder der Finger kann zu Beginn der Flexionsbewegung der Schulter ein Haltewiderstand eingesetzt werden. Man kann die Rotation der Unterarme »einrasten« oder die Rotation zusammen mit der Bewegung des Handgelenkes zulassen.

Praxistipp

- ▬ Der Stretch an Handgelenk und Schulter wird mit Traktion und nicht mit Zunahme der Dorsalextension im Handgelenk gegeben.
- ▬ Am Ende der Bewegung kann mit der distalen Hand Approximation gegeben werden, um die Extension des Ellbogens zu stabilisieren.
- ▬ Der Oberarm überschreitet die Körpermittellinie (schräg über der Nase, wenn der Kopf des Patienten nicht zur Seite gedreht ist).

7.5.1 Flexion – Adduktion – Außenrotation mit Ellbogenflexion (◘ Abb. 7.9)

Gelenk	Bewegung	Muskulatur: wichtigste Komponenten (nach Kendall und McCreary 2005)
Schulterblatt	Anteriore Elevation	M. serratus anterior, M. trapezius pars descendens
Schultergelenk	Flexion, Adduktion, Außenrotation	M. deltoideus pars anterior, M. pectoralis major, M. biceps brachii, M. coracobrachialis
Ellbogengelenk	Flexion	M. biceps brachii, M. brachialis
Unterarm	Supination	M. supinator, M. brachioradialis
Handgelenk	Palmarflexion, Radialabduktion	M. flexor carpi radialis

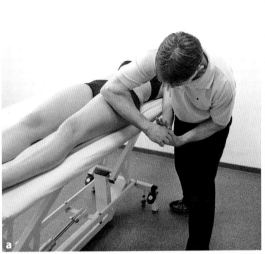

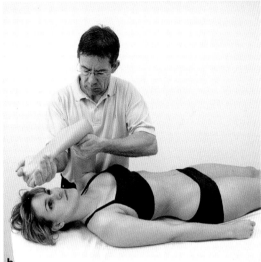

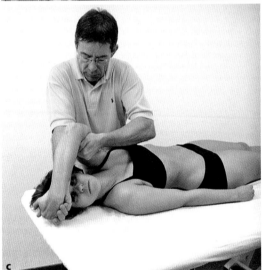

🔲 **Abb. 7.9** Arm: Flexion – Adduktion – Außenrotation mit Ellbogenreflexion

- **Taktiler Stimulus**
- ▪▪ **Distale Hand**

Die distale Hand wird wie beim gestreckten Arm-pattern platziert.

- ▪▪ **Proximale Hand**

Die proximale Hand wird zu Beginn der Bewe-gung wie beim gestreckten Pattern platziert. Sie wechselt dann aber zur medialen Seite des Ober-armes. Dies tut sie entweder sofort, wenn Schul-tergelenk und Ellbogen mit der Flexion beginnen, oder aber etwas später. Der Rotationswiderstand wird von der Hand und dem Unterarm des Thera-peuten gegeben und durch seine Körperbewegung noch unterstützt (🔲 Abb. 7.9).

- **Alternative Grifftechnik**

Zur Betonung der Schulterblattbewegung kann die proximale Hand zum Schulterblatt wechseln.

- **Vordehnung**

Der gesamte Arm sowie das Schulterblatt werden in Vordehnung gebracht, die der beim gestreckten Armpattern entspricht.

- **Stretch**

Der Stretch entspricht genau dem beim gestreck-ten Armpattern.

⊗ Der Therapeut muss darauf achten,
  dass die Traktion in Verlängerung der

Mittelhandknochen gegeben wird und keine Zunahme der Dorsalextension im Handgelenk stattfindet.

- **Verbales Kommando**

»Finger und Hand schließen, Ellbogen beugen. Ziehen Sie Ihre Hand über den Kopf hinweg. Berühren Sie Ihr rechtes Ohr.«

- **Bewegung**

Die Finger und auch das Handgelenk leiten die Bewegungen mit der Flexion ein. Der Unterarm führt eine Supinationsbewegung aus, während der Ellbogen und auch das Schultergelenk mit der Flexionsbewegung beginnen. Das Schulterblatt bewegt sich hierbei in die anteriore Elevation. Die Bewegungen von Schulter und Ellbogen verlaufen gleichmäßig über das gesamte Pattern hinweg und beenden dieses gleichzeitig.

- **Stellung des Therapeuten und Körpermechanik**

Die Ausgangsstellung und auch die Bewegungen des Therapeuten sowie der Einsatz seines Körpergewichtes entsprechen denen beim gestreckten Armpattern.

- **Widerstand**
- ■ **Distale Hand**

Die distale Hand setzt der Bewegung am Handgelenk einen mit Traktion kombinierten Rotationswiderstand entgegen, der dem beim gestreckten Pattern entspricht. Dadurch wird auch der Bewegungskomponente Ellbogenflexion Widerstand entgegengesetzt.

- ■ **Proximale Hand**

Die proximale Hand setzt eine Traktion in Verbindung mit einem Rotationswiderstand am Oberarm, wobei diese Komponente in die Ausgangsstellung zurückgerichtet ist. Alle Bewegungskomponenten von Schulter und Ellbogen werden durch verschiedene, aber gezielt vom Therapeuten gesetzte Widerstände korrekt fazilitiert.

- **Endstellung**

Sowohl Schulterblatt, Schultergelenk, Unterarm als auch Hand enden in derselben Endstellung wie beim gestreckten Armpattern. Der Ellbogen hingegen ist flektiert, so dass die Hand des Patienten dessen rechtes Ohr fast berührt. Zur Kontrolle der

Rotationskomponente besteht in der Endstellung die Möglichkeit, den Ellbogen zu strecken und diese Endstellung mit der des gestreckten Patterns zu vergleichen.

- **Betonte Bewegungsfolge**

Auch bei diesem Armpattern mit seinen drei Bewegungskomponenten besteht die Möglichkeit, zweien davon einen Haltewiderstand entgegenzusetzen und die dritte Bewegungskomponente gezielt zu erarbeiten.

Ebenso wie beim Pattern Flexion – Abduktion – Außenrotation mit Ellbogenflexion kann auch hier die Außenrotation sowohl in Bezug auf die Kraft als auch für die Beweglichkeit unabhängig vom Unterarm erarbeitet werden, so wie auch die Supination unabhängig von den Schulterbewegungen geübt werden kann.

Wird die Außenrotation der Schulter in ihrem gesamten Bewegungsausmaß trainiert, kehrt der Therapeut am Ende der betonten Bewegungsfolge zunächst erst in die Diagonale zurück und beendet dann das Pattern.

Die Schulterflexion wird in der Mittelposition stabilisiert, während das Handgelenk und die Finger bewegt werden. In dieser Position kann der Patient die Bewegungen mit den Augen kontrollieren.

Zum betonten Üben der Hand wechselt die proximale Hand zum Unterarm und stabilisiert bzw. setzt den proximalen Bewegungskomponenten Widerstand entgegen. Die distale Hand des Therapeuten kann dann die distalen Bewegungskomponenten fazilitieren.

Praxistipp

- Der Oberarm überschreitet die Körpermittellinie des Patienten (hier die Nase, wenn der Kopf des Patienten nicht zur Seite gedreht ist).
- Die Unterarmbewegung wird gefördert, wenn der Supinationsbewegung ein Widerstand entgegengesetzt wird.

7.5.2 Flexion – Adduktion – Außenrotation mit Ellbogenextension (◘ Abb. 7.10)

Gelenk	Bewegung	Muskulatur: wichtigste Komponenten (nach Kendall und McCreary 2005)
Schulterblatt	Anteriore Elevation	M. serratus anterior, M. trapezius pars descendens
Schultergelenk	Flexion, Adduktion, Außenrotation	M. deltoideus pars anterior, M. pectoralis major, M. biceps brachii, M. coracobrachialis
Ellbogengelenk	Extension	M. triceps brachii, M. anconeus
Unterarm	Supination	M. supinator, M. brachioradialis
Handgelenk	Palmarflexion, Radialabduktion	M. flexor carpi radialis
Fingergelenke	Flexion, Radialdeviation	Mm. flexor digitorum (superficialis et profundus), Mm. lumbricales, Mm. Interossei
Daumengelenke	Flexion, Adduktion	Mm. flexor pollicis longus et brevis, M. adductor pollicis

- **Taktiler Stimulus**
- ▪▪ **Distale Hand**

Die distale Hand wird entsprechend der Grifftechnik beim gestreckten Armpattern positioniert (▶ Abschn. 7.5).

▪▪ **Proximale Hand**

Die proximale Hand wird ebenso wie beim gestreckten Pattern am Unterarm platziert.

- **Alternative Grifftechnik**

Die proximale Hand kann entweder von Anfang an oder im Laufe der Bewegung, genauer gesagt: zu Beginn der gleichzeitig durchgeführten Flexionsbewegung des Schultergelenkes und der Extensionsbewegung des Ellbogens, zur medialen Seite des Oberarmes wechseln.

- **Vordehnung**

Der Therapeut bringt den Arm erst in die Ausgangsstellung, die der beim gestreckten Armpattern entspricht. Unter anhaltender Traktion des Schultergelenkes und des Schulterblattes bewegt die proximale Hand den Ellbogen in Flexion.

Die distale Hand übt währenddessen am Handgelenk eine Traktion in Ulnarabduktion und Dorsalextension aus, die in Verlängerung der Mittelhandknochen erfolgt. Falls die proximale Hand direkt zu Beginn der Bewegung am Oberarm platziert wird, bringt die distale Hand den Ellbogen in Flexion.

- **Stretch**

Die proximale Hand übt am Schulterblatt und auch an der Schulter einen schnell durchgeführten Stretch mit Rotationskomponente aus. Gleichzeitig führt die distale Hand neben einer Traktion am Handgelenk, die das Handgelenk nicht zu weit in die Dorsalextension drücken darf, auch einen auf den M. triceps brachii gerichteten Stretch aus.

- **Verbales Kommando**

»Finger und Hand schließen, den Ellbogen strecken. Schieben Sie Ihren Arm über das Gesicht hinweg. Strecken Sie die Hand über die Nase hinaus.«

- **Bewegung**

Nachdem die Finger und das Handgelenk die Bewegung mit einer Flexionsbewegung eingeleitet haben, supiniert der Unterarm. Der Ellbogen beginnt sich zu strecken, während sich die Schulter in Flexion – Adduktion – Außenrotation bewegt. Die Ellbogenextension und die Schulterflexion verlaufen über den gesamten Bewegungsweg hinweg gleichmäßig und beenden den Bewegungsweg gleichzeitig.

- **Stellung des Therapeuten und Körpermechanik**

Die Ausgangsstellung, die Drehbewegungen sowie der Einsatz des Körpergewichtes des Therapeuten entsprechen denen beim gestreckten Armpattern.

- **Alternative Stellung des Therapeuten**

Der Therapeut kann in Bewegungsrichtung ausgerichtet am Kopfende der Behandlungsbank stehen. Der distale Griff bleibt gleich, die proximale Hand liegt am Unterarm auf der Flexorengruppe (◘ Abb. 7.10c–e).

7

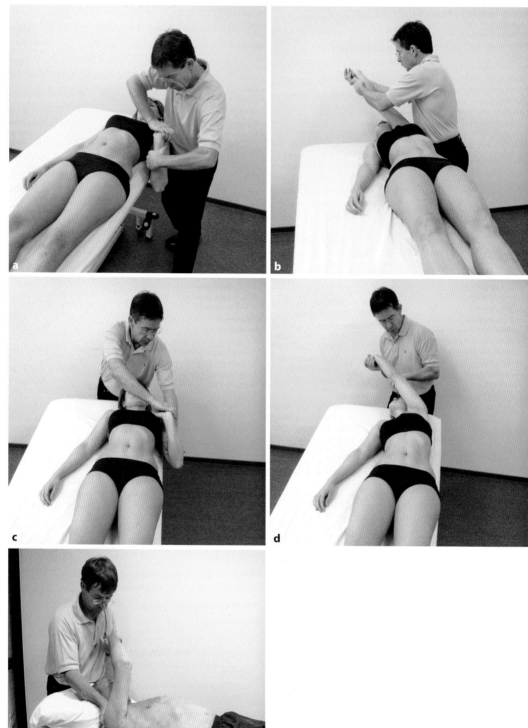

Abb. 7.10 **a–e** Arm: Flexion – Adduktion – Außenrotation mit Ellbogenextension. **a, b** Der Therapeut
steht auf der Seite des zu behandelnden Armes. **c,
d** Der Therapeut steht am Kopfende in der Diagonalen.
e Patient mit rechtsseitiger Hemiplegie: Die proximale
Hand fazilitiert die anteriore Elevation des Schulterblattes und die Verlängerung des Rumpfes

- **Widerstand**
- ■■ **Distale Hand**

Die distale Hand setzt der Bewegung am Handgelenk einen Widerstand entgegen, der dem beim gestreckten Armpattern entspricht. Zusätzlich werden der Ellbogenextension und der Supination entsprechende Widerstände entgegengesetzt.

- ■■ **Proximale Hand**

Die proximale Hand gibt für die proximalen Bewegungskomponenten einen in die Ausgangsstellung zurückgerichteten Rotationswiderstand, verbunden mit Traktion.

Alle Bewegungskomponenten der Schulter und des Ellbogens werden durch die unterschiedlichen, aber gezielt gesetzten Widerstände des Therapeuten adäquat fazilitiert.

Approximation wird am Ende der Bewegung gegeben, um Ellbogen, Schultergelenk und Schulterblatt zu stabilisieren.

- **Endstellung**

Die Endstellung entspricht in allen beteiligten Gelenken der beim gestreckten Armpattern.

- **Betonte Bewegungsfolge**

Dieses Armpattern eignet sich besonders gut zum gezielten Erarbeiten der Kombinationsbewegung »Ellbogenextension mit Schulterflexion«, die bei vielen Überkopfbewegungen notwendig ist.

> **Praxistipp**
>
> ▬ Ellbogenextension mit Supination werden zurück in Richtung Ausgangsstellung mit Druck und Rotationswiderstand in die Pronation fazilitiert.
> ▬ Normales Timing: Ellbogen und Schultergelenk bewegen sich gleichzeitig.

7.6 Extension – Abduktion – Innenrotation (▫ Abb. 7.11)

Gelenk	Bewegung	Muskulatur: wichtigste Komponenten (nach Kendall und McCreary 2005)
Schulterblatt	Posteriore Depression	Mm. rhomboidei
Schultergelenk	Extension, Abduktion, Innenrotation	M. latissimus dorsi, M. deltoideus pars medius et pars posterior, M. triceps brachii, M. teres major, M. subscapularis
Ellbogengelenk	Bleibt gestreckt (Gelenkstellung unverändert)	M. triceps brachii, M. anconeus
Unterarm	Pronation	M. pronator teres, M. pronator quadratus, M. brachioradialis
Handgelenk	Ulnarabduktion, Dorsalextension	M. extensor carpi ulnaris
Fingergelenke	Extension, Ulnardeviation	M. extensor digitorum longus, Mm. lumbricales, Mm. interossei
Daumengelenke	Abduktion, Extension	Mm. abductores pollicis longus et brevis, M. extensor pollicis

- **Taktiler Stimulus**
- ■■ **Distale Hand**

Die distale Hand wird lumbrikal am Handrücken des Patienten platziert, ohne manuellen Kontakt auf der Handinnenseite. Die Finger befinden sich auf der ulnaren (Metakarpale V) und der Daumen auf der radialen Seite (Metakarpale II) und applizieren Druck.

> **❶ Vorsicht**
>
> Der Therapeut darf die Hand des Patienten nicht zu fest zusammenkneifen.

- ■■ **Proximale Hand**

Die proximale Hand wird ebenfalls lumbrikal auf der Flexorenseite direkt proximal des Hand-

7

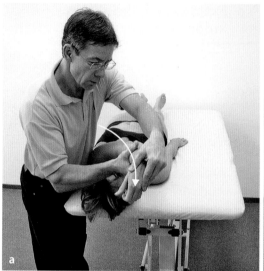

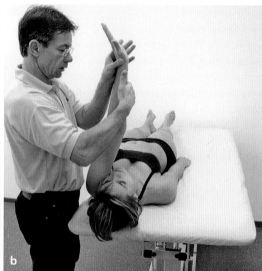

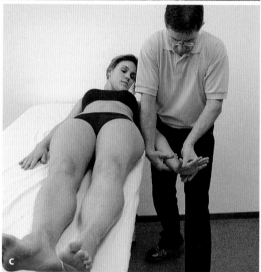

⬛ Abb. 7.11 a–c Arm: Extension – Abduktion – Innenrotation

gelenkes, mit den Fingern ulnar und dem Daumen radial am Unterarm positioniert.

▪ Alternative Grifftechnik

Die proximale Hand wird zum betonten Üben des Schulterblattes und/oder der Schulterbewegungen auf das Schulterblatt oder den Oberarm gelegt, nachdem die Schulterbewegung eingesetzt hat.

▪ Vordehnung

Der Ellbogen ist gestreckt und der Unterarm supiniert. Die Handinnenseite des Patienten zeigt in diesem Beispiel aufgrund der nach radial ge-

richteten Palmarflexion zum rechten Ohr bzw. zur Behandlungsbank hin. Das Schultergelenk wird in Richtung Flexion – Adduktion – Außenrotation bewegt, während die Hand des Patienten in ihrer Position bleibt. Der Therapeut bringt das Schulterblatt unter sanfter Traktion in die anteriore Elevation. Auf diese Weise wird die Schultermuskulatur verlängert.

Dabei überschreitet der Arm des Patienten die Körpermittellinie über sein Gesicht hinweg zur gegenüberliegenden Seite.

Eine Fortführung der Bewegung führt zu einer Rumpfverlängerung mit einer Rotation zur gegenüberliegenden Seite.

Die Ausgangsstellung dieses Patterns entspricht der Endstellung des zugehörigen antagonistischen Patterns Flexion – Adduktion – Außenrotation.

■ **Stretch**

Der Stretch wird an Schulter und Hand gleichzeitig gegeben. Die proximale Hand führt dabei am Schulterblatt und an der Schulter einen schnell durchgeführten Stretch mit Rotationskomponente aus.

Die distale Hand unterstützt dies zusätzlich mit einer Traktion am Handgelenk.

❗ Vorsicht

Die Traktionsrichtung entspricht dem Verlauf der Mittelhandknochen. Sie ist deshalb nicht mit einer Bewegung in die Palmarflexion verbunden.

■ **Verbales Kommando**

»Finger und Hand strecken. Bringen Sie Ihren Arm nach außen unten.«

■ **Bewegung**

Die Bewegung wird von den Fingern und dem Daumen mit Extension und vom Handgelenk mit einer nach ulnar gerichteten Dorsalextension eingeleitet. Anschließend findet die Schultergelenkbewegung in Extension – Abduktion – Innenrotation statt, bei der die ulnare Handkante die Bewegung anführt.

Die Extensionsbewegung des Armes endet bei ungefähr 20° Extension. Gleichzeitig bewegt sich das Schulterblatt in die posteriore Depression. Eine Fortsetzung der Bewegung bewirkt eine Rumpfverkürzung derselben Seite.

■ **Stellung des Therapeuten und Körpermechanik**

Der Therapeut steht in Schrittstellung in der Diagonalen mit Blick nach oben zur linken Hand des Patienten. Im Verlauf der Bewegung verlagert der Therapeut aufgrund der Armbewegung des Patienten sein Körpergewicht vom rechten auf das linke Bein. Gleichzeitig bewegt der Therapeut seinen Rumpf nach rechts, um die Armbewegung zu ermöglichen. Die Pronation kann nun mit dem distalen Griff kontrolliert werden. Zusammen mit der Gewichtsverlagerung dreht der Therapeut sich auf seinen Füßen mit der Bewegung mit, so dass

sein Blick am Ende der Bewegung auf die Füße des Patienten gerichtet ist.

■ **Widerstand**
■■ **Distale Hand**

Die distale Hand gibt dem dorsalextendierten Handgelenk eine Traktion in Verbindung mit einem Rotationswiderstand für die Ulnarabduktion. Der Widerstand für die Pronation und die Komponenten Innenrotation und Abduktion des Schultergelenkes resultieren aus dem Rotationswiderstand am Handrücken.

■■ **Proximale Hand**

Die proximale Hand setzt währenddessen Traktion in Verbindung mit Rotationswiderstand. Am Ende der Bewegung können beide Hände des Therapeuten von Traktion zu Approximation wechseln.

■ **Endstellung**

Am Ende der Bewegung befindet sich das Schulterblatt in posteriorer Depression, das Schultergelenk ist in Extension – Abduktion – Innenrotation, wodurch sich der Oberarm am Rumpf entlang bewegt. Der Ellbogen ist gestreckt, der Unterarm in Pronation. Das Handgelenk befindet sich in einer nach ulnar gerichteten Dorsalextension von ungefähr 45°. Die Finger sind extendiert und nach ulnar gerichtet, der Daumen ist gestreckt und abduziert.

■ **Betonte Bewegungsfolge**

Zum betonten Üben von Hand oder Finger kann zu Beginn der Extension des Schultergelenkes ein Haltewiderstand gesetzt werden.

Bei diesem Armpattern besteht die Möglichkeit, die Bewegung in den ersten zwei Dritteln des Bewegungsweges vom Patienten visuell kontrollieren zu lassen.

> **Praxistipp**
>
> ▬ Infolge der Armbewegung des Patienten wird das Körpergewicht des Therapeuten auf das hintere Bein verlagert.
> ▬ Am Ende der Bewegung wechseln beide Hände des Therapeuten von Traktion zu Approximation.

7.6.1 Extension – Abduktion – Innenrotation mit Ellbogenextension (◘ Abb. 7.12)

Gelenk	Bewegung	Muskulatur: wichtigste Komponenten (nach Kendall und McCreary 2005)
Schulterblatt	Posteriore Depression	Mm. rhomboidei
Schultergelenk	Extension, Abduktion, Innenrotation	M. latissimus dorsi, M. deltoideus pars medius et pars posterior, M. triceps brachii, M. teres major, M. subscapularis
Ellbogengelenk	Streckung	M. triceps brachii, M. anconeus
Unterarm	Pronation	M. pronator teres, M. pronator quadratus, M. brachioradialis
Handgelenk	Ulnarabduktion, Dorsalextension	M. extensor carpi ulnaris
Fingergelenke	Extension, Ulnardeviation	M. extensor digitorum longus, Mm. lumbricales, Mm. interossei
Daumengelenke	Abduktion	Mm. abductores pollicis longus et brevis, M. extensor pollicis

■ **Taktiler Stimulus**
■■ **Distale Hand**
Die distale Hand wird wie beim gestreckten Armpattern platziert (▶ Abschn. 7.6).

■■ **Proximale Hand**
Die proximale Hand wird in Supinationsstellung direkt proximal des Ellbogengelenkes auf der Seite des M. triceps brachii angelegt. Der Therapeut kann dadurch der Bewegung in die Innenrotation Widerstand entgegensetzen.

■ **Alternative Grifftechnik**
Die proximale Hand kann zum Schulterblatt wechseln und so die posteriore Depression betonen.

Der Therapeut kann am gegenüberliegenden Kopfende der Behandlungsbank stehen. Sein distaler Griff bleibt dabei unverändert. Mit der proximalen Hand greift er von lateral auf die dorsale Fläche des Humerus. Dabei ist sein Blick in Richtung der Diagonalen gerichtet. Während des Bewegungsablaufes setzt der Therapeut sein Körpergewicht ein, um Widerstand zu geben.

■ **Vordehnung**
Die Positionen der am Pattern beteiligten Gelenke entsprechen bis auf die des Ellbogens denen des gestreckten Armpatterns. Der Ellbogen des Patienten wird so weit wie möglich flektiert.

■ **Stretch**
Der Stretch wird gleichzeitig an Schulter, Ellbogen und Hand gegeben. Die proximale Hand übt am Schulterblatt und an der Schulter einen schnellen Stretch mit Rotation aus.

Die distale Hand hält die Traktion am Handgelenk, während die Supination des Ellbogengelenkes zunimmt. Wenn möglich, sollte versucht werden, den Ellbogen noch weiter zu flektieren.

❯ Die Traktionsrichtung am Handgelenk entspricht der Verlängerung der Mittelhandknochen, so dass es dabei nicht zu einer Zunahme der Palmarflexion kommen darf.

■ **Verbales Kommando**
»Finger und Hand strecken. Strecken Sie den Ellbogen, und bringen Sie Ihren Arm nach außen unten.«

■ **Bewegung**
Die Finger strecken sich und leiten mit der nach ulnar gerichteten Dorsalextension des Handgelenkes die Bewegung ein. Danach bewegt sich das Schultergelenk gleichzeitig während der Extension des Ellbogens in Richtung Extension – Abduktion – Innenrotation. Der Ellbogen erreicht seine vollständige Extension in dem Moment, in dem auch das Schulterblatt und das Schultergelenk in ihrer Endposition anlangen.

■ **Stellung des Therapeuten und Körpermechanik**
Die Ausgangsstellung und auch der Bewegungsablauf des Therapeuten entsprechen denen beim gestreckten Armpattern.

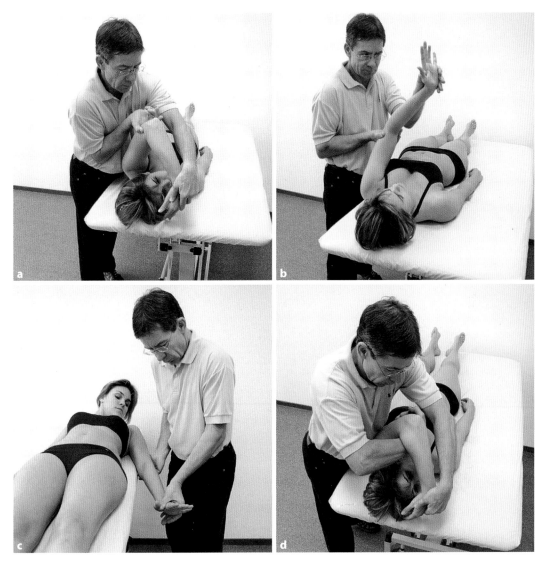

Abb. 7.12 a–h **a–c** Arm: Extension – Abduktion – Innenrotation mit Ellbogenextension. **d** Alternative Grifftechnik der proximalen Hand des Therapeuten

▪ **Widerstand**

▪▪ **Distale Hand**

Die distale Hand gibt am Handgelenk und Unterarm des Patienten denselben Widerstand wie beim gestreckten Pattern und zudem Widerstand für die Komponenten Ellbogenextension und Pronation.

▪▪ **Proximale Hand**

Die proximale Hand setzt außer dem Rotationswiderstand noch Traktion.

Am Ende des Patterns, wenn Ellbogen- und Schultergelenk nahezu gestreckt sind, kann der Therapeut von Traktion zu Approximation wechseln.

▪ **Endstellung**

Die Endstellung entspricht der Endstellung beim gestreckten Armpattern.

▪ **Betonte Bewegungsfolge**

Zur betonten Fazilitation der Schulter kann zu Beginn des Patterns für die Ellbogenextension ein Haltewiderstand eingebaut werden. Zur Fazilitation der Ellbogenextension mit Pronation und der Dorsalextension des Handgelenkes mit Ulnarabduktion wird entweder direkt am Anfang der Schulterextension oder in der Mittelstellung der Schulterextension ein Haltewiderstand gesetzt.

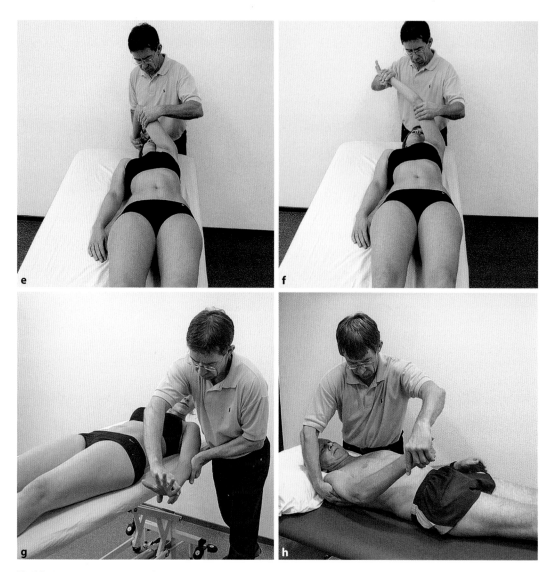

■ **Abb. 7.12**   (Fortsetzung) **a–h**   **e–g** Der Therapeut steht am Kopfende der Behandlungsbank. **h** Patient mit rechts-seitiger Hemiplegie: Der Therapeut fazilitiert mit der proximalen Hand das Schulterblatt und den Rumpf

---

Praxistipp

━ Das Schultergelenk und der Ellbogen
extendieren beide gleichmäßig.
━ Der Rotationswiderstand, den die
distale Hand des Therapeuten setzt,
fazilitiert die Ellbogenextension und die
Dorsalextension des Handgelenks.

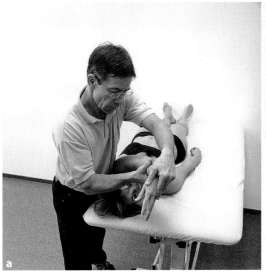 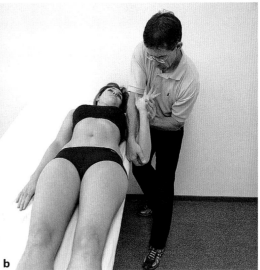

Abb. 7.13 Arm: Extension – Abduktion – Innenrotation mit Ellbogenflexion

7.6.2 Extension – Abduktion – Innenrotation mit Ellbogenflexion (□ Abb. 7.13)

Gelenk	Bewegung	Muskulatur: wichtigste Komponenten (nach Kendall und McCreary 2005)
Schulterblatt	Posteriore Depression	Mm. rhomboidei
Schultergelenk	Extension, Abduktion, Innenrotation	M. latissimus dorsi, M. deltoideus pars medius et pars posterior, M. triceps brachii, M. teres major, M. subscapularis
Ellbogengelenk	Flexion	M. biceps brachii, M. brachialis
Unterarm	Pronation	M. pronator teres, M. pronator quadratus, M. brachioradialis
Handgelenk	Dorsalextension, Ulnarabduktion	M. extensor carpi ulnaris
Fingergelenke	Extension, Ulnardeviation	M. extensor digitorum longus, Mm. lumbricales, Mm. interossei

Gelenk	Bewegung	Muskulatur: wichtigste Komponenten (nach Kendall und McCreary 2005)
Daumengelenke	Abduktion	Mm. abductores pollicis longus et brevis, M. extensor pollicis

- ■ **Taktiler Stimulus**
- ■ ■ **Distale Hand**

Die distale Hand wird wie beim gestreckten Armpattern (▶ Abschn. 7.6) platziert.

- ■ ■ **Proximale Hand**

Zu Beginn der Bewegung wird die proximale Hand zunächst am Unterarm in Höhe des Handgelenkes platziert. Im weiteren Verlauf der Bewegung wechselt die proximale Hand unmittelbar nach dem Beginn der Schulter- und Ellbogenbewegung an die mediale Seite des Oberarmes, direkt proximal des Ellbogengelenkes. Die proximale Hand des Therapeuten gibt Widerstand für die Rotationskomponente und die Extension des Schultergelenkes.

- ■ **Alternative Grifftechnik**

Zur betonten Fazilitation der Schulterblattbewegungen wechselt die proximale Hand des Therapeuten zum Schulterblatt.

7

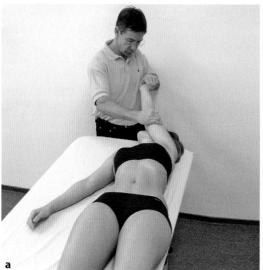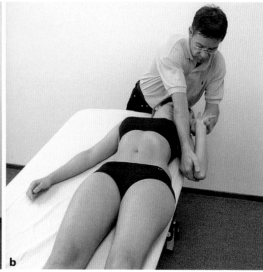

a   b

Abb. 7.14   Arm: Extension – Abduktion – Innenrotation mit Ellbogenflexion: Der Therapeut steht am Kopfende des Tisches

- **Vordehnung**

Die Ausgangsstellung entspricht der beim gestreckten Armpattern.

- **Stretch**

Die Ausführung entspricht der beim gestreckten Pattern.

- **Verbales Kommando**

»Finger und Hand strecken. Beugen Sie den Ellbogen.«

Steht der Therapeut an der gegenüberliegenden Seite lautet das Kommando: »Ziehen Sie nach unten.«

- **Bewegung**

Die Finger extendieren und das Handgelenk bewegt sich in die nach ulnar gerichtete Dorsalextension. Das Schultergelenk bewegt sich in Extension – Abduktion – Innenrotation, anschließend beginnt der Ellbogen mit der Flexion.

Der weitere Bewegungsverlauf von Schulter und Ellbogen findet gleichmäßig statt. Die Flexionsbewegung des Ellbogens endet erst, wenn sowohl das Schulterblatt als auch das Schultergelenk ihr Bewegungsende erreicht haben.

- **Stellung des Therapeuten und Körpermechanik**

Die Ausgangsstellung und auch die Körperbewegungen des Therapeuten entsprechen den in ▶ Abschn. 7.6 gegebenen Anweisungen.

- **Alternative Stellung des Therapeuten und Körpermechanik**

Der Therapeut kann auch – in Richtung der Diagonalen schauend – auf der gegenüberliegenden Seite stehen. Beim Setzen des Widerstandes sollte der Therapeut sein Körpergewicht einsetzen (■ Abb. 7.14).

- **Widerstand**
- ■ **Distale Hand**

Die distale Hand setzt zu der Traktion und dem Rotationswiderstand, der dem beim gestreckten Armpattern entspricht, einen der Ellbogenflexion entgegengesetzten Widerstand.

- ■ **Proximale Hand**

Die proximale Hand führt zu Beginn der Bewegung am Unterarm denselben mit Traktion kombinierten Rotationswiderstand aus, wie in ▶ Abschn. 7.6 beschrieben. Platziert der Therapeut die proximale Hand hingegen am Oberarm, dann setzt diese sowohl der Rotationskomponente als auch der Extension des Schultergelenkes Widerstand entgegen. Am Ende der Bewegung kann Traktion in eine Approximation übergehen.

- **Endstellung**

Das Schulterblatt befindet sich am Ende der Bewegung in posteriorer Depression und die Schulter in Extension – Abduktion – Innenrotation. Der Ellbogen ist vollständig flektiert und der Unterarm proniert. Das Handgelenk befindet sich mit geöffneter Hand und gestreckten Fingern in einer nach ulnar gerichteten Dorsalextension.

- **Betonte Bewegungsfolge**

Zur betonten Fazilitation der posterioren Depression des Schulterblattes und der Extension des Schultergelenkes wird sowohl der Dorsalextension des Handgelenkes als auch der Ellbogenflexion ein Haltewiderstand entgegengesetzt. Dieses Armpattern eignet sich besonders zum betonten Üben der Handgelenks- und Fingerbewegungen, wenn die Ellbogenflexion stärker ist als die Extension.

> **Praxistipp**
>
> Schulter und Ellbogen beenden ihre Bewegung gleichzeitig.
>
> Wenn der Ellbogen gestreckt ist, entspricht diese Gelenkstellung der beim gestreckten Pattern.
>
> Gegen Ende der Bewegung kann von Traktion zu Approximation gewechselt werden.

7.7 Thrust- und Withdrawal-Kombinationen

Bei den PNF-Patterns des Armes gibt es eine Reihe von Bewegungskombinationen, die stets in dieser einen Form eingesetzt werden:

Das Schultergelenk und der Unterarm rotieren immer in dieselbe Bewegungsrichtung. Das bedeutet, dass die Außenrotation des Schultergelenkes mit der Supination des Unterarmes und die Innenrotation dementsprechend mit der Pronation erfolgt.

Die Dorsalextension des Handgelenkes findet stets in Kombination mit der Abduktion des Schultergelenkes und die Palmarflexion der Hand mit der Adduktion des Schultergelenkes statt.

> ┌─ **Definition** ─────────────
>
> Thrust-Kombinationen sind Stoßbewegungen, Withdrawalpatterns sind die Rückwärtsbewegungen der Thrustpatterns.
> Dabei werden Ulnarstoß- und Radialstoßbewegung mit der jeweiligen Rückwärtsbewegung unterschieden.

Im »Motor Learning« geht man davon aus, dass in der Regel die Ellbogenextension mit der Dorsalextension im Handgelenk einhergeht. Die kräftige Dorsalextension im Handgelenk wiederum geht mit einer Radialabduktion einher (Kots und Syrovegin 1966).

Bei den Bewegungen der Thrust- und Withdrawal-Kombinationen ist die Rotationsbewegung des Schultergelenkes der des Unterarmes entgegengesetzt.

Diese Bewegungskombinationen nutzt man zur Fazilitation selektiver Unterarm- und Handbewegungen, oder auch, wenn der Patient dabei mehr Kraft entwickeln kann als bei den normalen Armmustern.

Beispiel

Stoß- und Rückwärtsbewegungen sind spezielle Armbewegungen, die im Alltag häufiger vorkommen:

Wenn die Ellbogenbeugung mit Supination kräftiger ist als die Ellbogenflexion oder -extension mit Pronation, können die Ulnar-Withdrawal-Kombinationen benutzt werden, um die Schulterextension und posteriore Depression des Schulterblattes zu kräftigen.

Flexion – Adduktion der Schulter mit Ellbogenextension ist eine gute Kombination, um das Rollen von der Rückenlage in die Bauchlage zu fazilitieren. Der Patient kann den Ulnarstoß ausnutzen, wenn die Ellbogenextension mit Pronation kräftiger ist als die Supination des Unterarmes.

- **7.15 Ausgangsstellung des Therapeuten**

Der Therapeut steht bei den Thrust- und Withdrawal-Kombinationen am Kopfende der Behandlungsbank. Sein Blick ist in Richtung der Diagonalen gerichtet (◻ Abb. 7.15, 7.16 und 7.17).

- **Taktiler Stimulus**

Die distale und proximale Hand des Therapeuten werden wie bei den anderen Armpatterns eingesetzt.

- **Normales Timing**

Die Reihenfolge der einzelnen Bewegungen ist dieselbe wie bei den normalen Patterns. Die Finger und das Handgelenk leiten die Bewegung ein. Anschließend folgen die Bewegungen des Unterarmes, des Ellbogens, der Schulter und des Schulterblattes während ihres Bewegungsweges.

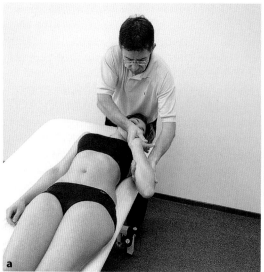
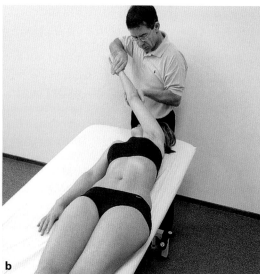

◘ **Abb. 7.15**   Ulnarthrust

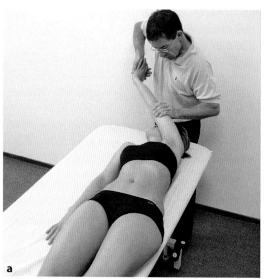
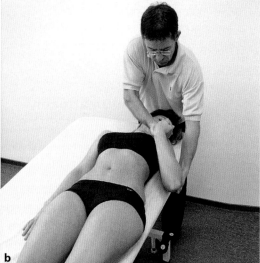

◘ **Abb. 7.16**   Withdrawal (Umkehr) des Ulnarthrusts

▪ **Betonte Bewegungsfolge**

Die Thrust- und Withdrawal-Kombinationen bilden eine Einheit (es gibt hierbei keine Variationsmöglichkeiten hinsichtlich der einzelnen Bewegungskomponenten des Ellbogens). Die Ausführung der Kombinationen erfolgt entweder uni- oder bilateral.

Zur Fazilitation des schwächeren Armes kann der Therapeut der Bewegung des stärkeren Armes einen Haltewiderstand entgegensetzen. Zum Trainieren dieser Kombinationen eignen sich besonders die Techniken Kombination isotonischer Bewegungen und Dynamische Umkehr.

▪ **Ulnarthrust und dessen Umkehrbewegung**

▪▪ **Ulnarthrust (◘ Abb. 7.15)**

Sowohl das Handgelenk als auch die Finger führen eine nach ulnar gerichtete Dorsalextension aus. Im Verlauf dieser Bewegung findet die Pronation des Unterarmes und die Extension des Ellbogens statt, während sich die Schulter in Richtung Flexion – Adduktion – Außenrotation und das Schulterblatt sich in die anteriore Elevation bewegt.

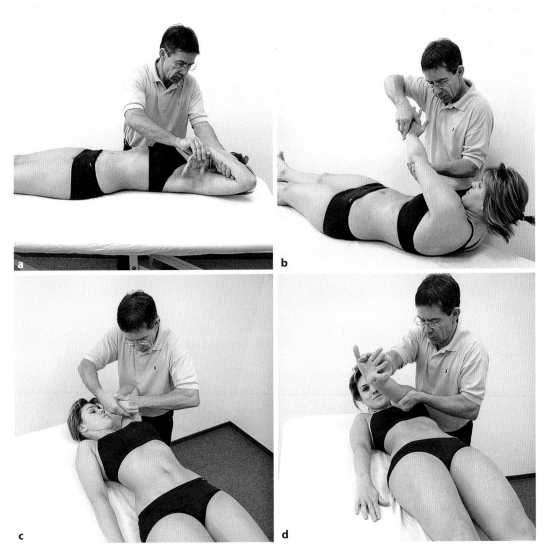

Abb. 7.17 Radialthrust

■■ **Umkehrbewegung des Ulnarthrustar**
 (▪ **Abb. 7.16**)
Die Finger und das Handgelenk flektieren in die
nach radial gerichtete Palmarflexion. Im Laufe
der Bewegung flektiert der Ellbogen, und der Unterarm supiniert. Das Schultergelenk führt währenddessen das Pattern Extension – Abduktion
– Innenrotation mit posteriorer Depression des
Schulterblattes aus.

■ **Radialthrust und dessen**
 Umkehrbewegung
■■ **Radialthrust (▪ Abb. 7.17)**
Sowohl das Handgelenk als auch die Finger füh-
ren eine nach radial gerichtete Dorsalextension

aus. Die Schulter bewegt sich im Pattern Extension – Adduktion – Innenrotation, während die
Extension des Ellbogens gleichzeitig mit einer
Supination des Unterarmes erfolgt. Das Schulterblatt bewegt sich dabei in die anteriore Depression.

■■ **Umkehrbewegung des Radialthrust**
 (▪ **Abb. 7.18**)
 Die Finger und das Handgelenk führen eine
nach ulnar gerichtete Palmarflexion aus. Der Bewegungsverlauf des Schultergelenkes richtet sich während der Flexion des Ellbogens und der Pronation
des Unterarmes nach dem Armpattern Flexion –
Abduktion – Außenrotation. Das Schulterblatt bewegt sich in die posteriore Elevation (▪ Abb. 7.18).

7

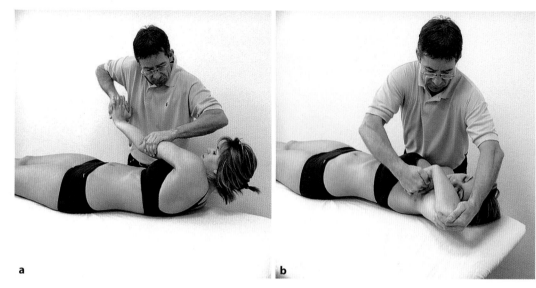

a   b

🔲 **Abb. 7.18**   Withdrawal (Umkehr) des Radialthrusts

7.8 Bilaterale Armpatterns

Durch den Einsatz bilateraler Armpatterns wird die Fazilitation der schwächeren Muskulatur ermöglicht. Die Kontraktionen des stärkeren Armes führen zu einer Irradiation. Bei diesen Übungen können verschiedene Kombinationen der Armpatterns in unterschiedlichen Ausgangsstellungen angewandt werden.

Um ein optimales Resultat zu erlangen, sollte sowohl für die Kräftigung als auch für die Bewegungskontrolle stets die richtige Ausgangsstellung und die richtige Kombination der Patterns eingesetzt werden. Die Rumpfmuskulatur beispielsweise wird beim Einsatz der bilateralen Armpatterns stärker aktiviert als bei einem unilateral ausgeführten Armpattern.[1] Durch die Auswahl unterschiedlicher Ausgangsstellungen, die nur eine geringe Unterstützungsfläche bieten, z. B. Sitzen, Stehen, Kniestand usw., kann die Aktivität der Rumpfmuskulatur des Patienten gesteigert werden. Die bilateralen Kombinationen sind ein sehr effektives Mittel, wenn der schwächere Arm mit Hilfe des stärkeren Armes gekräftigt werden soll.

---

1   Die Rumpfmuskulatur wird bei Durchführung der bilateralen Armpatterns nur im Sinne der Stabilisation aktiviert. Die in ▶ **Kap. 4** beschriebene Bewegungsplanung sorgt dafür, dass die Rumpfstabilisation vor der eigentlich ausgeführten Armbewegung aktiviert wird.

Zur Verdeutlichung der Grifftechniken bei der Ausführung der bilateralen Armpatterns werden die in 🔲 Abb. 7.19, 7.20, 7.21 und 7.22 gezeigten Armpatterns mit einem in der Rückenlage liegenden Patienten durchgeführt:

▬ **Bilateral symmetrisch**
  ▬ Flexion – Abduktion – Außenrotation (🔲 Abb. 7.19)
▬ **Bilateral asymmetrisch**
  ▬ Flexion – Abduktion – Außenrotation des rechten Armes
  ▬ Flexion – Adduktion – Außenrotation des linken Armes (🔲 Abb. 7.20)
▬ **Bilateral symmetrisch reziprok**
  ▬ Flexion – Abduktion – Außenrotation des rechten Armes
  ▬ Extension – Adduktion – Innenrotation des linken Armes (🔲 Abb. 7.21)
▬ **Bilateral asymmetrisch reziprok**
  ▬ Extension – Adduktion – Innenrotation des rechten Armes
  ▬ Flexion – Adduktion – Außenrotation des linken Armes (🔲 Abb. 7.22)

7.9 Variationen der Ausgangsstellung des Patienten

Der Einsatz der Armpatterns in unterschiedlichen Ausgangsstellungen hat für die Behandlung

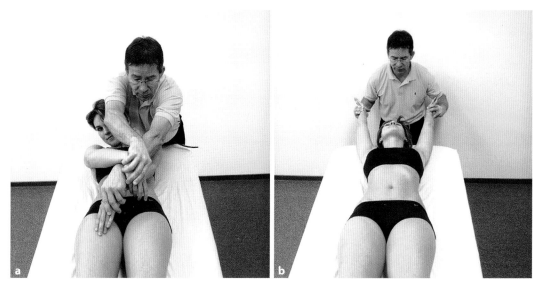

◘ **Abb. 7.19 a, b** Bilateral symmetrisches Pattern der Flexion – Abduktion – Außenrotation

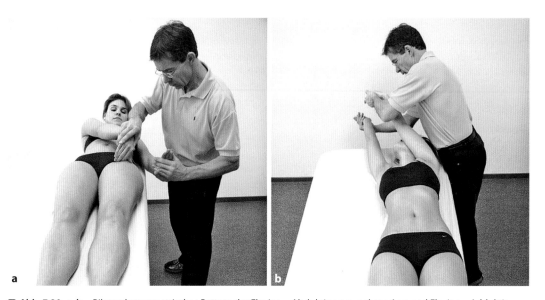

◘ **Abb. 7.20 a, b** Bilateral asymmetrisches Pattern der Flexion – Abduktion am rechten Arm und Flexion – Adduktion am linken Arm

einen positiven Effekt. Der Einfluss der Schwerkraft kann z. B. durch die Veränderung der Ausgangsstellungen gesteigert oder verringert werden. Die Fazilitation von funktionellen Bewegungen wird z. B. durch den Einsatz von funktionellen Ausgangsstellungen effektiver. Zudem wird die visuelle Kontrolle der Bewegungsabläufe erleichtert.

Der Therapeut sollte jedoch, an die jeweilige Problemstellung und die Möglichkeit des Patienten angepasst, die geeignetste Ausgangsstellung auswählen, da nicht jede Ausgangsstellung für jeden Patienten geeignet ist.

7.9.1 Armpatterns in Seitenlage

Die Seitenlage ermöglicht dem Patienten neben dem Bewegungsspielraum des Schulterblattes auch dessen Stabilisation, ohne durch die Unterlage behindert zu werden. Der Rumpf des Patienten kann entweder passiv durch ein zusätzliches

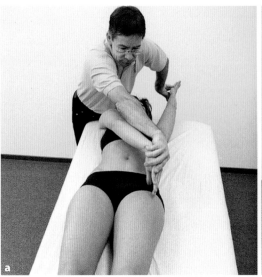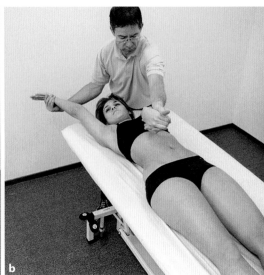

▣ Abb. 7.21 a, b Bilaterale symmetrisch-reziproke Patterns mit Flexion – Abduktion – Außenrotation des rechten Armes und Extension – Adduktion – Innenrotation des linken Armes

Kissen unterstützt oder aktiv vom Patienten selbst stabilisiert werden (▣ Abb. 7.23).

7.9.2 Armpatterns im Unterarmstütz

Die Ausführung der Armpatterns in Richtung Flexion des Schultergelenkes im Unterarmstütz ist aufgrund der Schwerkraft für den Patienten schwieriger. Dabei wird das Schulterblatt nicht behindert, d. h., es ist frei beweglich und kann sich selbständig stabilisieren. Zudem besteht die Möglichkeit, die Flexionsbewegung des Schultergelenkes gegen die Schwerkraft in der Endstellung zu erarbeiten. Dabei muss der Patient sein Gleichgewicht auf dem stützenden Arm halten (Stabilisation), während er seine Halswirbelsäule gegen die Schwerkraft extendiert.

Die Extensionsmuster sind im Unterarmstütz nicht vollständig ausführbar (▣ Abb. 7.24).

7.9.3 Armpatterns im Sitzen

In dieser Ausgangsstellung besteht zum einen die Möglichkeit, den vollen Bewegungsweg der Armpatterns auszuführen, und zum anderen eignet sich die Sitzposition besonders gut zum Trainieren funktioneller Bewegungen, wie z. B. Essen, Greifen, Kleiden usw. Darüber hinaus kann durch den Ein-

satz der bilateralen Armpatterns die Sitzbalance und die Rumpfstabilität geübt werden (▣ Abb. 7.25).

7.9.4 Armpatterns im Vierfüßlerstand

Diese Ausgangsstellung erfordert vom Patienten eine gute Rumpfstabilität und das Vermögen, sein Gleichgewicht sowie die Stabilität auf einem Arm halten zu können, während der andere Arm Bewegungen durchführt. Ebenso wie in der Bauchlage und im Unterarmstütz müssen die Bewegungen des Schultergelenkes gegen die Schwerkraft ausgeführt werden (▣ Abb. 7.26).

> **❯** Während des Übens im Vierfüßlerstand sollte der Therapeut auf eine gute Haltung der Wirbelsäule des Patienten achten.

7.9.5 Armpatterns im Kniestand und Einbeinkniestand

Diese Ausgangsstellungen erfordern vom Patienten eine gute Stabilität im Rumpf, in den Hüftgelenken, Knien und Füßen (▣ Abb. 7.27). Aufgrund der geringen Unterstützungsflächen sind diese Positionen sehr instabil. Es kommt dadurch leicht zu unerwünschten Ausweichbewegungen und Haltungen der Wirbelsäule. Der Therapeut sollte

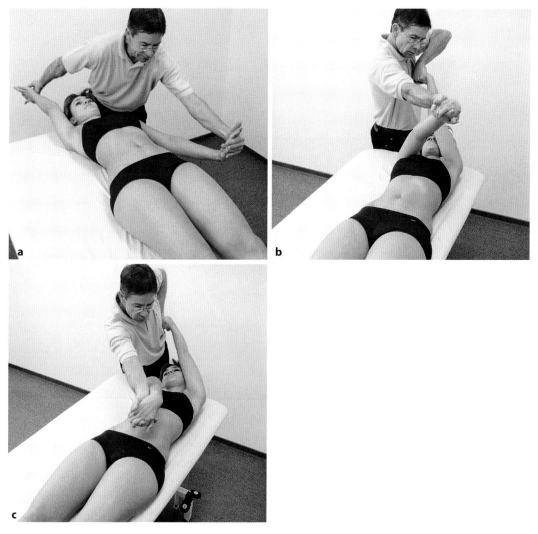

Abb. 7.22 a–c Bilaterale asymmetrisch-reziproke Patterns mit Extension – Adduktion des rechten Armes und Flexion – Adduktion des linken Armes

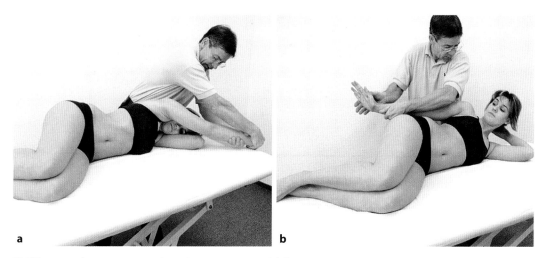

Abb. 7.23 a, b Armpattern in Seitenlage: Extension – Abduktion – Innenrotation. **a** Ausgangsstellung mit Vordehnung, **b** Endstellung

7

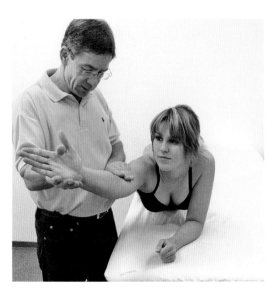

Abb. 7.24 Armpattern im Unterarmstütz: Flexion – Abduktion – Außenrotation in der Endstellung

darauf besonders achten und entsprechend korrigieren.

7.10 Therapeutische Anwendungen Armmuster

Wähle immer das richtige Muster!

Alle Muster/Aktivitäten kann man mit verschiedenen Techniken kombinieren, abhängig von der Zielsetzung und gewünschten Irradiation.

Gestreckte Armmuster in die Extensionsrichtung sind meistens gut geeignet, um zu stützen oder um die Rumpfflexoren zu fazilitieren. Gestreckte Armmuster in die Flexionsrichtung fazilitieren eine Rumpfextension, verbessern die Reichweite und sind gut geeignet, um durch eine Traktion oder durch Dehnungstechniken die Schultermobilität zu behandeln.

Armmuster mit Flexion im Ellbogen sind geeignet für ATL-Aktivitäten wie der Verbesserung von Bewegungen im Mund- und Gesichtsbereich. Armmuster mit Streckung im Ellbogen verbessern Bewegungen wie Stoßen und Reichen.

Mit »Timing for Emphasis« oder dem Üben von Bewegungsfolgen sind alle gewünschten Variationen ausführbar. Dies gibt dem Therapeut die Möglichkeit, distale oder proximale Ziele zu erreichen oder zu fazilitieren. Armmuster können mit unterschiedlichen Techniken und Zielsetzungen ausgeführt werden (Kraft 1992).

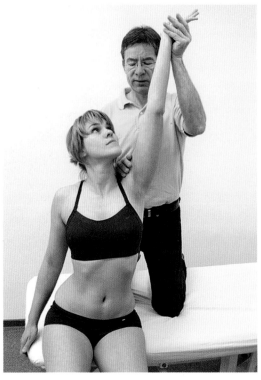

Abb. 7.25 Armpattern im Sitzen: Flexion – Abduktion – Außenrotation mit visueller Kontrolle während der Ausführung

Bilaterale Übungen im Stand, im Sitzen oder in Rückenlage können angewandt werden, um Irradiation vom stärkeren Arm in den schwächeren Arm auszulösen. Bilaterale Armpattern sind auch sehr geeignet, um den Rumpf zu kräftigen und um beispielsweise Kyphosen zu behandeln.

Andere Ausgangsstellungen, wie Rückenlage, Seitenlage, Bauchlage oder Vierfüßlerstand, werden hauptsächlich angewandt, um mit der Schwerkraft oder gegen die Schwerkraft zu üben; im Sinne der Erleichterung bzw. Erschwerung von Bewegungen oder Aktivitäten.

7.11 Überprüfen Sie Ihr Wissen: Fragen

- Bei einem Armmuster hat der Therapeut mit Hilfe des Prinzips »Timing« die Möglichkeit, einzelne Bestandteile der Armfunktion zu beüben. Erklären Sie diese Aussage.
- Wie kann der Therapeut den skapulohumeralen Rhythmus mittels PNF-Muster verbessern?

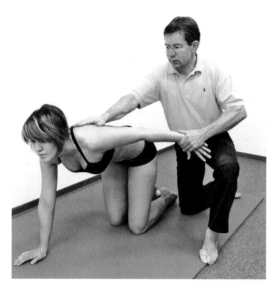

▣ Abb. 7.26 Armpattern im Vierfüßlerstand: Extension –
Abduktion – Innenrotation

Literatur

Godges JJ, Matsen-Bell M, Thorpe D, Shah D (2003) The immediate effects of soft tissue mobilization with proprioceptive neuromuscular facilitation on glenohumeral external rotation and overhead reach. J Orthop Sports Phys Ther 33(12):713–718

Kendall FP, McCreary EK (2005) Muscles, testing and function. Williams and Wilkins, Baltimore

Kots YM, Syrovegin AV (1966) Fixed set of variants of interactions of the muscles to two joints in execution of simple voluntary movements. Biophysis 11:1212–1219

Kraft GH, Fits SS, Hammond MC (1992) Techniques to improve function of the arm and hand in chronic hemiplegic. Arch Phys Med Rehabil 73(3):220–227

McMullen J, Uhl TL (2000) A kinetic chain approach for shoulder rehabilitation. J Athl Train 35(3):329–337

Shimura K, Kasai T (2002) Effects of proprioceptive neuromuscular facilitation on the initiation of voluntary movement and motor evoked potentials in upper limb muscles. Hum Movement Sci 21(1):101–113

Weiterführende Literatur

Abreu R, Lopes AA, Sousa AS, Pereira S, Castro MP (2015) Force irradiation effects during upper limb diagonal exercises on contralateral muscle activation. J Electromyogr Kinesiology 25(2):292–297

De Almeida PM et al (2015) Hands-on physiotherapy interventions and stroke and ICF outcomes, a systematic review 2015. Eur J Physiother 17:100–115

Balci NC, Yuruk ZO, Zeybek A, Gulsen M, Tekindal MA (2016) Acute effect of scapular proprioceptive neuromuscular facilitation (PNF) techniques and classic exercises in adhesive capsulitis: a randomized controlled trial. J Phys Ther Sci 28:1219–1227

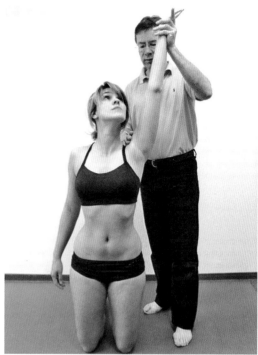

▣ Abb. 7.27 Armpattern im Kniestand: Irradiation durch
das Armpattern Flexion – Abduktion – Außenrotation für
die Extension des Rumpfes und der Hüftgelenke

Cauraugh JH, Kim SB (2003) Stroke motor recovery: active neuromuscular stimulation and repetitive practice schedules. J Neurol Neurosurg Psychiatry 74:1562–1566

Kim JJ, Lee SY, Ha K (2015) The effects of exercise using PNF in patients with a supra spinatus muscle tear. J Phys Ther Sci 27:2443–2446

Mc Mullen J, Uhl TL (2000) A kinetic chain approach for shoulder rehabilitation. J Athl Train 3:329–337

Moreira et al (2017) Diagonal movement of the upper limb produces greater adaptive plasticity than sagittal plane flexion in the shoulder. Neurosci Lett 643:8–15

Myers JB, Lephart SM (2000) The role of the sensorimotor system in the athletic shoulder. J Athl Train 3:351–363

Nakra N, Quddus N, Khan S, Kumar S, Meena R (2013) Efficacy of proprioceptive neuromuscular facilitation on shoulder function in secondary shoulder impingement. Int J Ther Rehabil 20(9):450–458

Olędzka M, Jaczewska-Bogacka J (2017) Effectiveness of proprioceptive neuromuscular facilitation (PNF) in improving shoulder range of motion. A pilot study. Ortop Traumatol Rehabil 19(3):285–292

Prodoehl J, Vaillancourt DE (2010) Effects of visual gain on force control at the elbow and ankle. Exp Brain Res 200(1):67–79

Röijezon U, Clark NC, Treleaven J (2015) Proprioception in musculoskeletal rehabilitation. Part 1 Basic science and principles of assessment and clinical interventions. Manuel Ther 20:368–377

Shimura K, Kasai T (2002) Effects of proprioceptive neuromuscular facilitation on the initiation of voluntary movement and motor evoked potentials in upper limb muscles. Hum Mov Sci 20(1):101–113

Wolny T, Saulizc E, Gnat R, Kokosz M (2010) Butler's neuromobilizations combined with proprioceptive neuromuscular facilitation are effective in reducing of upper limb sensory in late-stage stroke subjects: a three-group randomized trial. Clin Rehabil 24(9):810–821

Youdas JW, Arend DB, Extrom JM, Helmus TJ, Rozeboom JD, Hollman JH (2012) Comparison of muscle activation levels during arm abd. in the plane of the scapula vs PNF upper extr. Patterns. J Strength Cond Res 26(4):1058–1065

7

Untere Extremitäten

Math Buck

© Springer-Verlag GmbH Deutschland, ein Teil von Springer Nature 2019
M. Buck, D. Beckers, *PNF in der Praxis,* https://doi.org/10.1007/978-3-662-58403-3_8

8.1 Einführung

Behandlungsziele

Der Einsatz der Beinpatterns ist vielfältig:

- Behandlung auf der Ebene der Körperfunktion: bei Funktionsverlust der Beine oder der Beckenaktivität, z. B. bei Muskelschwäche, Koordinationsstörungen und/oder eingeschränkter Gelenkbeweglichkeit,
- Behandlung auf Aktivitätsebene: bei funktionellen Problemen, z. B. beim Gehen, Treppensteigen, Umdrehen im Bett usw.,
- Fazilitation bzw. Behandlung des Rumpfes: Irradiationseffekte können bei Patienten mit kräftiger Beinmuskulatur hervorgerufen werden, indem der Therapeut die Bewegungspatterns der Beine gegen Widerstand ausführt. So können schwächere Muskeln im gesamten Körper fazilitiert werden.

Bei der Durchführung der Beinpatterns können alle in ▶ Kap. 3 vorgestellten PNF-Techniken eingesetzt werden. Die Wahl der jeweiligen Technik oder ihrer Kombination hängt vom Zustand des Patienten und den Behandlungszielen ab. So lassen sich z. B. Dynamische Umkehr und Kombinationen isotonischer Bewegungen, Wiederholter Stretch und Dynamische Umkehr oder Entspannen – Anspannen oder Halten – Entspannen und Dynamische Umkehr miteinander kombinieren.

8.2 Behandlungsverfahren

■ Diagonale Bewegungen

Für die untere Extremität gibt es zwei Bewegungsdiagonalen:

- Flexion – Abduktion – Innenrotation und Extension – Adduktion – Außenrotation,
- Flexion – Adduktion – Außenrotation und Extension – Abduktion – Innenrotation.

Die Hüftbewegungen sind mit den Bewegungen des Fußes in synergistischen Patterns verbunden. Das Kniegelenk kann sich dagegen sowohl in Flexion als auch in Extension bewegen oder gestreckt bleiben. Die Bewegung des Beines verläuft geradlinig in der Körperdiagonalen. Die dazugehörige Rotation wird über den gesamten Bewegungsverlauf gleichmäßig durchgeführt. Der normale Bewegungsablauf (»normal timing«) des Beinpatterns beginnt mit der Bewegung der Zehen und des Fußes. Diese Bewegung wird vollständig ausgeführt, bevor der Therapeut beginnt, mit den anderen beteiligten Gelenken Bewegungen durchzuführen.

Die Beinpatterns werden in ◻ Abb. 8.1 an der linken Körperseite des auf dem Rücken liegenden Patienten gezeigt. Um sie auf die Behandlung des rechten Beines anzuwenden, müssen nur jeweils die Begriffe »links« und »rechts« ausgetauscht werden. In Rückenlage wird allerdings nur auf der strukturellen Ebene behandelt; daher sollte sich die Behandlung eines Patienten nicht auf diese Ausgangsstellung beschränken. Es ist weitaus funktioneller, die Muster in mehreren Ausgangsstellungen zu üben, z. B. im Stand und bei funktionellen Aktivitäten wie Drehen, Aufstehen und Gehen. Variationen für die Ausgangsstellung des Patienten werden ebenfalls beschrieben.

■ Ausgangsstellung des Patienten

Der Patient liegt mit der zu behandelnden Seite am Rand der Behandlungsbank.

Die Wirbelsäule befindet sich in einer neutralen Stellung ohne Rotations- und/oder Lateralflexionskomponenten. Bevor der Therapeut mit dem Einüben der Beinpatterns beginnt, bewegt er das Bein des Patienten in die Mittelposition. Die Mittelposition ergibt sich aus dem Schnittpunkt der zwei Bewegungsdiagonalen der Beine. In dieser Stellung ist die Rotation in der Hüfte neutral. Anschließend bewegt der Therapeut das Bein aus der Mittelposition in die Vordehnung des gewünschten Patterns, indem er mit einer erwünschten Rotation beginnt.

■ Ausgangsstellung des Therapeuten

Der Therapeut steht an der linken Seite der Behandlungsbank neben dem linken Becken des Patienten. Becken, Arme und Hände des Therapeuten befinden sich im Verlauf der jeweiligen Diagonalen.

Alle in diesem Kapitel beschriebenen Grifftechniken basieren auf der hier beschriebenen Ausgangsstellung des Therapeuten. Zunächst werden nur die Ausgangsstellung und die Körpermechanik der gestreckt durchgeführten Beinpat-

Flex - Add - AR
- Dorsalextension
- Supination
- Inversion
- Zehenextension

Flex - Abd - IR
- Dorsalextension
- Pronation
- Eversion
- Zehenextension

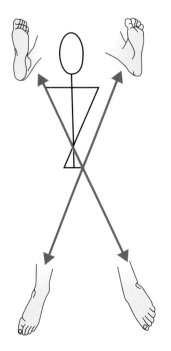

8

Ext - Add - AR
- Plantarflexion
- Supination
- Inversion
- Zehenflexion

Ext - Abd - IR
- Plantarflexion
- Pronation
- Eversion
- Zehenflexion

◨ **Abb. 8.1** Diagonalen der unteren Extremität (nach Jung): Bei allen vier Bewegungsmustern kann das Knie gebeugt, gestreckt oder in einer gestreckten Position gehalten werden

terns beschrieben. Variationen der Patterns oder Veränderungen bezüglich der Ausgangsstellung oder der Körpermechanik werden – wenn nötig – zusätzlich beschrieben.

▪ **Taktiler Stimulus**

Die Griffe des Therapeuten folgen den in ▶ Abschn. 2.3 angegebenen Prinzipien. Die Hände werden dabei entgegen der Bewegungsrichtung platziert. Als erstes wird die grundsätzliche Grifftechnik für jedes gestreckte Beinpattern, bezogen auf die bereits beschriebene Ausgangsstellung des Therapeuten, für beide Hände beschrieben. Die Griffe ändern sich bei einer Veränderung der Ausgangsstellung des Patienten oder des Therapeuten. Es kommt auch zu einer Veränderung der Handfassung, wenn der Therapeut eine Hand zur Kontrolle eines anderen Körperteils einsetzt.

Die Grifftechnik am Fuß richtet sich nach der Bewegungsrichtung des Fußes, entweder dorsal oder plantar. Durch den lumbrikalen Griff werden die Finger und der Daumen an den Seiten des Fußes platziert. Damit kann der Therapeut die Rotationswiderstände optimal setzen.

❯ Schmerzen sind für effektive Bewegungsabläufe hinderlich. Deshalb sollte der Therapeut auf die richtige Anwendung des lumbrikalen Griffes achten und unnötiges Drücken und/oder Kneifen am Fuß vermeiden.

▪ **Widerstand**

Die Richtung des Widerstandes verläuft in einer bogenförmigen Linie und zur Ausgangsstellung hin. Die Richtung des Widerstandes verändert sich im Verlauf des Bewegungspatterns. Dies ergibt sich durch die Bewegung der Extremität selbst und die damit verbundene Veränderung der Winkelstellung der Arme und Hände des Therapeuten.

Die Beinpatterns sind mit den Beckenpatterns verbunden, z. B. Flexion – Adduktion – Außenrotation mit anteriorer Elevation im Becken. Ein zu starker Widerstand am Bein kann dazu führen, dass das Becken nicht in anteriore Elevation, sondern in eine Kippung nach dorsal bewegt. Diese fehlerhafte Beckenbewegung kann bei allen Beinpatterns auftreten. Daher ist sowohl die Stärke des Widerstandes als auch das Timing zwischen Becken- und Beinbewegung zu beachten.

- **Traktion und Approximation**

Traktion und Approximation sind wichtige Elemente beim Setzen von Widerstand.

Traktion kann sowohl bei Flexion als auch bei Extension zu Beginn der Bewegung eingesetzt werden. Traktion wird außerdem zur Stabilisation der Extremität in Flexion genutzt.

Wie schon bei den Grundprinzipien (▶ Abschn. 2.7) erläutert, wird Approximation genutzt, um die Extremität zu stabilisieren, aber auch um den muskulären Respons einer Bewegung zu verstärken.

- **Normales Timing für PNF-Patterns und Betonte Bewegungsfolge (»Timing for Emphasis«)**
- ■■ **Normales Timing**

Zuerst führen die distalen Komponenten, der Fuß und das Fußgelenk, ihre maximal erreichbaren Bewegungen aus (dadurch wird auch proximale Stabilität gewährleistet). Nachdem die distale Bewegung vollständig durchgeführt ist, finden die Hüftbewegungen oder die Hüft- und die Kniebewegungen gleichmäßig bis zum Bewegungsende statt. Die Rotationsbewegung des Fußes (Eversion oder Inversion) wird von der Rotation der Hüfte und der Knie begleitet.

- ■■ **Betonte Bewegungsfolge**

In diesen Abschnitten sind Vorschläge bzw. Hinweise zum gezielten bzw. betonten Üben bestimmter Bewegungskomponenten innerhalb des Patterns zu finden.

In der Behandlung kann je nach Zielsetzung jede Technik angewandt werden. Die Autoren haben festgestellt, dass die Techniken Wiederholter Stretch (Wiederholte Kontraktionen) und Kombination isotonischer Bewegungen positive Resultate zeigen.

Bei der Anwendung der PNF-Techniken sollte sich der Therapeut nicht auf die hier vorgestellten Übungen beschränken, sondern auch andere Übungsvariationen ausprobieren.

- **Stretch**
- ■■ **Stretchstimulus**

Die Autoren setzen den Stimulus durch einen Strech mit oder ohne Stretchreflex ein, mit dem Ziel, eine Bewegung zu erleichtern oder zu verstärken bzw. auch, um die Bewegung zu beginnen. Wenn ein bestimmtes Bewegungspattern ei-

nem Stretch ausgesetzt werden soll, ist es wichtig, dass die Verlängerung mit dem distalen Körperteil des Patienten begonnen wird. Anschließend wird der Fuß in dieser Vorspannung gehalten, während die restlichen Synergisten verlängert werden.

Wie auch die anderen Grundprinzipien und Verfahren wird der Stretch nur eingesetzt, um ein definiertes therapeutisches Ziel zu erreichen. Es ist nicht unbedingt notwendig, immer einen Stretch zu geben; in bestimmten Fällen ist es sogar unerwünscht.

- ■■ **Wiederholter Stretch**

Die Bewegung wird in die gewünschte Richtung eingeleitet. Während der Bewegung wird vom Patienten eine stärkere Aktivität gefordert. Wenn er Schwierigkeiten hat, eine Bewegung zu initiieren und die Bewegungsrichtung zu finden, wird zu Beginn der Bewegung der Stretch wiederholt. Um einen Strechresponse auszulösen, muss der Therapeut sowohl das distale als auch das proximale Körperteil verlängern. Auf die Gelenkstrukturen darf nicht zu viel Spannung ausgeübt und die Muskeln dürfen nicht überdehnt werden. Dies ist vor allem wichtig, wenn die Hüfte gestreckt und das Knie gebeugt wird.

- ■■ **Irradiation und Verstärkung**

Stärkere Beinpatterns (uni- oder bilateral) können zur Irradiation anderer Körperteile genutzt werden. Das Ausmaß an Irradiation wird durch die Ausgangsstellung des Patienten und die Stärke des eingesetzten Widerstandes bestimmt und kontrolliert.

Irradiation wird im Allgemeinen angewandt, um:

- andere Körperteile zu stärken und zu mobilisieren,
- ganze Muskelketten zu entspannen oder
- eine funktionelle Aktivität, z. B. das Rollen, zu fazilitieren.

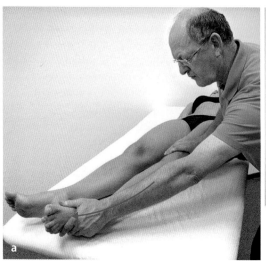 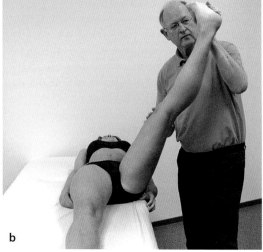

◘ Abb. 8.2 a, b   Bein: Flexion – Abduktion – Innenrotation

8

8.3   Flexion – Abduktion – Innenrotation (◘ Abb. 8.2)

Gelenk	Bewegung	Muskulatur: wichtigste Komponenten (nach Kendall und McCreary 2005)
Hüftgelenk	Flexion, Abduktion, Innenrotation	M. tensor fascia lata, M. rectus femoris, M. gluteus medius (anterior), M. gluteus minimus
Kniegelenk	Extension (Stellung unverändert)	M. quadriceps
Fußgelenk, Fuß	Dorsalflexion	M. peroneus tertius
Zehen	Eversion, Extension, Deviation nach links	M. extensor hallucis, M. extensor digitorum

- **Taktiler Stimulus**
- ■■ **Distale Hand**

Der Therapeut legt seine distale – hier die linke – Hand auf den Fußrücken des Patienten. Seine Finger befinden sich auf der lateralen und sein Daumen auf der medialen Seite. Um die Zehenbewegung nicht zu verhindern, wird die Hand proximal der Metatarsophalangealgelenke platziert.

❶ Vorsicht
Der Therapeut sollte darauf achten, dass er weder mit den Fingern noch mit dem Daumen die Seite der Fußsohle berührt. Der Fuß darf nicht zusammengedrückt oder gekniffen werden.

- ■■ **Proximale Hand**

Der Therapeut legt die proximale Hand proximal vom Knie auf die anterior-laterale Seite des Oberschenkels. Seine Finger liegen auf der anterioren und der Daumen auf der lateralen Seite des Beines.

- **Vordehnung**

Der Therapeut führt am ganzen Bein eine anhaltende Traktion aus, während er den Fuß in die Plantarflexion und Inversion und die Hüfte in die Außenrotation bewegt. Unter Beibehaltung der eben genannten Bewegungskomponenten wird die Hüfte weiter in Extension (Tischberührung) und Adduktion gebracht.

Das Bein wird parallel zur Behandlungsbank verlängert, es darf aber nicht gegen die Behandlungsbank gedrückt werden. Der Oberschenkel überquert dabei die Körpermittellinie, und dadurch kommt es zu einer Verlängerung der linken Rumpfseite des Patienten. Der Therapeut sollte während des Positionierens besonders auf das Becken des Patienten achten: Findet z. B. eine Beckenbewegung nach rechts statt, so deutet dies auf eine Einschränkung der Hüftadduktion und/

oder der Hüftaußenrotation hin. Das Nach-vorne-Kippen des Beckens weist auf eine Extensionseinschränkung der Hüfte hin.

- **Stretch**

Die Antwort auf den Stretch erfolgt durch eine mit beiden Händen gleichzeitig und schnell ausgeführte Verlängerung und Rotation der Hüfte und des Fußes.

- **Verbales Kommando**

»Fuß hoch. Heben Sie Ihr Bein gestreckt nach außen oben. Heben Sie hoch.«

- **Bewegung**

Die Zehen strecken sich, während der Fuß in Dorsalflexion und Eversion bewegt. Die Eversion des Fußes fördert die Innenrotationsbewegung der Hüfte. Daher laufen diese Bewegungen zum größten Teil gleichzeitig ab. Während des gesamten Bewegungsverlaufes führt das Metatarsale V die Bewegung der Hüfte in Flexion – Abduktion – Innenrotation aus. Würde die Beinbewegung fortgeführt, käme es zu einer Flexion und zu einer nach links gerichteten Lateralflexion im Rumpf.

- **Stellung des Therapeuten und Körpermechanik**

Der Therapeut steht in Schrittstellung mit dem rechten Fuß nach hinten in Höhe der linken Hüfte des Patienten. Er befindet sich in der Diagonalen und schaut auf die Füße des Patienten.

Der Therapeut ist leicht nach vorne gebeugt, wodurch sein Körpergewicht zunächst auf dem vorderen Fuß ruht. Im Laufe der Bewegung wird es durch die Beinbewegung des Patienten vom vorderen auf das hintere Bein verlagert.

Bei Patienten mit langen Beinen geht der Therapeut mit dem linken Bein in der Diagonalen einen Schritt zurück; dadurch kann er sein Gewicht so weit wie nötig weiter nach hinten verlagern. Mit seinem Becken bleibt er dabei in der Bewegungsdiagonalen.

- **Alternative Ausgangsstellung des Therapeuten**

Der Patient liegt mit der linken Hüfte am linken Rand der Behandlungsbank. Der Therapeut steht zur linken Hüfte des Patienten gerichtet an der unteren linken Seite der Behandlungsbank (⬛ Abb. 8.3c).

Der Therapeut platziert seine linke Hand auf dem linken Fuß und seine rechte Hand auf dem linken Oberschenkel des Patienten. Zu Beginn der Beinbewegung steht der rechte Fuß des Therapeuten vorne. Im weiteren Verlauf der Bewegung verlagert er sein Körpergewicht und geht mit dem linken Bein nach vorne. Diese Stellung ermöglicht eine gute Vordehnung.

- **Widerstand**
- ■ ■ **Distale Hand**

Die distale Hand setzt gleichzeitig der Eversionsbewegung des Fußes und der Flexion – Abduktion – Innenrotation der Hüfte Widerstand entgegen. Zusätzlich führt die distale Hand über die Dorsalflexion des Fußes eine Traktion aus. Damit wird der Dorsalflexion selbst wie auch der Hüftflexion Widerstand entgegengesetzt.

- ■ ■ **Proximale Hand**

Die proximale Hand kombiniert die am vorgedehnten Oberschenkel durchgeführte Traktion mit dem der Innenrotation und Abduktion der Hüfte entgegengesetzten Rotationswiderstand. Durch das Beibehalten der Traktion wird der bogenförmige Verlauf des Widerstandes gewährleistet.

Ein zu starker Widerstand zu Beginn der Beinbewegung lässt nicht zu, dass das Becken in die gewünschte Richtung bewegt.

> ❗ **Vorsicht**
> Wenn der Hüftflexion zu viel Widerstand entgegengesetzt wird, kommt es in der Lendenwirbelsäule zu einer starken Hebelwirkung.

- **Endstellung**

Der Fuß ist in Dorsalflexion und Eversion. Das Knie ist vollständig gestreckt, während sich die Hüfte in Flexion – Abduktion – Innenrotation befindet. In dieser Stellung sind die Ferse und das Knie mit der Außenseite der linken Schulter fast auf einer Linie.

> ❗ **Vorsicht**
> Das Ausmaß der Hüftbewegung wird durch die Länge der ischiokruralen und/oder durch andere dorsal am Bein gelegene Strukturen bestimmt. Der Therapeut sollte in der Endstellung darauf achten, dass das Becken nicht nach dorsal kippt.

■ **Betonte Bewegungsfolge**

Zum betonten Üben des Fußes und der Zehen kann zu Beginn der Bewegung ein Haltewiderstand für die Hüftflexion gegeben werden.

> **Praxistipp**
>
> ▬ Es sollte mit einer ausreichenden Verlängerung des Beines begonnen werden, der Oberschenkel liegt zu Beginn über der Mittellinie.
> ▬ Die seitlichen Rumpfflexoren werden unter Beibehaltung der Verlängerung gedehnt.
> ▬ Die Lendenwirbelsäule bleibt in neutraler Stellung.
> ▬ Es wird nicht nur der Fuß bewegt. Die Innenrotation der Hüfte ist ebenfalls wichtig.
> ▬ Der Therapeut gibt während der Bewegung Zug am Bein des Patienten.
> ▬ Gestreckte Beinmuster sind weniger funktionell als Muster mit Knieflexion oder -extension. Daher werden die gestreckten Muster nur auf der Ebene der Körperfunktion angewandt, wenn das Knie nicht bewegt werden darf/kann.

8.3.1 Flexion – Abduktion – Innenrotation mit Knieflexion (◘ Abb. 8.3)

Gelenk	Bewegung	Muskulatur: wichtigste Komponenten (nach Kendall und McCreary 2005)
Hüftgelenk	Flexion, Abduktion, Innenrotation	M. tensor fascia lata, M. rectus femoris, M. gluteus medius (anterior), M. gluteus minimus
Kniegelenk	Flexion	Mm. biceps femoris longus et brevis, M. semitendinosus, M. semimembranosus, M. gracilis, M. gastrocnemius
Fußgelenk, Fuß	Dorsalflexion, Eversion	M. peroneus tertius
Zehen	Extension, Deviation nach links	M. extensor hallucis, M. extensor digitorum

■ **Taktiler Stimulus**

Die distale und die proximale Hand werden wie beim gestreckt ausgeführten Beinpattern platziert (► Abschn. 8.3 »Flexion – Abduktion – Innenrotation«).

■ **Vordehnung**

Das Bein wird wie beim gestreckten Beinpattern in die Vordehnung gebracht.

■ **Stretch**

Der Stretch wird in der gleichen Weise wie beim gestreckt ausgeführten Beinpattern gesetzt. Die Knieflexion wird durch Traktion der distalen Hand gefördert.

■ **Verbales Kommando**

»Fuß hoch. Beugen Sie Ihr Knie, und bringen Sie Ihr Bein nach außen. Beugen Sie.«

■ **Bewegung**

Die Bewegung wird mit der Eversion und Dorsalflexion des Fußes und Fußgelenks eingeleitet. Anschließend führen die Hüfte und das Knie ihre Bewegungen gleichmäßig aus, so dass sie die Bewegungsgrenze gleichzeitig erreichen.

Wird diese Beinbewegung weitergeführt, kommt es im Rumpf auch zu einer Flexion und zu einer Lateralflexion nach links.

■ **Stellung des Therapeuten und Körpermechanik**

Der Therapeut schaut in die Bewegungsrichtung und steht in Höhe der linken Hüfte des Patienten in Schrittstellung. Im Lauf der Bewegung verlagert er sein Körpergewicht vom vorderen auf das hintere Bein. Er bleibt dabei in der Bewegungsdiagonalen.

■ **Alternative Ausgangsstellung**

Der Therapeut kann auch auf der rechten Seite der Behandlungsbank stehen (◘ Abb. 8.3c, d).

■ **Widerstand**
■■ **Distale Hand**

Die distale Hand übt am Fuß denselben Widerstand aus wie beim gestreckten Beinpattern. Die Traktion wird mit der distalen Hand am Fuß ausgeübt. Dadurch wird der Flexionsbewegung des Knies Widerstand entgegengesetzt; dies ist für eine optimale Kräftigung der Hüfte und Rumpfmuskulatur ganz wesentlich.

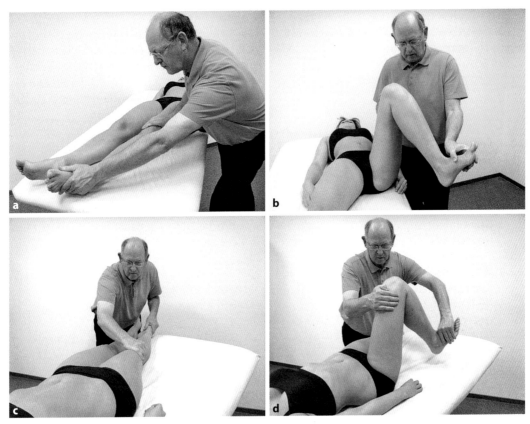

☐ **Abb. 8.3 a–d** Bein: Flexion – Abduktion – Innenrotation mit Knieflexion. **a, b** Normale Ausgangs- und Endstellung des Therapeuten. **c, d** Alternative Ausgangsstellung auf der gegenüberliegenden Seite des Tisches

▪▪ Proximale Hand

Die proximale Hand führt am Oberschenkel eine Traktion aus, die der Verlängerung des Oberschenkels entspricht. Gleichzeitig setzt die proximale Hand den Hüftbewegungen einen Rotationswiderstand entgegen.

▪ Endstellung

Der Fuß ist in Dorsalflexion und Eversion, während die Hüfte und das Knie vollständig flektiert sind. Dadurch zeigt die Ferse zum Tuber ischiadicum. Die Verbindungslinie von Knie und Ferse verläuft parallel zur linken Schulter des Patienten.

❯ Wenn der Therapeut das Knie strecken würde, ergäbe sich die Stellung des gestreckten Beinpatterns.

▪ Betonte Bewegungsfolge

Da dieses Beinpattern drei Bewegungssegmente enthält (Hüfte, Knie und Fuß), besteht die Möglichkeit, zwei Bewegungssegmenten einen Halte-

widerstand entgegenzusetzen und das dritte Bewegungssegment isoliert zu üben.

Unabhängig von den anderen Hüftbewegungen kann die **vollständige Innenrotation der Hüfte** bei gebeugten Knien geübt und so die Beweglichkeit der Hüfte verbessert werden. Der Patient übt in der Stellung, in der seine Hüftflexion am kräftigsten ist. Dabei kann das gesamte Bewegungsausmaß an Innenrotation genutzt werden. Nachdem die isolierte Bewegung geübt wurde, kehrt der Therapeut in den Bewegungsverlauf der Diagonalen zurück.

Zum betonten Üben des Fußes platziert der Therapeut die proximale Hand auf die dorsale Seite der Tibia des Patienten und setzt damit sowohl der Hüfte als auch dem Knie Widerstand entgegen. Die distale Hand setzt anschließend den Bewegungen des Fußes und des Fußgelenks gezielte Widerstände entgegen.

❯ Um Ermüdungserscheinungen in der Hüftmuskulatur zu vermeiden, kann die

Ferse auf dem Tisch zur Unterstützung abgesetzt werden, wobei das Knie weiter in die Flexion ziehen sollte.

Praxistipp

- Die Bewegung wird mit maximaler Knieflexion beendet.
- Die distale Hand setzt der Knieflexion während der gesamten Bewegung einen Widerstand entgegen. Dadurch entstehen keine Scherkräfte für das Knie.
- Der Fuß sollte geradlinig mit dem Knie bewegt werden und nicht seitlich davon.

8.3.2 Flexion – Abduktion – Innenrotation mit Knieextension (◘ Abb. 8.4)

Gelenk	Bewegung	Muskulatur: wichtigste Komponenten (nach Kendall und McCreary 2005)
Hüftgelenk	Flexion, Abduktion, Innenrotation	M. tensor fascia lata, M. rectus femoris, M. gluteus medius (anterior), M. gluteus minimus
Kniegelenk	Extension	M. quadriceps femoris
Fußgelenk, Fuß	Dorsalflexion, Eversion	M. peroneus tertius
Zehen	Extension, Lateraldeviation	M. extensor hallucis, M. extensor digitorum

■ **Ausgangsstellung des Patienten**
Der Patient liegt mit dem Rumpf und den Oberschenkeln am Fußende der Behandlungsbank. Der Unterschenkel hängt herunter. Die Kniekehle hat keinen direkten Kontakt mit dem Rand der Bank, so dass das Knie so weit wie möglich gebeugt werden kann.

■ **Taktiler Stimulus**
Der Griff der distalen und der proximalen Hand entsprechen dem beim gestreckt ausgeführten Beinpattern (▶ Abschn. 8.3).

■ **Vordehnung**
Der Therapeut führt eine auf das ganze Bein gerichtete Traktion aus, während er den Fuß in Plantarflexion und Inversion bewegt. Die Traktion wird während der Durchführung der Flexion des Knies und des Hüftpatterns Extension – Adduktion – Außenrotation aufrechterhalten.

Die maximale Hüftextension und -adduktion und die maximale Knieflexion können durch die ventral über das Hüft- und Kniegelenk verlaufende Muskulatur eingeschränkt werden.

Der Therapeut hält den Oberschenkel in der Diagonalen, während er das Knie so weit wie möglich beugt, ohne dabei Schmerzen zu verursachen.

❯ Der Therapeut muss darauf achten, dass das Becken während der Positionierung weder nach vorne noch nach rechts kippt.

Um den Rücken des Patienten zu schonen, kann die rechte Hüfte gebeugt und der rechte Fuß auf die Bank oder auf eine andere Unterstützungsfläche aufgestellt werden.

■ **Stretch**
Der Therapeut setzt gleichzeitig einen Stretch für die Bewegungskomponenten von Hüfte, Knie und Fuß. Die proximale Hand übt an der Hüfte eine schnell ausgeführte Traktion mit Rotation aus, während die distale Hand gleichzeitig am Fuß eine Traktion mit Rotationskomponente ausführt. Der Stretch am Knie erfolgt durch eine mit der distalen Hand sehr sanft angewandten Traktion in Verlängerung der Tibia.

■ **Verbales Kommando**
»Fuß hoch. Beugen Sie die Hüfte, und strecken Sie Ihr Knie im Bewegungsverlauf.«

■ **Bewegung**
Der Fuß bewegt in Richtung Dorsalflexion und Eversion. Die Kniestreckung folgt der Hüftflexionsbewegung nach ungefähr 5°. Hüfte und Knie erreichen gleichzeitig die Endstellung.

■ **Stellung des Therapeuten und Körpermechanik**
Der Therapeut beugt sich in Schrittstellung in Höhe des Knies des Patienten nach vorne, um das Knie zu flektieren. Im Laufe der Beinbewegung des Patienten richtet sich der Therapeut auf, während

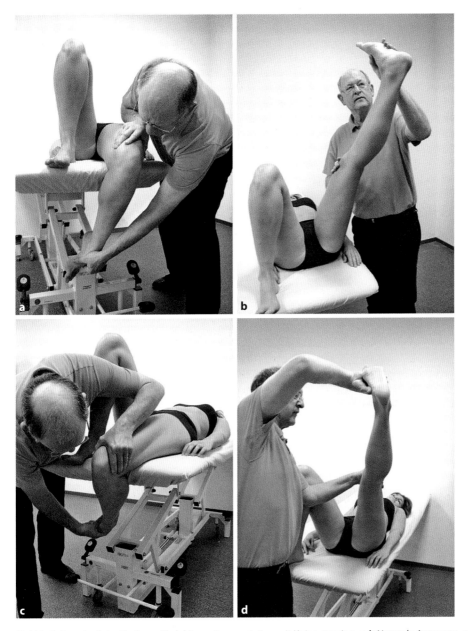

□ **Abb. 8.4 a–d** Bein: Flexion – Abduktion – Innenrotation mit Knieextension. **a, b** Normale Ausgangs- und Endstellung des Therapeuten. **c, d** Alternative Ausgangs- und Endstellung am Fußende des Behandlungstisches

er sein Körpergewicht nach hinten verlagert und einen Schritt zurückgeht.

- **Alternative Ausgangsstellung des Therapeuten**

Der Therapeut kann sich auch in Schrittstellung am Fußende der Behandlungsbank vor den Patienten stellen und schaut dabei zum Knie des Patienten. Im Verlauf der Bewegung richtet sich der Therapeut auf und verlagert sein Körper-

gewicht auf das vordere Bein. Das Bein, das zuerst hinten steht, kann zum vorderen Bein nachgestellt werden. Die Endstellung des Patienten entspricht der Endstellung, die in ▶ Abschn. 8.3 beschrieben wurde (□ Abb. 8.4c, d).

- **Widerstand**
- ■ **Distale Hand**

Die distale Hand setzt am Fuß sowohl der Fuß- als auch der Hüft- und Kniebewegung einen Widerstand mit Rotation entgegen. Zusätzlich übt die distale Hand am dorsalflektierten Fuß eine Traktion in Richtung Ausgangsstellung der Knieflexion aus. Hierdurch wird der Knieextension Widerstand entgegengesetzt.

▪▪ **Proximale Hand**
Die proximale Hand kombiniert die in der Verlängerung des Oberschenkels verlaufende Traktion mit einem der Innenrotation der Hüfte entgegengesetzten Rotationswiderstand.

❯ Der Therapeut sollte beachten, dass beide Hände unabhängig voneinander arbeiten und die Intensität des Widerstandes für die Knieextensoren größer sein sollte als für die Hüftflexion.

▪ **Endstellung**
Sie entspricht der Endstellung beim gestreckten Beinpattern.

▪ **Betonte Bewegungsfolge**
Das Ziel dieses Bewegungspatterns ist, dass der Patient lernt, gleichzeitig Hüftflexion und Knieextension durchzuführen.

Praxistipp
▬ Eine gute Verlängerung und Rotation der Hüfte ist Voraussetzung zur Förderung der Hüftbewegungen.
▬ Das Setzen eines Stretches auf das Knie sollte keine Schmerzen verursachen.
▬ Hüft- und Kniebewegungen beginnen gleichzeitig; die Endstellung ist bei Kniestreckung erreicht.

8.4 Extension – Adduktion – Außenrotation (▫ Abb. 8.5)

Gelenk	Bewegung	Muskulatur: wichtigste Komponenten (nach Kendall und McCreary 2005)
Hüftgelenk	Extension, Adduktion, Außenrotation	M. adductor magnus, M. gluteus maximus, M. semitendinosus, M. biceps femoris longus, Außenrotatoren

Gelenk	Bewegung	Muskulatur: wichtigste Komponenten (nach Kendall und McCreary 2005)
Kniegelenk	Extension (Stellung unverändert)	M. quadriceps femoris
Fußgelenk, Fuß	Plantarflexion, Inversion	M. gastrocnemius, M. soleus, M. tibialis posterius
Zehen	Flexion, Deviation nach medial	M. flexor hallucis, M. flexor digitorum

▪ **Taktiler Stimulus**
▪▪ **Distale Hand**
Die distale – hier die linke Hand – wird lumbrikal am Fußballen platziert. Zur Fazilitation der Zehenflexion liegt der Daumen unter den Zehengrundgelenken. Der Therapeut sollte darauf achten, dass die Zehenflexion nicht behindert wird. Die Fingerspitzen sind am medialen Fußrand, und der Handballen erzeugt am lateralen Fußrand den Gegendruck.

❶ **Vorsicht**
Der Therapeut sollte bei der Handfassung darauf achten, dass er den Fuß weder kneift noch zusammendrückt.

▪▪ **Proximale Hand**
Die proximale – hier die rechte – Hand des Therapeuten wird von lateral nach medial unter dem Oberschenkel in Längsrichtung auf der posterioren-medialen Seite des Oberschenkels proximal vom Knie platziert.

▪ **Vordehnung**
Der Therapeut führt eine auf das ganze Bein gerichtete Traktion aus, während der Fuß in Dorsalflexion und Eversion und die Hüfte in Innenrotation bewegt wird. Die Traktion und auch die Innenrotation werden beim Positionieren des Beines in Flexion und Abduktion weiter fortgesetzt. Wenn der Patient das antagonistische Pattern (Flexion – Abduktion – Innenrotation) ausgeführt bzw. beendet hat, kann der Therapeut direkt mit dem agonistischen Pattern beginnen.

❯ Der Therapeut sollte die Bewegung in Vordehnung nur so weit durchführen, wie es die Länge der ischiokruralen Muskelgruppe

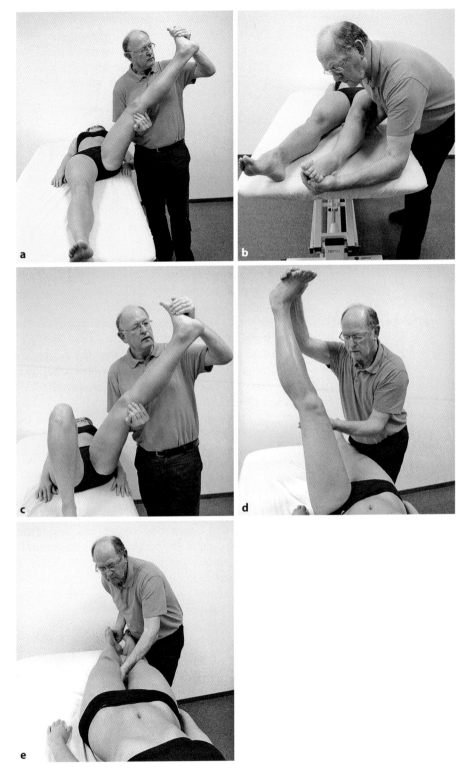

Abb. 8.5 a–e   Bein: Extension – Adduktion – Außenrotation. **a**, **b** Normale Ausgangs- und Endstellung des Therapeuten. **c** Gleiches Pattern wobei der Patient sein anderes Bein aufstellt. **d**, **e** Alternative Ausgangsstellung auf der gegenüberliegenden Seite des Tisches

zulässt. Es darf zu keiner Beckenkippung nach dorsal kommen.

■ Stretch

Für den Stretch an der Hüfte führt der Therapeut mit der proximalen Hand eine schnell applizierte Traktion am Oberschenkel aus. Während er mit der distalen Hand den Fuß des Patienten weiter in Dorsalflexion und Eversion bewegt, wird der Unterarm desselben Armes eingesetzt, um eine zusätzliche Traktion in Verlängerung des Schienbeines zu geben

> **❶ Vorsicht**
>
> Beim Anwenden des Stretches sollte es nach der Vordehnung zu keiner wesentlichen Vergrößerung der Hüftflexion kommen.

■ Verbales Kommando

»Beugen Sie die Zehen, und drücken Sie den Fuß nach unten. Drücken Sie Ihr Bein nach unten innen. Drücken Sie.«

■ Bewegung

Die Zehen und der Fuß bewegen sich in Richtung Plantarflexion und Inversion. Die Außenrotation der Hüfte und Inversion des Fußes erfolgen gleichzeitig. Die Hüftextension und -adduktion werden durch den Stimulus am Metatarsale V eingeleitet. Im weiteren Bewegungsverlauf kommt es zu einer Extension und Elongation der linken Rumpfseite des Patienten.

■ Stellung des Therapeuten und Körpermechanik

Der Therapeut steht in Schrittstellung neben der linken Schulter des Patienten und schaut zur unteren rechten Ecke der Behandlungsbank. Sein linker Fuß steht vorne. Das Körpergewicht wird zu Beginn der Bewegung auf das hintere Bein verlagert. Im Verlauf der Beinbewegung des Patienten verlagert der Therapeut sein Körpergewicht auf das vordere Bein und macht dann mit dem hinteren Bein einen Schritt nach vorne. Damit verlagert er sein Gewicht noch weiter nach vorne.

■ Alternative Ausgangsstellung des Therapeuten

Der Therapeut kann auch an der rechten Seite der Behandlungsbank stehen und schaut dabei in Richtung linke Hüfte des Patienten. Seine rechte Hand wird an der Fußsohlenseite des Patienten,

seine linke Hand an der posterioren Seite des Oberschenkels platziert. Der Therapeut steht auch hier in Schrittstellung und verlagert während der Extensionsbewegung des Beines sein Körpergewicht auf das hintere Bein (◘ Abb. 8.5d, e).

■ Widerstand
■■ Distale Hand

Die distale Hand setzt der Inversionsbewegung des Fußes und damit auch der Hüftadduktion und Außenrotation Widerstand entgegen. Die gleichzeitig von der distalen Hand an der Fußsohle applizierte Approximation erzeugt ein Widerstand für die Plantarflexion des Fußes und Extension der Hüfte.

■■ Proximale Hand

Die proximale Hand setzt der Bewegung am Oberschenkel einen in der Ausgangsstellung zurückgerichteten Widerstand entgegen. Der Widerstand gegen die Hüftextension und -adduktion entsteht im Wesentlichen durch das Anheben des Oberschenkels. Die richtige Handfassung der proximalen Hand, von lateral nach medial unter dem Oberschenkel, ermöglicht den korrekten Außenrotationswiderstand.

Nachdem die Hüfte vollständig extendiert ist, hält der Therapeut die Approximation mit der distalen Hand am Fuß und mit der proximalen Hand am Oberschenkel.

■ Endstellung

Die Zehen sind gebeugt, und der Fuß befindet sich in Plantarflexion und Inversion. Das Knie bleibt in vollständiger Extension. Die Hüfte befindet sich im Pattern Extension (berührt den Tisch) – Adduktion – Außenrotation. Der Oberschenkel überquert infolge der Adduktionsbewegung die Körpermittellinie.

■ Betonte Bewegungsfolge

Zum betonten Beüben der Zehen und des Fußes kann am Ende der Hüftbewegung ein Haltewiderstand gegeben werden.

> **Praxistipp**
>
> – Die proximale Hand des Therapeuten wechselt bei der Dynamischen Umkehr von der lateralen auf die posteriore-mediale Seite des Oberschenkels.

- Normales Timing: Der Fuß muss zuerst bewegen. Dadurch wird eine korrekte, geradlinige Bewegung gewährleistet.
- Endstellung: Der Oberschenkel überquert die Mittellinie, die Lendenwirbelsäule bleibt neutral.
- Gestreckte Beinmuster sind weniger funktionell als Muster mit Knieflexion oder -extension. Daher werden die gestreckten Muster nur auf der Ebene der Körperfunktion angewandt, wenn das Knie nicht bewegt werden darf/kann (wie z. B. nach einer Knie-OP oder wenn die Betonung auf der Hüfte liegt wie nach einer Hüft-TEP).

8.4.1 Extension – Adduktion – Außenrotation mit Knieextension (Abb. 8.6)

Gelenk	Bewegung	Muskulatur: wichtigste Komponenten (nach Kendall und McCreary 2005)
Hüftgelenk	Extension, Adduktion, Außenrotation	M. adductor magnus, M. gluteus maximus, M. semitendinosus, M. semimembranosus, M. biceps femoris longus, Außenrotatoren
Kniegelenk	Extension	M. quadriceps femoris
Fußgelenk, Fuß	Plantarflexion, Inversion	M. gastrocnemius, M. soleus, M. tibialis posterior
Zehen	Flexion, Deviation nach medial	M. flexor hallucis, M. flexor digitorum

- **Taktiler Stimulus**

Der distale und der proximale Griff entsprechen dem beim gestreckten Beinpattern (▶ Abschn. 8.4).

- **Vordehnung**

Der Therapeut bewegt den Fuß in Richtung Dorsalflexion und Eversion. Die Hüfte und das Knie sind vollständig flektiert, so dass die Ferse sich in der Nähe der lateralen Gesäßseite befindet. Die

Ferse und das Knie befinden sich mit der Außenkante der linken Schulter auf einer Linie. Das richtige Ausmaß der Abduktion und der Innenrotation wird von dieser Linie bestimmt.

Das Ausmaß an Hüftrotation beim gebeugten Beinpattern entspricht dem beim gestreckten Beinpattern. Die Hüftrotation wird durch die Kniestreckung kontrolliert.

- **Stretch**

Der Stretch erfolgt gleichzeitig für die Hüfte, die Knie und die Fußkomponenten. Die proximale – hier die rechte – Hand kombiniert hierfür die am Oberschenkel durchgeführte Hüfttraktion mit einer Rotationsbewegung zum Verlängern der Außenrotatoren.

Die distale bzw. die linke Hand bewegt den Fuß in Dorsalflexion und Eversion und übt einen Stretch für die Knieextensoren aus, indem die Ferse in Richtung Gesäß bewegt wird.

❶ Vorsicht
Die Hüfte sollte nicht übermäßig rotiert werden. Der Fuß darf auch nicht nach lateral gezogen werden.

- **Verbales Kommando**

»Fuß runter. Drücken Sie das Bein nach unten innen. Drücken Sie runter.«

- **Bewegung**

Der Fuß und das Fußgelenk leiten die Plantarflexion und Inversion ein. Danach setzt die Hüftbewegung ein und nach einer Extension von ungefähr 5° die Kniestreckung. Hüfte und Knie erreichen gleichzeitig das Bewegungsende.

- **Stellung des Therapeuten und Körpermechanik**

Die Körpermechanik des Therapeuten entspricht der beim gestreckten Beinpattern.

- **Alternative Ausgangsstellung des Therapeuten**

Der Therapeut kann auch auf der gegenüberliegenden Seite der Behandlungsbank stehen. Er ist dann der linken Hüfte des Patienten zugewandt (Abb. 8.6c, d).

- **Widerstand**

Die **distale Hand** setzt der Plantarflexion des Fußes, der Knieextension und der Hüftbewegung

8

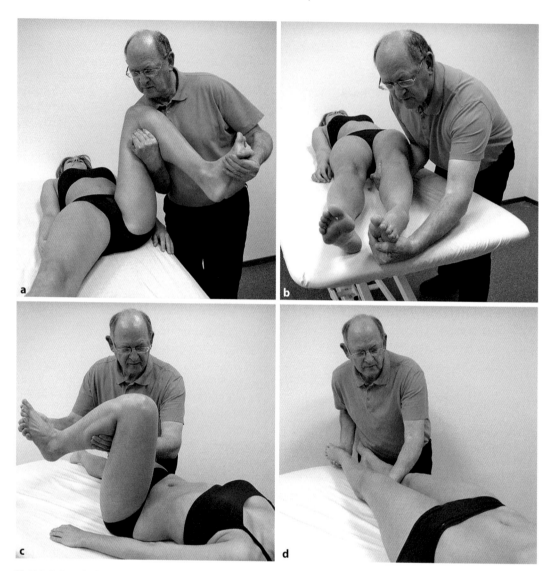

■ **Abb. 8.6 a–d** Bein: Extension – Adduktion – Außenrotation mit Knieextension. **a, b** Normale Ausgangs- und Endstellung des Therapeuten. **c, d** Alternative Ausgangs- und Endstellung auf der gegenüberliegenden Seite in der Diagonalen

einen Widerstand entgegen. Der Rotationswiderstand am Fuß hat auch einen Widerstand in Bezug auf die Hüft- und Knierotation zur Folge. Der Widerstand ist neben der Rotationskomponente in die Ausgangsstellung zurückgerichtet.

Die Richtung des Widerstandes bleibt jedoch unverändert, bis das Knie vollständig in Extension ist (Richtung Gesäß des Patienten).

Die **proximale Hand** führt am Oberschenkel eine in die Ausgangsstellung zurückgerichtete Traktion aus, wodurch der Hüftextension, -adduktion und -außenrotation Widerstand entgegengesetzt wird.

Beide Hände arbeiten unabhängig voneinander, so dass u. a. die Intensität der einzelnen Widerstände richtig dosiert werden kann. Der Kniebewegung wird mehr Widerstand entgegengesetzt als der Hüftbewegung.

Wenn Hüft- und Knieextension vollständig erreicht werden, gibt der Therapeut Approximation mit seiner distalen Hand am Fuß und mit seiner proximalen Hand am Oberschenkel des Patienten.

> Das Knie benötigt mehr Widerstand als die Hüfte. Dies hat zur Folge, dass beide Hände unabhängig voneinander arbeiten müssen.

■ **Endstellung**

Die Endstellung entspricht der beim gestreckten Beinpattern.

■ **Betonte Bewegungsfolge**

Zum betonten Üben der **Hüftbewegungen** kann der Knieextension zu Beginn des Patterns ein Haltewiderstand entgegengesetzt werden. Zum betonten Üben der Knieextension wird der Hüftextension in der mittleren Bewegungsbahn ein Haltewiderstand entgegengesetzt. Das Knie wird vor der vollständigen Streckung gestoppt. Erst danach wird die Hüftextension ausgeübt.

> **Praxistipp**
>
> ▬ Die Hüfte sollte zu Beginn der Bewegung nicht zu weit rotiert werden.
> ▬ Der Knieextension wird während des gesamten Bewegungsverlaufs ein Widerstand entgegengesetzt.
> ▬ Zu Beginn der Bewegung wird der **Knieextension** Widerstand gegeben. Hierdurch wird eine übermäßige Hüftrotation vermieden.
> ▬ Die Bewegung endet mit einer Außenrotation der Hüfte und nicht nur mit einer Inversion des Fußes.

8.4.2 Extension – Adduktion – Außenrotation mit Knieflexion (◨ Abb. 8.7)

Gelenk	Bewegung	Muskulatur: wichtigste Komponenten (nach Kendall und McCreary 2005)
Hüftgelenk	Extension, Adduktion, Außenrotation	M. adductor magnus, M. gluteus maximus, Außenrotatoren
Kniegelenk	Flexion	M. semitendinosus, M. semimembranosus, Mm. biceps femoris longus et brevis, M. gracilis
Fußgelenk, Fuß	Plantarflexion, Inversion	M. gastrocnemius, M. soleus, M. tibialis posterior
Zehen	Flexion, Deviation nach medial	M. flexor hallucis, M. flexor digitorum

■ **Ausgangsstellung des Patienten**

Der Patient liegt am Fußende auf der Behandlungsbank, so dass er das Knie soweit wie möglich beugen kann. Die Ausgangsstellung entspricht der beim Pattern »Flexion – Abduktion – Innenrotation mit Knieextension« (▶ Abschn. 8.3). Damit der Rücken des Patienten geschont wird, kann seine rechte Hüfte gebeugt werden. Dazu stellt er den rechten Fuß auf dem Tisch oder auf einer anderen Unterstützung auf.

■ **Taktiler Stimulus**

Sowohl die distale als auch die proximale Hand werden wie beim gestreckten Beinpattern platziert (▶ Abschn. 8.4).

■ **Vordehnung**

Das Bein wird wie beim gestreckten Beinpattern platziert.

■ **Stretch**

Der Stretch erfolgt durch eine schnell ausgeführte Verlängerung und Rotation an der Hüfte und eine Verlängerung am Fuß, die mit beiden Händen gleichzeitig angewandt werden. Mit der distalen Hand kann Traktion gegeben werden, um so die Knieflexoren zu verlängern.

■ **Verbales Kommando**

»Zehen und Fuß runter. Drücken Sie die Hüfte runter, während Sie das Knie beugen.«

■ **Bewegung**

Die Bewegung wird mit Plantarflexion und Inversion des Fußes eingeleitet. Anschließend setzt die Hüftbewegung ein und nach ungefähr 5° Hüftextension die Knieflexion. Die Hüfte und das Knie erreichen das Bewegungsende gleichzeitig.

■ **Stellung des Therapeuten und Körpermechanik**

Die Körpermechanik des Therapeuten entspricht im Wesentlichen der beim gestreckt durchgeführten Beinpattern. Im Verlauf des Patterns beugt sich der Therapeut leicht nach vorne, um den Widerstand gegen die Knieflexion beizubehalten.

■ **Widerstand**
■■ **Distale Hand**

Die distale Hand setzt der Plantarflexion und der Inversion des Fußes sowie der Knieflexion einen Widerstand entgegen, der in die Ausgangsstellung

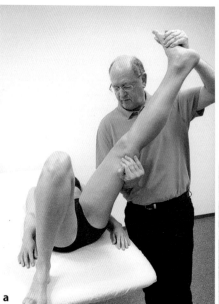
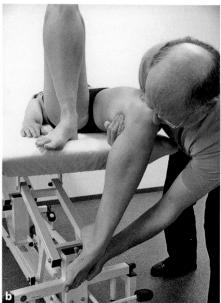

a   b

■ **Abb. 8.7 a, b**   Bein: Extension – Adduktion – Außenrotation mit Knieflexion

der Knieextension und der Eversion des Fußes zurückgerichtet ist.

■■ **Proximale Hand**

Die proximale Hand setzt der Hüftbewegung den gleichen Widerstand wie für das gestreckt durchgeführte Beinpattern entgegen. Bei fast vollständiger Hüftextension sollte der Therapeut mit der proximalen Hand eine Approximation am Oberschenkel geben.

■ **Endstellung**

Die Hüfte befindet sich in Extension – Adduktion – Außenrotation. Das Knie liegt über dem Rand der Behandlungsbank und ist so weit wie möglich flektiert. Der Fuß ist in Plantarflexion und Inversion.

❱ Der Therapeut sollte besonders darauf achten, dass der Patient das Becken nicht nach rechts bewegt oder nach ventral kippt.

■ **Betonte Bewegungsfolge**

Zum betonten Üben der **Knieflexion** kann der Therapeut der Hüftextension an jeder Stelle der Bewegungsbahn einen Haltewiderstand entgegensetzen.

❱ Der Therapeut sollte darauf achten, dass der Patient nicht anstelle der Hüftextension die Hüftflexion aktiviert.

Mit diesem Bewegungspattern kann der Patient u. a. lernen, die Hüftextension und Knieflexion gleichzeitig auszuführen, was z. B. zum Rückwärtsgehen benötigt wird.

Praxistipp

– Der Widerstand wird für Knie- und Hüftextension gleichmäßig verteilt.
– Normales Timing: Das Knie wird gleichmäßig, dh. während der gesamten Bewegung, flektiert.
– Bei der Bewegung wird Traktion gegeben.

8.5 Flexion – Adduktion – Außenrotation (■ Abb. 8.8)

Gelenk	Bewegung	Muskulatur: wichtigste Komponenten (nach Kendall und McCreary 2005)
Hüftgelenk	Flexion, Adduktion, Außenrotation	M. psoas major, M. iliacus, Mm. adductores, M. sartorius, M. pectineus, M. rectus femoris
Kniegelenk	Extension (Stellung unverändert)	M. quadriceps femoris

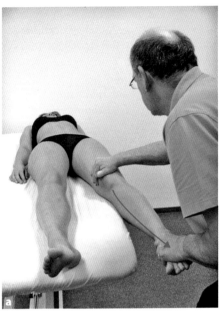
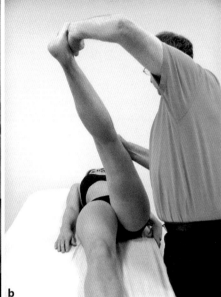

Abb. 8.8 a, b Bein: Flexion – Adduktion – Außenrotation

Gelenk	Bewegung	Muskulatur: wichtigste Komponenten (nach Kendall und McCreary 2005)
Fußgelenk, Fuß	Dorsalflexion, Inversion	M. tibialis anterior
Zehen	Extension, Deviation nach medial	M. extensor hallucis, M. extensor digitorum

■ **Taktiler Stimulus**

■■ **Distale Hand**

Der Therapeut platziert seine distale – hier die linke – Hand am Fußrücken. Dabei liegen die Finger am medialen und der Daumen am lateralen Fußrand des Patienten. Weder die Finger noch der Daumen berühren die Fußsohlenseite. Seine Hand legt er proximal der Metatarsophalangealgelenke auf, um die Extensionsbewegung der Zehen nicht zu behindern.

🛇 **Vorsicht**

Der Therapeut muss darauf achten, dass er den Fuß des Patienten weder zusammendrückt noch kneift.

■■ **Proximale Hand**

Die proximale bzw. die rechte Hand platziert der Therapeut auf der anterioren-medialen Seite des Oberschenkels, direkt proximal vom Knie.

■ **Vordehnung**

Der Therapeut führt eine auf das ganze Bein gerichtete Traktion aus, während er den Fuß in Richtung Plantarflexion und Eversion und die Hüfte in Richtung Innenrotation bewegt. Sowohl die Innenrotation als auch die Traktion werden beibehalten, während die Hüfte weiter in optimale Extension und Abduktion eingestellt wird. Dabei entsteht eine diagonal von rechts nach links verlaufende Rumpfverlängerung.

🔾 Bei der Positionierung des Patienten sollte der Therapeut besonders auf die Stellung des Beckens achten. Es darf nicht durch eine Einschränkung der Hüftextension nach ventral kippen bzw. durch Einschränkung der Hüftabduktion nach links ausweichen.

■ **Stretch**

Der Stretch erfolgt gleichzeitig mit beiden Händen. Der Therapeut führt eine schnelle Verlängerung und Rotation an der Hüfte und am Fuß durch.

■ **Verbales Kommando**

»Fuß hoch. Heben Sie Ihr Bein nach oben innen. Ziehen Sie hoch.«

- **Bewegung**

Die Bewegung wird durch die Extension der Zehen und die Dorsalflexion sowie die Inversion des Fußes eingeleitet. Die Außenrotation der Hüfte und begleitende Inversion des Fußes werden gleichzeitig durchgeführt. Die Großzehe leitet die Hüftbewegung Flexion – Adduktion – Außenrotation ein. Durch das Weiterführen der Bewegung kommt es zur Rumpfflexion nach rechts.

- **Stellung des Therapeuten und Körpermechanik**

Der Therapeut steht in Höhe des linken Fußes des Patienten in Schrittstellung in der Diagonalen. Den linken Fuß hat er nach hinten gestellt, sein Rumpf ist leicht nach vorne gebeugt. Für den Stretch verlagert er nun sein Körpergewicht auf das hintere Bein. Er richtet sich im Verlauf der Bewegung auf und verlagert gleichzeitig sein Körpergewicht auf das vordere Bein. Während der gesamten Bewegung schaut der Therapeut in die Bewegungsrichtung.

Der Therapeut kann zur Gewichtsverlagerung einen weiteren Schritt nach vorne gehen, wenn der Patient lange Beine hat.

- **Widerstand**
- ▪▪ **Distale Hand**

Die distale Hand setzt der Inversionsbewegung des Fußes und damit auch der Adduktion und Außenrotation der Hüfte Widerstand entgegen. Zusätzlich kombiniert die distale Hand den Widerstand mit einer Traktion am Fuß, die wiederum der Dorsalflexion des Fußes und der Hüftflexion Widerstand entgegensetzt.

- ▪▪ **Proximale Hand**

Die proximale Hand kombiniert die am Oberschenkel durchgeführte Traktion mit einem der Außenrotation und der Adduktion entgegengerichteten Rotationswiderstand. Durch das Beibehalten der Traktion verläuft der Widerstand in einer bogenförmigen Linie.

❯ Der Therapeut sollte beim Setzen des Widerstandes darauf achten, dass es bei zu starkem Widerstand gegen die Hüftflexion zu Hebelwirkungen in der Wirbelsäule des Patienten kommt.

- **Endstellung**

Der Fuß ist in Dorsalflexion und Inversion. Das Knie ist vollständig gestreckt und die Hüfte vollständig flektiert. Adduktion und Außenrotation der Hüfte werden so weit durchgeführt, bis die Ferse und das Knie des linken Beines mit der rechten Schulter auf einer Linie liegen.

❯ Die Hüftbewegung kann durch die Länge der ischiokruralen und/oder anderer dorsal gelegener Strukturen eingeschränkt sein. Das Becken sollte nicht nach dorsal kippen.

- **Betonte Bewegungsfolge**

Zum betonten Üben von Zehen und Fuß kann der Flexionsbewegung der Hüfte direkt zu Beginn der Bewegung ein Haltewiderstand entgegengesetzt werden.

> **Praxistipp**

- ▬ Wird die Verlängerung der unteren Extremität beibehalten, werden auch Rumpfflexoren in der gleichen, diagonalen Richtung gedehnt.
- ▬ Die Körperstellung des Patienten sollte in der Bewegungslinie ausgerichtet bleiben.
- ▬ Gestreckte Beinmuster sind weniger funktionell als Muster mit Knieflexion oder -extension. Daher werden die gestreckten Muster nur auf der Ebene der Körperfunktion angewandt, wenn das Knie nicht bewegt werden darf/kann.

8.5.1 Flexion – Adduktion – Außenrotation mit Knieflexion (◘ Abb. 8.9)

Gelenk	Bewegung	Muskulatur: wichtigste Komponenten (nach Kendall und McCreary 2005)
Hüftgelenk	Flexion, Adduktion, Außenrotation	M. psoas major, M. iliacus, Mm. adductores, M. sartorius, M. pectineus, M. rectus femoris
Kniegelenk	Flexion	M. semitendinosus, M. semimembranosus, M. biceps femoris, M. gracilis, M. gastrocnemius

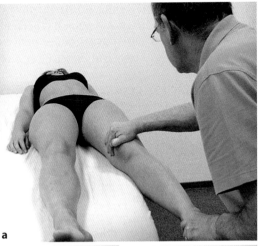
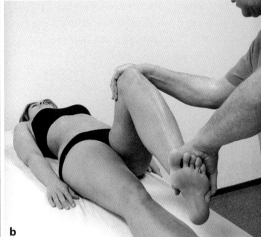

a
b

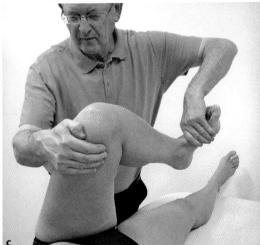

c

☐ **Abb. 8.9 a–c** Bein: Flexion – Adduktion – Außenrotation mit Knieflexion. **b** Mittlere Stellung. **c** Zur Endstellung benötigt das Knie noch mehr Flexion

Gelenk	Bewegung	Muskulatur: wichtigste Komponenten (nach Kendall und McCreary 2005)
Fußgelenk, Fuß	Dorsalflexion, Inversion	M. tibialis anterior
Zehen	Extension, Deviation nach medial	M. extensor hallucis, M. extensor digitorum

■ **Taktiler Stimulus**

Die distale und die proximale Hand werden wie beim gestreckten Beinpattern platziert (»Flexion – Adduktion – Außenrotation«, ▸ Abschn. 8.5).

■ **Vordehnung**

Das Bein wird wie beim gestreckten Pattern vorgedehnt.

■ **Stretch**

Der Stretch erfolgt gleichzeitig mit beiden Händen an Hüfte und Fuß mit einer schnell ausgeführten Verlängerung, kombiniert mit einer Rotation. Traktion mit der distalen Hand fazilitiert die Knieflexion.

■ **Verbales Kommando**

»Fuß hoch. Beugen Sie das Knie. Ziehen Sie es zur rechten Schulter.«

■ **Bewegung**

Die Zehen strecken sich, und der Fuß bewegt sich in Richtung Dorsalflexion und Inversion. Anschließend werden Hüft- und Kniebewegungen

8

eingeleitet. Beide Gelenke erreichen die Endstellung gleichzeitig. Wird diese Bewegung weitergeführt, entsteht eine Rumpfflexion nach rechts.

> Die Knieflexoren sollten das Knie ebenso gleichmäßig beugen wie die Hüftflexoren die Hüfte.

- **Stellung des Therapeuten und Körpermechanik**

Die Körpermechanik entspricht der beim gestreckten Beinpattern in ▶ Abschn. 8.5.

- **Widerstand**
- **■ Distale Hand**

Die distale Hand setzt sowohl der Dorsalflexion als auch der Inversion des Fußes einen Widerstand entgegen. Sie übt zusätzlich eine Traktion am Fuß für die Knieflexion aus.

- **■ Proximale Hand**

Die proximale Hand verbindet Traktion am Oberschenkel mit einem gegen die Hüftbewegungen gerichteten Rotationswiderstand.

> Die Knieflexionsaktivität führt zu einer optimalen Kräftigung der Hüft- und Rumpfmuskulatur.

- **Endstellung**

Der Fuß befindet sich in Dorsalflexion und Inversion, Hüft- und Kniegelenke sind vollständig flektiert. Die Adduktion und Außenrotation der Hüfte bilden eine Linie mit der rechten Schulter, Kniegelenk und Ferse.

> Die anteriore-posteriore Ebene verläuft mitten durch den Fuß und das Knie. Bei Streckung des Knies in dieser Stellung würde sich die Endstellung wie beim gestreckten Beinpattern ergeben.

- **Betonte Bewegungsfolge**

Aufgrund der in diesem Beinpattern vorhandenen drei Bewegungssegmente (Hüft-, Knie- und Fußgelenke) ist es möglich, zum betonten Üben zwei Bewegungssegmenten einen Haltewiderstand entgegenzusetzen und das dritte isoliert zu üben. Zum Beispiel kann die **Außenrotation der Hüfte** bei gebeugtem Knie unabhängig von den anderen Hüftbewegungen gekräftigt und auch die Beweglichkeit gefördert werden. Dies wird am besten in der Stellung, in der die Hüftflexoren am kraftvollsten sind, durchgeführt. Dabei kann das gesamte Bewegungsausmaß der Außenrotation genutzt werden. Nach dem Erarbeiten dieser Bewegung kehrt der Therapeut in den Verlauf der Diagonalen zurück und schließt dann das Bewegungspattern ab.

Zum betonten Üben der **Fußgelenkbewegungen** platziert der Therapeut die proximale Hand an die Ferse und setzt dann mit dieser Hand sowohl dem Knie als auch der Hüfte Widerstand entgegen. Die distale Hand setzt anschließend dem Fuß gezielte Widerstände entgegen. Um Ermüdungserscheinungen in der Hüftmuskulatur zu verhindern, kann die Ferse auf dem Behandlungstisch abgesetzt werden (◨ Abb. 2.8a, b).

Praxistipp

- Normales Timing: Knie- und Hüftflexion sind während der gesamten Bewegung aufeinander abgestimmt.
- In der Endstellung befindet sich das Knie in vollständiger Flexion.
- Widerstand für Knieflexion wird in Richtung Ausgangsstellung gegeben.
- Der Widerstand der distalen Hand kontrolliert die Hüftrotation.

8.5.2 Flexion – Adduktion – Außenrotation mit Knieextension (◨ Abb. 8.10)

Gelenk	Bewegung	Muskulatur: wichtigste Komponenten (nach Kendall und McCreary 2005)
Hüftgelenk	Flexion, Adduktion, Außenrotation	M. psoas major, M. iliacus, Mm. adductores, M. sartorius, M. pectineus, M. rectus femoris
Kniegelenk	Extension	M. quadriceps femoris
Fußgelenk, Fuß	Dorsalflexion, Inversion	M. tibialis anterior
Zehen	Extension, Deviation nach medial	M. extensor hallucis, M. extensor digitorum

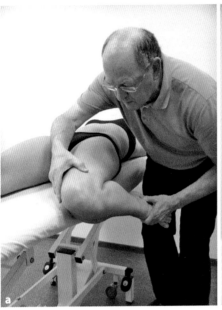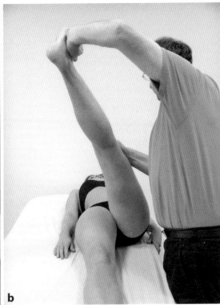

◩ **Abb. 8.10 a, b**   Bein: Flexion – Adduktion – Außenrotation mit Knieextension

- **Ausgangsstellung des Patienten**

Der Patient liegt nahe am Rand des Behandlungstisches. Der Oberschenkel wird wie beim gestreckten Muster in Extensio-Abduktion in Innenrotation gebracht. Das Knie wird so weit wie möglich flektiert, der Fuß befindet sich in Plantarflexion und Eversion.

- **Taktiler Stimulus**

Die distale und die proximale Hand werden wie beim gestreckten Beinpattern platziert (► Abschn. 8.5 »Flexion – Adduktion – Außenrotation«).

- **Vordehnung**

Der Therapeut führt eine auf das ganze Bein gerichtete Traktion aus, während der Fuß in Plantarflexion und Eversion bewegt wird. Unter Beibehaltung der Traktion werden anschließend die Hüfte in Extension – Abduktion – Innenrotation und das Knie im Überhang an der Bankkante in Flexion gebracht. Die vollständige Hüftextension und -abduktion kann durch die ventral gelegene Muskulatur, die über Knie und Hüfte verläuft, eingeschränkt werden. Bei der Vordehnung sollte der Therapeut darauf achten, dass er den Oberschenkel in der Diagonalen hält und das Knie so weit wie möglich beugt.

❯ Das Becken darf nicht nach ventral kippen. Zur Entlastung der Wirbelsäule kann der Patient seinen rechten Fuß auf der Behandlungsbank aufstellen.

- **Stretch**

Der Therapeut führt gleichzeitig an Hüfte, Knie und Fuß einen Stretch aus. Die proximale Hand stretcht die Hüfte mit einer schnell durchgeführten Traktion und Rotation. Die distale Hand übt eine in der Längsrichtung der Tibia verlaufende vorsichtige Traktion für die Knieextension aus. Zusätzlich führt die distale Hand zum Stretchen des Fußes eine Plantarflexion mit Rotation aus.

❯ Der Stretch am Knie besteht nur aus Traktion. Das Knie darf nicht weiter in Flexion gedrückt werden.

- **Verbales Kommando**

»Fuß hoch. Beugen Sie die Hüfte, während Sie das Knie strecken.«

- **Bewegung**

Die Bewegung wird durch die Dorsalflexion und die Inversion des Fußes eingeleitet. Die anschließend einsetzende Hüftbewegung wird ab ungefähr 5° Flexion von der Knieextension begleitet. Hüfte und Knie erreichen gleichzeitig die Endstellung.

8

- **Stellung des Therapeuten und Körpermechanik**

Der Therapeut steht in Schrittstellung neben dem linken Knie des Patienten, und sein Oberkörper ist nach vorne gebeugt. Der rechte Fuß steht hinten. Er schaut dabei zum Fußende der Behandlungsbank.

Im ersten Abschnitt der Beinbewegung des Patienten verlagert der Therapeut zunächst sein Körpergewicht von dem rechten hinteren auf das linke vordere Bein.

Im weiteren Verlauf der Bewegung dreht sich der Therapeut, so dass er in Richtung rechter Schulter des Patienten schaut, wodurch sein Körpergewicht wieder auf das rechte Bein verlagert wird.

- **Widerstand**
- **Distale Hand**

Die distale Hand setzt am Fuß sowohl Widerstand für Dorsalflexion und Inversion entgegen als auch Rotationswiderstand für die Hüfte und die Knieextension. Die gleichzeitig durchgeführte Traktion sorgt für zusätzlichen Widerstand für die Knieextension.

- **Proximale Hand**

Die proximale Hand übt, gleichzeitig mit dem Widerstand für Adduktion und Rotation, eine Traktion auf den Oberschenkel aus.

> Der Therapeut sollte beachten, dass die Widerstände seiner beiden Hände unabhängig voneinander gegeben werden. Dabei ist die Verteilung am Knie größer als an der Hüfte.

- **Endstellung**

Die Endstellung entspricht der beim gestreckt ausgeführten Beinpattern.

- **Betonte Bewegungsfolge**

Ziel dieses Bewegungspatterns ist es, dass der Patient Hüftflexion und Knieextension optimal aufeinander abstimmt.

Praxistipp

- Die Vordehnung der Hüftmuskulatur ist für die Hüftbewegung notwendig.
- Schmerzen, die durch zu starken Stretch am Knie entstehen, sollten vermieden werden.

- Hüft- und Kniebewegungen beginnen gleichzeitig.
- Endstellung: gestrecktes Knie mit Flexion, Adduktion und Außenrotation der Hüfte.

8.6 Extension – Abduktion – Innenrotation (◨ Abb. 8.11)

Gelenk	Bewegung	Muskulatur: wichtigste Komponenten (nach Kendall und McCreary 2005)
Hüftgelenk	Extension, Abduktion, Innenrotation	M. gluteus medius, M. gluteus maximus (oberer Teil), ischiokrurale Muskelgruppe
Kniegelenk	Extension (unveränderte Stellung)	M. quadriceps femoris
Fußgelenk, Fuß	Plantarflexion, Eversion	M. gastrocnemius, M. soleus, Mm. peroneus longus et brevis
Zehen	Flexion, Lateraldeviation	M. flexor hallucis, M. flexor digitorum

- **Taktiler Stimulus**
- **Distale Hand**

Die distale – hier die linke – Hand des Therapeuten wird unter den Fußballen des Patienten platziert. Der Daumen liegt dabei zur Fazilitation der Zehenflexion in Längsrichtung auf der Basis der Zehengrundgelenke. Die Fingerspitzen befinden sich am medialen Fußrand, während der Handballen am lateralen Fußrand den Gegendruck erzeugt.

> Der Therapeut darf den Fuß weder kneifen noch zusammendrücken.

- **Proximale Hand**

Die proximale (rechte) Hand des Therapeuten wird auf die posteriore-laterale Seite des Oberschenkels gelegt.

- **Vordehnung**

Der Therapeut übt mit beiden Händen auf das ganze Bein eine Traktion aus, während der Fuß mit der distalen Hand in Richtung Dorsalflexion

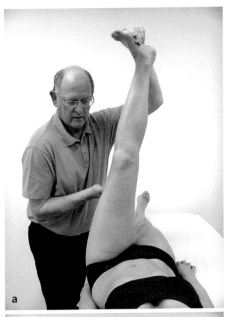

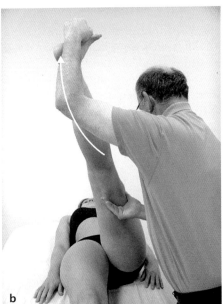

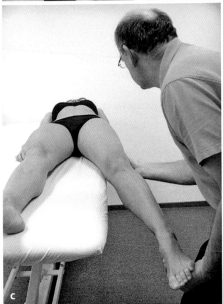

◻ Abb. 8.11 a–c Bein: Extension – Abduktion – Innenrotation

und Inversion und die Hüfte in Richtung Außenrotation bewegt wird. Der Therapeut behält die Traktion wie auch die Außenrotation der Hüfte bei, während er das Bein in Flexion und Adduktion bewegt.

⊖ Vorsicht
Beim Einstellen dieser diagonalen Bewegung sollte der Therapeut beachten, dass die Hüftbewegung durch die Länge der ischiokruralen Muskulatur begrenzt und deshalb nicht weiter bewegt werden sollte. Des Weiteren sollte er darauf achten, dass das Becken nicht nach dorsal kippt.

Wenn der Patient zuvor das antagonistische Pattern Flexion – Adduktion – Außenrotation ausgeführt hat, kann der Therapeut direkt am Ende dieses Patterns mit dem Pattern Extension – Abduktion – Innenrotation beginnen.

8

- **Stretch**

Die proximale Hand appliziert den Stretch mit einer schnellen Traktion am Oberschenkel. Die distale Hand stellt den Fuß in Dorsalflexion und Inversion ein, während der Unterarm durch Kontakt an der Außenseite der Ferse gleichzeitig für eine Traktion in Verlängerung der Tibia sorgt.

> ⊘ **Vorsicht**
>
> Beim Setzen des Stretches sollte der Therapeut darauf achten, dass die Hüfte nicht weiter in die Flexion bewegt wird.

- **Verbales Kommando**

»Zehen beugen. Fuß runter, und drücken Sie das Bein nach außen unten. Drücken Sie.«

- **Bewegung**

Die Bewegung wird sowohl durch das Beugen der Zehen als auch durch die Plantarflexion und Eversion des Fußes eingeleitet. Die Eversion verläuft gleichzeitig mit der Innenrotation der Hüfte. Zum Schluss wird das gestreckte und innenrotierte Bein in Hüftextension und Abduktion bewegt. Beim Weiterlaufen dieser Bewegung entsteht eine Extension und Lateralflexion des Rumpfes nach links.

- **Stellung des Therapeuten und Körpermechanik**

Der Therapeut steht in Schrittstellung, der rechten Schulter des Patienten zugewandt. Das Körpergewicht des Therapeuten ist zu Beginn der Bewegung auf seinem vorderen Bein. Im Verlauf der Beinbewegung des Patienten verlagert der Therapeut sein Gewicht auf das hintere Bein und stellt während der weiteren Gewichtsverlagerung das vordere Bein einen Schritt zurück. Der Therapeut sollte, um den Widerstand möglichst wirkungsvoll setzen zu können, seinen Ellbogen nah am Körper stabilisieren, so dass er seine Beine und sein Körpergewicht optimal einsetzen kann.

- **Widerstand**
- ■ **Distale Hand**

Die distale Hand setzt der Eversion des Fußes und damit gleichzeitig der Abduktion und Innenrotation der Hüfte einen Widerstand entgegen. Dieser Rotationswiderstand wird gleichzeitig mit Approximation an der Fußsohle gegeben. Durch die Approximation der distalen Hand wird sowohl der Plantarflexion des Fußes als auch der Hüftextension Widerstand entgegengesetzt.

- ■ **Proximale Hand**

Die proximale Hand setzt den Hüftbewegungen sowie der Extension – Abduktion – Innenrotation am Oberschenkel einen Widerstand entgegen, der in die Richtung Ausgangsstellung gerichtet ist. Darüber hinaus richtet sich der Widerstand am Oberschenkel durch das Anlegen der Hand von lateral nach dorsal gegen die Innenrotation der Hüfte.

Wenn die Hüftextension fast vollständig ausgeführt ist, wird der Druck am Fuß beibehalten und kann von einer Approximation am Fuß und Oberschenkel begleitet sein. Beim Setzen des Widerstandes sollte der Therapeut darauf achten, dass beide Hände unabhängig voneinander arbeiten und der Widerstand für die Knieextension stärker ist als für die Hüftextension.

- **Endstellung**

Die Zehen sind flektiert, und der Fuß befindet sich in Plantarflexion und Eversion. Das Knie ist vollständig gestreckt. Die Hüfte ist neben einer ausreichenden Abduktion und Innenrotation so weit wie möglich in Extension.

- **Betonte Bewegungsfolge**

Das betonte Üben der **Hüftextension** erfolgt über den Einsatz von Approximation und wiederholte Kontraktionen und/oder Kombination isotonischer Bewegungen.

Zum betonten Fazilitieren von **Fuß** und **Zehen** kann der Extensionsbewegung der Hüfte an der kräftigsten Stelle der Bewegungsbahn ein Haltewiderstand entgegengesetzt werden.

> **Praxistipp**
>
> - Widerstand sollte während der gesamten Hüftextensionsbewegung gesetzt werden.
> - Der Oberschenkel überquert die Mittellinie.
> - Die Lendenwirbelsäule bleibt neutral bei stabilem unterem Rumpf.
> - Gestreckte Beinmuster sind weniger funktionell als Muster mit Knieflexion oder -extension. Daher werden die gestreckten Muster nur auf der Ebene der Körperfunktion angewandt, wenn das Knie nicht bewegt werden darf/kann.

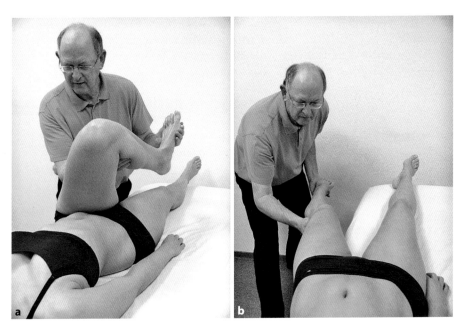

■ Abb. 8.12 a, b   Bein: Extension – Abduktion – Innenrotation mit Knieextension

8.6.1 Extension – Abduktion – Innenrotation mit Knieextension (■ Abb. 8.12)

Gelenk	Bewegung	Muskulatur: wichtigste Komponenten (nach Kendall und McCreary 2005)
Hüftgelenk	Extension, Abduktion, Innenrotation (oberer Teil)	M. gluteus medius, M. gluteus maximus, ischiokrurale Muskelgruppe
Kniegelenk	Extension	M. quadriceps femoris
Fußgelenk, Fuß	Plantarflexion, Eversion	M. gastrocnemius, M. soleus, Mm. peroneus longus et brevis
Zehen	Flexion, Lateraldeviation	M. flexor hallucis, M. flexor digitorum

■ **Taktiler Stimulus**
Der distale und der proximale Griff entsprechen den Griffen beim gestreckten Beinpattern (► Abschn. 8.6).

■ **Vordehnung**
Der Fuß wird in Richtung Dorsalflexion und Inversion gebracht, Knie und Hüfte sind in vollständiger Flexion, wobei die Ferse zum Tuber ischiadicum und das Knie in Richtung rechter Schulter zeigen. Fuß, Knie und rechte Schulter befinden sich auf einer Linie.

■ **Stretch**
Der Therapeut setzt den Stretch an Hüfte, Knie und Fuß gleichzeitig. Die proximale Hand übt Traktion in Längsrichtung des Oberschenkels aus. Die Innenrotatoren werden durch den Außenrotationsstimulus des Therapeuten verlängert. Die distale Hand bewegt den Fuß weiter in Dorsalflexion und Inversion bei gleichzeitiger Verstärkung der Knieflexion, indem die Ferse des Patienten vermehrt in Richtung Tuber ischiadicum gebracht wird.

■ **Verbales Kommando**
»Fuß runter. Drücken Sie Ihr Bein nach unten außen. Strecken Sie Ihr Bein.«

■ **Bewegung**
Das Bewegungspattern wird mit der Plantarflexion und Eversion des Fußes eingeleitet. Anschließend setzt die Hüftbewegung ein, der nach ungefähr 5° Hüftextension eine Knieextension folgt. Hüfte und Knie erreichen gleichzeitig das Bewegungsende.

- **Stellung des Therapeuten und Körpermechanik**

Die Körpermechanik entspricht der beim gestreckten Beinpattern.

- **Widerstand**
- **Distale Hand**

Die distale Hand setzt der Fuß- und Hüftbewegung sowie der Knieextension rotatorische Widerstände und Druckwiderstände entgegen. Der Widerstand für die Knieextension wird in Richtung Tuber ischiadicum gegeben. Im Verlauf der Extensionsbewegung des Knies muss sich der Winkel des applizierten Widerstandes laufend verändern.

❯ Der Widerstand für die Knieextension wird auch nach Erreichen der vollständigen Knieextension beibehalten.

- **Proximale Hand**

Die proximale Hand setzt am Oberschenkel einen Widerstand, der in Richtung Ausgangsstellung gerichtet ist. Dieser Widerstand wird gegen die Extension und Abduktion der Hüfte gerichtet. Der Widerstand für die Innenrotation wird von der proximalen Hand durch einen von lateral nach medial und in Richtung Flexion gerichteten Druck erzeugt. Beim Erreichen der vollständigen Hüft- und Knieextension sollte mit der distalen Hand am Fuß und mit der proximalen Hand am Oberschenkel Approximation und Widerstand gegeben werden.

❯ Beim Setzen des Widerstandes sollte der Therapeut darauf achten, dass
- beide Hände unabhängig voneinander arbeiten und
- der Widerstand für die Knieextension stärker als für die Hüftextension ist.

- **Endstellung**

Die Endstellung entspricht der beim gestreckten Beinpattern.

- **Betonte Bewegungsfolge**

Zum betonten Üben der **Hüftbewegungen** kann zu Beginn der Bewegung der Knieextension und dem Fuß (Plantarflexion mit Eversion) ein Haltewiderstand entgegengesetzt werden.

Das Knie sollte vor der vollständigen Streckung eingestellt werden, um dann die Hüftextension zu

erarbeiten. Das betonte Üben der **Knieextension** kann durch das Setzen von Haltewiderstand für die Hüftextension in der mittleren Bewegungsbahn erfolgen.

Praxistipp

- Normales Timing: Knie und Hüfte werden gleichzeitig gestreckt.
- Die distale Hand setzt der Knieextension einen Widerstand entgegen, indem die Ferse Richtung Tuber ischiadicum gebracht wird.
- Zu Beginn der Knieextension übt die distale Hand genügend Widerstand aus, um eine übermäßige Hüftrotation zu verhindern.

8.6.2 Extension – Abduktion – Innenrotation mit Knieflexion (◘ Abb. 8.13)

Gelenk	Bewegung	Muskulatur: wichtigste Komponenten (nach Kendall und McCreary 2005)
Hüftgelenk	Extension, Abduktion, Innenrotation	M. gluteus medius, M. gluteus maximus
Kniegelenk	Flexion	M. gracilis, ischiokrurale Muskelgruppe
Fußgelenk, Fuß	Plantarflexion, Eversion	M. soleus, M. peroneus longus et brevis
Zehen	Flexion, Lateraldeviation	M. flexor hallucis, M. flexor digitorum

- **Ausgangsstellung des Patienten**

Der Patient liegt am Rand der Behandlungsbank. Die Ausgangsstellung entspricht der beim Pattern »Flexion – Adduktion – Außenrotation mit Knieextension« (► Abschn. 8.5). Zur Schonung seines Rückens kann der Patient seinen rechten Fuß auf der Behandlungsbank aufstellen.

- **Taktiler Stimulus**

Die distale und die proximale Hand werden wie beim gestreckten Beinpattern platziert (► Abschn. 8.6).

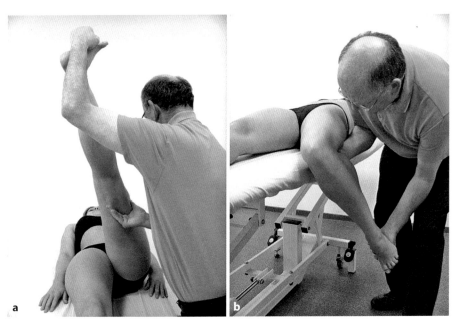

⊡ Abb. 8.13 a, b Bein: Extension – Abduktion – Innenrotation mit Knieflexion

■ **Vordehnung**
Die Vordehnung entspricht der beim gestreckten Beinpattern.

■ **Stretch**
Der Stretch erfolgt gleichzeitig mit beiden Händen durch eine schnell ausgeführte Verlängerung und Rotation der Hüfte und des Fußes. Um mehr Verlängerung für die Knieflexoren zu erreichen, kann mit der distalen Hand eine zusätzliche Traktion für das Knie ausgeübt werden.

■ **Verbales Kommando**
»Drücken Sie Ihren Fuß und Ihre Hüfte nach unten. Beugen Sie dabei Ihr Knie.«

■ **Bewegung**
Der Fuß leitet die Bewegung mit Plantarflexion und Eversion ein. Danach beginnt die Hüftbewegung, der nach ungefähr 5° Hüftextension die Knieflexion folgt. Hüfte und Knie erreichen gleichzeitig das Bewegungsende.

■ **Stellung des Therapeuten und Körpermechanik**
Der Therapeut setzt seinen Körper wie beim gestreckten Beinpattern ein. Gegen Ende des Bewegungspatterns kann der Therapeut seine Hüften und Knie beugen und seinen Körper zusätzlich

drehen, wobei er zum Fußende der Behandlungsbank schaut.

■ **Widerstand**
■■ **Distale Hand**
Die distale Hand setzt der Plantarflexion und Eversion sowie der Knieflexion gleichzeitig Widerstand entgegen. Dieser Widerstand ist in die Ausgangsstellung zurückgerichtet.

■■ **Proximale Hand**
Beim Erreichen der vollständigen Hüftextension wird mit der proximalen Hand eine Approximation am Oberschenkel gegeben. Die proximale Hand gibt Widerstand wie beim gestreckten Pattern.

■ **Endstellung**
Die Hüfte befindet sich in Extension – Abduktion – Innenrotation. Das Knie ist im Überhang am Fußende der Bank oder seitlich von der Behandlungsbank flektiert. Der Fuß befindet sich in Plantarflexion und Eversion. Der Therapeut sollte besonders auf die Beckenbewegung achten.

❗ **Vorsicht**
Das Becken darf nicht nach ventral kippen.

▪ **Betonte Bewegungsfolge**

Zum betonten Üben der Knieflexion kann der Hüftextension an jeder Stelle der Bewegungsbahn ein Haltewiderstand entgegengesetzt werden. Für den Fuß (in Plantarflexion und Eversion) wird ein Haltewiderstand gegeben.

> ⊗ **Vorsicht**
>
> Der Therapeut sollte darauf achten, dass der Patient keine Hüftflexion macht.

Hüftextension und Knieflexion können mit diesem Pattern kombiniert geübt werden.

Praxistipp

▬ Normales Timing: Zuerst wird der Fuß bewegt, darauf folgen gleichzeitig die Knie- und Hüftbewegungen.
▬ Die Bewegung ist bei vollständiger Hüftextension und maximal möglicher Knieflexion ohne Hypertension der Lendenwirbelsäule beendet.

8.7 Bilaterale Beinpatterns

Die Rumpfmuskulatur wird bei Durchführung der bilateralen Beinpatterns wesentlich stärker aktiviert als bei den unilateralen Beinpatterns. In ▶ Kap. 10 wird auf den Einsatz der Beinpatterns zur Fazilitation des Rumpfes näher eingegangen.

Der Unterschied zwischen den hier dargestellten bilateralen Beinpatterns und den Beinpatterns zur Fazilitation des Rumpfes liegt in der **Positionierung der Beine**. Für die Fazilitation des Rumpfes werden die Beine zusammengehalten. Dabei führt jedes Bein ein anderes Bewegungspattern aus.

Bilaterale Beinpatterns mit gestrecktem Knie werden bei Behandlungen auf der Ebene der Körperfunktion angewandt, um z. B. Rumpf- oder Beinmuskeln zu kräftigen. Bei den hier dargestellten bilateralen Beinpatterns werden die Beine **nicht zusammengehalten**. Jedes Bein führt z. B. dasselbe Bewegungspattern gleichzeitig oder alternierend aus. Die Betonung liegt bei diesen bilateralen Beinpatterns auf den Beinbewegungen selbst. Die Kraft des stärkeren Beines kann über die Irradiation zur Fazilitation des schwächeren Beines genutzt werden. Die Vielzahl an Kombinationsmöglichkeiten der Patterns, Techniken und Ausgangsstellungen ermöglicht es dem Therapeu-

ten, diese so auszuwählen, dass ein optimales Behandlungsergebnis bezüglich Bewegungskontrolle und Kraft erreicht werden kann.

Am häufigsten werden für die Durchführung der bilateralen Beinpatterns die Ausgangsstellungen Sitzen, Rückenlage und Bauchlage benutzt. Im Folgenden werden mögliche Kombinationen von Beinpatterns im Sitzen bzw. in der Rückenlage und in der Bauchlage dargestellt:

Sitzen
▬ Bilaterale symmetrische Kombination (◻ Abb. 8.14):
  ▬ linkes Bein: Flexion – Abduktion mit Knieextension,
  ▬ rechtes Bein: Flexion – Abduktion mit Knieextension.
▬ Reziproke asymmetrische Kombination (◻ Abb. 8.15):
  ▬ linkes Bein: Flexion – Abduktion mit Knieextension,
  ▬ rechtes Bein: Extension – Abduktion mit Knieflexion.

Rückenlage
▬ Gestreckt symmetrische Kombination (◻ Abb. 8.16):
  ▬ beide Beine: Flexion – Abduktion (◻ Abb. 8.16a, b)/Extension – Adduktion (◻ Abb. 8.16c, d, 8.20c, d).
▬ Reziproke Kombination (◻ Abb. 8.17):
  ▬ linkes Bein: Extension – Abduktion,
  ▬ rechtes Bein: Flexion – Abduktion.
▬ Bilateral asymmetrische Kombination (◻ Abb. 8.18):
  ▬ linkes Bein: Abduktion,
  ▬ rechtes Bein: Adduktion.

Bauchlage
▬ Hüftextension mit Knieflexion (◻ Abb. 8.19).
  ▬ Bilateral gestreckte Beinpattern werden nur auf der strukturelle Ebene benutzt zur Kräftigung der Bein- und Rumpfmuskulatur.

8.8 Variationen der Ausgangsstellung des Patienten

Das Üben der Beinpatterns in unterschiedlichen Ausgangsstellungen ist für den Patienten häufig

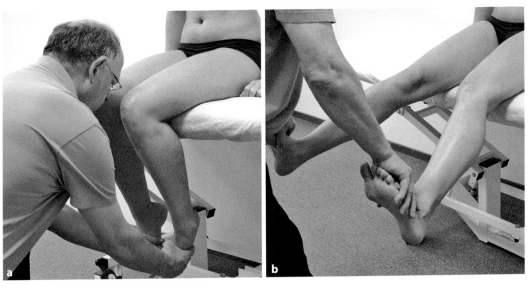

Abb. 8.14 a, b Bein: Bilaterales symmetrisches Pattern der Flexion – Abduktion mit Knieextension

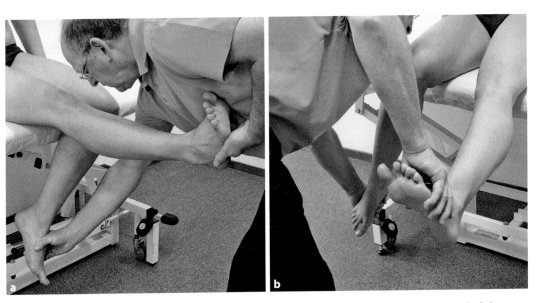

Abb. 8.15 a, b Bein: Bilaterales asymmetrisches Pattern der Flexion – Abduktion mit Knieextension an der linken Seite und Extension – Abduktion mit Knieflexion an der rechten Seite

angenehm und wirkt sich dann positiv auf das Behandlungsergebnis aus. So besteht z. B. für den sitzenden Patienten die Möglichkeit, die Bewegung seiner Beine visuell zu verfolgen und zu kontrollieren. Darüber hinaus kann z. B. durch Veränderung der Ausgangsstellung die Schwerkraft zur Unterstützung der Bewegung oder zur Kräftigung der Muskulatur genutzt werden. Die Verlängerung der zweigelenkigen Muskulatur wird je nach gewählter Ausgangsstellung unterstützt.

❯ Der Therapeut sollte die Ausgangsstellung wählen, bei der sich die größten Vorteile und die geringsten Nachteile für Patienten und Therapeuten ergeben.

8

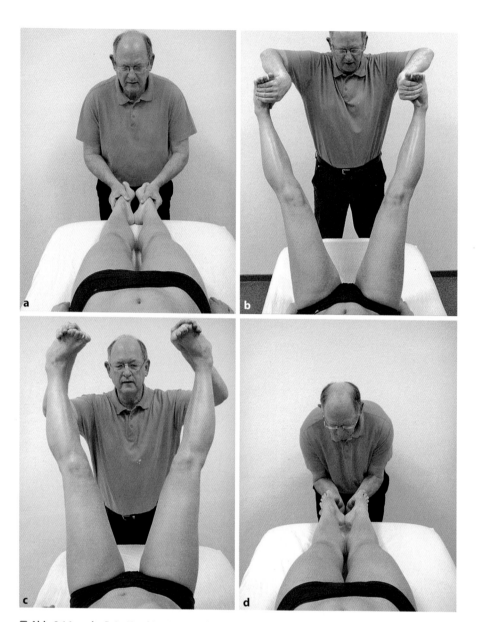

Abb. 8.16 a–d Bein: Kombinationsmöglichkeit für die symmetrisch gestreckten Beinpattern in Rückenlage. **a, b** Flexion – Abduktion, **c, d** Extension – Adduktion

8.8.1 Beinpatterns im Sitzen (■ Abb. 8.20)

Die Ausgangsstellung »Sitzen« ermöglicht es dem Therapeuten, mit den Beinen des Patienten zu üben. Die Hüftextension ist bei dieser Übung nicht möglich, da die Beine des Patienten auf der Behandlungsbank aufliegen. In dieser Ausgangsstellung kann der Patient während des Übens seinen Fuß und sein Knie visuell verfolgen und kontrollieren.

Gleichzeitig wird in dieser Stellung die Sitzbalance und die Rumpfstabilität des Patienten trainiert. Die Betonte Bewegungsfolge kann verwendet werden, um auf einfache Art und Weise ein Bein zu stabilisieren, während das andere Bein Bewegungen ausübt. Welche Übungen im Sitzen ausgeführt werden können, hängt von dem Behandlungsziel und den Bewegungsmöglichkeiten des Patienten und der Kreativität des Therapeuten ab. In ■ Abb. 8.20 sind drei Beispiele als Anregung dargestellt.

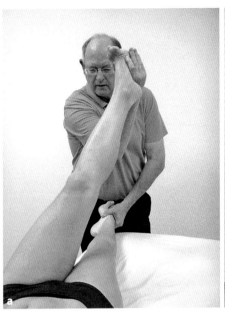
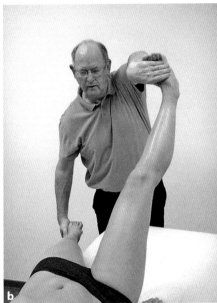

Abb. 8.17 a, b Bein: Bilaterales asymmetrisch-reziprokes Pattern der Extension – Abduktion auf der linken Seite und Flexion – Abduktion auf der rechten Seite

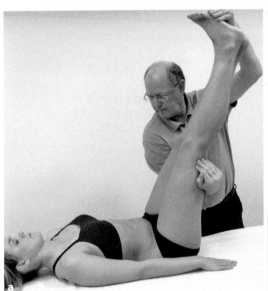
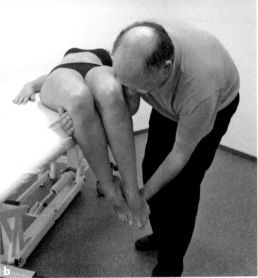

Abb. 8.18 a, b Bein: Bilaterales asymmetrisches Pattern der Hüftextension mit Knieflexion linkes Bein in Abduktion und rechtes Bein in Adduktion

8.8.2 Beinpatterns in der Bauchlage (Abb. 8.21)

Die **Hüftextension** kann in der Bauchlage gut gegen die Schwerkraft trainiert werden. Darüber hinaus besteht in dieser Ausgangsstellung die Möglichkeit, die Extension der Hüfte mit der Flexion des Knies zu kombinieren (Abb. 8.21). Dabei sollte der Therapeut der Bewegung der Hüfte einen Haltewiderstand entgegensetzen, um eine Hyperextension der Lendenwirbelsäule zu vermeiden.

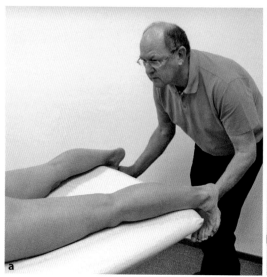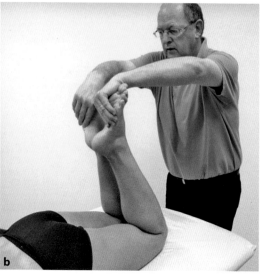

◘ Abb. 8.19 a, b   Bein: Bilaterales symmetrisches Pattern in Bauchlage: Hüftextension – Adduktion – Außenrotation mit Knieflexion

In der Bauchlage kann die Schwerkraft die **Hüftflexion** unterstützen. Der Patient muss so positioniert werden, dass die Beine über das Fußende der Behandlungsbank hinausragen.

> Um die Lendenwirbelsäule des Patienten zu stabilisieren, sollte er ein Bein auf den Boden stellen (◘ Abb. 8.21c).
> Während das Knie sich mit der Schwerkraft streckt, kann die Behandlungsbank genutzt werden, um der Hüftflexion einen Widerstand entgegenzusetzen (◘ Abb. 8.21d, e). Um eine Hüftflexion in Bauchlage ausführen zu können, muss der Patient an der Bankkante liegen und ein Bein auf dem Boden aufstellen (◘ Abb. 8.21f, g).

8.8.3 Beinpatterns in der Seitenlage (◘ Abb. 8.22)

Bei der Durchführung der Beinpatterns in Seitenlage sollte der Therapeut besonders darauf achten, dass der Patient keine Ausweichbewegungen im Rumpf macht. Der Rumpf des Patienten kann entweder passiv durch äußere Unterstützung (z. B. Kissen) oder aktiv durch die eigene Anspannung der Rumpfmuskulatur stabilisiert werden. Die Abduktoren des oben liegenden Beines und die Adduktoren des unten liegenden Beines müssen

in dieser Stellung gegen die Schwerkraft arbeiten. Um einer lumbalen Hyperextension entgegenzuwirken, sollte das ipsilaterale Becken in posteriore Depression positioniert werden.

8.8.4 Beinpatterns im Vierfüßlerstand (◘ Abb. 8.23)

Die Durchführung der Beinpatterns im Vierfüßlerstand erfordern vom Patienten sowohl Rumpfstabilität als auch Stabilität der Arme und des aufgestellten Beines. Ebenso wie in der Bauchlage erfolgt hier die Hüftextension gegen die Schwerkraft. Die Hüftflexion kann mit der Schwerkraft ausgeübt werden.

> Der Therapeut sollte bei der Durchführung des Beinpatterns besonders auf Ausweichbewegungen der Wirbelsäule achten.

8.8.5 Beinpatterns im Stand (◘ Abb. 8.24)

Der Stand bietet eine weitere gute Stellung für die Durchführung der Beinpatterns. Diese Ausgangsstellung kann modifiziert werden, z. B. durch Aufstützen der Hände. Widerstand für das stärkere Bein in Flexion – Abduktion – Innenrotation

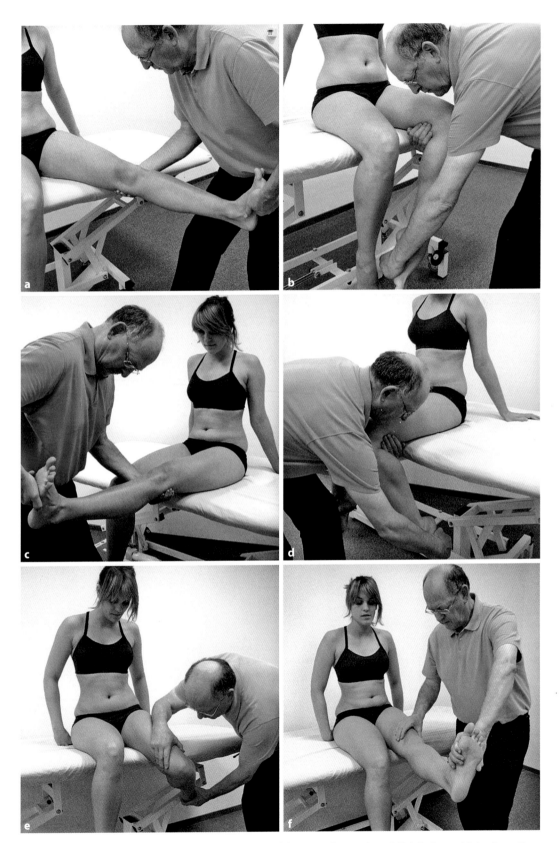

◻ Abb. 8.20 a–f Beinpattern im Sitzen. **a**, **b** Extension – Adduktion – Außenrotation mit Knieflexion, **c**, **d** Extension – Abduktion – Innenrotation mit Knieflexion, **e**, **f** Beinpattern im Sitzen. Flexion – Adduktion – Außenrotation mit Knieextension

8

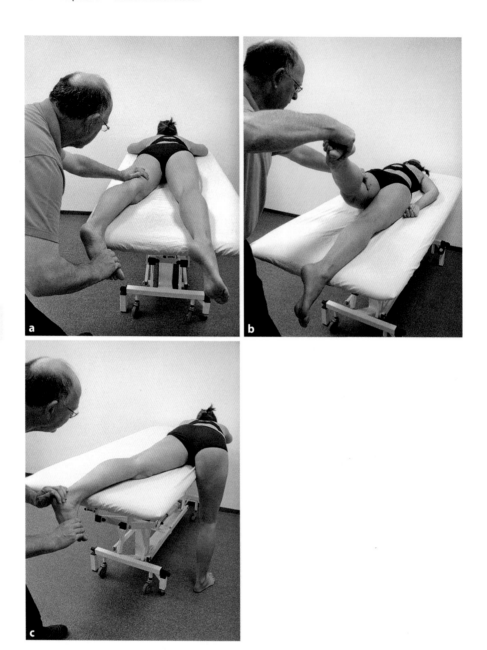

Abb. 8.21 a–g Beinpattern in Bauchlage. **a, b** Extension – Adduktion – Außenrotation. **c** Ein Bein auf dem Boden zur Stabilisation der lumbalen Wirbelsäule. **d, e** Flexion – Adduktion – Außenrotation mit Knieextension. **f, g** Beinpattern in Bauchlage. Flexion – Abduktion – Innenrotation mit Knieflexion des linken Beines. Die rechte Hüfte ist flektiert und der Fuß steht auf dem Boden

fördert die Stabilität der Hüfte und des Knies des Standbeins.

■ **Therapeutische Anwendungen**
   Beinpattern

Wähle immer das richtige Muster! Alle Muster und Aktivitäten kann man mit verschiedenen Techniken kombinieren. Es ist dem Therapeuten

überlassen, andere Behandlungsmöglichkeiten anzuwenden.

Beinmuster in die Hüftflexion mit gestrecktem Knie sind nicht funktionell und werden deshalb nur auf der strukturellen Ebene zur Kräftigung der Bein- und Rumpfmuskulatur angewandt (mit der Schwerkraft bei MFT unterhalb 3 oder gegen die Schwerkraft bei MFT 4–5). Ebenso ist der Ein-

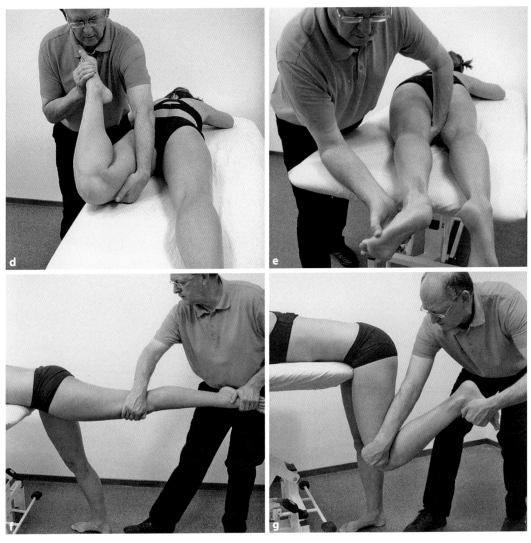

◙ Abb. 8.21 (Fortsetzung) **d, e** Flexion – Adduktion – Außenrotation mit Knieextension. **f, g** Beinpattern in Bauchlage. Flexion – Abduktion – Innenrotation mit Knieflexion des linken Beines. Die rechte Hüfte ist flektiert und der Fuß steht auf dem Boden

satz zur Dehnung der Beinmuskulatur oder zum Setzen von Irradiationen in andere Körperteile möglich.

Beinpattern mit Knieflexion oder -extension haben die gleichen Ziele wie die Beinpattern mit gestrecktem Knie. Zusätzlich werden diese zur Mobilisation von Hüfte, Knie oder Fuß, zur Koordinationsverbesserung zwischen Becken- und Beinbewegungen und zur Verbesserung der Ausdauer angewandt.

Auf der Aktivitätsebene werden sie zum Drehen oder als Schulung von Bewegungen während verschiedener Gangphasen genutzt, beispielsweise beim Vorwärts-, Rückwärts- und Seitwärtsgehen

sowie beim Treppe Auf- und Absteigen. Auch für das Schulen von Alltagsbewegungen oder während verschiedener sportlicher Aktivitäten kommen sie zum Einsatz.

Bilaterale Übungen im Sitzen können insbesondere als präventive Maßnahmen für die Kniestabilität eingesetzt werden. Aber auch durch Spastizität beeinflusster Tonus kann eine Inidikation hierfür darstellen. Andere bilaterale Beinpattern haben hauptsächlich das Ziel, den Rumpf zu kräftigen.

Alternative Ausgangsstellungen, wie Seitenlage, Bauchlage oder Vierfüßlerstand, werden hauptsächlich angewandt, um mit oder gegen die Schwerkraft zu üben, wobei diese als unterstützen-

8

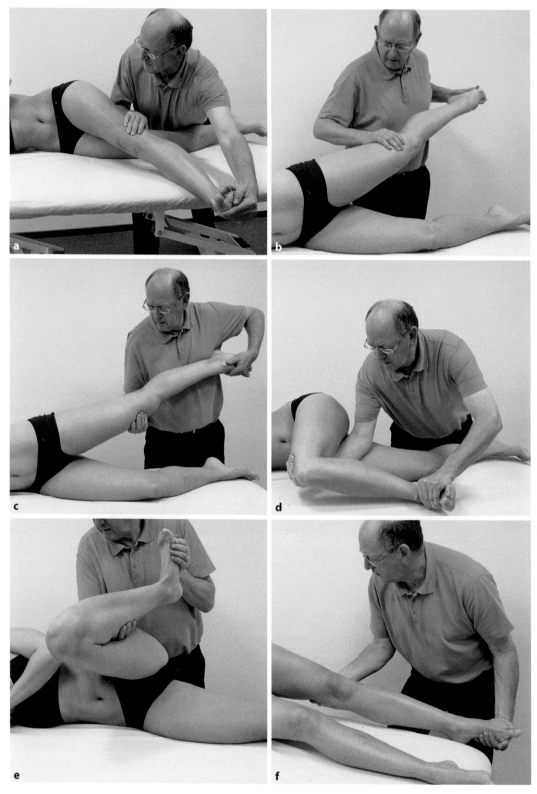

◘ Abb. 8.22 a–f   Beinpattern in Seitenlage. **a, b** Extension – Abduktion – Innenrotation mit gestrecktem Knie. **c, d** Flexion – Adduktion – Außenrotation mit Knieflexion. **e, f** Beinpattern in Seitenlage. Extension – Adduktion – Außenrotation mit Knieextension

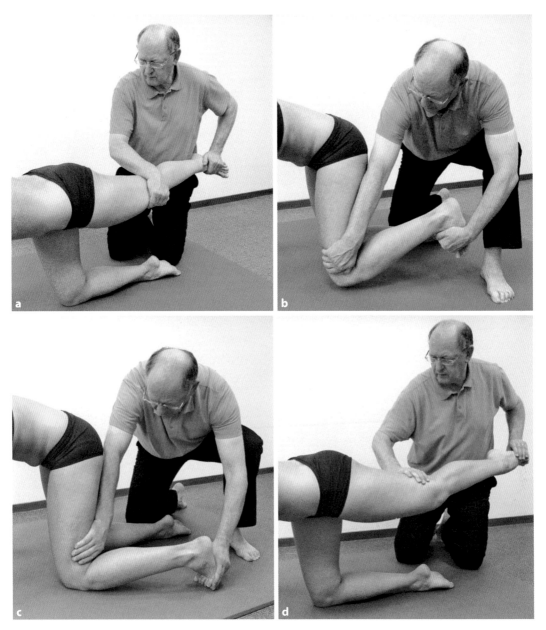

◘ **Abb. 8.23 a–h**   Beinpattern im Vierfüßlerstand. **a, b** Flexion – Abduktion – Innenrotation mit Knieflexion. **c, d** Extension – Adduktion – Außenrotation mit Knieextension. **e, f** Flexion – Adduktion – Außenrotation mit Knieflexion.
g, h Extension – Abduktion – Innenrotation mit Knieextension

der bzw. erschwerender Faktor wirkt. Funktionell dienen diese Ausgangsstellungen dem Drehen und der Fortbewegung.

Beinpattern im Stand können sowohl auf der strukturellen Ebene (Kräftigung, Koordination, Schulung von Bewegungen, Stabilität von Knie, Hüfte oder Fuß) wie auch auf Aktivitätsebene im Sinne der verschiedenen Gangphasen beübt werden.

8.9 Überprüfen Sie Ihr Wissen: Fragen

▬ Wann ist es sinnvoll, gestreckte Beinmuster anzuwenden, obwohl gestreckte Beinmuster nicht so funktionell sind wie die gebeugten Muster?

▬ Worauf soll der Therapeut besonderen Wert legen, wenn er die Beinmuster in die Hüftextension mit Kniestreckung anwendet?

8

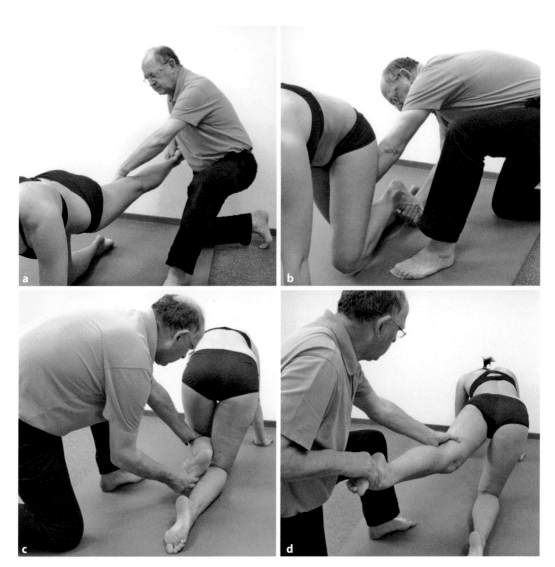

◘ Abb. 8.23 (Fortsetzung)   **e, f** Flexion – Adduktion – Außenrotation mit Knieflexion. **g, h** Extension – Abduktion – Innenrotation mit Knieextension

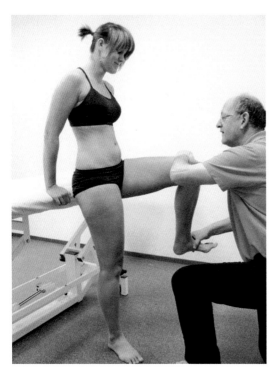

◻ Abb. 8.24 Beinübung im Stand

Literatur

Horst R (2005) Motorisches Strategietraining und PNF. Thieme, Stuttgart

Kendall FP, McCreary EK (2005) Muscles, testing and function. Williams and Wilkins, Baltimore

Weiterführende Literatur

Akbulut T, Agopyan A (2015) Effects of an Eight-Week Proprioceptive Neuromuscular Facilitation Stretching Program on Kicking Speed and Range of Motion in Young Male Soccer Players. J Strength Cond Res 29(12):3412–3423

Alaca N et al (2015) Comparison of the long-term effectiveness of progressive neuromuscular facilitation and continuous passive motion therapies after total knee arthroplasty. J Phys Ther Sci 27(11):3377–3380

Avela J et al (2004) Neural and mechanical responses of the triceps surae muscle group after 1 h of repeated fast passive stretches J Appl Physi 96(6):2325–2332

Chalmers G (2004) Re-examination of the possible role of Golgi tendon organ and muscle spindle reflexes in proprioceptive neuromuscular facilitation muscle stretching. Sports Biomech 3(1):159–183

Choi YK, Nam CW, Lee JH, Park YH (2013) The effects of taping prior to PNF treatment on lower extremity proprioception of hemiplegic patients. J Phys Ther Sci 25(9):1119–1122

Chow TPY, Ng GYF (2010) Active, passive and proprioceptive neuromuscular facilitation stretching are comparable in improving the knee flexion range in people with total knee replacement: a randomized controlled trial. Clin Rehabil 24:911–918

Church JB, Wiggins MS, Moode FM, Crist R (2001) Effect of warm-up and flexibility treatments on vertical jump performance. J Strenght Cond Res 15(3):332–336

Davis DS, Ashby PE, Mc Cale KL, Mc Quain JA, Wine JM (2005) The effectiveness of 3 stretching techniques on hamstring flexibility using consistent stretching parameters. J Strength Cond Res 19(1):27–32

Ferber R, Osternig LR, Gravelle DC (2002) Effect of PNF stretch techniques on knee flexor muscle EMG activity in older adults. J Electromyogr Kinesiol 12(5):391–397

Funk DC, Swank AM, Mikla BM, Fagan TA, Farr BK (2003) Impact of prior exercise on hamstring flexibility: a comparison of proprioceptive neuromuscular facilitation and static stretching. J Strength Cond Res 17(3):489–492

Kofotolis ND, Kellis E (2007) Cross-training effects of a Proprioceptive neuromuscular facilitation exercise programme on knee musculature. Phys Ther Sport 8(3):109–116

Mahieu NN, Cools A, De Wilde, Boon M, Witvrouw E (2009) Effect of PNF stretching on the plantar flexor muscle-tendon tissue properties. Scand J Med Science Sports 19(4):553–560

Medeiros DM, Martini TF (2017) Chronic effect of different types of stretching on ankle dorsiflexion range of motion: Systematic review and meta-analysis. Foot (Edinb) 34:28–35

Moyano FR, Valenza MC, Martin LM, Caballero YC, Jimenez EG, Demet GV (2012) Effectiveness of different exercises and stretching physiotherapy on pain and movement in patellofemoral pain syndrome: a randomized controlled trial. Clin Rehabil 27(5):409–417

O'Hora J, Cartwright A, Wade CD, Hough AD, Shum GLK (2011) Efficacy of static stretching and PNF stretch on hamstrings length after a single session. J Strength Cond Res 25(6):1586–1591

Rees SS, Murphy AJ, Watsford ML, McLachlan KA, Coutts AJ (2007) Effects of PNF stretching on stiffness and force producing characteristics of the ankle in active women. J Strength Cond Res 21(2):572–577

Schuback B, Hooper J, Salisburg L (2004) A comparison of a self stretch incorporating PNF components and a therapist applied PNF technique on hamstring flexibility. Physiotherapy 90(3):151–157

Sharman MJ, Cresswell AG, Riek S (2006) Prorioceptive Neuromuscular Facilitation Stretching, mechanisms and clinical implications. Sports Med(11):929–939

Shiratani T, Arai M, Kuruma H, Masumoto K (2017) The effects of opposite-directional static contraction of the muscles of the right upper extremity on the ipsilateral right soleus H-reflex. J Bodyw Mov Ther 21(3):528–533

Weerapong P, Hume PA, Kolt GS (2004) Stretching: mechanisms and benefits for sport performance and injury prevention. Phys Ther Rev 9(4):189–206

Wenos DL, Konin JG (2004) Controlled warm-up intensity enhances hip range of motion. J Strength Cond Res 18(3):529–533

Youdas JW, Haeflinger KM, Kreun MK, Holloway AM, Kramer CM, Hollman JH (2010) The efficacy of two modified PNF stretching techniques in subjects with reduced hamstring muscle length. Physiother Theory Pract 26(4):240–250

Youdas JW, Adams KE, Bertucci JE, Brooks KJ, Steiner MM, Hollman JH (2015) Magnitudes of gluteus medius muscle activation during standing hip joint movements in spiral-diagonal patterns using elastic tubing resistance. Physiother Theory Pract 31(6):410–417

Zhou Z, Zhou Y, Wang N, Gao F, Wei K, Wang Q (2015) A PNF integrated robotic ankle-foot system for post stroke rehab. Rob Auton Syst 73:111–122

Nacken

Dominiek Beckers

© Springer-Verlag GmbH Deutschland, ein Teil von Springer Nature 2019
M. Buck, D. Beckers, *PNF in der Praxis*, https://doi.org/10.1007/978-3-662-58403-3_9

9.1 Einführung

Eine optimale Kopfkontrolle und eine gute Einstellung der oberen Kopfgelenke und der Halswirbelsäule (HWS) sind für alle Aktivitäten des täglichen Lebens wichtig. Deshalb werden die Bewegungspatterns des Nackens bei vielen Patienten mit unterschiedlichen Beschwerden angewandt.

> **Behandlungsziele**
> Die Nackenpatterns werden zur lokalen Behandlung der zervikalen und/oder thorakalen Wirbelsäule eingesetzt.
> Sie beeinflussen die Kopf- und Nackenbewegungen und die Rumpfaktivität.
> Die Irradiation zur Rumpfmuskulatur wird gefördert, wenn den Bewegungen des Nackens zusätzlich ein Widerstand entgegengesetzt wird.

In diesem Kapitel werden die normalen bzw. einfachen Nackenpatterns und der Einsatz der Nackenpatterns zur Fazilitation des Rumpfes näher beschrieben.

9.2 Behandlungsverfahren

■ **Diagonale Bewegungen**

Die Nackenpatterns (◘ Abb. 9.1) setzen sich wie die Bewegungspatterns der Extremitäten aus drei Bewegungskomponenten zusammen:
- Flexion bzw. Extension,
- Lateralflexion und
- Rotation.

Der richtige Verlauf des Bewegungspatterns ergibt sich aus der gedachten Linie, die durch die Nase, das Kinn und den höchsten Punkt des Hinterkopfes verläuft.

Die distalen Bewegungskomponenten der Nackenpatterns, die im oberen Abschnitt der Halswirbelsäule stattfinden, sind die **kurze Nackenflexion** und die **kurze Nackenextension**. Die proximalen Bewegungskomponenten der unteren Halswirbelsäule und der oberen Brustwirbelsäule (bis Th6) sind die **lange Nackenflexion** und die **lange Nackenextension**.

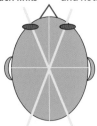

Nacken

Flexion, Lateralflexion und Rotation nach links

Flexion, Lateralflexion und Rotation nach rechts

Extension, Lateralflexion und Rotation nach links

Extension, Lateralflexion und Rotation nach rechts

◘ **Abb. 9.1**   Nackenmuster

Die Bewegungen von Kopf und Augen beeinflussen sich gegenseitig. Das vollständige Bewegungsausmaß des Nackens wird nur erreicht, wenn der Patient in die Bewegungsrichtung schaut. Fordert der Therapeut den Patienten auf, einen bestimmten Punkt anzuschauen, fazilitiert dies die Bewegung des Kopfes. Darüber hinaus wird die Augenbewegung durch die Bewegung des Kopfes in die richtige Richtung unterstützt (Lee und Lishman 1975; Shumway-Cook und Horak 1990).

Auch zwischen den **Bewegungen des Kiefers** und den Bewegungen von Kopf und Nacken besteht eine Verbindung. So fazilitiert z. B. das Öffnen des Mundes die obere Nackenflexion und das Schließen des Mundes dementsprechend die kurze Nackenextension.

Die richtige Einstellung des Nackens und der oberen Kopfgelenke führt schon zur Aktivierung der Streckreflexe, der sog. »Magnusreflexe«.

Die Irradiation, die durch die Patterns der Nackenflexion auftritt, resultiert in einer Rumpfflexion. Durch die Nackenextension wird die Rumpfverlängerung gefördert. Eine vollständige Nackenrotation fazilitiert die seitliche Rumpfflexion.

Die **Flexions-Extensions-Diagonalen** des Nackens sind:
- Flexion – Lateralflexion nach rechts – Rotation nach rechts, Extension – Lateralflexion nach links – Rotation nach links,
- Flexion – Lateralflexion nach links – Rotation nach links, Extension – Lateralflexion nach rechts – Rotation nach rechts.

Für die Flexion des Nackens gilt das in der unteren Tabelle Angeführte:

Bewegung	Muskulatur: die wichtigsten Komponenten (Kendall und McCreary 2005)
Obere Nackenflexion	M. longus capitis, M. rectus capitis anterior, Mm. suprahyoidei (Kinn einziehen), Mm. infrahyoidei (stabilisiert das Os hyoideum)
Untere Nackenflexion	Alle M. scaleni (bilateral), M. sternocleidomastoideus (bilateral)
Rotation	Kontralateral: alle Mm. scaleni et sternocleidomastoideus Ipsilateral: Mm. longus capitis et colli, M. rectus capitis anterior
Lateralflexion	M. longus colli, alle Mm. scaleni et sternocleidomastoideus

Für die Extension des Nackens gilt das in der folgenden Tabelle Angeführte:

Bewegung	Muskulatur: die wichtigsten Komponenten (Kendall und McCreary 2005)
Obere Nackenextension	M. iliocostalis, M. longissimus capitis, Mm. obliquus capitis inferior et superior, Mm. rectus capitis posterior major et minor, M. semispinalis, M. splenius capitis, M. trapezius
Untere Nackenextension	Mm. iliocostalis cervicis, Mm. longissimus et splenius cervicis, Mm. multifidi et rotatores, Mm. semispinalis, M. splenius cervicis, M. trapezius
Rotation	Kontralateral: Mm. multifidi et rotatores, M. semispinalis capitis, M. trapezius superior Ipsilateral: M. obliquus capitis inferior, M. splenius cervicis et capitis
Lateralflexion	M. iliocostalis cervicis, Mm. intertransversarii (zervikal), M. longissimus capitis, M. obliquus capitis superior, Mm. splenius cervicis et capitis, M. trapezius

■ **Ausgangsstellung des Patienten**
Eine geeignete Ausgangsstellung zum Üben der Nackenbewegungen und der Nackenstabilität ist das **Sitzen**. Darüber hinaus können die Bewegungspatterns für den Nacken auch im **Unterarmstütz**, in der **Rückenlage** und in der **Seitenlage** geübt werden. Die Wahl der Ausgangsstellung hängt vom Ziel der Behandlung und von den Voraussetzungen ab, die der Patient mitbringt, z. B. der Kraft der Nackenmuskulatur.

Im **Unterarmstütz** müssen z. B. die Extensoren des Nackens gegen die Schwerkraft arbeiten, während die Flexoren des Nackens durch die Schwerkraft unterstützt werden.

In der **Rückenlage** kann das Bewegungspattern »Flexion des Nackens« zur Förderung des Rollens und zur Fazilitation der Bewegung »zum Sitzen kommen« eingesetzt werden. Voraussetzung dafür ist jedoch, dass die Flexoren des Nackens stark genug sind, um den Kopf gegen die Schwerkraft hochzuheben.

In der **Seitenlage** ist der Einfluss der Schwerkraft bezogen auf die Flexions-/Extensionsbewegung gering. Die Nackenpatterns können in der Seitenlage gut zur Fazilitation des Rollens eingesetzt werden.

❗ Vorsicht
Ausgangsstellungen, in denen der Patient Nackenschmerzen bekommt oder die ein allgemeines Unwohlsein bei ihm auslösen, sollte der Therapeut vermeiden.

■ **Ausgangsstellung des Therapeuten**
Der Therapeut sollte auf der Seite stehen, auf der das Extensionsmuster endet, um die diagonalen Nackenbewegungen beobachten und kontrollieren zu können. Bewegt der Patient seinen Kopf z. B. von »Flexion nach rechts« nach »Extension nach links«, steht der Therapeut auf der linken Seite hinter dem Patienten. Für die andere Diagonale steht der Therapeut dementsprechend auf der rechten Seite des Patienten. Der Therapeut kann je nach Ausgangsstellung des Patienten (Unterarmstütz, Rückenlage, Sitzen, Stehen) vor oder hinter ihm stehen. Seine Arme und Hände müssen dabei immer in der Bewegungsrichtung der Diagonalen gehalten werden.

■ **Körperstellung und Körpermechanik**
Die Körpermechanik des Therapeuten ist für den Bewegungsverlauf des Kopfes und des Nackens in der richtigen Diagonalen besonders wichtig. Bezogen auf die Extensionsrichtung verhindert gerade eine nicht adäquat ausgeführte Körpermechanik die Extensionsbewegung des Patienten und kann in einer zu weit ausgeführten Rotation resultieren.

■ **Taktiler Stimulus**
Für die Nackenpatterns platziert der Therapeut je eine Hand am Kinn und am Kopf des Patienten. Mit der Hand am Kinn kontrolliert der Therapeut

die obere Nackenflexion bzw. -extension und die dazugehörige Rotation. Der Druck wird mitten auf dem Kinn gegeben. Dies verhindert laterale Scherbewegungen und ungünstige Belastung des Temporomandibulargelenkes. Die Hand am Kopf kontrolliert die untere Nackenflexion bzw. die lange Nackenextension, die Rotation und die Lateralflexion. Dazu wird die Hand etwas seitwärts der Lateralflexions-/Rotationsachse positioniert, und die Finger weisen in die Richtung der gewünschten Bewegung. Die Autoren bevorzugen einen Griff, bei dem die Hand, die sich an der Extensionsseite befindet, am Kinn liegt. Die andere Hand liegt am Kopf des Patienten. Dieser Griff nimmt den Druck vom Temporomandibulargelenk und Gesicht.

Beispiele

Der Patient sitzt auf einem Hocker und bewegt den Kopf in der Diagonalen Flexion nach links – Extension nach rechts. Der Therapeut steht an der rechten Seite des Patienten und platziert seine rechte Hand auf das Kinn und die linke Hand auf den Kopf.
Der Patient liegt im Unterarmstütz und bewegt den Kopf in der Diagonalen in Flexion nach links – Extension nach rechts. Der Therapeut steht – vom Patienten aus gesehen – auf der rechten Seite vor dem Patienten. Die linke Hand befindet sich am Kinn und die rechte Hand liegt auf dem Kopf.

▪ Widerstand

Die Intensität des Widerstandes sollte bei der Anwendung der Nackenpatterns im Bereich der Möglichkeiten des Patienten liegen. Der Patient sollte den Nacken ohne Schmerzen oder unerwünschte Spannungen sowohl bewegen als auch stabilisieren können.

Der Widerstand am Kinn erfolgt am Rand der Mandibula. Bewegt der Patient seinen Kopf in die Flexion, wird der Flexionswiderstand mit einer Traktion kombiniert. Bei der Bewegung in die Extension wird der Widerstand durch Druck nach unten erzeugt. Mit der Hand auf dem Kopf setzt der Therapeut neben der Rotation und der Lateralflexion auch der anterioren bzw. posterioren Bewegung einen Widerstand entgegen.

▪ Normales Timing

Das Normale Timing der Nackenpatterns beginnt mit der Kinnbewegung (distal) und geht dann in die Nackenbewegung (proximal) über. In dem Flexions- und Extensionsmuster bewegt sich der Kopf auf einer geraden Linie. Die Rotation entsteht während der ganzen Bewegung. Zuerst bewegt die obere Halswirbelsäule das Kinn durch das gesamte Bewegungsausmaß für Flexion (»Kinn einziehen«) oder Extension (»Kinn anheben«). Die übrigen Gelenke führen dann den Kopf durch die restliche Bewegung. Die Rotation erfolgt sanft und ist über die gesamte Bewegungsbahn gleichmäßig verteilt.

9.3 Indikationen

Die Bewegungspatterns des Nackens können bei folgenden Indikationen eingesetzt werden:
- Zervikaler Schmerz und vermindertes Bewegungsausmaß,
- Probleme im Rumpfbereich, z. B. Hemiplegie, Rückenschmerzen, schwache Rumpfmuskulatur durch verschiedene Ursachen,
- Schmerzen im Schulterbereich, z. B. Schulter-Nacken-Syndrom, vermindertes Bewegungsausmaß der Schulter,
- funktionelle Probleme, z. B. beim Gehen, Rollen usw.

Bewegungspatterns des Nackens sind auch zur Irradiation anderer Körperteile hilfreich.

Beispiel

Ein Patient mit künstlichem Hüftgelenk befindet sich in Bauch- oder Rückenlage. Der Therapeut setzt der Nackenextension einen Widerstand entgegen und erreicht so eine Irradiation auf die Hüftextension und -abduktion des Patienten.

Es gibt noch viele Möglichkeiten, um den Nacken zur Irradiation auf andere Körperteile einzusetzen.

Natürlich kann man die Nackenpatterns unter Berücksichtigung besonderer Techniken auch zur direkten **Behandlung der Halswirbelsäule** einsetzen. Nach der PNF-Philosophie sollte die Behandlung zuerst mit anderen, d. h. stärkeren und schmerzfreien Körperteilen beginnen, wie z. B. mit dem Becken, dem unteren Rumpf, den unteren Extremitäten, und, wenn der Patient sich in einer weniger akuten Phase befindet, zum Schulterblatt und den oberen Extremitäten übergehen.

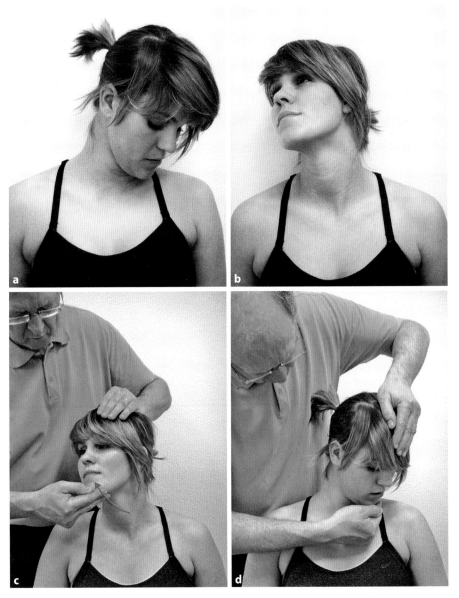

◘ Abb. 9.2 a–d Diagonale Flexion nach links, Extension nach rechts. **a, b** Aktive Ausführung der Nackenpatterns. **c, d** Nackenflexion nach links

- Normales Timing erfolgt von distal (obere Kopfgelenke) nach proximal (untere Halswirbelsäule).
- Für sämtliche Nackenbewegungen ist Beweglichkeit in der oberen thorakalen Wirbelsäule essentiell.
- Die zervikale Rotation ist ein wesentlicher Teil des Patterns. Die Rotation erfolgt gleichzeitig mit den anderen Bewegungen.

9.4 Flexion nach links, Extension nach rechts (◘ Abb. 9.2)

In diesem Kapitel wird die Diagonale »Flexion nach links – Extension nach rechts« mit dem Patienten in sitzender Ausgangsposition beschrieben (◘ Abb. 9.2a, b). Für die andere Diagonale werden die Begriffe »links« und »rechts« entsprechend ausgetauscht.

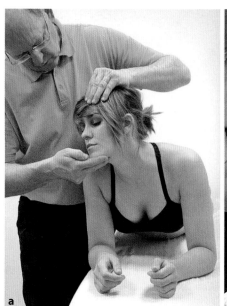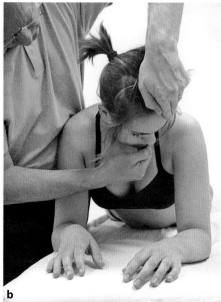

◘ Abb. 9.3 a, b   Nacken: Flexion nach links im Unterarmstütz

9

9.4.1 Flexion – Lateralflexion nach links, Rotation nach links (◘ Abb. 9.2c,d)

■ **Ausgangsstellung des Patienten**
Der Patient sitzt auf einem Stuhl. Der Therapeut steht rechts hinter ihm.

■ **Alternative Ausgangsstellungen des Patienten**
Der Patient kann folgende alternative Ausgangsstellungen einnehmen, abhängig von den Möglichkeiten des Patienten bzw. den unterschiedlichen Behandlungszielen:
- Unterarmstütz. Der Therapeut kann hinter (◘ Abb. 9.3) oder vor (◘ Abb. 9.4) dem Patienten stehen,
- Rückenlage (◘ Abb. 9.5),
- Seitenlage (◘ Abb. 9.6).

■ **Taktiler Stimulus**
Der Therapeut steht rechts hinter dem sitzenden Patienten und platziert die Fingerspitzen seiner rechten Hand unter dem Kinn des Patienten. Die linke Hand liegt links von der Mitte auf dem Hinterkopf und weist mit den Fingern in die Richtung der Diagonalen. Der Widerstand wird mit den Fingern und der Handinnenfläche gegeben. Wird die Flexionsbewegung mit der Traktion kombiniert, wird der Handballen der linken Hand unter das Os occiput gesetzt. Die Traktionsrichtung entspricht der Richtung der Diagonalen.

■ **Vordehnung**
Kinn, Nase und Hinterkopf des Patienten befinden sich auf seiner rechten Seite. Das Kinn ist nach oben gerichtet, der Kopf rotiert und wird nach rechts angehoben. Die Extension verteilt sich gleichmäßig über die zervikale und thorakale Wirbelsäule. Dabei sollte der Therapeut darauf achten, dass er die Gelenke der Wirbelsäule nicht in eine »Verriegelung« bringt (durch eine gegensinnige Rotation und Seitneigung). Die ventralen Weichteilstrukturen auf der linken Halsseite sollten fühl- und sichtbar unter Spannung stehen. Wird die Bewegung mit der Traktion kombiniert, verlängert sich der Rumpf in der Vordehnung und rotiert gleichzeitig nach rechts.

■ **Verbales Kommando**
»Ziehen Sie Ihr Kinn ein. Beugen Sie Ihren Kopf zur linken Hüfte.«

■ **Bewegung**
Der Kiefer des Patienten bewegt sich mit der Rotation nach unten links. Der Nacken folgt mit einer flexorischen Bewegung der Bewegungsrichtung vom Kiefer, so dass sich der Kopf dem Brustkorb nähert.

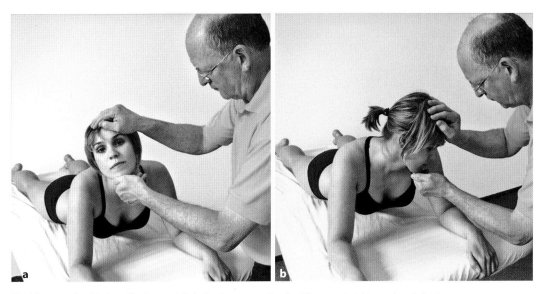

◻ **Abb. 9.4 a, b** Nacken: Flexion nach links im Unterarmstütz. Der Therapeut steht vor dem Patienten

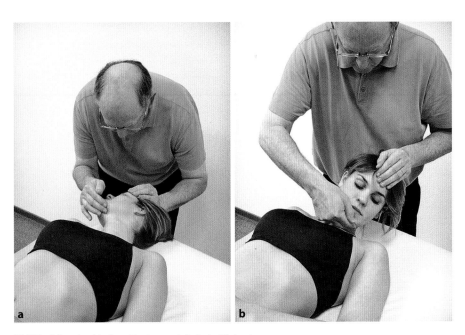

◻ **Abb. 9.5 a, b** Nacken: Flexion nach links in Rückenlage

■ **Stellung des Therapeuten und Körpermechanik**

Der Therapeut steht auf der rechten Seite hinter dem Patienten. Die Schultern und das Becken des Therapeuten befinden sich in der Diagonalen, die Arme in der Bewegungsrichtung. Der Therapeut verlagert mit der in die Flexion verlaufenden Kopfbewegung des Patienten sein Körpergewicht nach vorne.

Traktion

Bei der Anwendung der Traktion sollte die Halswirbelsäule in alle drei Bewegungsrichtungen verlängert werden.

Widerstand

■ ■ **Distale Hand**

Mit der rechten Hand, die unter dem Kinn des Patienten liegt, setzt der Therapeut der Rotations-

9

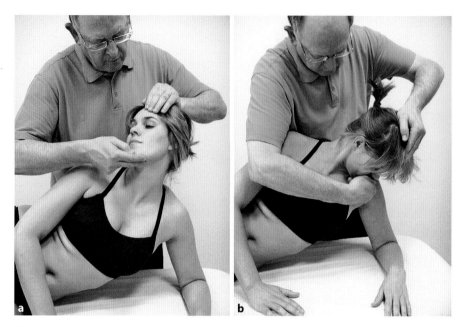

◘ Abb. 9.6 a, b   Nacken: Flexion nach links in Seitenlage

bewegung einen nach links gerichteten Widerstand entgegen.

▪ ▪ Proximale Hand
Die linke Hand, die auf dem Kopf des Patienten liegt, setzt der Kopfbewegung einen Rotationswiderstand entgegen, der in die Ausgangsstellung zurückgerichtet ist.

Am Anfang der Bewegung wird Traktion angewandt, und gegen Ende kann eine sanfte Kompression in Längsrichtung der Halswirbelsäule eingesetzt werden.

▪ Endstellung
Kopf, Nacken und der obere Abschnitt der thorakalen Wirbelsäule sind vollständig flektiert. Aufgrund der Rotation und der Lateralflexion befinden sich die Nase, das Kinn und der Scheitel links von der Sagittalebene. Die Nase des Patienten weist in Richtung der linken Hüfte.

9.4.2 Extension – Lateralflexion nach rechts, Rotation nach rechts (◘ Abb. 9.7)

▪ Ausgangsstellung des Patienten
Der Patient sitzt auf einem Stuhl. Der Therapeut steht rechts hinter dem Patienten.

▪ Alternative Ausgangsstellungen des Patienten
Folgende alternative Ausgangsstellungen sind ebenfalls möglich:
- Unterarmstütz. Der Therapeut kann vor (◘ Abb. 9.8) oder hinter dem Patienten stehen,
- Rückenlage,
- Seitenlage.

▪ Taktiler Stimulus
Der Therapeut steht auf der rechten Seite hinter dem sitzenden Patienten und platziert seinen rechten Daumen mitten auf dem Kinn des Patienten. Die linke Hand des Therapeuten befindet sich auf dem Scheitel des Patienten und hält den Hinterkopf des Patienten etwas rechts von der Mitte. Seine Finger weisen in die Richtung der Diagonalen.

Der Widerstand wird vor allem mit der Handinnenfläche und dem karpalen Rand der Hand gegeben. **Wird der Widerstand mit einer Traktion kombiniert, positioniert der Therapeut den karpalen Rand der proximalen Hand unter das Os occiput.**

▪ Vordehnung
Der Patient bringt sein Kinn möglichst nah zum Brustkorb. Sein Nacken ist flektiert. Der Kopf des Patienten ist nach links geneigt und rotiert. Kinn, Nase und Scheitel befinden sich links von der Sagittalebene. Seine dorsale Nackenmuskulatur der

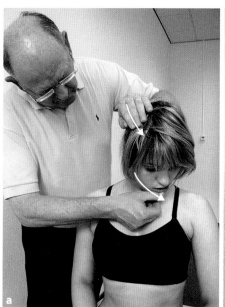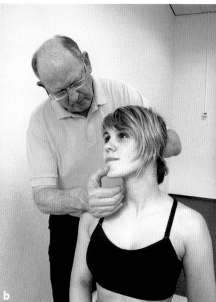

Abb. 9.7 a, b Nacken: Extension nach rechts im Sitzen

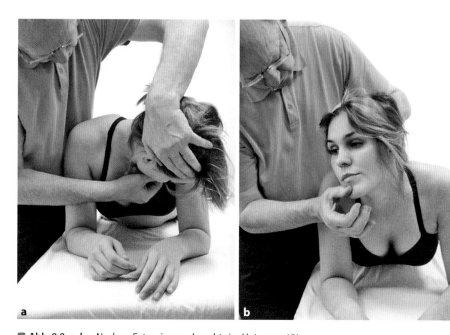

Abb. 9.8 a, b Nacken: Extension nach rechts im Unterarmstütz

rechten Nackenseite muss fühl- und sichtbar unter Spannung stehen.

Die Gelenke der Wirbelsäule befinden sich nicht in der »Verriegelung«. Wenn der Therapeut die Bewegung mit einer Traktion kombiniert, beugt sich der Rumpf des Patienten in der Vordehnung mit einer Rotation nach vorne links.

■ **Verbales Kommando**
»Bringen Sie Ihr Kinn nach oben. Schauen Sie nach oben.«

■ **Bewegung**

Das Kinn des Patienten bewegt nach oben, gleichzeitig führt die Halswirbelsäule eine untere und obere Extension, eine Rechtsseitneigung und Rechtsrotation durch.

Die Bewegung des Nackens und der oberen Brustwirbelsäule verläuft, dem Kinn folgend, von der Flexion in die Extension. Dadurch kommt es zu einer Aufrichtung der genannten Wirbelsäulenabschnitte.

Wichtig ist, dass die obere und untere Extension gleichzeitig verlaufen, um eine Hyperlordose zu vermeiden.

■ **Stellung des Therapeuten und Körpermechanik**

Der Therapeut steht etwas nach rechts versetzt hinter dem Patienten. Seine Schultern und sein Becken befinden sich im Verlauf der Diagonalen. Die Arme weisen in die Bewegungsrichtung.

Im Verlauf der Extensionsbewegung des Kopfes des Patienten verlagert der Therapeut sein Körpergewicht nach hinten, um für die Bewegung des Patienten Platz zu machen. So können die Extension und die Lateralflexion richtig ausgeführt werden.

■ **Traktion**

Der Therapeut setzt zu Beginn der Bewegung eine leichte Traktion am Kopf ein, um die Halswirbelsäule zu verlängern. Zusätzlich übt er am Unterkiefer einen leichten Druck auf das Kinn aus.

■ **Widerstand**
■■ **Distale Hand**

Mit dem Daumen der rechten Hand übt der Therapeut einen leichten Druck auf das Kinn und gleichzeitig einen leichten Rotationswiderstand nach links aus.

■■ **Proximale Hand**

Mit der linken Hand, die auf dem Kopf des Patienten liegt, setzt der Therapeut der Bewegung einen Rotationswiderstand entgegen, der in die Ausgangsstellung zurückgerichtet ist.

Den ersten Abschnitt der Extensionsbewegung kombiniert der Therapeut mit einer leichten Traktion. Beim Erreichen der fast gestreckten Position wechselt er von der Traktion zu einer leichten Kompression, die er von oben auf dem Kopf in Längsrichtung der Halswirbelsäule gibt.

■ **Endstellung**

Kopf, Nacken und die obere Brustwirbelsäule des Patienten befinden sich in Extension mit geringfügiger Elongation. Nase, Kinn und Scheitel sind aufgrund der nach rechts gerichteten Lateralflexion und Rotation rechts von der Sagittalebene.

❯ Der Therapeut sollte bei der Bewegung in die Extension darauf achten, dass die Halswirbelsäule im mittleren Abschnitt länger wird. Der Nacken soll bei der Bewegung länger und nicht kürzer werden. Wenn die Approximation Schmerz verursacht, sollte man immer mit Traktion üben.

9.5 Anwendung der Nackenpatterns zur Fazilitation der Rumpfbewegungen

Die Rumpfmuskulatur kann nur dann mit Bewegungspatterns des Nackens trainiert werden, wenn der Nacken kräftig und schmerzfrei ist. Dabei stehen **dynamische** und **statische** Techniken zur Wahl. Wenn bei der gewählten Nackenbewegung Schmerzen entstehen, sollte der Therapeut auf dynamische Techniken verzichten und den Nacken mit einer statischen Technik in einer schmerzfreien Position, der sog. **Präpositionierung**, beüben.

❯ Beim Einsatz von Nackenpatterns zur Fazilitation des Rumpfes sollte der Therapeut darauf achten, dass die Aktivität im Rumpf und nicht im Nacken stattfindet.

Zur Fazilitation der Flexionsbewegung des Rumpfes wird der Flexionsbewegung des Nackens vor allem Traktion mit Widerstand entgegengesetzt. Dagegen wird den Extensionsmustern des Nackens zur Fazilitation der Rumpfextension und Elongation eine Kompression auf dem Kopf des Patienten hinzugefügt.

9.5.1 Fazilitation der Rumpfflexion und -extension durch Nackenpatterns

In der **Rückenlage** können Nackenpatterns genutzt werden, z. B. zur Fazilitation des Rollen in die Seitenlage (□ Abb. 9.9a, b) oder, wenn die Bauchmuskulatur des Patienten kräftig genug ist, zur Fazilitation der Bewegung »vom Liegen zum Sitzen«. Sowohl in der **Seitenlage** als auch in der **Bauchlage** kann die Extension bzw. das Zurückrollen auf den Rücken durch den Einsatz der Nackenpatterns fazilitiert werden (□ Abb. 9.9).

Die Fazilitation von statischen Kontraktionen der Rumpfmuskulatur im Sitzen erfolgt durch den Einsatz angepasster Widerstände für die Extension wie für die Flexion. Der Patient sollte dafür aufrecht sitzen und den Kopf in der Mitte halten. Um die **Sitzbalance** des Patienten zu fördern, kann der Therapeut die Umkehrtechniken und statische Kontraktionen mit kleinen Bewegungsausschlägen anwenden.

Werden die Nackenpatterns beim stehenden Patienten angewandt, wird die Intensität des Widerstandes verringert und der Widerstand am Kopf mit zusätzlichen Widerständen an Schulter oder Becken kombiniert.

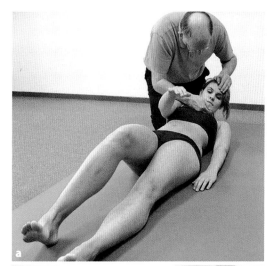

> **Praxistipp**
>
> ▬ Kopf und Nacken können als Hebel für die Rumpfaktivität angesehen werden.
> ▬ Mit einer Hand kann am Schulterblatt und am Becken Widerstand entgegengesetzt werden.

9.5.2 Fazilitation der Lateralflexion des Rumpfes durch Nackenpatterns

Die Fazilitation dieser Bewegung kann in jeder Ausgangsstellung erfolgen. Die Lateralflexion des Rumpfes wird in die Extensions- wie auch in die Flexionsrichtung durch die Kinnbewegung (kurze Nackenextension bzw. -flexion) mit gleichzeitig durchgeführter Rotation und Lateralflexion fazilitiert.

Die Bewegungen im Rumpf erfolgen erst, nachdem der Kopf entweder aktiv die Endposition der Kopfbewegung erreicht hat oder passiv vom Therapeuten in die Endposition gebracht wurde, was beim Patienten eine statische Kontraktion der Nackenmuskulatur auslöst. Die dadurch auftretende aktive Verkürzung der einen Rumpfseite führt zu einer gleichzeitigen Verlängerung der anderen Rumpfseite.

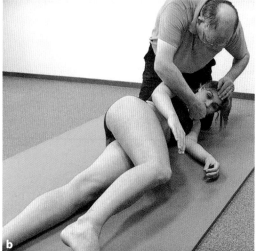

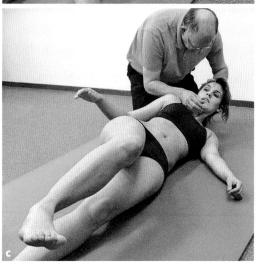

□ **Abb. 9.9 a–c** Nackenpatterns zur Fazilitation der Rumpfflexion und -extension. **a, b** Flexion des Nackens, um vorwärts zu rollen. **c** Extension des Nackens, um rückwärts zu rollen

Praxistipp

- Kopf und Nacken können als Hebel für Rumpfaktivitäten angesehen werden.
- Kopf- und Nackenstellungen sollten schmerzfrei sein.

Die primären Bewegungskombinationen des Nackens für die seitliche Rumpfflexion sind:
- vollständige zervikale Rotation,
- ipsilaterale Lateralflexion,
- obere zervikale Flexion (kurze Nackenflexoren),
- untere zervikale Extension (lange Nackenextensoren).

Lateralflexion des Rumpfes mit Flexionsneigung des Rumpfes (❑ Abb. 9.10a–c)

■ **Ausgangsstellung des Patienten**
Der Patient sitzt auf der Behandlungsbank. Er zieht sein Kinn ein (kurze Nackenflexion) und dreht den Kopf nach rechts. Dadurch zeigt das Kinn des Patienten zur Vorderfläche seiner rechten Schulter.

■ **Taktiler Stimulus**
Der Therapeut platziert seine rechte Hand auf die rechte Seite des Kopfes des Patienten in der Nähe des rechten Ohres. Die Finger seiner linken Hand setzt der Therapeut unter das Kinn des Patienten.

■ **Vorbereitungskommando**
»Drehen Sie Ihren Kopf nach rechts, und halten Sie das Kinn hier. Berühren Sie den vorderen Rand Ihrer rechten Schulter.«

■ **Aktionskommando**
»Halten Sie das Kinn auf Ihrer Schulter! Lassen Sie nicht zu, dass ich Ihren Kopf bewege. Ziehen Sie nun Ihr Kinn weiter zur Schulter. Und noch einmal.«

■ **Bewegung**
Der obere Rumpf führt eine Lateralflexion nach rechts aus; dadurch nähert sich die rechte Schulter dem rechten Beckenkamm. Neben einer Rotationsbewegung nach rechts bewegt sich der Rumpf auch etwas in die Flexion.

■ **Stellung des Therapeuten und Körpermechanik**
Der Therapeut befindet sich auf der linken Seite hinter dem Patienten.

■ **Alternative Stellung des Therapeuten und alternative Grifftechnik**
Der Therapeut kann sich auch vor den Patienten auf die rechte Seite stellen. Dabei befindet sich dann die linke Hand des Therapeuten auf dem Kopf in der Nähe des rechten Ohres und die Finger der rechten Hand unter dem Kinn des Patienten (❑ Abb. 9.10).

■ **Widerstand**
■■ **Distale Hand**
Die Hand am Kinn setzt den Widerstand für die kurze Nackenflexion, Rotation und Lateralflexion.

■■ **Proximale Hand**
Die Hand am Kopf gibt den Widerstand für die lange Nackenextension, Rotation und Lateralflexion.

Lateralflexion des Rumpfes mit Extensionsneigung des Rumpfes (❑ Abb. 9.10d, e)

■ **Ausgangsstellung des Patienten**
Der Patient sitzt auf der Behandlungsbank. Sein Kinn hat er eingezogen (kurze Nackenflexion). Durch die Drehung des Kopfes nach rechts weist das Kinn zur Hinterfläche seiner rechten Schulter.

■ **Taktiler Stimulus**
Die Grifftechnik entspricht der, die für die »Lateralflexion des Rumpfes mit Flexionsneigung des Rumpfes« eingesetzt wird.

■ **Präparationskommando**
»Drehen Sie Ihren Kopf nach rechts und probieren Sie, Ihr Kinn hinter die rechte Schulter zu bewegen.«

■ **Aktionskommando**
»Halten Sie Ihr Kinn auf Ihrer Schulter und das Ohr nach hinten; lassen Sie nicht zu, dass ich Ihren Kopf bewege. Ziehen Sie das Kinn nun weiter hinter die Schulter. Ziehen Sie noch einmal.«

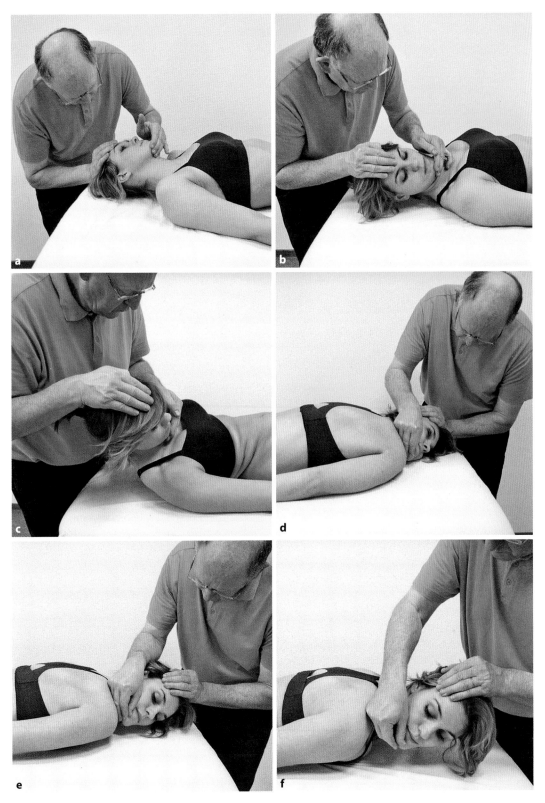

Abb. 9.10 a–f Nackenpatterns zur Fazilitation der Lateralflexion des Rumpfes nach rechts. **a–c** In Rückenlage mit Flexionsneigung. **d–f** In Bauchlage mit Extensionsneigung

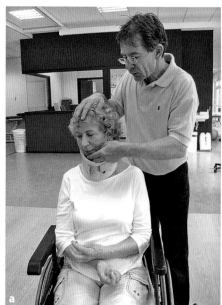
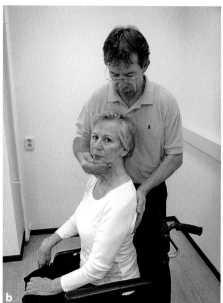

◻ Abb. 9.11 a, b   Patient mit inkompletter Tetraplegie nach traumatischen Frakturen von C2 und C6. **a** Flexion, Lateralflexion und Rotation nach rechts. **b** Betonte Bewegungsfolge mit Nackenrotation nach links zur Fazilitation der Rumpfstreckung nach links

9

■ **Bewegung**

Der obere Rumpf führt eine Lateralflexion nach rechts mit einer Extension aus, wodurch die Schulter dem hinteren Teil des rechten Iliums näher kommt. Neben der Rotationsbewegung nach rechts bewegt sich der Rumpf auch etwas in die Extension (◻ Abb. 9.10d–f).

■ **Stellung des Therapeuten und Körpermechanik**

Der Therapeut steht hinter dem Patienten auf der linken Seite.

■ **Alternative Stellung des Therapeuten und alternative Grifftechnik**

Die Stellung und die Grifftechnik können auch denen entsprechen, die in diesem Abschnitt bei »Lateralflexion des Rumpfes mit Flexionsneigung des Rumpfes« beschrieben wurden (◻ Abb. 9.11).

■ **Widerstand**
■ ■ **Distale Hand**

Die distale Hand am Kinn gibt Widerstand gegen die kurze (obere) Nackenflexion mit Rotation und Lateralflexion.

■ ■ **Proximale Hand**

Die proximale Hand gibt Widerstand gegen die lange Nackenextension, Rotation und Lateralflexion.

❯ Befindet sich der Patient für die Übung in der Bauchlage, sollte der Therapeut beachten, dass der Rotationswiderstand dann von ihm weg bzw. zur Vorderseite des Patienten gerichtet ist.

9.6 Überprüfen Sie Ihr Wissen: Fragen

▬ Wie kann man mit Hilfe von Nackenmustern den Rumpf fazilitieren?
▬ Augenbewegungen führen die Nackenbewegungen. Wie kann man dies therapeutisch nutzen?

Literatur

Kendall FP, McCreary EK (2005) Muscles, testing and function. Williams and Wilkins, Baltimore
Lee DN, Lishman R (1975) Visual proprioceptive control of stance. J Human Mov Studies 1:87–95

Shumway-Cook A, Horak FB (1990) Rehabilitation strategies for patients with vestibular deficits. Neurol Clin 8:441–457

Weiterführende Literatur

Deccicco PV, Fisher FM (2005) The effects of proprioceptive neuromuscular facilitation stretching on shoulder range of motion in overhand athletes. J Sports Med Phys Fit 45(2):183–187

Epifanov VA, Shuliakovskii VV (2000) The rehabilitative therapy of patients with osteochondrosis of the cervical spine and manifestations of hyper mobility by means of therapeutic physical exercise. Vopr Kurortol Fizioter Lech Fiz Kult 1:8–11 (Russian)

Godges JJ, Matsen-Bell M, Thorpe D, Shah D (2003) The immediate effects of soft tissue mobilization with proprioceptive neuromuscular facilitation on glenohumeral external rotation and overhead reach. J Orthop Sports Phys Ther 33(12):713–718

Hwangbo PN, Kim KD (2016) Effects of proprioceptive neuromuscular facilitation neck pattern exercise on the ability to control the trunk and maintain balance in chronic stroke patients. J Phys Ther Sci 28(3):850–853

Maicki T, Trabka R, Szwarczyk W, Wilk Franzcuk M, Figura B (2012) Analysis of therapy results in patients with cervical spine pain according to PNF concept and elements of manual therapy. Medsportpress 12(3):263–273

Maicki T, Bilski J, Szczygiel E, Trabka R (2017) PNF and manual therapy treament results of patients with cervical spine osteoarthritis. J Back Musculoskelet Rehabil 30(5):1–7

Olivo SA, Magee DJ (2007) Electromyogrphic activity of the masticatory and cervical muscles during resisted jaw opening movement. J Oral Rehabil 34(3):184–194

Stepien A, Fabian K, Graff K, Podgurniak M, Wit A (2017) An immediate effect of PNF specific mobilization on the angle of trunk rotation and the TPHA range of motion in adolescent girls with double idiopathic scoliosis – a pilot study. Scoliosis Spinal Disord 12:29

Rumpf

Dominiek Beckers, Math Buck

Kapitel 10.5.2 entstand unter Mitarbeit von Agnieszka Stepien

10.1 Einführung

Für normale motorische Funktionen ist eine gute **Rumpfaktivität** wichtig. Die **Rumpfkontrolle** ist eine wichtige Voraussetzung für die Bewegungen der Extremitäten. Beispielsweise spannt die Rumpfmuskulatur bei jeder Armbewegung synergistisch oder schon antizipatorisch vor der Ausführung der Armbewegungen an (Angel und Eppler 1967; Dudel et al. 1996). Besonders deutlich wird dies bei Patienten mit neurologischen Problemen. Rumpfinstabilität hat zur Folge, dass die Bewegungen der Extremitäten beeinträchtigt sind. Der Patient gewinnt die Kontrolle über seine Arme und Beine eher, wenn er imstande ist, seinen Rumpf effektiv und gezielt zu bewegen und zu stabilisieren (Davies 1995).

Rumpfübungen sind oft und in verschiedenen Varianten notwendig. Die Kräftigung des Rumpfes ist nur eine der Zielsetzungen für den Einsatz der Rumpfpattern in der Behandlung. Auch Dehnung, Entspannung, Koordination und sicherlich auch die Irradiation sind mögliche Ziele.

> **Behandlungsziele**
> - Kräftigung der Rumpfmuskulatur,
> - indirekt ausgelöste Irradiationseffekte zur Behandlung der Nacken- und Schulterblattmuskulatur durch das Setzen von Widerständen am unteren Rumpf erzeugen,
> - Aktivierung der Hüftmuskulatur durch Kombination der oberen Rumpfpatterns und der Beckenbewegungen,
> - Irradiationseffekte auf die Extremitäten durch das Setzen von Widerständen gegen die Rumpfpatterns erzeugen.
> - Behandlung von Kyphose, Lordose und Skoliose

Beispiel
Zur Verbesserung der Rumpfflexion oder -extension setzt der Therapeut an den Beinen des Patienten gezielte Widerstände. Dadurch bekommt die Armmuskulatur des Patienten ebenfalls einen indirekten Reiz, sich zu stabilisieren.

In diesem Kapitel wird im Wesentlichen der Einsatz der Extremitäten zur Verbesserung der Rumpffunktion dargestellt. Der Einsatz der Schul-terblatt- und Beckenpatterns zur Fazilitation der Rumpfmuskulatur wird in ▸ Kap. 6 und die Bewegungspatterns des Nackens zur Fazilitation des Rumpfes in ▸ Kap. 9 beschrieben. Die Rumpfaktivität wird verstärkt, wenn ein Arm den anderen umfasst oder wenn sich beide Beine zusammen bewegen. In ▸ Kap. 11 werden spezifische Rumpfaktivitäten im Sitzen beschrieben (◧ Abb. 11.28–11.30). Die Aktivitäten, ausgeführt in verschiedenen Ausgangsstellungen (▸ Kap. 11 und 12), beeinflussen auch den Rumpf bzw. die Rumpfkräftigung ist Ziel der Behandlung. Bilaterale Armmuster (▸ Abschn. 7.7) und bilaterale Beinmuster (▸ Abschn. 8.6) fördern Extremitätenaktivitäten und Rumpfkräftigung.

10.2 Behandlungsverfahren

- **Diagonale Bewegungen**

Auch die Bewegungspatterns für die Rumpfflexion und die Rumpfextension setzen sich aus drei Bewegungskomponenten zusammen:
- Flexion bzw. Extension,
- Lateralflexion und
- Rotation.

Die Bewegungsrichtung der Flexions-/Extensionsmuster verläuft ungefähr vom Processus coracoideus zur gegenüberliegenden Spina iliaca anterior superior (SIAS). Die Bewegungspatterns zum Beüben der Lateralflexion des Rumpfes werden mit den Bewegungskomponenten Rotation und Flexion bzw. Extension kombiniert.

In diesem Kapitel beziehen sich die Abbildungen und die Beschreibungen der Rumpfbewegungen auf »Rumpfflexion nach links« und »Rumpfextension nach rechts«. Wenn der Therapeut mit dem Patienten in der Diagonalen »Rumpfflexion nach rechts« und »Rumpfextension nach links« arbeiten möchte, müssen in den nachfolgenden Beschreibungen jeweils die Begriffe »links« und »rechts« ausgetauscht werden.

Für den Rumpf gibt es folgende Bewegungsdiagonalen:
- Rumpfflexion – Lateralflexion – Rotation nach links,
- Rumpfextension, Lateralflexion und Rotation nach rechts,
- Rumpflateralflexion nach rechts.

Für die Rumpfflexion – Lateralflexion – Rotation nach links gilt:

Bewegung	Muskulatur: die wichtigsten Komponenten (Kendall und McCreary 2005)
Chopping nach links	M. obliquus externus (rechts), M. rectus abdominis, M. obliquus internus (links)
Bilaterale Beinflexion nach links	M. obliquus internus (links), M. rectus abdominis, M. obliquus externus (rechts)

Für die Rumpfextension, Lateralflexion und Rotation nach rechts gilt:

Bewegung	Muskulatur: die wichtigsten Komponenten (Kendall und McCreary 2005)
Lifting nach rechts	Alle Nacken- und Rückenstreckermuskeln, Mm. rotatores und Mm. multifidi (links)
Bilaterale Beinextension nach rechts	Alle Nacken- und Rückenstreckermuskeln, M. quadratus lumborum (rechts), Mm. rotatores und Mm. multifidi (links)

Für die Rumpflateralflexion nach rechts gilt:

Bewegung	Muskulatur: die wichtigsten Komponenten (Kendall und McCreary 2005)
Mit Rumpfextension	M. quadratus lumborum, M. iliocostalis lumborum, M. longissimus thoracis, M. latissimus dorsi (bei fixiertem Arm)
Mit Rumpfflexion	M. obliquus internus (rechts), M. obliquus externus (rechts)

▪ **Ausgangsstellung des Patienten**
Die Rumpfmuskulatur kann in vielen Ausgangsstellungen trainiert werden. Die folgenden Kombinationen haben sich aufgrund der damit erreichten guten Behandlungsergebnisse bewährt:
- Rückenlage: Kombination der oberen und unteren Rumpfflexion und -extension mit Lateralflexion,
- Seitenlage: Kombination der oberen und unteren Rumpfflexion und Rumpfextension,
- Bauchlage: Kombination der oberen Rumpfextension und Lateralflexion,
- Sitzen: Kombination der oberen Rumpfflexion und Rumpfextension mit Lateralflexion

durch den Einsatz der Nackenpatterns. Irradiation vom oberen Rumpf auf den unteren Rumpf wie auch auf die Hüfte.

Zunächst wird der Einsatz der Rumpfpatterns in der Rückenlage dargestellt. Weitere Ausgangsstellungen werden an anderer Stelle beschrieben (▶ Abschn. 10.3 und 10.4).

▪ **Widerstand**
Die Bewegung wird zunächst von den Extremitäten eingeleitet und vom Therapeuten zurückgehalten, bis die Rumpfmuskulatur fühlbar und sichtbar kontrahiert. Anschließend verändert der Therapeut die Intensität des Widerstandes in der Weise, dass die Bewegung der Extremitäten erfolgen kann und auch die Fazilitation der Rumpfmuskulatur erhalten bleibt.

▪ **Normales Timing**
Bei diesen Bewegungskombinationen wird die Bewegung stets von den Extremitäten eingeleitet, und gleichzeitig sorgt die Rumpfmuskulatur für Stabilität. Erst wenn die Bewegung der Extremitäten beendet ist, wird die Bewegung des Rumpfes bis zum Bewegungsende zugelassen.

▪ **Betonte Bewegungsfolge**
Für die betonte Fazilitation des Rumpfes wird die Bewegung der Extremitäten am Ende mit einem Haltewiderstand »eingerastet« und dann als Hebel verwendet, um den Rumpf zu beüben.

10.3 Chopping und Lifting

> **Definition**
>
> Chopping und Lifting heißen die Kombinationen der bilateral asymmetrisch ausgeführten Bewegungspatterns der Arme mit den Bewegungspatterns des Nackens.

Diese Bewegungskombinationen werden zum Üben der Rumpfmuskulatur eingesetzt. Der Widerstand wird gegen beide Arme gleichzeitig gesetzt. Voraussetzung für den Einsatz dieser Bewegungspatterns ist, dass mindestens ein Arm kräftig genug ist.

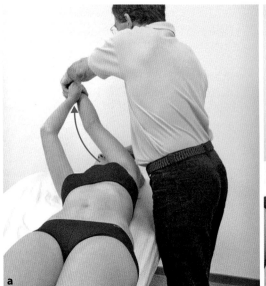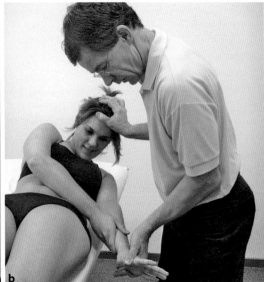

Abb. 10.1 a, b   Chopping nach links in Rückenlage

> Der Therapeut kann die Bewegungspatterns auch mit Ellbogenflexion bzw. -extension durchführen.

Die folgenden Abbildungen zeigen die Bewegungspatterns Chopping und Lifting mit gestreckten Armpatterns.

10.3.1 Chopping

Die Zielsetzungen des »Chopping« – **bilateral asymmetrische Extensionsmuster des Armes, kombiniert mit Flexionsmuster des Nackens** – sind im Folgenden zusammengefasst.

Behandlungsziele
- Fazilitation der Rumpfflexion,
- Fazilitation funktioneller Bewegungen, z. B. Rumpfvorneige beim Bewegungsübergang vom Sitz zum Stand, Wegklappen der Fußraste am Rollstuhl (exzentrische Muskelarbeit der Rumpf- und Hüftextensoren). Für das Drehen von Rücken- in Seitenlage passt besser das umgekehrte Lifting!,
- Aufsetzen oder Üben der Hüftflexion bei starker Rumpfflexion.

In Abb. 10.1 und 10.2 wird Chopping nach links gezeigt. Die Bewegungskomponenten sind im Einzelnen:
- linker Arm (führender Arm): Extension – Abduktion – Innenrotation,
- rechter Arm (Folgearm): Extension – Adduktion – Innenrotation; der Patient umfasst mit der Hand des Folgearmes das Handgelenk des führenden Armes in Supination oder Pronation,
- Nacken: Flexion nach links, mit der dazugehörenden Rotation und Seitneigung.

■ **Ausgangsstellung des Patienten**
Der Patient liegt am linken Rand der Behandlungsbank auf dem Rücken.

■ **Alternative Ausgangsstellung**
Der Patient kann auch eine sitzende Ausgangsstellung einnehmen. Diese Ausgangsstellung eignet sich z. B. zur Fazilitation der Rumpfflexion unter Mithilfe der Schwerkraft oder zur Stimulierung oder Bewegungserweiterung der Hüftflexion. Die Hüftflexoren können auch durch Irradiation der Arme und der Flexion des Rumpfes aktiviert werden. Darüber hinaus eignet sich diese Position zum Üben exzentrisch verlaufender Muskelkontraktionen von Rumpf- und Hüftflexoren (Abb. 10.2a, b).

- **Taktiler Stimulus**
- - **Distale Hand**

Die distale – hier die linke – Hand des Therapeuten wird auf die linke – hier die führende – Hand des Patienten platziert. Da der Patient seinen linken Arm nicht in volle Innenrotation und Pronation bewegen soll, kann die linke Hand des Therapeuten um das Handgelenk des Patienten gelegt werden. Dadurch wird das Handgelenk geschützt, wenn der Therapeut eine Approximation über den gestreckten Arm gibt, um einen Restretch für den Rumpf zu fazilitieren.

- - **Proximale Hand**

Die proximale – hier die rechte – Hand des Therapeuten liegt mit den Fingern zum Hinterkopf gerichtet auf der Stirn des Patienten.

- **Vordehnung**

Die linke Hand des Therapeuten umfasst die linke Hand oder das Handgelenk des Patienten. Anschließend wird der linke Arm des Patienten vollständig in Flexion – Adduktion – Außenrotation und der rechte Arm daran angepasst in Flexion – Abduktion – Außenrotation gebracht. Der Patient wird aufgefordert, auf seine linke Hand zu schauen, wodurch es zu einer Seitneigung nach rechts und Rotation mit Nackenextension kommt (**□** Abb. 10.1a).

- **Stretch**

Der Therapeut führt am linken bzw. führenden Arm die Traktion so weit aus, bis auch die Schulterblatt- und Rumpfmuskulatur gut vorgedehnt sind. Anschließend wendet der Therapeut auf den vorgedehnten Arm und den verlängerten Rumpf einen Stretch an.

- **Verbales Kommando**

»Bewegen Sie beide Arme zu mir runter, und rollen Sie dabei den Kopf ein. Halten Sie hier, und schieben Sie weiter runter.«

- **Bewegung**

Der Bewegungsablauf des linken Armes des Patienten entspricht dem beim unilateralen Armpattern Extension – Abduktion – Innenrotation, während der rechte Arm der Bewegung in Extension – Adduktion – Innenrotation folgt.

Hinzu kommt die Flexion von Kopf und Nacken, gekoppelt mit Seitneigung und Rotation

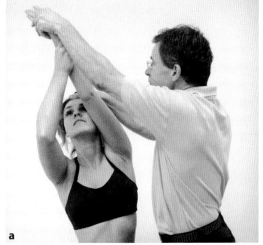

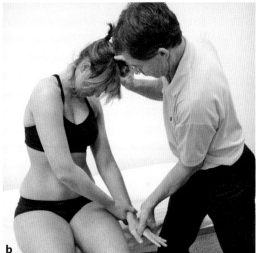

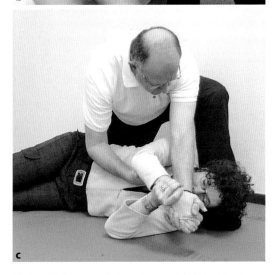

□ Abb. 10.2 a–c **a, b** Chopping nach links im Sitzen, **c** Reversal of chopping zum Rollen

zum Führungsarm. Der obere Rumpf bewegt in Flexion, Rotation und Lateralflexion zur gleichen Seite.

■ **Stellung des Therapeuten und Körpermechanik**

Der Therapeut steht in Schrittstellung auf der linken Seite der Behandlungsbank, dem Gesicht des Patienten zugewandt, wie beim unilateralen Armpattern Extension – Abduktion – Innenrotation.

Während der Bewegung des Patienten verlagert der Therapeut sein Körpergewicht von seinem vorderen auf das hintere Bein. Wenn die Arme des Patienten das Bewegungsende erreichen, dreht sich der Therapeut etwas vom Patienten weg und schaut in die Richtung von dessen Fuß.

■ **Widerstand**

Der wesentliche Teil des Widerstandes wird dem Rumpf erst gegen Ende der Armbewegungen entgegengesetzt, in Richtung der gegenüberliegenden Schulter. Die Kopf- und Nackenbewegungen werden eher mit Führungswiderstand begleitet. Zu Beginn der Bewegung setzt der Therapeut der Armbewegung so viel Widerstand entgegen, bis die Bauchmuskulatur fühl- und sichtbar kontrahiert. Der Therapeut lässt dann die Arm- und Kopfbewegung gegen einen ausreichenden Widerstand zu, bis die optimale Fazilitation der Rumpfflexoren erreicht ist. Sobald der Rumpf zu flektieren beginnt, gibt der Therapeut Approximation in Richtung der gegenüberliegenden Schulter.

■ **Endstellung**

Der linke bzw. Führungsarm ist in Extension – Abduktion – Innenrotation gestreckt und befindet sich neben der linken Körperseite des Patienten.

Der rechte Arm passt sich der Endstellung des linken Armes an und ist dadurch in Extension – Adduktion – Innenrotation, während sich der obere Rumpfabschnitt – so weit wie möglich – in einer nach links gerichteten Flexion befindet.

■ **Normales Timing**

Die Bauchmuskulatur kontrahiert in dem Moment, in dem die Bewegung der Arme und gleichzeitig die des Kopfes beginnt. Wenn die Bewegung von Kopf und Armen beendet ist, beugt sich der obere Rumpf mit nach links gerichteter Rotation und Lateralflexion zum Therapeuten hin.

■ **Betonte Bewegungsfolge**

Am Ende der Armbewegung werden die Arme durch das Setzen von Rotationswiderständen und Approximation »eingerastet«. Die gestreckten Arme werden anschließend als Hilfsmittel zur Fazilitation der Rumpfflexoren eingesetzt.

> ❯ In der Endstellung führen weder die Arme noch der Kopf Bewegungen aus. Nur der Rumpf bewegt sich.

Das »Timing for Emphasis« kann man mit verschiedenen Techniken ausgeführt werden, z. B. mit Kombination isotonischer Bewegungen und wiederholtem Stretch. Auf der Matte können Chopping und Reversal of Chopping gut zur Fazilitation der Rollbewegung in die Seitenlage und zur Fazilitation des Aufsetzens aus der Rückenlage eingesetzt werden. Beim Reversal des Choppings ist es für manche Patienten einfacher, sich mit Rumpfextension zu drehen (◨ Abb. 10.2a, b). Das Aufsetzen wird durch Approximation und Rotationswiderstände an den Armen fazilitiert. Zur Fazilitation der Rollbewegung wird der Widerstand etwas mehr in Abduktionsrichtung gesetzt.

> **Praxistipp**
>
> — In der Endstellung bewegt nur noch der Rumpf, die Arme werden lediglich als Hebel eingesetzt.
> — Die proximale Hand gibt Widerstand gegen die anteriore Depression der kontralateralen Schulterblattbewegung.

10.3.2 Lifting

Die Rumpfextension lässt sich durch den Einsatz der **bilateral asymmetrischen Flexionspatterns der Arme mit Nackenextension** und gleichsinnige Seitneigung und Rotation des Nackens und Rumpfes fazilitieren. »Lifting« kann für folgende Zielsetzungen eingesetzt werden:

> **Behandlungsziele**
>
> — Beüben der Hüftextension bei starken Rumpfextensoren.
> — Fazilitation funktioneller Bewegungen, z. B. Rollen auf den Rücken.

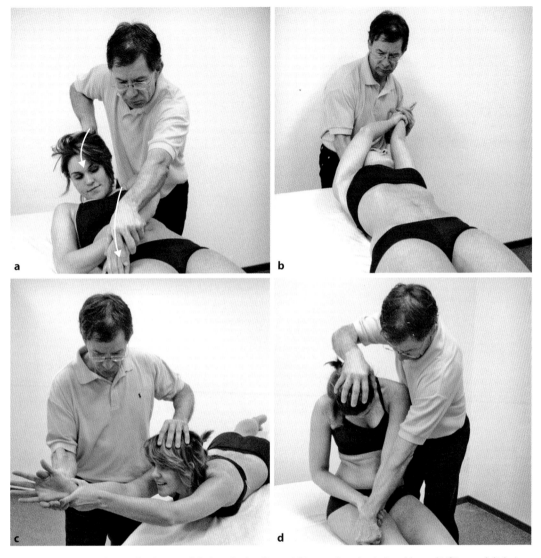

□ **Abb. 10.3 a–g** Lifting. **a, b** Lifting nach links in Rückenlage. **c** Lifting nach rechts in Bauchlage. **d** Lifting nach links im Sitzen

— Fazilitation des Bewegungsweges »von einer gebeugten Position«, wie z. B. Sitzen, »in eine aufrechte Position«, wie z. B. Stehen. Dadurch lernt der Patient, eine aufrechte Position einzunehmen (□ Abb. 10.3d, e).

— Behandlung von Kyphose und Skoliose.

Lifting nach links wird in □ Abb. 10.3 dargestellt. Folgende Bewegungskomponenten sind daran beteiligt:

▬ linker Arm (führender Arm): Flexion – Abduktion – Außenrotation,

▬ rechter Arm (Folgearm): Flexion – Adduktion – Außenrotation; der Patient platziert die Hand des Folgearmes am Handgelenk des Führungsarmes in Supination,

▬ Nacken: Extension nach links.

▪ **Ausgangsstellung des Patienten**
Der Patient liegt auf dem Rücken am linken Rand der Behandlungsbank (□ Abb. 10.3a, b).

▪ **Alternative Ausgangsstellungen**
▬ Bauchlage: In dieser Position kann die Rumpfextension am Ende der Bewegung gegen die Schwerkraft geübt werden. Daher

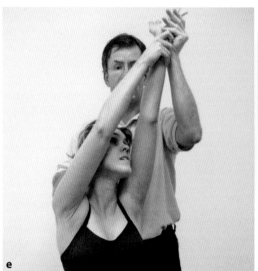

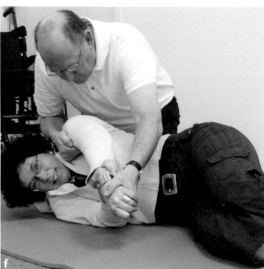

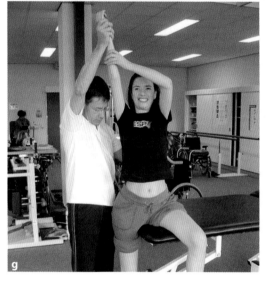

◘ Abb. 10.3 (Fortsetzng) **d** Lifting nach links im Sitzen. **e** Lifting nach links im Sitzen. **f** Reversal of lifting für das Drehen in Richtung Bauchlage. **g** Lifting für Rumpfextension und Standbeinphase

eignet sich diese Position besonders für kräftige und/oder übergewichtige Patienten (◘ Abb. 10.3c).

— Sitzen: Diese Ausgangsstellung eignet sich besonders zum Üben der Rumpfverlängerung. Der Therapeut sollte allerdings darauf achten, dass während des Bewegungsverlaufes beim Patienten weder zervikal noch lumbal eine deutlich ausgeprägte Hyperlordose entsteht.

■ **Taktiler Stimulus**
■■ **Distale Hand**

Die distale – hier die linke – Hand des Therapeuten wird auf die linke bzw. führende Hand des Patienten platziert. Die Grifftechnik entspricht der beim unilateralen Armpattern Flexion – Abduktion – Außenrotation, es wird lediglich mit dem anderen Arm Widerstand distal gegeben.

■ **Proximale Hand**

Die proximale – hier die rechte – Hand des Therapeuten liegt, mit den Fingern zur linken Nackenseite des Patienten, auf seinem Hinterkopf.

■ **Vordehnung**

Die rechte Hand des Patienten umfasst das linke Handgelenk. Anschließend wird der rechte Arm des Patienten in Extension – Adduktion – Innenrotation gebracht. Der Patient schaut aufgrund der Flexion seines Kopfes nach rechts auf seine linke Hand (◘ Abb. 10.3a).

■ **Stretch**

Der Therapeut führt am linken Arm eine Traktion aus, durch die der Arm, das Schulterblatt und der Rumpf gut vorgedehnt werden. Anschließend führt der Therapeut – zusätzlich zur bestehenden Traktion – einen Stretchreflex am Arm und Rumpf aus. Die Extensoren des Nackens können durch eine gezielte und dosiert gesetzte Traktion am Kopf ebenfalls vorgedehnt werden.

■ **Verbales Kommando**

»Arme hoch und drücken Sie Ihren Kopf nach hinten. Schauen Sie Ihren Händen hinterher. Halten Sie Arme und Kopf jetzt hier. Drücken Sie nun weiter.«

■ **Bewegung**

Die Bewegung des linken Armes verläuft in dem Pattern Flexion – Abduktion – Außenrotation, und der rechte Arm folgt dieser Bewegung mit Flexion – Adduktion – Außenrotation. Während sich Kopf und Nacken in die nach links gerichtete Extension bewegen, beginnen auch die Bewegungen des oberen Rumpfes in Richtung Extension sowie in die Rotation nach links und in die Lateralflexion nach links.

■ **Stellung des Therapeuten und Körpermechanik**

Der Therapeut steht in Schrittstellung am Kopfende der Behandlungsbank und schaut in Richtung der Hände des Patienten. Im Verlauf der Bewegung verlagert er sein Körpergewicht von vorne nach hinten.

Wenn die Arme beinahe die Bewegungsgrenze erreicht haben, geht der Therapeut im Verlauf der Bewegungsdiagonalen einen Schritt zurück.

■ **Widerstand**

Der Widerstand wird den Armen und dem Kopf entgegengesetzt. Dadurch richtet er sich sowohl gegen die Arm- und Kopfbewegung als auch gegen die Rumpfbewegung. Der Druck geht in Richtung des gegenüberliegenden Hüftgelenkes.

Zu Beginn der Kopf- und Armbewegung wird der Widerstand so dosiert und solange gehalten, bis die Rumpfextensoren fühlbar kontrahieren. Erst dann verändert der Therapeut die Intensität des Widerstandes, so dass die Bewegungen der Arme, des Kopfes und des Rumpfes bis zur Bewegungsgrenze durchgeführt werden können. Am Bewegungsende kann der Therapeut durch das Aufrechterhalten des Widerstandes allgemein die Rumpfextensoren fazilitieren.

■ **Endstellung**

Die Arme sind vollständig flektiert. Der linke Oberarm des Patienten befindet sich neben seinem linken Ohr. Nacken und Rumpf befinden sich in der nach links gerichteten Extension. Zusätzlich ist der Rumpf noch in der nach links gerichteten Elongation. Die Extensionstendenz geht weiter bis in die Beine, wenn die Kraft des Patienten dazu ausreicht.

■ **Normales Timing**

Die Kontraktion der Rückenextensoren beginnt in dem Moment, in dem die Arm- und die Kopfbewegung beginnt. Wenn die Bewegungen der Arme und des Kopfes beendet sind, folgt die Rumpfextension nach links mit Rotation nach links und eine geringfügige Lateralflexion nach links.

■ **Betonte Bewegungsfolge**

Zur Fazilitation der Rumpfextension und Elongation kann die Arm- und Kopfbewegung am Ende der Bewegung »eingerastet« werden. Anschließend werden dem Arm Approximation und Rotationswiderstände und dem Nacken Extensions- und Rotationswiderstände entgegengesetzt. Weder die Arme noch der Kopf dürfen sich während der Fazilitation der Rumpfextension bewegen. Auf der Matte kann »Reversal of Chopping« zur Fazilitation der Rückrollbewegung auf den Rücken angewandt werden.

Für das Drehen in Bauchlage dagegen wird »Reversal of Lifting« eingesetzt (◘ Abb. 10.3f).

> **Praxistipp**
>
> ▬ Am Ende der Bewegung wird nur der Rumpf bewegt, die Arme werden als Hebel benutzt.
> ▬ Die gewünschte Bewegung ist eine Rumpfextension und keine lumbale Hyperextension.

10.4 Bilaterale Beinpatterns für den Rumpf

Beim Üben des Rumpfes mit den **bilateral asymmetrisch** ausgeführten Beinpatterns werden die Beine vom Therapeuten zusammengehalten. Voraussetzung für den Einsatz der bilateralen Beinpatterns ist, dass zumindest ein Bein ausreichend stark ist.

> Bilaterale Beinpatterns können mit verschiedenen Kniebewegungen kombiniert werden. Die am häufigsten eingesetzten Kombinationen sind Hüftflexion mit Knieflexion und Hüftextension mit Knieextension.

10.4.1 Bilaterales Flexionsmuster der Beine mit Knieflexion zur Fazilitation der unteren Rumpfflexion nach rechts (◘ Abb. 10.4)

■ **Ausgangsstellung des Patienten**
Der Patient liegt auf dem Rücken am linken Rand der Behandlungsbank. Die Beine liegen gestreckt nebeneinander, das linke Bein in Extension – Abduktion – Innenrotation und das rechte Bein in Extension – Adduktion – Außenrotation.

■ **Alternative Ausgangsstellung**
Die beschriebene Kombination der Beinpatterns kann darüber hinaus zur Stimulation funktioneller Bewegungspatterns (z. B. »Von der Rückenlage auf die Seite rollen«) auf der Matte angewandt werden (◘ Abb. 11.8a). Darüber hinaus kann diese Aktivität auch im Sitzen ausgeführt werden (◘ Abb. 10.4c, d).

■ **Taktiler Stimulus**
■ ■ **Distale Hand**
Die distale Hand wird auf die dorsale und laterale Seite beider Füße des Patienten platziert; keiner der Finger soll dabei zwischen die Füße geraten. Sind die Füße des Patienten für die Hände des Therapeuten zu breit, werden sie übereinandergelegt.

■ ■ **Proximale Hand**
Seinen proximalen Arm legt der Therapeut unter die Beine des Patienten. So kann er sie gut zusammenhalten.

■ **Vordehnung**
Der Rumpf ist mit einer Rotation und Lateralflexion nach links gestreckt.

🛑 **Vorsicht**
Der Therapeut muss bei der Vordehnung darauf achten, dass der Rumpf des Patienten richtig verlängert und somit eine Hyperextension in der lumbalen Wirbelsäule verhindert wird.

■ **Stretch**
Der Stretch, der auf die Bein- und Rumpfmuskulatur gerichtet ist, wird durch Traktion und Rotation an den Beinen erreicht.

> Der Therapeut sollte die Lendenwirbelsäule des Patienten nicht in Hyperextension bewegen.

■ **Verbales Kommando**
»Füße hoch und beugen Sie die Beine. Ziehen sie Ihre Knie zur rechten Schulter.«

■ **Bewegung**
Die Rumpfflexion beginnt, wenn beide Füße in Dorsalflexion (Feedforward) sind. Beide Beine führen die Bewegung zusammen aus:
▬ **Rechtes Bein**: bewegt sich in Flexion – Abduktion – Innenrotation.
▬ **Linkes Bein**: bewegt sich in Flexion – Adduktion – Außenrotation.

Zusammen mit der nach rechts gerichteten Rotation und Lateralflexion setzt sich die Rumpfflexion fort, nachdem die Beine ihre Bewegungsgrenze erreicht haben.

■ **Stellung des Therapeuten und Körpermechanik**
Der Therapeut steht in leicht gebeugter Haltung in Schrittstellung dem Patienten zugewandt in Richtung der Diagonalen. Im Lauf der Bewegung verlagert er beim Aufrichten sein Körpergewicht, das er zum Setzen des Widerstandes nutzt, von hinten nach vorne. Der Therapeut richtet sich mit der Flexionsbewegung der Beine des Patienten auf.

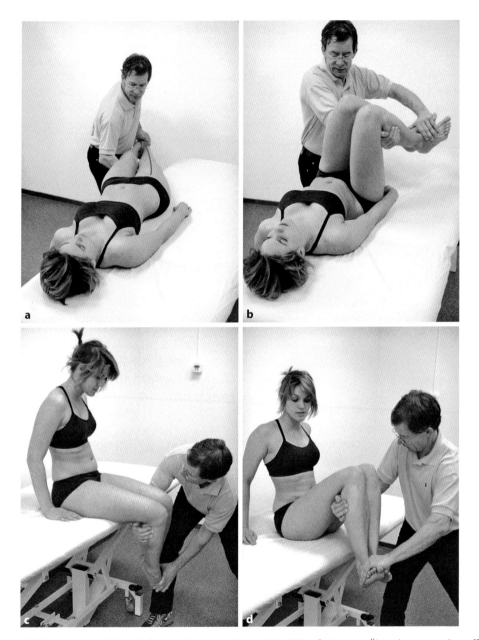

⬤ Abb. 10.4 a–d Bilaterale Flexion der unteren Extremität mit Knieflexion zum Üben der unteren Rumpfflexion. **a, b** Rückenlage. **c, d** Sitzen

- ▪ **Widerstand**
- ▪▪ **Distale Hand**

Die distale Hand gibt durch leichte Traktion in Richtung der Ausgangsstellung Widerstand an die Rumpf- und Hüftrotation. Der Widerstand gegen die Flexionsbewegung der Knie entspricht dem des unilateralen Beinpatterns. Wird das Pattern mit gestreckten Knien ausgeführt, übt die distale Hand zusätzlich eine in der Verlängerung der Tibia verlaufende Traktion aus. Wird das Bewe-

gungspattern mit Knieflexion ausgeführt, lässt sich durch einen Widerstand gegen diese Knieflexion die Rumpfbewegung kontrollieren.

- ▪▪ **Proximale Hand**

Die proximale Hand hält die Beine während des gesamten Bewegungsverlaufes zusammen. Gleichzeitig setzt die proximale Hand durch Druck an der lateralen Seite des Oberschenkels der Rotation und der Lateralflexion des Rumpfes Widerstand entgegen. Die Traktionsrichtung folgt dem Verlauf der Verlängerung des Femurs.

> ⊘ **Vorsicht**
> Der Therapeut darf der Bewegung in die Hüftflexion keinen zu großen Widerstand entgegensetzen; sonst entsteht in der lumbalen Wirbelsäule eine unerwünschte Hyperextension.

▪ **Endstellung**

Das rechte Bein befindet sich in der Endstellung in vollständiger Flexion – Abduktion – Innenrotation und das linke Bein in Flexion – Adduktion – Außenrotation. Der untere Rumpfschnitt ist vollständig flektiert und nach rechts rotiert wie auch lateralflektiert.

▪ **Normales Timing**

Die Rumpfflexoren kontrahieren in demselben Moment, in dem die Flexionsbewegung der Beine beginnt. Nachdem die Hüften ihre Bewegungsgrenze erreicht haben, setzt sich die Bewegung der Rumpfflexion weiter fort.

Wenn die Bauchmuskulatur des Patienten nicht in der Lage ist, das Becken ausreichend zu stabilisieren, wird dieses Flexionsmuster des Rumpfes mit angebeugter Hüfte begonnen (◩ Abb. 10.4b).

> ⊘ **Vorsicht**
> Der Therapeut muss zu Beginn der Bewegung darauf achten, dass die lumbale Wirbelsäule nicht in die Hyperextension gezogen wird.

▪ **Betonte Bewegungsfolge**

Zur betonten Stimulierung der Rumpfbewegung wird den Beinen am Ende der Bewegung ein Haltewiderstand entgegengesetzt und dann als Hilfen zur Fazilitation eingesetzt. Am Ende der Bewegungsbahn finden zum Üben des Rumpfes nur Beckenbewegungen statt. Die Stimulierung der Rumpfbewegungen kann dabei statisch und dynamisch durchgeführt werden.

> ⊙ In der Endposition sind die Beine der Hebel. Lediglich das Becken bewegt sich mit, wenn der Rumpf bewegt. Hier kann man ebenfalls mehr Betonung auf die Lateralflexion des Rumpfes legen (▶ Abschn. 10.4.3).

Das Üben der Flexion des Nackens und des oberen Rumpfes kann durch langanhaltende statische Kontraktionen der Bein- und der unteren Rumpfmuskulatur erfolgen. Der Einsatz der Beine und des unteren Rumpfes eignet sich vor allem dann zur Fazilitation des oberen Rumpfes und des Nackens, wenn die Arme des Patienten zur Stimulation des oberen Rumpfes zu schwach sind und/oder der Patient im Nacken und oberen Rumpf zu starke Schmerzen hat.

> **Praxistipp**
>
> ▬ Die lumbale Wirbelsäule darf nicht in Hyperextension gebracht werden.
> ▬ Die Beine sind der Hebel. Nur das Becken wird bewegt.

10.4.2 Bilaterales Extensionsmuster der Beine mit Knieextension nach links zur Fazilitation der Rumpfextension nach links (◩ Abb. 10.5)

▪ **Ausgangsstellung des Patienten**

Der Patient liegt auf dem Rücken am linken Rand der Behandlungsbank.

▪ **Alternative Ausgangsstellungen**

Auf der Matte kann dieses bilaterale Beinpattern sehr gut zur Fazilitation der Rückrollbewegung von der Seiten- oder der Bauchlage auf den Rücken angewendet werden (◩ Abb. 11.8b).

Zum betonten Üben des Rumpfes kann das Extensionsmuster der Beine auch in der Bauchlage eingesetzt werden. Bei der Durchführung sollte der Therapeut besonders darauf achten, dass die Belastung der Lendenwirbelsäule nicht zu groß ist.

▪ **Taktiler Stimulus**
▪▪ **Distale Hand**

Die distale – hier die linke – Hand des Therapeuten wird auf den plantaren und lateralen Seiten der Füße in der Nähe der Zehen platziert. Diese Hand setzt der Extensionsbewegung der Beine Widerstand entgegen. Sind die Füße des Patienten für die Hände des Therapeuten zu breit, werden die Füße einfach übereinandergelegt.

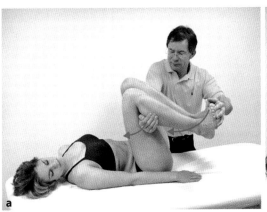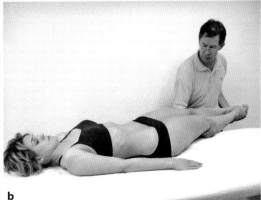

a   b

☐ **Abb. 10.5 a, b** Bilaterale Extension der unteren Extremität mit Knieextension zum Üben der unteren Rumpfextension

■■ **Proximale Hand**

Der proximale bzw. der rechte Arm des Therapeuten hält die Beine des Patienten unter seinen Oberschenkeln zusammen.

■ **Vordehnung**

Beide Beine des Patienten sind insgesamt nach rechts gerichtet. Das rechte Bein ist in Flexion – Abduktion – Innenrotation mit Knieflexion und das linke Bein in Flexion – Adduktion – Außenrotation mit Knieflexion. Der untere Rumpfabschnitt ist flektiert und nach rechts rotiert und lateralflektiert.

■ **Stretch**

Der Therapeut führt zur Vergrößerung der Rumpfflexion nach rechts eine an den Oberschenkeln ansetzende Traktion mit Rotation aus.

■ **Verbales Kommando**

»Drücken Sie die Beine nach unten weg zu mir.«

■ **Bewegung**

Die Füße leiten die Bewegung mit der Plantarflexion ein, auf die unmittelbar die Extensionsbewegung des Rumpfes folgt. Die Beine führen gleichzeitig eine Streckbewegung aus, das linke Bein in Extension – Abduktion – Innenrotation und das rechte Bein in Extension – Adduktion – Außenrotation. Die Rumpfbewegung setzt sich, nachdem die Beine ihre Endposition erreicht haben, mit einer Rumpfelongation und der nach links gerichteten Rotation und Lateralflexion weiter fort.

■ **Stellung des Therapeuten und Körpermechanik**

Der Therapeut steht in Schrittstellung etwas nach vorne gebeugt in der Diagonalen, um die Beine des Patienten etwas vorzudehen. Im Verlauf der Extensionsbewegung der Beine geht der Therapeut einen Schritt zurück und nutzt dabei sein Körpergewicht zum Setzen des Widerstandes.

■ **Widerstand**
■■ **Distale Hand**

Die distale Hand setzt durch Druck an der lateralen Fußseite der Rumpf- und Hüftrotation Widerstand entgegen. Darüber hinaus setzt die distale Hand – wie beim unilateralen Beinpattern – der Knieextension Widerstand entgegen und sie bewegt die Ferse des Patienten zurück zum Gesäß. Wenn die distale Hand zu Beginn der Knieextension diesem Bewegungspattern einen Widerstand entgegensetzt, verhindert dies eine zu große Rotation von Hüfte und Rumpf. Wird das Bewegungspattern **mit gestreckten Knien** durchgeführt, führt der Therapeut eine dem Verlauf der Tibia entsprechende Approximation aus.

■■ **Proximale Hand**

Die proximale Hand setzt neben dem Zusammenhalten der Beine der Hüft- und Rumpfbewegung Widerstand entgegen.

■ **Endstellung**

Das linke Bein befindet sich vollständig in Extension – Abduktion – Innenrotation, das rechte Bein in Extension – Adduktion – Außenrotation. Der untere Rumpfabschnitt ist neben der nach links gerichteten Rotation und Lateralflexion gut verlängert.

- **Normales Timing**

In dem Moment, in dem die Beinbewegung beginnt, setzt auch die Rumpfextension ein. Die Rumpfbewegung in die vollständige Elongation wird weiter fortgesetzt, nachdem die Beinbewegung beendet ist.

> ❗ **Vorsicht**
>
> Der Therapeut sollte darauf achten, dass es wirklich zu einer Rumpfverlängerung und nicht zu einer Hyperextension der Lendenwirbelsäule kommt.

- **Betonte Bewegungsfolge**

Zur betonten Fazilitation der oberen Rumpfextension und des Nackens kann der Therapeut langanhaltende statische Kontraktionen der Bein- und unteren Rumpfmuskulatur einsetzen. Die Fazilitation mit Hilfe der Beine und des unteren Rumpfes ist besonders für Patienten mit schwachen Armen und/oder mit Schmerzen im Nacken, in den Armen oder im oberen Rumpfabschnitt geeignet. Des Weiteren könnte man auch die Lateralflexion betonen. Weitere Informationen hierzu sind in ▶ Abschn. 10.4.3 zu finden.

> **Praxistipp**
>
> — Widerstand, der durch die distale Hand an die Knieextension gegeben wird, kontrolliert die Rumpfaktivitäten.
> — Bei der gewünschten Bewegung handelt es sich um Rumpfextension und nicht um lumbale Hyperextension.

10.4.3 Rumpflateralflexion

Die Rumpflateralflexion kann mit Rumpfflexion kombiniert werden. Es ist aber ebenso möglich, sie mit Extensionsmustern des Rumpfes zu kombinieren. Beide Bewegungen können mit den bilateralen Flexions- und Extensionsmustern der Beine mit kompletter Hüftrotation eingesetzt werden.

Lateralflexion nach links mit Rumpfflexion

Die Bewegung kann mit den Beinen in der angenäherten Position beginnen, d. h. in dem nach links gerichteten bilateralen Flexionsmuster der Beine.

Die Beine werden in dieser Position gelagert, falls der Zustand des Patienten dies erfordert.

- **Verbales Kommando**

»Drehen Sie Ihre Fersen von mir weg.« Dieses Kommando erteilt der Therapeut, wenn er gestreckte Beinpatterns einsetzt.

- **Bewegung**

Die Hüften und die Knie führen eine Flexion nach links aus. Durch die Rotation der Hüften nach links kommt es zu einer Überschreitung der diagonalen Linie des Flexionsmusters. Zusätzlich findet in der Lendenwirbelsäule eine Lateralflexion nach links statt, wodurch sich der Beckenkamm den Rippen nähert.

- **Widerstand**
- ■ **Distale Hand**

Die distale Hand setzt der Knie- und Fußbewegung einen Haltewiderstand entgegen, während sie gleichzeitig der Hüftrotation Widerstand gibt.

- ■ **Proximale Hand**

Die proximale Hand setzt der Flexionsbewegung der Hüfte durch das Ausführen einer Traktion an den Oberschenkeln einen Haltewiderstand entgegen (»lock it in«). Gleichzeitig setzt der Therapeut der nach lateral gerichteten Hüftbewegung Widerstand entgegen.

> **Praxistipp**
>
> — Traktion am Oberschenkel rastet die Rumpfflexoren ein.
> — Die Hüftrotation kontrolliert die seitlichen Rumpfbeuger.

Lateralflexion nach rechts in Kombination mit Extension (◘ **Abb. 10.6**)

Die Bewegung kann in dem Bewegungsabschnitt der Beinpatterns, in dem die Muskulatur in Verlängerung ist (verlängerte Position), oder in dem Bewegungsabschnitt, in dem die Muskulatur in Annäherung ist (angenäherte Position), durchgeführt werden.

Verlängerte Position

- **Ausgangsstellung des Patienten**

Die Beine befinden sich zu Beginn der Bewegung in einer vollständigen, nach links gerichteten

Flexion. In dieser Position entspricht die Bein-position dem nach rechts gerichteten bilateralen Extensionsmuster der Beine (◘ Abb. 10.6a).

- **Verbales Kommando**
»Halten Sie die Beine unten, und drehen Sie die Fersen wieder zu mir« (◘ Abb. 10.6b).

- **Bewegung**
Während sich die Lendenwirbelsäule streckt, füh-ren die Hüften eine vollständige Rotation nach rechts und eine Lateralflexion nach rechts aus (◘ Abb. 10.6c).

> Der Therapeut darf die Hüft- und Knieextension um wenige Grad nach rechts zulassen.

- **Stellung des Therapeuten und Körpermechanik**
Der Therapeut steht in Schrittstellung in Höhe der **linken** Schulter des Patienten. Für die Wider-stände an Bein- und Rumpfbewegungen setzt der Therapeut sein Körpergewicht ein.

- **Widerstand**
■■ **Distale Hand**
Die distale Hand setzt der Knie- und der Fuß-bewegung Haltewiderstand entgegen (»lock it in«) und gibt anschließend der dynamischen Hüftrota-tion Widerstand.

■■ **Proximale Hand**
Die proximale Hand setzt der Hüftextension und der Lateralflexion des Rumpfes Widerstand ent-gegen.
   Für die Durchführung dieser Bewegung ist die **statische** Hüft- und Knieextension besser geeignet als die **dynamische** Hüft- und Knieex-tension.

Angenäherte Position (◘ Abb. 10.6c)
- **Verbales Kommando**
»Halten Sie Ihre Beine unten. Drehen Sie Ihre Fersen zu mir.«

- **Bewegung**
Die Beine des Patienten führen eine nach rechts gerichtete Extension mit vollständiger Hüftrota-tion aus. Gleichzeitig streckt sich die Lendenwir-belsäule und führt eine Lateralflexion nach rechts aus.

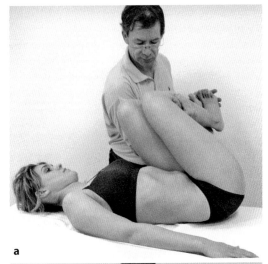

a

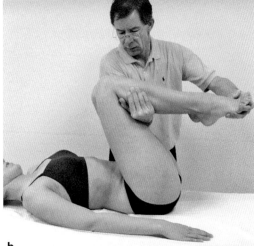

b

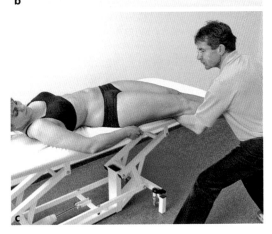

c

◘ **Abb. 10.6 a–c** Lateralflexion nach rechts mit Extensi-on. **a**, **b** Lateralflexion in die gedehnte Stellung. Wider-stand gegen bilateral asymmetrische Extensionsmuster der Beine: die Bewegung in die Rotation resultiert in eine Lateralflexion des Rumpfes nach rechts. **c** Lateralflexion in der angenäherten Stellung

- **Stellung des Therapeuten und Körpermechanik**

Der Therapeut steht an der **rechten** Seite des Patienten und setzt sein Körpergewicht wie beim nach rechts gerichteten Extensionsmuster des Rumpfes ein. Er beginnt mit nach links gebeugten Beinen.

- **Widerstand**

Der Therapeut setzt hier denselben Widerstand ein wie für das Extensionsmuster des Rumpfes und lässt eine vollständige Hüftrotation zu.

> **Praxistipp**
>
> - In die verlängerte Position werden Rumpfextensoren durch Zug in Längsrichtung des Femurs eingerastet.
> - Die Hüftrotation kontrolliert die Seitneigung des Rumpfes.

10.5 Kombination der Rumpfpatterns

Die oberen und die unteren Rumpfpatterns lassen sich je nach Zielsetzung der Behandlung kombinieren. Bei der Behandlung eines Patienten werden die Positionen, die für ihn zur optimalen Kombination der Rumpfpatterns geeignet sind, häufig ausgeführt. Der Therapeut sollte die Ausgangsstellung anwenden, wo man die Kombination von Patterns gut fazilieren kann.

Damit die Bewegungspatterns richtig ausgeführt werden, können die Arme oder die Beine schon vor Bewegungsbeginn in die richtige Stellung bzw. Endstellung (»Präpositionierung«) gebracht werden. Die korrekten Techniken zur Durchführung der Rumpfpatterns werden in Abhängigkeit von der jeweiligen Zielsetzung gewählt.

10.5.1 Rumpfkombinationen

- **Obere und untere Rumpfflexion**
- Mit entgegengesetzten Rotationen im Rumpf: Chopping nach links mit bilateraler Beinflexion nach rechts (◘ Abb. 10.7).
- Ohne entgegengesetzte Rotation im Rumpf: Chopping nach links mit bilateraler Beinflexion nach links.

- **Obere und untere Rumpfextension**
- Mit entgegengesetzter Rumpfrotation: Lifting nach rechts mit bilateraler Beinextension nach links. Statische Kontraktionen können bei den Extensionsmustern der Beine in gebogener Ausgangsposition eingesetzt werden (◘ Abb. 10.8).
- Ohne entgegengesetzte Rotation im Rumpf: Lifting nach links mit bilateraler Beinextension nach links.

- **Obere Rumpfflexion und untere Rumpfextension**
- Mit entgegengesetzter Rumpfrotation: Chopping nach links mit bilateraler Beinextension nach rechts.
- Ohne entgegengesetzte Rumpfrotation: Chopping nach links mit bilateraler Beinextension nach links.

- **Obere Rumpfextension mit unterer Rumpfflexion**
- Mit entgegengesetzter Rumpfrotation: Lifting nach links mit bilateraler Beinflexion nach rechts.
- Ohne entgegengesetzte Rumpfrotation: Lifting nach links mit bilateraler Beinflexion nach links (◘ Abb. 10.9).

> ❯ Man kann statische Kontraktionen während der Beinextension in gebeugten Positionen ausführen.

10.5.2 Skoliosebehandlung

Das PNF-Konzept kann für die Behandlung von Kindern und Adoleszenten mit einer Skoliose sinnvoll zur Anwendung gebracht werden. Individuelle therapeutische Übungen, basierend auf einer dreidimensionalen Autokorrektur, einem Training in ATL, einer Stabilisation in die korrekte Position und einer Patientenedukation werden durch die internationale Society of Scoliosis Orthopaedic and Rehabilitationm Treatment (SOSORT) empfohlen als erster Schritt der Behandlung, um eine Progression der idiopathischen Skoliose und dem Tragen von Braces vorzubeugen oder diese Entwicklung zu limitieren (Negrini 2011).

Die Bewegungsmuster ermöglichen dreidimensionale Korrekturen der Wirbelsäule, Schultern und des Beckens in verschiedene Ausgangs-

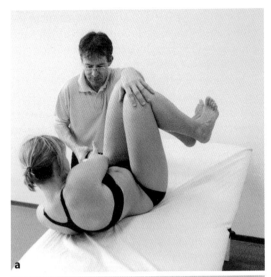

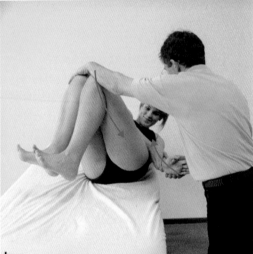

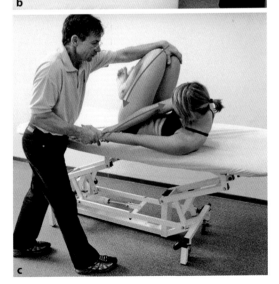

Abb. 10.7 a–c Rumpfkombination: Chopping nach links und bilaterale Beinflexion nach rechts

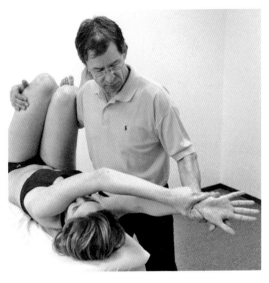

Abb. 10.8 Rumpfkombination: Obere und untere Rumpfextension durch Lifting nach rechts und bilaterale Beinextension nach links

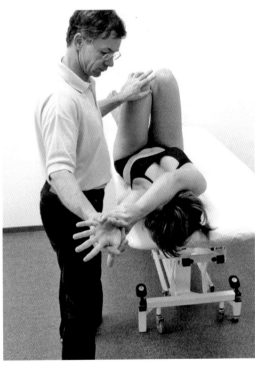

Abb. 10.9 Rumpfkombination: Lifting nach links und bilaterale Beinflexion nach links

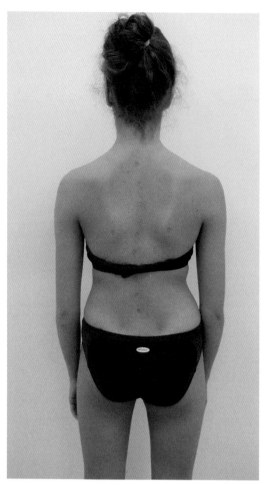

◘ Abb. 10.10 Ein Mädchen mit einer doppelten Skoliose. Cobb-Winkel: die thorakale Kurve Th5–Th11 beträgt 22 Grad, die thorakolumbale Kurve Th12 beträgt 44 Grad

Die Stimulierung der Atmung ermöglicht die dreidimensionale Korrektur der Wirbelsäule und behandelt oder beugt Atemproblematiken vor (◘ Abb. 10.14, 10.15)

Eine Kombination von isotonischen Bewegungen ist insbesondere während des Trainings der ATL sinnvoll. Im Falle von Störungen des Gangmusters fazilitiert man die einzelnen Gangphasen (▶ Abschn. 12.6.3 und 12.6.4).

Ein direkter Effekt der Mobilisation auf den Winkel der Rumpfrotation sowie auf die Rumpfrotation selbst bei adoloszenten Mädchen mit einer doppelten ideopathischen Skoliose konnte nachgewiesen werden (Stepien et al. 2017). Der langfristige Effekt unter Einbeziehung des PNF-Konzepts wurde noch nicht in wissenschaftlichen Studien bewiesen.

10.5.3 Prinzipien der therapeutischen Anwendung bei Kindern mit ideopathischer Skoliose

- Analysieren Sie den Typus der Skoliose.
- Wenden Sie die richtigen Muster für die jeweilige Wirbelsäulendeformation an und berücksichtigen Sie dabei die dreidimensionale Ebene.
- Fragen Sie nach Schmerzen.
- Benutzen Sie korrekte Übungen in verschiedenen Ausgangsstellungen.
- Trainieren Sie ATL-Aktivitäten unter Einhaltung einer korrekten Position der Wirbelsäule.

stellungen bei Patienten mit verschiedenen Typen von Skoliosen (◘ Abb. 10.10, 10.11, 10.12, 10.13 und 10.14).

Einige PNF-Techniken sind besonders geeignet für die Behandlung von Patienten mit einer idiopathischen Skoliose. Rhythmische Initiierungen und Wiederholungen werden angewandt, um die korrekte Bewegung und Autokorrektur zu erlernen. Hold-Relax und Contract-Relax sind Techniken, um das spinale Schmerzsyndrom zu behandeln und eine Bewegungserweiterung zu ermöglichen. Stabilizing Reversals und Rhytmic Stabilisation werden empfohlen, um die Stabilität in dreidimensionalen korrekten Positionen zu festigen (◘ Abb. 10.15).

10.6 Überprüfen Sie Ihr Wissen: Fragen

- Mit welchen PNF-Aktivitäten können Sie den Rumpf gut fazilitieren? Nennen Sie sieben Möglichkeiten.

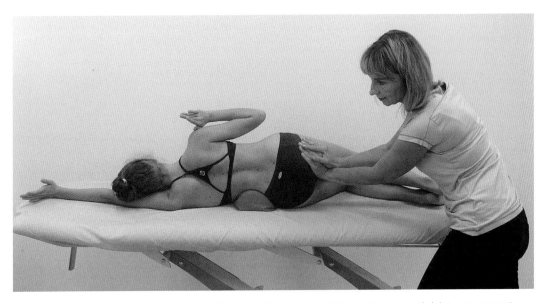

◘ **Abb. 10.11** Bilaterales Armmuster: Flexion-Abduktion-Außenrotation links und Extension-Abduktion-Innenrotation mit Ellbogenflexion rechts: Korrektur der thorakalen Wirbelsäule. Posteriore Beckendepression zur Korrektur der lumbalen Wirbelsäule

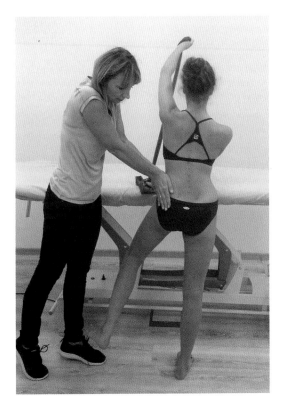

◘ **Abb. 10.12** Bilaterale Armmuster Flexion-Abduktion-Außenrotation links und Extension-Adduktion-Innenrotation mit Ellbogenflexion: Korrektur der thorakalen Wirbelsäule. Posteriore Elevation des Beckens: Korrektur der lumbalen Wirbelsäule

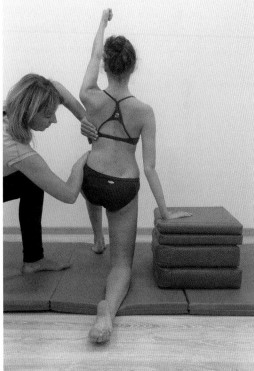

◘ **Abb. 10.13** Bilaterale Armmuster Flexion-Adduktion-Außenrotation links und Extension-Abduktion-Innenrotation rechts: Korrektur der thorakalen Wirbelsäule. Anfang von Schritt nach links: Korrektur der lumbalen Wirbelsäule

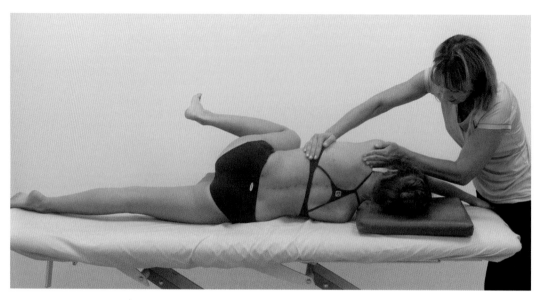

◘ **Abb. 10.14**   Stimulation der Atmung in korrigierter Seitenlagerung

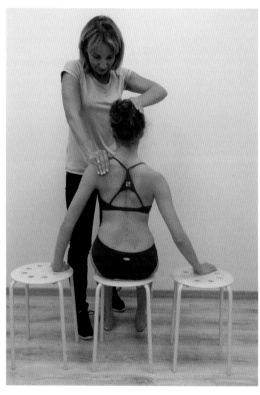

◘ **Abb. 10.15**   Stabilisierende Umkehr in eine korrigierte
sitzende Position

Literatur

Angel RW, Eppler WG Jr (1967) Synergy of contralateral muscles in normal subjects and patients with neurologic disease. Arch Phys Med 48:233–239

Davies PM (1995) Steps to follow. A guide to the treatment of adult hemiplegia. Springer, Berlin Heidelberg New York

Dudel JR, Menzel R, Schmidt RF (1996) Neurowissenschaft. Springer, Berlin Heidelberg New York

Johnson GS, Johnson VS (2002) The application of the principles and procedures of PNF for the care of lumbar spinal instabilities. J Man Manip Ther 10(2):83–105

Kendall FP, McCreary EK (2005) Muscles, testing and function. Williams and Wilkins, Baltimore

Negrini S, Aulisa AG, Aulisa L, Circo AB, de Mauroy JC, Durmala JC, Grivas TG, Knott P, Kotwicki T, Maruyama T, Minozzi S, O'Brien JP, Papadopoulos D, Rigo M, Rivard CR, Romano M, Wynne JH, Villagrassa M, Weiss HR, Zaina F (2012) SOSORT guidelines: Orthopaedic and Rehabilitation treatment of idiopathic scoliosis during growth. Scoliosis 7:3 https://doi.org/10.1186/1748-7161-7-3

Stepien A, Fabian K, Graff K, Podgurniak M, Wit A (2017) An immediate effect of PNF specific mobilization on the angle of trunk rotation ang the Trunk-Pelvic-Hip Angle range of motion in adolrscent girls with double idiopathic scoliosis—a pilot study. Scoliosis Ans Spinal Disord 12:29

Weiterführende Literatur

Bovend'Eerdt TJ, Newman M, Barker K, Dawes H, Minelli C, Wade DT (2008) The effects of stretching in spasticity: a systematic review. Arch Phys Med Rehabil 89:1395–1406

Gontijo LB, Pererla PD, Neves CDC, Santos AP, Castro Dutra Machado D, Vale Bastos, VH (2012) Evaluation of Strength and Irradiated Movement Pattern Resulting from Trunk Motions of the Proprioceptive Neuromuscular Facilitation. Rehabilitation Research and Practice 2012 (Article ID 281937) https://doi.org/10.1155/2012/281937

Hwang YI, Park DJ (2017) Comparison of abdominal muscle activity during abdominal drawing-in manoeuvre combined with irradiation variations. J Exerc Rehabil 13(3):335–339

Hwangbo PN, Kim KD (2016) Effects of proprioceptive neuromuscular facilitation neck pattern exercise on the ability to control the trunk and maintain balance in chronic stroke patients. J Phys Ther Sci 28(3):850–853

Khanal D, Singaravelan M, Khatri KM (2013) Effectiveness of pelvic proprioceptive neuromuscular facilitation technique on facilitation of trunk movement in hemiparetic stroke patients. J Dent Med Sci 3(6):29–37

Kim BR, Lee HJ (2017) Effects of proprioceptive neuromuscular facilitation-based abdominal muscle strengthening training on pulmonary function, pain, and functional disability index in chronic low back pain patients. J Exerc Rehabil 13(4):486–490

Kim JJ, Park SY (2016) Immediate effects of the trunk stabilizing exercise on static balance parameters in double-leg and one-leg stances. J Phys Ther Sci 28(6):1673–1675

Kim JJ, Lee SY, Ha K (2015) The effects of exercise using PNF in patients with a supra spinatus muscle tear. J Phys Ther Sci 27(8):2443–2446

Kofotolis N, Eleftherios K (2006) Effects of two 4-week PNF programs on muscle endurance, flexibility, and functional performance in women with CLBP. Phys Ther 86(7):1001–1012

Mavromoustakos S, Beneka A, Malliou V, Adamidis A, Kellis E, Kagiaoglou A (2015) Effects of a 6-week proprioceptive neuromuscular facilitation intervention on pain and disability in individuals with chronic low back pain. J Phys Activity Nutr Rehabil 1(1):1–13

Park SI, Moon SH (2016) Effects of trunk stability exercises using PNF with change in chair height on the gait of patients who had a stroke. J Phys Ther Sci 28(7):2014–2018

Mattenaktivitäten

Math Buck

Kapitel 11.4.10 entstand unter Mitarbeit von Agnieszka Stepien.

© Springer-Verlag GmbH Deutschland, ein Teil von Springer Nature 2019
M. Buck, D. Beckers, *PNF in der Praxis,* https://doi.org/10.1007/978-3-662-58403-3_11

11.1 Einführung: Warum Mattenaktivitäten?

Auf der Matte können Übungen ausgeführt werden, die beim Patienten Stabilität oder Mobilität voraussetzen. Die Variationsmöglichkeiten erstrecken sich von einfachen Übungen, z. B. unilateralen Schulterblattpatterns, bis hin zu komplexen Bewegungsabläufen, die Stabilität und Mobilität gleichzeitig erfordern. Dazu gehören Bewegungen wie Kriechen oder Gehen auf den Knien.

Die große Anzahl an Ausgangsstellungen ermöglicht es dem Therapeuten, die gesamte Variationsbreite aller Bewegungsfunktionen und die Effekte der Reflexe wie auch die der Schwerkraft in der Behandlung variiert und gezielt einzusetzen. Bei der Wahl der Ausgangsstellungen sollte er darauf achten, dass unerwünschte, unökonomische Bewegungen in der gewählten Position verhindert bzw. ausgeschlossen werden.

Die Behandlung auf der Matte verbindet alle Bereiche der PNF-Philosophie:
▬ Wenn der Patient auf der Matte liegt, ist es einfacher, mit den stärkeren bzw. den schmerzfreieren Aktivitäten zu beginnen. Anschließend wird die zu verbessernde Funktion behandelt.
▬ Durch Mattenaktivitäten werden viele Körperteile über Irradiation einbezogen. Irradiation kann durch stärkere Körperteile erreicht werden.
▬ »Last but not least«: Mattenarbeit kann Spaß machen!

Bei Kindern ist es sinnvoll, die Behandlung jeweils an das Entwicklungsniveau des Kindes anzupassen. Dagegen kann bei der Behandlung von Erwachsenen durchaus mit Übungen begonnen werden, die eine höhere motorische Aktivität erfordern, und danach eine Übung angeschlossen werden, die einfacher durchzuführen ist. Der Therapeut muss bedenken, dass unterschiedliche Aufgaben mit zunehmendem Alter unterschiedlich gelöst werden (VanSant 1991).

Die Wahl der Mattenaktivitäten wird vom funktionellen Ziel bestimmt. Jede denkbare Aktivität kann in einzelne Abschnitte aufgeteilt und, wenn nötig, einzeln geübt werden, wie z. B. der Bewegungsübergang »aus der Bauchlage in den Sitz«. Da die Aktivität unterschiedlich ausgeführt

werden kann, sollten dem Patienten in der Behandlung auch verschiedene Variationsmöglichkeiten angeboten werden.

Beispiel
Kräftigung von Rumpf und Beinen
Zur Aktivierung der Rumpfmuskulatur kann der Therapeut am Anfang der Behandlung mit dem Patienten Widerstandsübungen im Sitzen und Seitsitz ausführen. Anschließend wählt er Übungen aus, bei denen der Patient neben der Rumpfkontrolle zusätzlich mehr Körpergewicht auf den Beinen übernehmen muss. Im weiteren Therapieverlauf werden mit zunehmender Kräftigung von Rumpf und Beinen Übungen durchgeführt, die Gleichgewicht und Bewegung erfordern. Die Positionen hierfür sind beispielsweise Bridging, Vierfüßlerstand oder Kniestand.

Bei allen funktionellen Aktivitäten kann der Patient folgende Stadien erlernen:
▬ **Mobilität:** die Möglichkeit, eine Position einzunehmen oder eine Bewegung zu starten
▬ **Stabilität:** Eine Position stabilisieren, und die Schwerkraft kontrollieren
▬ **Mobilität auf Stabilität:** Die Bewegung kann an jeder beliebigen Stelle kontrolliert in eine stabilisierte Position gebracht werden
▬ **Skill:** Alle Bewegungen sind möglich, alle Körperteile können bewegt und kontrolliert werden (in alle Richtungen)

Ob die Behandlung mit der Verbesserung der Mobilität, Stabilität oder Mobilität auf Stabilität beginnt, macht der Therapeut vom Zustand des Patienten abhängig.

Beispiel
Ein querschnittsgelähmter Patient benötigt als Erstes die Stabilität im Sitzen. Erst später wird die Fähigkeit geübt, selbständig in diese Position zu gelangen (Mobilität).

In jeder neuen Ausgangsstellung können, je nach Behandlungsziel, ein oder mehrere Aspekte der motorischen Kontrolle betont werden. Dabei werden Grundprinzipien, Grundverfahren und Techniken der PNF eingesetzt.

Der Patient erhält, wenn seine Fähigkeiten dies zulassen, ein eigenes Übungsprogramm auf der Matte, das er selbständig bzw. unter minimaler

Betreuung ausführen kann. Er kann auf der Matte Fähigkeiten üben, die zur Selbstversorgung und für das Gehen notwendig sind. Die unmittelbare Nähe der Matte zum Boden vermittelt ihm das nötige Sicherheitsgefühl. Darüber hinaus haben die Mattenaktivitäten wegen ihres funktionellen und dynamischen Charakters häufig einen motivierenden Effekt auf den Patienten.

Durch Mattenaktivitäten können folgende funktionelle Behandlungsziele erreicht werden:

Behandlungsziele
- Lernen und Einüben funktioneller Aktivitäten, z. B. Rollen und Transfer von einer Position in die nächste
- Stabilität in den verschiedenen Ausgangsstellungen trainieren
- Verbesserung der Koordination
- Verbesserung der Mobilität der Gelenke und Muskellänge
- Normalisierung des Tonus
- Verbesserung der Muskelkraft
- Verbesserung der Wahrnehmung usw.

11.2 Behandlungsverfahren

Der Therapeut sollte alle Grundverfahren verwenden, um die Fähigkeit des Patienten zu erhöhen, Bewegungen effektiv und mit einem Minimum an Ermüdung auszuführen. Im Einzelnen sind folgende Gesichtspunkte zu berücksichtigen:
- **Approximation** fördert die Kraft, Stabilität und Balance.
- **Traktion** und **Stretch** (Stimulus oder Reflex) erhöhen die Bewegungsmöglichkeiten des Patienten.
- Die Anwendung einer **korrekten Handfassung** und **Körperhaltung** ermöglicht es dem Therapeuten, die Bewegungen des Patienten zu führen.
- **Widerstand** erhöht und verstärkt das Erlernen einer Aktivität. Ein angepasstes Maß an Widerstand stärkt die schwächeren Bewegungsabschnitte. Widerstand an den stärkeren Bewegungskomponenten führt zur Irradiation in die schwächere Muskulatur.
- Die **Betonte Bewegungsfolge** ermöglicht es dem Therapeuten, durch die stärkere Bewegung die schwächere zu trainieren.

- Die **Patterns** können je nach Befund angewandt werden, um die Leistung der funktionellen Aktivität zu verbessern.
- **Verbale Kommandos** sollte der Therapeut klar und deutlich geben. Sie müssen dem jeweiligen Behandlungsziel angepasst sein: Stabilität oder Mobilität.

11.3 Techniken

Viele Techniken, die in ► Kap. 3 vorgestellt wurden, eignen sich für die Behandlung auf der Matte:
- **Zur Betonung der Stabilität**: Stabilisierende Umkehr, Rhythmische Stabilisation.
- **Zur Betonung der Mobilität**: Kombinationen isotonischer Bewegungen, Rhythmische Bewegungseinleitung, Dynamische Umkehr, Wiederholter Stretch.
- **Zur Betonung bestimmter Fertigkeiten**: Kombination der Techniken für Stabilität und Mobilität, z. B. Stabilisierende Umkehr zur Stabilisation des Rumpfes im Sitzen kombiniert mit Kombination isotonischer Bewegungen für kontrollierte funktionelle Bewegungen, z. B. der Arme, der Beine, des Kopfes oder Kombinationen dieser Körperteile.

11.4 Beispiele von Mattenaktivitäten

Bei der Behandlung auf der Matte kann der Patient in der Bauch- oder in der Rückenlage beginnen. Es sind mehrere Ausgangsstellungen möglich und verschiedene Übungsmöglichkeiten durchführbar. Bei der Ausführung der verschiedenen Bewegungsübergänge ergeben sich aus der Bauch- und aus der Rückenlage identische Ausgangsstellungen (z. B. Seitsitz). Falls nötig, sollte der Patient in jeder neuen Ausgangsstellung stabilisiert werden.

Die Beispiele der Mattenaktivitäten in ◨ Tab. 11.1 stellen nur eine kleine Auswahl aus einer Vielzahl von Übungsmöglichkeiten dar. Die Indikationen zur Behandlung sind fast unbegrenzt. Der Therapeut sollte daher immer neue und andere Ausgangsstellungen und Aktivitäten ausprobieren, um das angestrebte funktionelle Ziel zu erreichen.

⬛ Tab. 11.1 Bewegungsübergang von der Bauch- bzw. Rückenlage bis zum Stand	
Bauchlage	**Rückenlage**
Von der Rücken- in die Bauchlage rollen	Von der Bauch- in die Rückenlage rollen
Von der Bauch- in die Seitenlage	Von der Rücken- in die Seitenlage
Auf den Ellbogen stützend	Von der Rückenlage in den Seitsitz
Auf den Händen stützend	»Bridging«
Vierfüßlerstand	»Scooting« im Seitsitz
Seitsitz	Vom Seitsitz zum Vierfüßlerstand
Fersensitz	Vom Seitsitz zum Langsitz
Kniestand	»Scooting« im Langsitz
Einbeinkniestand	Kurzsitz (Beine über die Bankkante)
Bärenstand	»Scooting« im Kurzsitz
Aufstehen	Aufstehen
	Stand

11.4.1 Rollen

Das Rollen ist eine funktionelle Aktivität, die den Einsatz des ganzen Körpers erfordert. Indem er den Patienten bei der Rollbewegung beobachtet, kann der Therapeut viel über ihn erfahren bzw. lernen. Manche Menschen rollen verstärkt mit Flexionsbewegungen, andere eher mit Extensionsbewegungen, manche drücken bzw. stoßen sich mit dem Arm oder dem Bein ab. Auch kann dem Patienten das Rollen in eine Richtung leichter fallen als in die andere Richtung. Die Ausgangsstellung, von der aus die Rollbewegung gestartet wird, ist für das Gelingen des Rollens wichtig. Deshalb sollte der Therapeut stets in der Ausgangsstellung beginnen, von der aus die Rollbewegung für den Patienten möglich ist.

> **Behandlungsziele**
> Das Rollen dient der
> - Kräftigung der Rumpfmuskulatur,
> - Förderung der funktionellen Aktivität des Rollens,
> - Mobilisation von Rumpf, Schulterblatt, Schulter und Hüfte,
> - Normalisierung des Muskeltonus usw.

In der Regel beinhaltet die Behandlung mehrere Zielsetzungen. Der Therapeut verwendet jede Bewegungskombination von Schulterblatt, Becken, Nacken oder Extremitäten, die sich eignet, um die gewünschte Aktivität zu fazilitieren. Das Rollen von der Rückenlage in die Seitenlage ist eine konzentrische Aktivität der ventralen Rumpfmuskelkette. Das Weiterrollen in die Bauchlage ist eine exzentrische Arbeit der dorsalen Rumpfmuskelkette. Beim Rollen von der Seitenlage in die Bauchlage sollte man die Hände zum Beispiel dorsal am Becken und/oder Schulterblatt anlegen, damit die exzentrische Muskelarbeit fazilitiert wird.

Beim Rollen von der Bauchlage in die Rückenlage ist die gleiche Arbeitsweise zu beachten: zuerst konzentrische Arbeit der dorsalen Rumpfmuskulatur und danach exzentrische Arbeit der ventralen Rumpfmuskulatur.

Schulterblatt

Das Rollen auf den Bauch wird durch Widerstand gegen die anteriore Schulterblattbewegung fazilitiert. Das Rollen auf den Rücken wird durch Widerstände, die gegen das Schulterblatt in die posteriore Richtung gesetzt werden, fazilitiert. Die Grifftechniken entsprechen denen beim Schulterblattpattern. Zur Steigerung der Fazilitation sollte der Therapeut den Patienten auffordern, den Kopf in Richtung der Schulterblattbewegung mitzubewegen. Die Bewegung des Kopfes wird zusätzlich durch die Aufforderung fazilitiert, in die gewünschte Richtung der Schulterblattbewegung zu schauen.

Zu Beginn der Bewegung bringt der Therapeut das Schulterblatt zur Dehnung der Schulterblattmuskulatur in die Vordehnung. Die Rumpfmuskulatur wird durch das Weiterbewegen des Schulterblattes in die Dehnungsrichtung verlängert.

Das Kommando kann entweder umfassend sein und deutlich eine Richtung angeben, es kann aber auch nur ein kurzes Aktionskommando sein. Ein umfassendes Kommando für die Schulterblattbewegung »anteriore Depression« zur Fazilitation des Vorwärtsrollens könnte lauten: »Ziehen Sie Ihre Schulter zur anderen Hüfte. Heben Sie den Kopf und rollen Sie um.« Eine kürzere Anweisung wäre: »Drehen Sie sich auf der Seite.« Das kurze Aktionskommando für das Zurückrollen unter Einsatz der posterioren Elevation der Schulter könnte lauten: »Rollen Sie zurück.«

Der Bewegung wird direkt am Anfang so viel Widerstand entgegengesetzt, dass es neben der Kontraktion der Schulterblattmuskulatur auch zur gewünschten Kontraktion der Rumpfmuskulatur kommt. Anschließend lässt der Therapeut die Bewegung des Schulterblattes und auch die des Rumpfes zu.

Am Ende der Schulterblattbewegung kann der Therapeut das Schulterblatt durch das Setzen eines Haltewiderstandes oder durch den Einsatz von Traktion oder Approximation »einrasten«. Danach kann mithilfe wiederholter Kontraktionen und Re-Stretch die Rumpfmuskulatur und die Rollbewegung trainiert werden.

Anteriore Elevation
Von der Seitenlage in Bauchlage rollen mit Rumpfverlängerung über die ventrale Kette der Rumpf- und Nackenmuskulatur (◘ Abb. 11.1). Diese Fazilitation geht mit Nackenextension und -rotation in die Richtung der Rollbewegung einher (◘ Abb. 11.1a).

Posteriore Depression
Zurückrollen mit Rumpfextension, -lateralflexion und -rotation. Diese Fazilitation erfolgt zusammen mit Lateralflexion und vollständiger Rotation des Nackens in die Rollrichtung (◘ Abb. 11.1b).

Anteriore Depression
Auf den Bauch rollen mit Rumpfflexion und -verkürzung. Diese Fazilitation geht mit der Nackenflexion in die Rollrichtung einher (◘ Abb. 11.1c).

Posteriore Elevation
Zurückrollen mit Rumpfextension und -verlängerung (◘ Abb. 11.1d). Diese Fazilitation erfolgt zusammen mit der Nackenextension in Richtung der Rollbewegung.

Becken
Das Rollen auf die Seite aus der Rückenlage wird durch Widerstände fazilitiert, die gegen die Patterns nach anterior am Becken gesetzt werden. Die

Fazilitation des Zurückrollens geschieht durch das Setzen von Widerständen gegen die Patterns nach posterior am Becken. Die Grifftechniken entsprechen denen des Beckenpatterns.

Ein umfassendes Kommando für die Beckenbewegung »anteriore Elevation« zur Fazilitation des Rollens könnte lauten: »Ziehen Sie Ihr Becken hoch und rollen Sie auf die Seite«. Ein kürzeres Kommando wäre:

»… Becken hoch und rollen Sie«. Das Bewegungskommando für das Zurückrollen über die posteriore Depression könnte sein: »Setzen Sie sich in meine Hand und rollen Sie zurück auf den Rücken«; die kurze Anweisung könnte lauten: »… drücken Sie und rollen Sie zurück«. Die Aufforderung, in die Bewegungsrichtung des Rollens zu schauen, fazilitiert auch hier zusätzlich die richtige Bewegung des Kopfes.

Das Becken wird zur Verlängerung der Rumpfmuskulatur in die Vordehnung gebracht. Unmittelbar zu Beginn der Bewegung setzt der Therapeut der Beckenbewegung so viel Widerstand entgegen, bis die Rumpfmuskulatur fühl- und sichtbar kontrahiert.

Anschließend lässt der Therapeut die Bewegung von Becken und Rumpf vollständig zu. Am Ende der Bewegung kann der Therapeut für die Beckenbewegung einen Haltewiderstand einbauen und damit das Becken »einrasten«. Durch den Einsatz der Technik Wiederholte Kontraktionen und Re-Stretch für die Rumpfmuskulatur kann das Zurückrollen fazilitiert werden.

Anteriore Elevation
Fazilitieren des Rollens auf der Seite (◘ Abb. 11.2) mit Rumpf- und Nackenflexion und Rumpfverkürzung (◘ Abb. 11.2a).

Posteriore Depression
Fazilitieren des Rollens auf den Rücken mit Rumpfextension über Nackenextension (◘ Abb. 11.2b).

Anteriore Depression
Vorwärtsrollen mit unterer Rumpfverlängerung und Rotation in die gleiche Richtung über Rumpf- und Nackenverlängerung über die ventrale Muskelkette.

Posteriore Elevation
Zurückrollen mit seitlicher Rumpfverkürzung über Nackenextension und Rotation zur gleichen Seite.

11

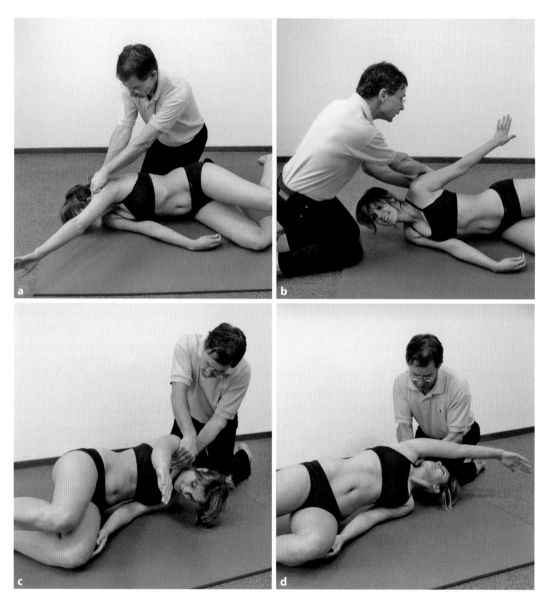

☐ Abb. 11.1 a–d   Rollen mithilfe des Schulterblattes. **a** Vorwärts mit anteriorer Elevation, **b** rückwärts mit posteriorer Depression, **c** vorwärts mit anteriorer Depression, **d** rückwärts mit posteriorer Elevation

Praxistipp

- Die Aktivität ist das Rollen; Schulterblatt und Becken dienen als Hebel.
- Das Rollen wird über das Schulterblatt und das Becken fazilitiert.

Schulterblatt und Becken

- Kombination für das Rollen in die Seitenlage: Becken in anteriore Elevation und Schulterblatt in anteriore Depression (☐ Abb. 11.3)
- Kombination für das Zurückrollen in die Rückenlage: Becken in posteriore Depression und Schulterblatt in posteriore Elevation (☐ Abb. 11.4)
- Kombination für das Rollen in der Seitenlage: Schulterblatt und Becken beide in anteriore Elevation und für das Zurückrollen in die Rückenlage beide in posteriore Depression

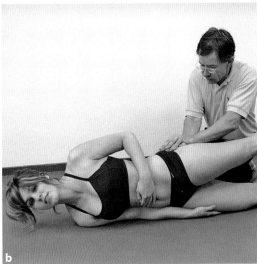
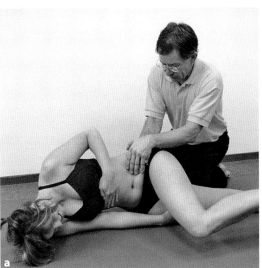

Abb. 11.2 a, b Rollen mithilfe des Beckens. **a** Vorwärts mit anteriorer Elevation, **b** rückwärts mit posteriorer Depression

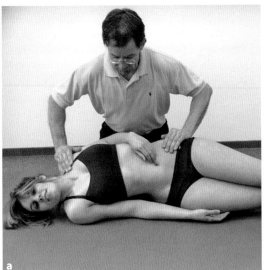
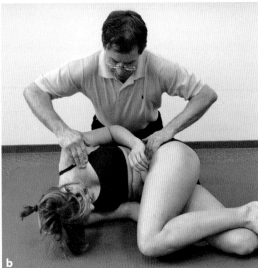

Abb. 11.3 a, b Rollen in Seitenlage: Becken in anteriorer Elevation und Schulterblatt in anteriorer Depression

Rollen durch Einsatz der Arme

Die Armpatterns können ebenso wie die Schulterblattbewegungen zur Kräftigung der Rumpfmuskulatur und zur Fazilitation des Rollens genutzt werden. Wenn der Patient einen kräftigen Arm hat, wird die Fazilitation des **Rollens in die Seitenlage** mit den Adduktionsarmpatterns und die Fazilitation des **Rollens auf den Rücken** mit den Abduktionsarmpatterns durchgeführt. Bei diesen Übungen kann der Ellbogen gebeugt oder gestreckt sein. Es ist aber auch möglich, dass er während der gesamten Bewegung in einer Position bleibt.

Der Therapeut setzt den kräftigsten Muskeln der Schulter oder des Ellbogens einen Widerstand entgegen, um eine Irradiation der Rumpfmuskulatur zu erreichen. Auch hier sollte der Patient den Kopf in die Bewegungsrichtung des Armes mitbewegen und gleichzeitig zur Unterstützung der Kopfbewegung in die Bewegungsrichtung des Armes schauen. Der Therapeut platziert zur besseren Kontrolle der gesamten Bewegung des Armpatterns die distale Hand entweder an der Hand oder am Unterarm des Patienten. Die proximale Hand wird je nach der angestrebten Zielsetzung

11

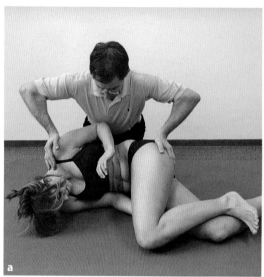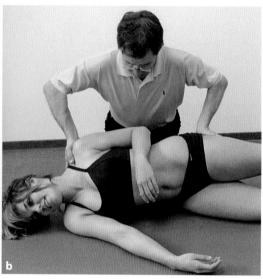

Abb. 11.4 a, b Rollen in Rückenlage: Becken in posteriorer Depression und Skapula in posteriorer Elevation

positioniert. Die Platzierung an oder in der Nähe des Schulterblattes ist jedoch meistens am effektivsten. Darüber hinaus kann die proximale Hand auch zum Setzen von Widerständen und zum Führen der Bewegung am Kopf des Patienten platziert werden.

Die **Kommandos** können auf den einzelnen Patienten abgestimmt umfassender oder kurz und einfach sein. Das Kommando zur Fazilitation des Rollens auf die Seite mit dem Armpattern Extension – Adduktion könnte lauten: »Greifen Sie meine Hand. Ziehen Sie Ihren Arm zur gegenüberliegenden Hüfte. Heben Sie den Kopf und drehen Sie sich.« Eine kürzere Variation wäre: »Finger und Hand schließen und drehen Sie.«

Für die Fazilitation des Zurückrollens über das Armpattern Flexion – Abduktion könnte das Kommando lauten: »Finger und Hand strecken. Bringen Sie den Arm hoch. Schauen Sie zu Ihrer Hand und drehen Sie sich zurück.« Ein einfacheres Kommando wäre: »Finger und Hand strecken und rollen Sie zurück.«

Der Therapeut bringt den gesamten Arm unter Traktion in die Vordehnung, so dass sowohl die Schulterblatt- als auch die synergistische Rumpfmuskulatur ausreichend gedehnt sind. Am Anfang der Armbewegung sollte der Therapeut so viel Widerstand setzen, dass die Schulterblatt- und die Rumpfmuskulatur fühl- und sichtbar kontrahieren. Anschließend wird der Widerstand so dosiert, dass die Bewegungen von Schulterblatt und Rumpf möglich werden.

Zur betonten Fazilitation des Rumpfes und des Rollens kann der Therapeut dem Arm an der kraftvollsten Stelle im Bewegungspattern einen Haltewiderstand entgegensetzen und die Technik Wiederholte Kontraktionen zur Rumpfaktivierung und Förderung des Rollens einsetzen. Darüber hinaus kann der Arm am Ende der Bewegung durch Approximation und Rotationswiderstände in einen Haltewiderstand (»lock-in«) gesetzt werden und von da aus das Rollen fazilitieren.

> **▸** Die Übung ist auf die Rumpfmuskulatur und nicht auf die Schultermuskulatur ausgerichtet (Drehpunktveränderung).

Unilateraler Armeinsatz

Man kann folgende Patterns anwenden (☐ Abb. 11.5):

- Flexion – Adduktion – Außenrotation (☐ Abb. 11.5a) und Ulnarstoß-Pattern (☐ Abb. 11.5g): Auf die Seite rollen mit Rotation, Extension und Lateralflexion des Rumpfes. Das Rollen wird zusätzlich durch die Nackenextension und -rotation, Rumpfverlängerung über die ventrale Rumpfmuskulatur in dieselbe Richtung fazilitiert.
- Extension – Abduktion – Innenrotation (☐ Abb. 11.5b) und Ulnar-Withdrawal-Patterns: Zurückrollen mit Extension, Lateralflexion und Rotation des Rumpfes. Die Rollbewegung wird durch die Nackenrotation

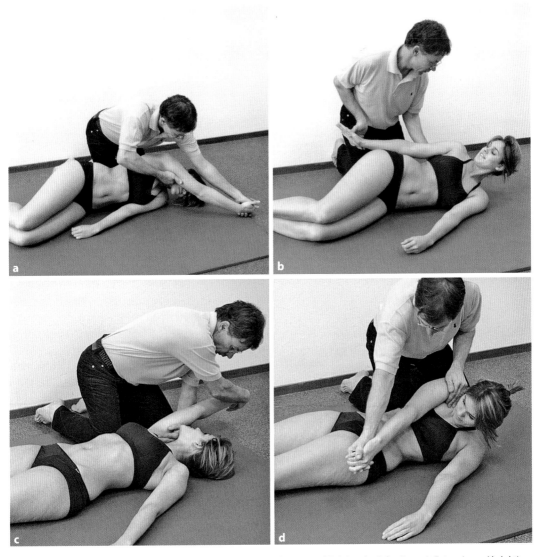

Abb. 11.5 a–g Rollen mithilfe des Armes. **a** Vorwärts mit Flexion – Adduktion, **b** rückwärts mit Extension – Abduktion, **c**, **d** vorwärts mit Extension – Adduktion

und -lateralflexion in dieselbe Richtung unterstützt.

- Extension – Adduktion – Innenrotation (◘ Abb. 11.5c, d) und Radialstoß-Patterns: In die Seitenlage rollen mit Rumpfflexion. Die Nackenflexion in dieselbe Richtung fazilitiert diese Rollbewegung.
- Flexion – Abduktion (◘ Abb. 11.5e, f): Zurückrollen auf den Rücken mit Rumpfextension. Das Rollen wird durch die Nackenextension in dieselbe Richtung unterstützt.

Bilaterale Armbewegungen

- In die Seitenlage rollen mit Rumpfflexion über Chopping (◘ Abb. 11.6a) oder die Umkehrbewegung von Lifting (◘ Abb. 11.6d).
- In die Seitenlage rollen mit Rumpfextension über Reversal of Chopping (◘ Abb. 11.6e) über Lifting (◘ Abb. 11.6b, c).
- Lifting: Zurückrollen auf den Rücken mit Rumpfextension (◘ Abb. 11.6b, c).

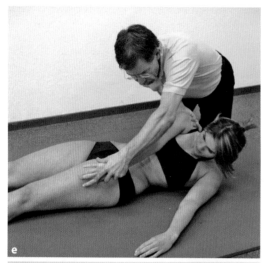

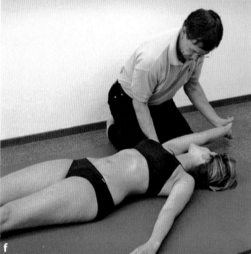

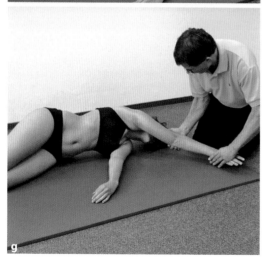

◻ Abb. 11.5 (Fortsetzung) **e–f** Rückwärtsrollen mit Flexion – Abduktion, **g** Vorwärtsrollen mit Ulnar Thrust

Rollen durch Einsatz der Beine

Die Beinpatterns können wie die Armpatterns zur Fazilitation des Rollens und zur Kräftigung der Rumpfmuskulatur eingesetzt werden. Das Knie kann dabei gebeugt oder gestreckt sein, es kann auch einfach in einer Position verbleiben. Wie beim Ellbogen sollte der stärksten Kniemuskulatur zur Fazilitation des Rollens ein Widerstand entgegengesetzt werden. Das Vorwärtsrollen auf den Bauch wird über die Flexionsmuster und das Zurückrollen über die Extensionsmuster des Beines fazilitiert. Auch beim Einsatz der Beinpatterns wird der Patient aufgefordert, den Kopf in die Rollrichtung mitzubewegen.

Die **Nackenflexion** stimuliert das Rollen auf die Seite und die **Nackenextension** fazilitiert das Zurückrollen auf den Rücken.

Der Therapeut platziert seine distale Hand am Fuß des Patienten. Dadurch ist der Therapeut in der Lage, die gesamte Bewegung des Beines und den Widerstand am Knie gut zu kontrollieren. Um die Bewegung effektiver zu machen, ist der Widerstand am Knie wichtiger als der an der Hüfte. Die proximale Hand wird in der Regel entweder am Oberschenkel oder am Becken positioniert. Setzt der Therapeut allerdings das Beinpattern Flexion – Abduktion ein, kann er die proximale Hand auch zur Fazilitation der Rumpfflexion auf die Spinae iliaca anterior superior der anderen Seite platzieren.

Die **Bewegungskommandos** können auch hier umfassend oder kurz und einfach sein. Nachdem der Therapeut dem Patienten gesagt hat, was er machen soll, könnte das umfassende Kommando für das Rollen in die Seitenlage mithilfe des Beinpatterns Flexion – Abduktion lauten: »Fuß hoch, ziehen Sie Ihr Bein hoch und nach außen. Rollen Sie auf die Seite«. Ein kurzes, einfaches Kommando wäre für dieselbe Bewegung: »Fuß hoch und rollen Sie auf die Seite«. Für das Zurückrollen mit dem Einsatz des Beinpatterns Extension – Adduktion könnte die umfassende Anweisung lauten: »Fußspitze runter, strecken Sie Ihr Bein und rollen sie zurück auf den Rücken«.

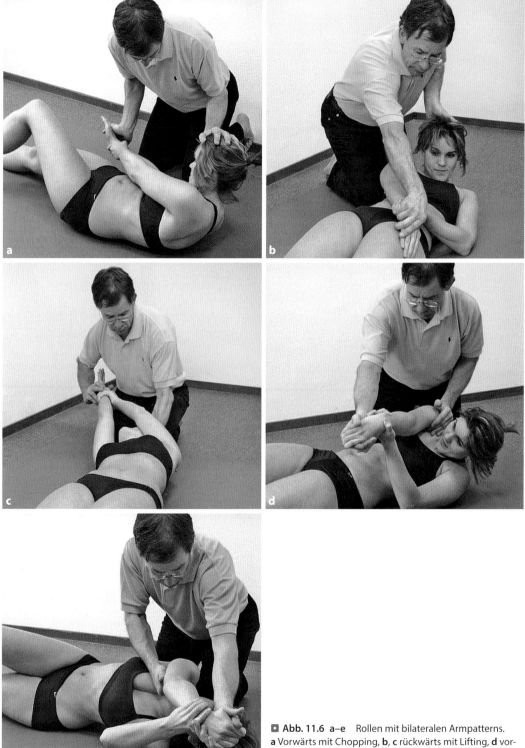

◘ **Abb. 11.6 a–e** Rollen mit bilateralen Armpatterns.
a Vorwärts mit Chopping, **b**, **c** rückwärts mit Lifting, **d** vorwärts mit Reversal (Umkehr) of Lifting, **e** vorwärts mit
Reversal of Chopping

11

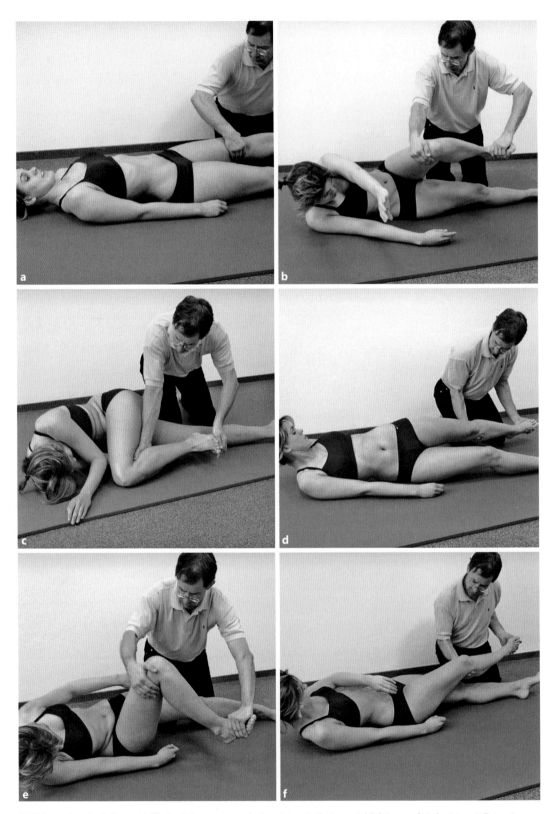

⬛ Abb. 11.7 a–f Rollen mithilfe der Beinpatterns. **a, b** Vorwärts mit Flexion – Adduktion, **c, d** rückwärts mit Extension – Abduktion, **e** vorwärts mit Flexion – Abduktion, **f** rückwärts mit Extension – Adduktion

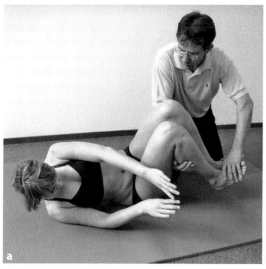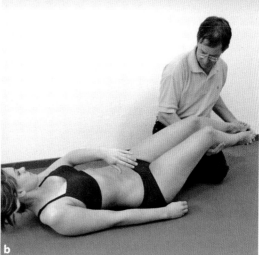

◻ Abb. 11.8 a, b Rollen mit bilateralen Beinpatterns. **a** Vorwärts mit Beinflexion, **b** rückwärts mit Beinextension

Ein einfaches Bewegungskommando wäre: »Fuß runter und rollen Sie zurück«.

Vor dem Bewegungsbeginn wird die Bein- und die Rumpfmuskulatur in die Vordehnung gebracht. Zu Beginn der Bewegung setzt der Therapeut der Bewegung zunächst so viel Widerstand entgegen, dass die Rumpf- und die Beinmuskulatur kontrahiert. Anschließend lässt der Therapeut die gesamte Bewegung zu. Zur betonten Fazilitation der Rumpfmuskulatur und der Rollbewegung kann er dem Bein an der kraftvollsten Stelle einen Haltewiderstand entgegensetzen, das Bein dadurch »einrasten« und anschließend den Rumpf und die Rollbewegung mit der Technik Wiederholte Kontraktionen zusätzlich fazilitieren.

> **Praxistipp**
>
> ▬ Die Aktion ist Rollen, das Bein ist der Hebel.
> ▬ Für das Rollen werden die Techniken am Rumpf ausgeübt.

Unilateraler Beineinsatz

▬ **Flexion – Adduktion**: Vorwärtsrollen (◻ Abb. 11.7) mit Rumpfflexion (◻ Abb. 11.7a, b).
▬ Extension – Abduktion: Auf den Rücken rollen mit Rumpfextension und Rumpfverlängerung (◻ Abb. 11.7c, d).

▬ **Flexion – Abduktion**: In die Seitenlage rollen mit Rumpflateralflexion, -flexion und -rotation (◻ Abb. 11.7e).
▬ **Extension – Adduktion**: Zurückrollen mit Rumpfextension, -elongation und -rotation (◻ Abb. 11.7f).

Bilateraler Beineinsatz

▬ **Flexion**: In die Seitenlage rollen (◻ Abb. 11.8) mit Rumpfflexion (◻ Abb. 11.8a).
▬ **Extension**: Auf den Rücken zurückrollen mit Rumpfextension (◻ Abb. 11.8b).

Nackenpatterns (◻ Abb. 9.9)

Kopf und Nacken bewegen sich bei allen Rollbewegungen mit. Wenn Arm und Schulterblatt des Patienten nicht schmerzfrei oder nicht kräftig genug sind, sollte ausschließlich der Nacken zum Fazilitieren des Rollens benutzt werden. Die Nackenflexion sollte mit Traktion, die Nackenextension mit leichter Kompression kombiniert werden.

▬ **Flexion**: Von der Rücklage in die Seitenlage rollen (◻ Abb. 9.9a, b).
▬ **Extension**: Von der Bauchlage über die Seitenlage in die Rücklage rollen (◻ Abb. 9.9c).

> **Praxistipp**
>
> ▬ Die Aktion ist Rollen, und die Halswirbelsäule dient dabei als Hebel.

- Für eine seitliche Bewegung sollte die Halswirbelsäule stärker rotiert werden.
- Für Rollbewegungen werden die Techniken am Rumpf ausgeführt.

11.4.2 Unterarmstütz

Der Unterarmstütz ist die ideale Position zur Förderung der Stabilität von Kopf, Nacken und Schultern. In dieser Ausgangsstellung können Nackenpatterns gegen Widerstand ohne große Belastung und/oder Schmerzen ausgeführt werden. Die Armpatterns können in dieser Position nicht nur zur Kräftigung des bewegenden Armes, sondern auch zur Kräftigung und Stabilisierung der Schulter und der Schulterblattmuskulatur des Stützarmes angewandt werden. Darüber hinaus eignet sich diese Position besonders zum Üben der Gesichtsmuskulatur und des Schluckens.

Mobilität (Einnehmen der gewählten Position)
Der Patient kann aus verschiedenen Positionen in den Unterarmstütz gelangen (◘ Abb. 11.9). Die Autoren empfehlen für den Patienten, der nicht selbständig diese Position einnehmen kann, drei Möglichkeiten:
- aus dem Seitsitz,
- aus der Rückenlage in die Bauchlage rollen und auf die Ellbogen kommen,
- aus der Bauchlage (◘ Abb. 11.9a–d).

Wird die Bewegung in die gewünschte Position gegen die Schwerkraft durchgeführt, setzt der Therapeut der konzentrisch verlaufenden Kontraktion Widerstand entgegen (z. B. »von der Bauchlage in den Unterarmstütz kommen«, ◘ Abb. 11.9c, d). Wird die Bewegung dagegen mittels Schwerkraft durchgeführt, setzt der Therapeut der exzentrisch verlaufenden Kontraktion Widerstand entgegen (z. B. »aus dem Seitsitz in die Bauchlage gehen«).

Stabilität
Sobald der Patient die gewünschte Position sicher handhaben kann, beginnt der Therapeut mit Stabilisationsübungen für den Nacken, oberen Rumpf und die Schultern. Für diese Übungen kombiniert der Therapeut die Approximation auf dem Schulterblatt mit Widerständen in diagonaler und Rotationsrichtung. Gleichzeitig sollte der Therapeut darauf achten, dass der Patient seine Schulterblatt-

muskulatur gut angespannt hält, der Rumpf nicht durchhängt und diese funktionelle Position durch den Patienten aktiv gehalten wird.

Neben den Widerständen am Schulterblatt können zur Stabilisation auch dosierte bzw. angepasste Widerstände an Kopf und Nacken gesetzt werden (◘ Abb. 11.9e). Voraussetzung für das Setzen dieser Widerstände ist, dass Nacken und Kopf sich in der Verlängerung des Rumpfes befinden und nicht nach vorne oder hinten gebeugt sind.

Die Technik Rhythmische Stabilisation eignet sich hier besonders gut zum Stabilisationstraining. Für Patienten, die nicht in der Lage sind, isometrische Kontraktionen auszuführen, wird die Technik Stabilisierende Umkehr angewandt.

Mobilität auf Stabilität (Bewegung)
Im Unterarmstütz können Kopf und Nacken, aber auch Oberkörper und Arme gut trainiert werden. Es folgen vier Übungsbeispiele (◘ Abb. 11.10).

Beispiele
- **Kopf- und Nackenbewegungen**: Der Therapeut kann z. B. den Bewegungen in Flexion – Extension – Rotation einen Widerstand entgegensetzen oder die Techniken Dynamische Umkehr und Kombination isotonischer Bewegungen zum Üben anwenden.
- **Obere Rumpfrotation**: Die Bewegung der oberen Rumpfrotation kann gut mit der Rotation von Kopf und Nacken kombiniert werden. Die Technik Dynamische Umkehr kann auch hier mit Widerständen am Schulterblatt oder gleichzeitig an Schulterblatt und Kopf eingesetzt werden (◘ Abb. 11.10a, b).
- **Gewichtsverlagerung**: Das Gewicht kann von einem auf den anderen Arm verlagert werden oder aber nur auf einem Arm lagern. Dafür können die Techniken Kombination isotonischer Bewegungen und Dynamische Umkehr angewandt werden. – Das Gewicht kann auch auf Unterarme und Füße verteilt werden (◘ Abb. 11.10e).
- **Armbewegungen**: Das Gewicht wird auf einen Arm verlagert, so dass der andere Arm sich frei bewegen bzw. die Bewegungspatterns ausführen kann. Hier können dann z. B. Techniken wie Kombination isotonischer Bewegungen, denen evtl. eine aktive Umkehrbewegung des antagonistischen Patterns folgt, angewandt werden. Für den

11

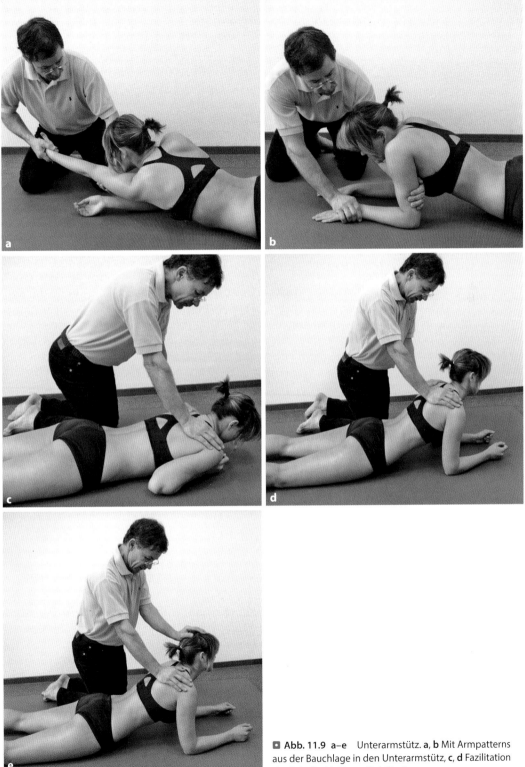

◘ **Abb. 11.9 a–e** Unterarmstütz. **a**, **b** Mit Armpatterns aus der Bauchlage in den Unterarmstütz, **c**, **d** Fazilitation des Schulterblattes, **e** Stabilisation

Stützarm kann zur Stabilisation die Technik Stabilisierende Umkehr eingesetzt werden (◻ Abb. 11.10c, d).

> **Praxistipp**
>
> ▬ Der Unterarmstütz ist eine aktive Position. Der Patient sollte aktiv stützen, wobei die Schulterblätter dann stabilisiert werden.
> ▬ Verursacht diese Position in der Lendenwirbelsäule Schmerzen, kann der Patient z. B. ein Kissen unter seinen Bauch legen.

11.4.3 Seitenlage mit Ellbogenstütz und Seitsitz

Dies sind sozusagen Positionen zwischen Liegen und Sitzen. Das Körpergewicht wird von einem Arm, einem Bein und der dazugehörigen Rumpfseite getragen. Der andere Arm kann entweder auch einen Teil des Körpergewichtes tragen oder funktionelle Aktivitäten ausführen. In dieser Position sollte der Patient dynamische Bewegungen für funktionelle Aktivitäten erlernen (Vor- und Rückwärts bewegen).

Die Seitenlage mit Ellbogenstütz (◻ Abb. 11.11b–d) und Seitsitz (◻ Abb. 11.11e) eignen sich besonders zum Üben der Schulterblatt- und Beckenpatterns. Die Rumpfmobilität kann z. B. durch die Kombinationen von dynamisch ausgeführten reziproken Schulterblatt- und Beckenbewegungen gefördert werden. Die Verbesserung der Stabilität im Rumpf kann durch den Einsatz stabilisierender Kontraktionen der reziproken Bewegungspatterns erreicht werden.

Nachfolgend sind einige der besonders häufig eingesetzten Aktivitäten aufgelistet. Die Variationsmöglichkeiten sind auch hier unbegrenzt:

Mobilität
Die Seitenlage mit Ellbogenstütz oder den Seitsitz einnehmen:
▬ aus der Seitenlage,
▬ aus dem Unterarmstütz (◻ Abb. 11.11),
▬ aus dem Sitzen,
▬ aus dem Vierfüßlerstand.

Stabilität
▬ mit stabilisierenden Widerstand am Kopf, Schulter und Becken

Mobilität auf Stabilität
▬ Dynamische Schulterblatt- und Beckenbewegungen (◻ Abb. 11.12a–d),
▬ Dynamische Übungen der oberen Extremität auf stabilisierten Rumpf und gewichttragender Schulter obere Extremitäten übernehmen das Gewicht (◻ Abb. 11.12e),
▬ Beinpatterns (◻ Abb. 11.12f),
▬ »Scooting« (◻ Abb. 11.12g, h),
▬ von der Seitenlage mit Unterarmstütz (◻ Abb. 11.12) zum Sitzen kommen,
▬ vom Seitsitz in den Unterarmstütz gehen,
▬ vom Seitsitz in den Vierfüßlerstand kommen.

11.4.4 Vierfüßlerstand

Der Vierfüßlerstand eignet sich besonders zum Üben von Rumpf, Hüften, Knien und Schultern. Darüber hinaus können viele funktionelle Aktivitäten in dieser Position ausgeführt werden. Wenn er sich auf dem Boden befindet, sollte der Patient in der Lage sein, ein kleines Stück über den Fußboden zu kriechen, z. B. zum Rollstuhl.

Folgende Voraussetzungen müssen für den Einsatz des Vierfüßlerstands gegeben sein:
▬ Rumpf- und Schulterblattmuskulatur müssen stark genug sein.
▬ Die Übungen dürfen keine starken Kniebeschwerden bzw. -schmerzen verursachen.

Für Patienten mit Schmerzen oder Stabilisationsproblemen im Rücken wirkt sich das Arbeiten im Vierfüßlerstand besonders positiv aus, da sich der Rücken hier in einer Haltung befindet, in der er kaum Gewicht zu tragen hat.

Viele Bewegungen sind in dieser Ausgangsstellung möglich. Zur Verbesserung der Stabilität des Rumpfes und der Extremitäten im Vierfüßlerstand werden vor allem die Techniken Stabilisierende Umkehr und Rhythmische Stabilisation eingesetzt. Die Gewichtsverlagerung wird mit dynamisch ausgeführten Bewegungen in der Diagonalen, dem sog. »Rocking« (◻ Abb. 11.16a–c) trainiert. Dafür können die Techniken Kombination isotonischer Bewegungen oder Dynamische Umkehr angewandt werden. Mobilität und Stabilität des Patienten werden durch den Einsatz der Kriechbewegung – mit und ohne Widerstand durchgeführt – gleichermaßen verbessert.

Wenn der Patient imstande ist, sich selbständig in den Vierfüßlerstand zu bewegen, kann der The-

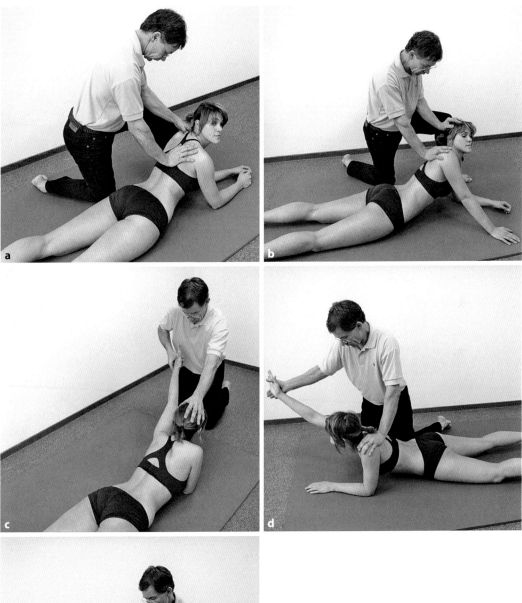

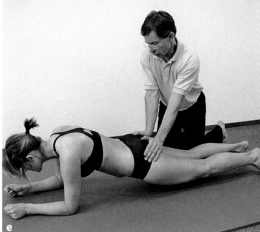

Abb. 11.10 a–e Unterarmstütz: Stabilität und Bewegung. **a** Reziproke Schulterblattpatterns, **b** Widerstand am Kopf und am Schulterblatt, **c** Widerstand am Kopf und am gehobenen Arm, **d** Widerstand am gehobenen Arm und am kontralateralen Schulterblatt, **e** Abstützen auf Unterarme und Füße mit Widerstand am Becken

11

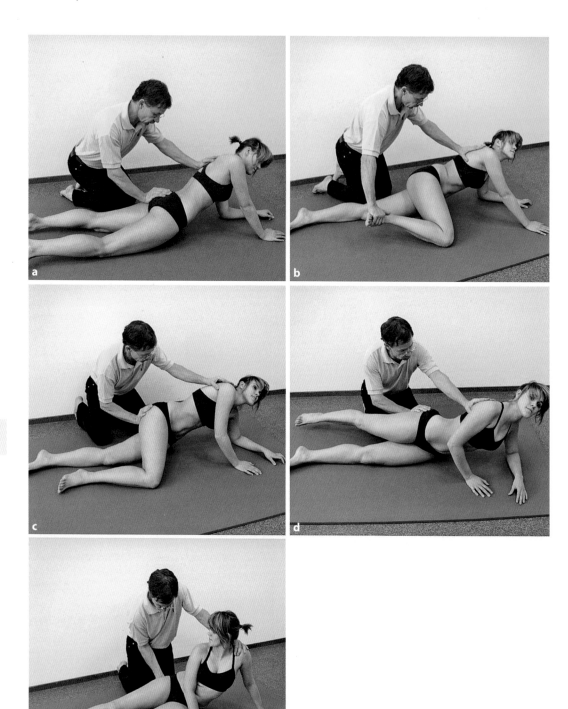

☐ **Abb. 11.11 a–e**   Vom Unterarmstütz über die Seitenlage mit Unterarmstütz in den Seitsitz kommen. **a** Widerstand für die Gewichtsverlagerung nach links, **b** Stabilisieren an der Schulter und Vorwärtsbewegen des Beins,
c–e Widerstand am Schulterblatt und am Becken

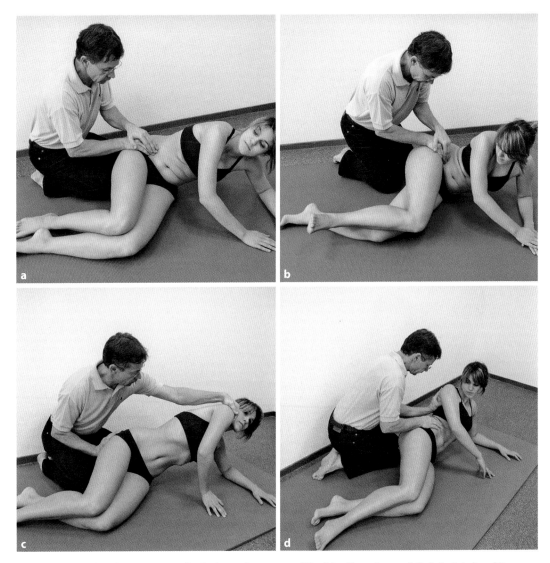

◘ Abb. 11.12 a–d **a,b** Bewegungen des Beckens **c** Betonung auf Gewichtsübernahme auf die linke Schulter, **d** Bewegungen des Beckens und Schulterblatt

rapeut gleichzeitig Widerstand am Schulterblatt, am Becken und am Kopf geben.

Die Stadien der motorischen Kontrolle können wie folgt ausgeführt werden:

Mobilität
Einnehmen des Vierfüßlerstandes (◘ Abb. 11.13):
- aus dem Unterarmstütz (◘ Abb. 11.13a–e),
- aus dem Seitsitz (◘ Abb. 11.13f, g).

Stabilität
Gleichgewichtsübungen (◘ Abb. 11.14)

Mobilität auf Stabilität
- Rumpfübungen (◘ Abb. 11.15),
- »Rocking« vor- und rückwärts (◘ Abb. 11.16a–c),
- Arm- und Beinpatterns (◘ Abb. 11.17).

Fertigkeiten
Kriechen:
- gegen Widerstand an Schulterblatt oder Becken,
- gegen Widerstand an den Beinen (Beinpatterns) (◘ Abb. 11.18),
- gegen Widerstand an Armbewegungen.

11

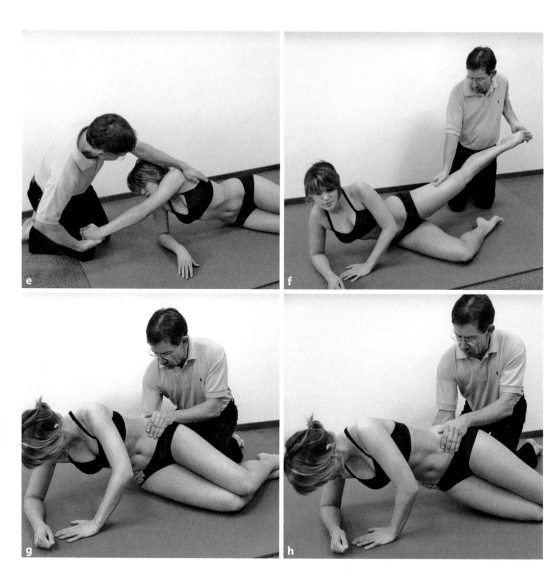

◘ **Abb. 11.12** (Fortsetzung) **e** Widerstand am linken Arm für Flexion – Adduktion und Widerstand am Thorax für die Rumpfverlängerung links, **f** Hüftextension- und abduktion, **g**, **h** Vorwärts bewegen im Seitsitz

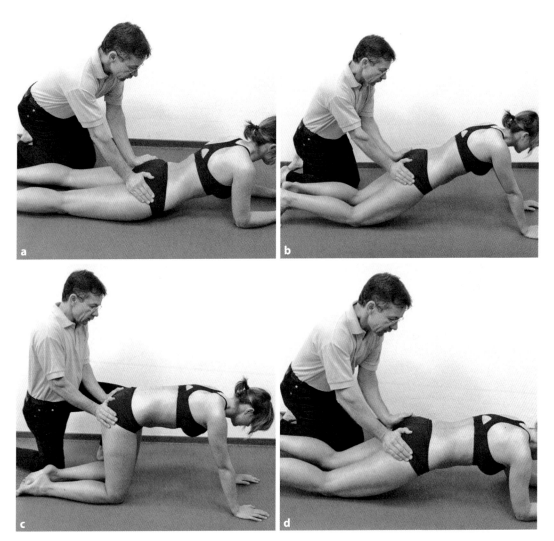

◨ **Abb. 11.13 a–g** Vom Unterarmstütz in den Vierfüßlerstand. **a–c** Widerstand am Becken, **d** Vom Unterarmstütz, mittlere Position, Widerstand am Becken

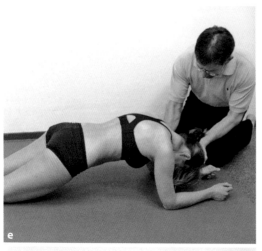

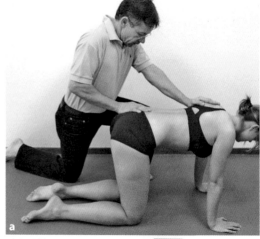

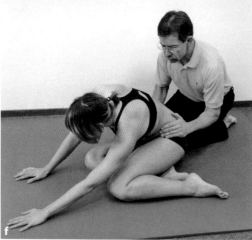

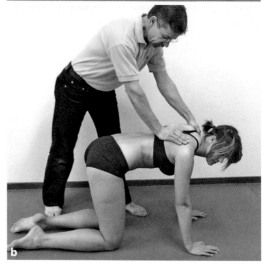

■ **Abb. 11.14 a, b**   Gleichgewicht im Vierfüßlerstand

11

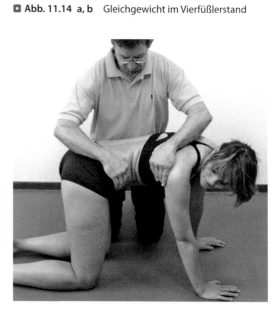

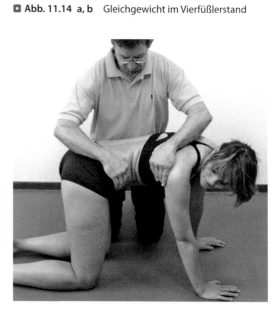

■ **Abb. 11.13**   (Fortsetzung) **e** Widerstand am Nacken,
f, **g** Vom Seitsitz mit Widerstand am Becken

■ **Abb. 11.15**   Vierfüßlerstand: Lateralflexion des Rumpfes

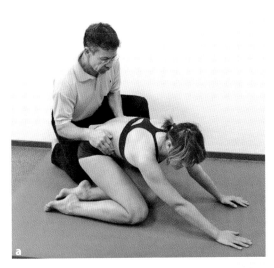

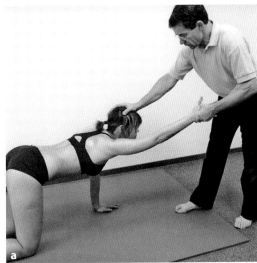

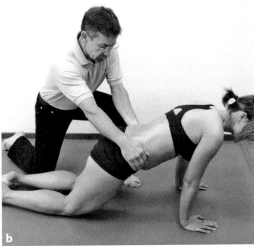

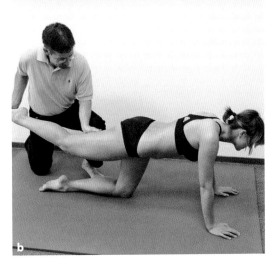

Abb. 11.17 a, b Arm- und Beinbewegungen im Vierfüßlerstand

Abb. 11.16 a–c Vierfüßlerstand: Rocking vorwärts und rückwärts

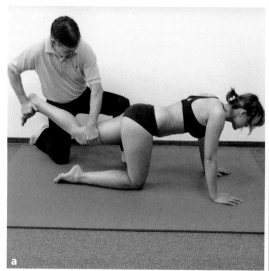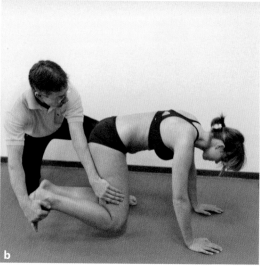

◻ **Abb. 11.18 a, b**   Vierfüßlerstand: mit Widerstand gegen die Beinbewegung, linkes Bein in Flexion-Adduktion-Außenrotation, rechtes Bein in Flexion – Abduktion – Innenrotation

11.4.5 Kniestand

Im Kniestand können – mit und ohne Unterstützung der Arme – vor allem Rumpf, Hüften und Knie geübt werden. Diese Haltung ist funktionell gesehen für die Bewegung »runter zum Boden und wieder aufstehen vom Boden« sehr wichtig. Wenn sich der Patient beispielsweise wegen Knieproblemen nicht hinknien kann, kann er viele der nachfolgenden Übungen auch im Fersensitz ausführen.

Zur Steigerung der Stabilität und zur Kräftigung der Rumpfmuskulatur werden am Schulterblatt und gleichzeitig am Becken Widerstände gesetzt. Die Techniken Stabilisierende Umkehr und Rhythmische Stabilisation eignen sich dafür besonders gut. Zur Verbesserung der Kraft, Koordination und der Beweglichkeit von Hüften und Knie wird der Bewegung »vom Kniestand zum Seitsitz und wieder zurück« Widerstand entgegengesetzt. Der Einsatz der Technik Kombination isotonischer Bewegungen ermöglicht hier das Üben der konzentrischen und der exzentrischen Kontraktionen. Man kann dafür die Stadien der motorischen Kontrolle verwenden:

Mobilität
Einnehmen des Kniestandes (◻ Abb. 11.19):
▬ aus dem Fersensitz (◻ Abb. 11.19c, d),
▬ aus dem Seitsitz (◻ Abb. 11.19a, b),
▬ aus dem Vierfüßlerstand
    (◻ Abb. 11.19g, 11.20).

Stabilität
Gleichgewichtsübungen (◻ Abb. 11.21):
▬ Widerstände am Schulterblatt
    (◻ Abb. 11.21a),
▬ Widerstände am Schulterblatt und Kopf
    (◻ Abb. 11.21b),
▬ Widerstände am Becken,
▬ Widerstände an Becken und Schulterblatt
    (◻ Abb. 11.21c),
▬ Widerstände am Rumpf und Kopf
    (◻ Abb. 11.21d),
▬ Widerstände an den Armen
    (◻ Abb. 11.21e, f) im Fersensitz.

Fertigkeiten
Laufen im Kniestand (◻ Abb. 11.22):
▬ vorwärts (◻ Abb. 11.22a, b),
▬ rückwärts (◻ Abb. 11.22c),
▬ seitwärts (◻ Abb. 11.22d, e).

11.4.6 Einbeinkniestand

Diese Position ist die letzte Phase der Sequenz des Bewegungsablaufes »vom Liegen zum Stehen kommen«. Hinsichtlich der Funktionalität dieser Position ist es wichtig, während des Trainings abwechselnd das linke bzw. das rechte Bein des Patienten nach vorne zu setzen. Um vom Kniestand in den Einbeinstand zu wechseln, wird vom Patienten eine Gewichtsverlagerung verlangt.

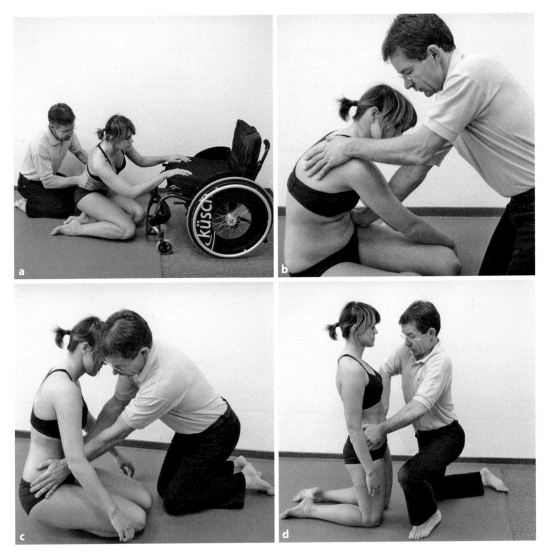

◻ Abb. 11.19 a–g Kniestand einnehmen. **a**, **b** Bewegen vom Seitsitz zum Kniestand, **c**, **d** Bewegen vom Fersensitz zum Kniestand, Widerstand am Becken

Gleichzeitig muss er das Spielbein bewegen, während das andere die Stabilität gewährt. Diese Aktivität fordert und fördert beim Patienten Balance, Koordination, Kraft und Bewegungsausmaß.

Zur Kräftigung von Rumpf und Beinen werden auch hier verschiedene Techniken eingesetzt, die dynamische und stabilisierende Übungskomponenten beinhalten. Darüber hinaus kann in dieser Position auch die Mobilität der unteren Extremitäten positiv beeinflusst werden; z. B. führt die Gewichtsverlagerung nach vorne zu einer vermehrten Dorsalflexion im vorderen Fuß und gleichzeitig zu einer vermehrten Hüftextension des hinteren Beines. Der Einbeinkniestand ermöglicht zahlreiche Übungsvariationen:

Mobilität
Einnehmen des Einbeinkniestandes:
▬ aus dem Kniestand (◻ Abb. 11.23),
▬ aus dem Stand.

Stabilität
Gleichgewichtsübungen (◻ Abb. 11.24)

Mobilität auf Stabilität
▬ Gewichtsverlagerung nach hinten mit Rumpfverlängerung (◻ Abb. 11.24c),
▬ Gewichtsverlagerung nach vorne,
▬ Gewichtsverlagerung auf das hintere Bein mit Rumpfverlängerung (◻ Abb. 11.24c),
▬ Aufstehen (◻ Abb. 11.25).

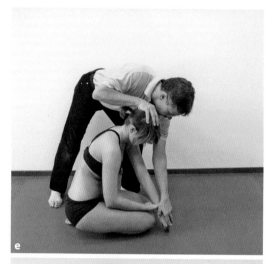

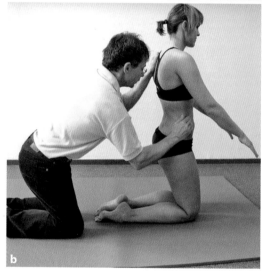

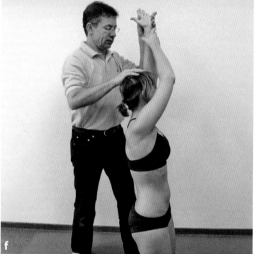

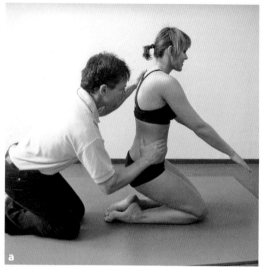

■ **Abb. 11.20 a, b**   Vom Vierfüßlerstand zum Kniestand

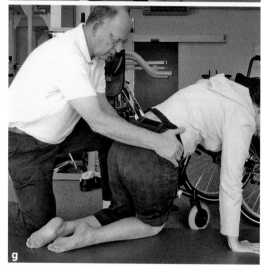

■ **Abb. 11.19**   (Fortsetzung) **e, f** Lifting nach links gegen Widerstand, **g** Transfer Boden-Rollstuhl bei einer Patientin mit inkompletter Paraplegie mit Widerstand am Becken

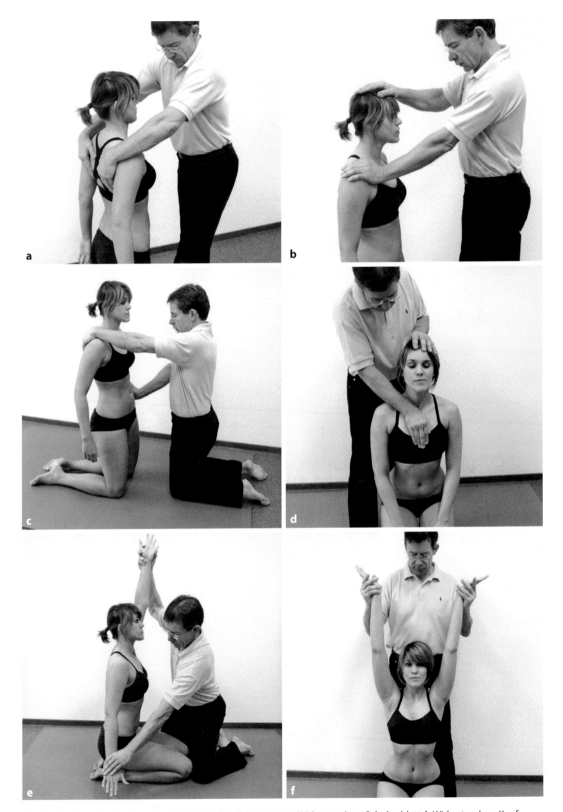

◻ Abb. 11.21 a–f Stabilisation im Kniestand und Fersensitz. **a** Widerstand am Schulterblatt, **b** Widerstand am Kopf und Schulterblatt, **c** Widerstand am Becken und Schulterblatt, **d** Widerstand am Sternum und Kopf zur Aufrichtung des Rumpfs, **e** bilaterale asymmetrische, reziproke Armpatterns, **f** bilaterale symmetrische Armpatterns

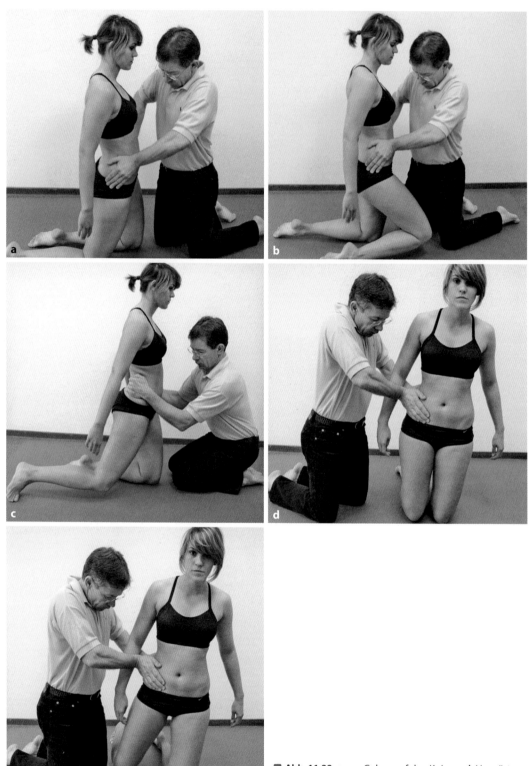

Abb. 11.22 a–e Gehen auf den Knien. **a**, **b** Vorwärtsgehen auf den Knien, **c** rückwärts, **d**, **e** seitwärts

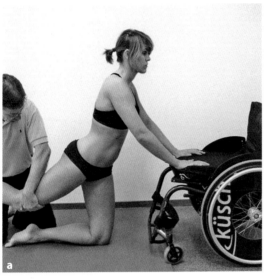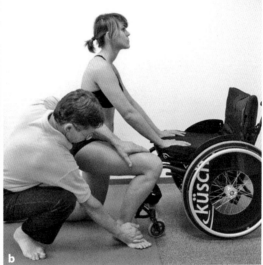

Abb. 11.23 a, b Vom Kniestand zum Einbeinkniestand

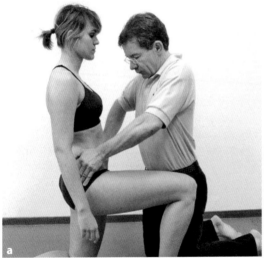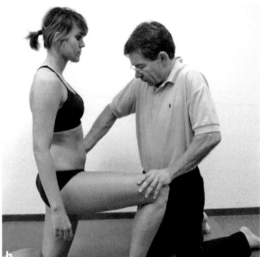

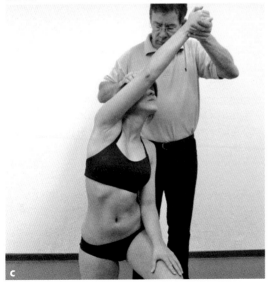

Abb. 11.24 a–c Stabilisation und Gewichtsverlagerung im Einbeinkniestand. **a** Widerstand am Becken, **b** Widerstand am Becken und vorderen Bein, **c** Widerstand am Arm und Kopf für Rumpfverlängerung

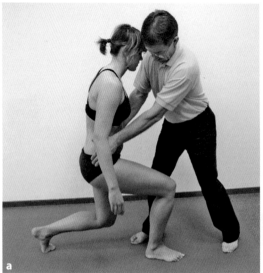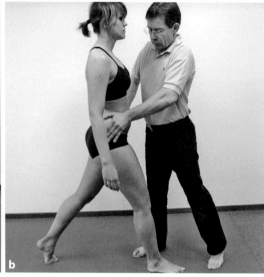

◻ **Abb. 11.25 a, b**   Aufstehen vom Einbeinkniestand

11.4.7 **Vom Bärenstand zum Stand kommen und zurück (◻ Abb. 11.26)**

Diese Bewegung wird vor allem von Patienten, die die Knie gestreckt halten müssen, ausgeführt. Dies betrifft z. B. Patienten mit beidseitig angepassten langen Schienen-Schellen-Apparaten oder Patienten mit beidseitig zu tragenden Oberschenkelprothesen. Darüber hinaus verwenden kleine Kinder und ältere Menschen diese Position, um zum Stehen zu kommen.

Um die Bewegung ausführen zu können, muss die ischiokrurale Muskulatur ausreichend lang sein. Zum Üben steht der Therapeut hinter dem Patienten und fazilitiert die Gewichtsverlagerung. Erst wenn das ganze Körpergewicht gleichmäßig von den Füßen des Patienten getragen wird, kann der Patient die Hände vom Boden lösen und sich aufrichten. Die Bewegung in den Bärenstand kann auch gut aus dem Vierfüßlerstand geübt werden.

11.4.8 **Übungen im Sitzen**

Langsitz

Diese Position ist äußerst funktionell für Aktivitäten, die Patienten aufgrund ihrer Situation im Bett ausführen müssen, z. B. Essen und Ankleiden. Zur Verbesserung der nötigen Sitzbalance können alle stabilisierende Techniken im Langsitz durchgeführt werden. Für das Training

der Sitzbalance ist die Matte ideal, weil sich der Patient durch die unmittelbare Nähe zum Boden sicher fühlt. Darüber hinaus eignet sich der Langsitz zur Kräftigung der Rumpf- und Armmuskulatur und für das Training des Transfers. Das für den Transfer notwendige Hochdrücken und Versetzen des Gesäßes erfordert vom Patienten ausreichend Kraft in der Schulterblatt- und Armmuskulatur. Für die Durchführung der Übungen können die Stadien der motorischen Kontrolle eingesetzt werden:

Mobilität
Einnehmen des Langsitzes:
- aus dem Seitsitz,
- aus der Rückenlage.

Stabilität
Gleichgewichtsübungen im Langsitz (◻ Abb. 11.27) mit und ohne Armstütz (◻ Abb. 11.27a).

Mobilität auf Stabilität
Hochdrücken, evtl. kombiniert mit:
- Widerständen an Becken und Schulter (◻ Abb. 11.27b–d),
- Widerstand an den Beinen (◻ Abb. 11.27e–h).

Fertigkeiten
Versetzen im Langsitz (◻ Abb. 11.27i):
- vor-, rück- und seitwärts,
- auf den Gesäßhälften laufen (»Schinkengang vor- und rückwärts«).

Sitz an der Bankkante

Um Balance im Sitzen aufrechtzuerhalten, ist eine wesentlich größere Rumpfkontrolle notwendig als im Langsitz. Die Reichweite eines Armes erfordert hier sowohl Rumpfstabilität als auch Rumpf-, Hüft- und Armmobilität. Patienten mit spinaler Problematik können auf diese Weise lernen, ihren Rücken zu stabilisieren, während sie in die Hüften bewegen. Dies ist wichtig, wenn sie mit ihren Armen nach etwas reichen wollen.

Der Patient sollte, während er am Rand des Bettes, auf dem Stuhl oder auf der Matte sitzt, zusätzlich zum Training der Stabilität und der Mobilität noch andere Übungen durchführen. Die Rumpf- und Hüftstabilität werden im Sitz durch statische Übungen gesteigert, während die Rumpf- und Hüftmobilität durch dynamische Übungen im Sitz verbessert werden. Darüber hinaus können schwache Rumpf- und Hüftmuskeln durch Widerstandsübungen, die gegen kraftvolle Arme gerichtet sind, fazilitiert werden.

Eine Kombination aus statischen und dynamischen Techniken fördert beim Patienten die Fähigkeit zur Kombination von Balance und Bewegung:

Mobilität

Von der Seitenlage in den Sitz (■ Abb. 11.28):
- Dem Bewegungsablauf in den Sitz kann der Therapeut Widerstände gegen die konzentrisch verlaufende Kontraktion entgegensetzen,
- während der Bewegung zurück in die Seitenlage können der exzentrisch verlaufenden Muskelkontrolle Widerstände entgegengesetzt werden.

Stabilität

Training der Sitzbalance: Dafür eignen sich die Techniken Stabilisierende Umkehr und Rhythmische Stabilisation. Der Widerstand kann an Schultern und Becken oder am Kopf gegeben werden (■ Abb. 11.29). Die Sitzbalance kann wie folgt trainiert werden:
- mit und ohne Unterstützung der Arme,
- mit und ohne Unterstützung der Beine.

Mobilität auf Stabilität
- Rumpfübungen: Die Kräftigung der Rumpfmuskulatur und die Verbesserung der Rumpfkoordination (■ Abb. 11.30) kann mithilfe der Techniken Dynamische Umkehr

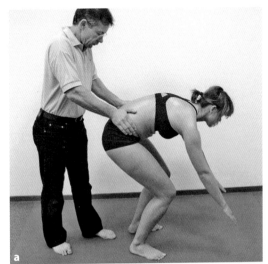

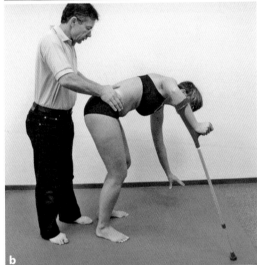

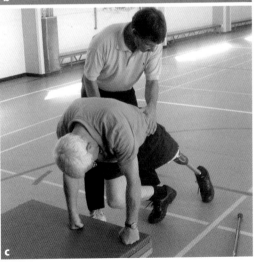

■ **Abb. 11.26 a–c** Zum Boden und zurück. **a, b** Widerstand am Becken, **c** Führung am Becken, Patient mit Oberschenkelamputation des linken Beins

11

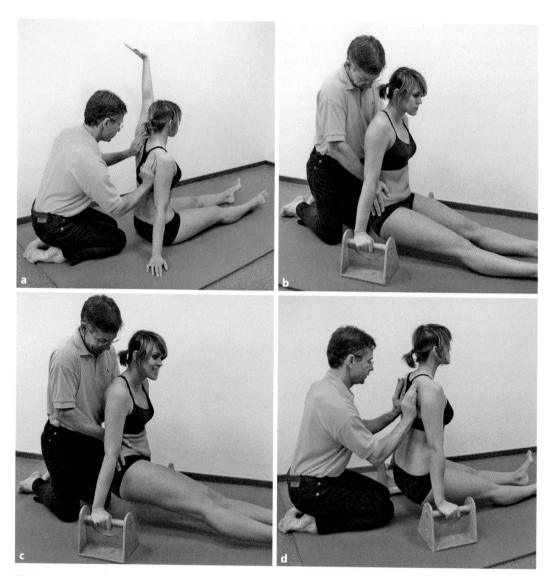

Abb. 11.27   a–i   Übungen im Langsitz. **a** Stabilisation, **b**, **c** Hochstützen, Widerstand am Becken, **d** Widerstand an den Schulterblättern

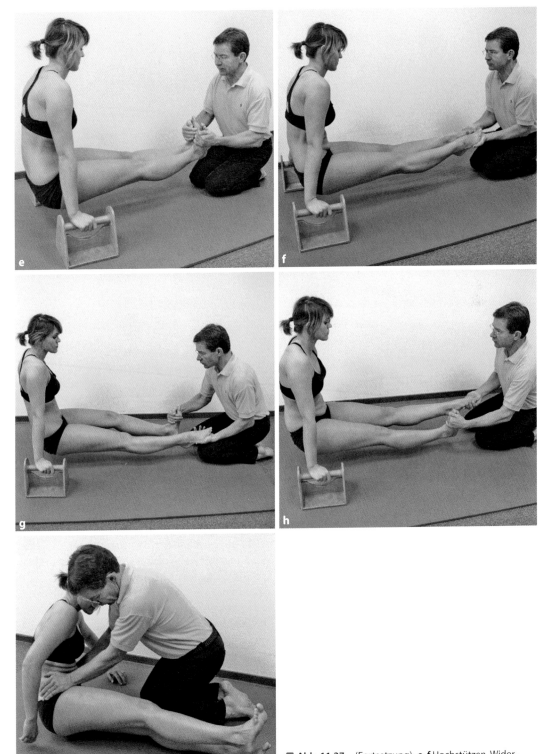

■ Abb. 11.27 (Fortsetzung) e, f Hochstützen, Widerstand an den Beinen, g, h Hochstützen, Widerstand für reziproke Beinpatterns, i Scooting vorwärts

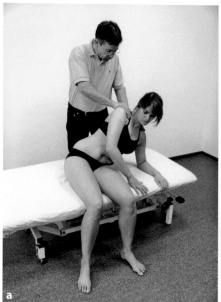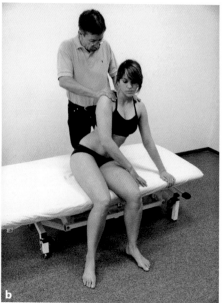

□ Abb. 11.28 a, b   Von der Seitenlage mit Stütz auf den Ellbogen in den Sitz

und Kombination isotonischer Bewegungen erreicht werden (□ Abb. 11.30a, b). Durch das Setzen eines Widerstandes am Schulterblatt (□ Abb. 11.30a, b) oder durch den Einsatz von Chopping und Lifting (□ Abb. 11.30d) kann die Irradiation gesteigert werden.

- Rumpfflexion (□ Abb. 11.30c) und Rumpfextension,
- Schräg-vorwärts-Reichen und zurück erfordert Stabilität und Mobilität von Becken und Rumpf.

Fertigkeiten

- Dynamische Bewegungen: Dynamische Bewegungen im Sitz können entweder mit viel Unterstützung der Arme, z. B. das Hochdrücken im Langsitz, oder ohne Armunterstützung ausgeführt werden. Diese Aktivitäten erfordern von Becken und Rumpf Mobilität und Stabilität. Dynamische Bewegungen können wie im Folgenden aufgelistet trainiert werden:
    - ohne Aufstützen der Arme vor- und rückwärts verschieben (□ Abb. 11.30e),
    - auf die Arme hochstützen, sowohl vor-, rück- und seitwärts,
    - Gewichtsverlagerung von der einen auf die andere Gesäßhälfte.

11.4.9 Brückenaktivitäten (»Bridging«)

Diese Stellung ist für viele ADL-Aktivitäten besonders wichtig, z. B. für das Versetzen im Bett nach links und rechts oder für das Anziehen einer Hose im Liegen.

Außerdem ermöglicht diese Position eine langsame Steigerung der Gewichtsverlagerung auf die Beine ohne das Risiko des Fallens. Das Handhaben dieser Position erfordert jedoch eine selektive Kontrolle der Beinmuskulatur, der unteren Bauchmuskeln, der Gesäßmuskulatur und der ischiokruralen Muskulatur. Der Patient muss in dieser Position die Knie gebeugt halten, während die Hüfte gestreckt und das Gewicht teilweise auf die Füße verlagert wird. Drückt der Patient dabei zusätzlich die Arme auf die Matte, werden auch Aktivitäten der oberen Rumpfmuskulatur, des Nackens und der Armmuskulatur gefördert. Zur Kräftigung und Verbesserung der Stabilität des Rumpfes und der Beine kann der Therapeut Widerstände gegen konzentrische, exzentrische und stabilisierende Kontraktionen setzen. Er kann die Stadien der motorischen Kontrolle einsetzen:

Mobilität

- Einnehmen der Bridging-Position

Wenn der Patient nicht in der Lage ist, diese Position selbständig einzunehmen (in der Seitenlage mit angewinkelten Hüften und Knien bzw. Fazilitation an den Knien, am Becken oder eine Kombination von beiden), werden aus der Rückenlage die bilateralen Beinpatterns mit Hüft- und Kniebeugung geführt oder den Aktivitäten ein Widerstand entgegengesetzt.

Stabilität

Das Stabilisieren (❑ Abb. 11.31a) erfolgt mit:

- Approximation distal am Oberschenkel Richtung Becken, kombiniert mit stabilisierendem Widerstand,
- Approximation distal am Oberschenkel in Richtung Füße, kombiniert mit stabilisierendem Widerstand,
- stabilisierendem Widerstand ohne Approximation.

Die Rumpf- und Beinstabilität wird durch Widerstände und Approximation an den Beinen fazilitiert. Der Widerstand kann in alle Richtungen gegeben werden. Widerstände in der Rumpfdiagonalen führen zur Verstärkung von Rumpfaktivität. Wenn die Kraft des Patienten zunimmt, kann auf Approximation verzichtet werden. Das Setzen der Widerstände erfolgt entweder an beiden Beinen gleichzeitig oder nur an einem Bein. Die Widerstände an beiden Beinen können sowohl in dieselbe Richtung als auch in entgegengesetzte Richtungen gegeben werden.

Mobilität auf Stabilität

- Untere Rumpfrotation in Rückenlage mit angestellten Beinen (❑ Abb. 11.31b): Die Bewegung beginnt mit der diagonal verlaufenden Beinbewegung in Richtung Boden. Nachdem die Hüftrotation beendet ist, rotiert zunächst das Becken und anschließend die Lendenwirbelsäule. Die Bauchmuskeln verhindern eine Zunahme der Lendenlordose. Die Bewegung zurück in die Ausgangsstellung erfolgt durch die umgekehrte Bewegungsreihenfolge. Das bedeutet, dass zuerst die Lendenwirbelsäule rotiert, dann das Becken und schließlich die Beine.

Das korrekte Timing dieser Aktivität ist wichtig. Kann der Patient die Bewegung nicht richtig kontrollieren, sollten die Beine nur so weit bewegen,

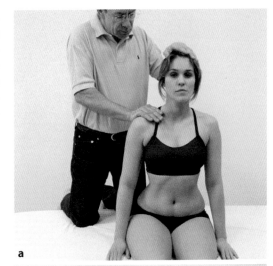

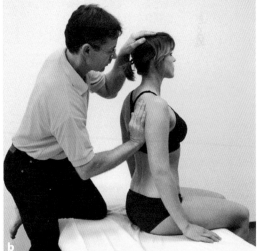

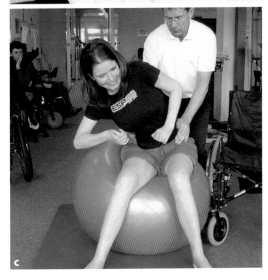

❑ **Abb. 11.29** **a, b** Stabilisation im Sitz, **c** Patientin mit inkompletter Tetraplegie

11

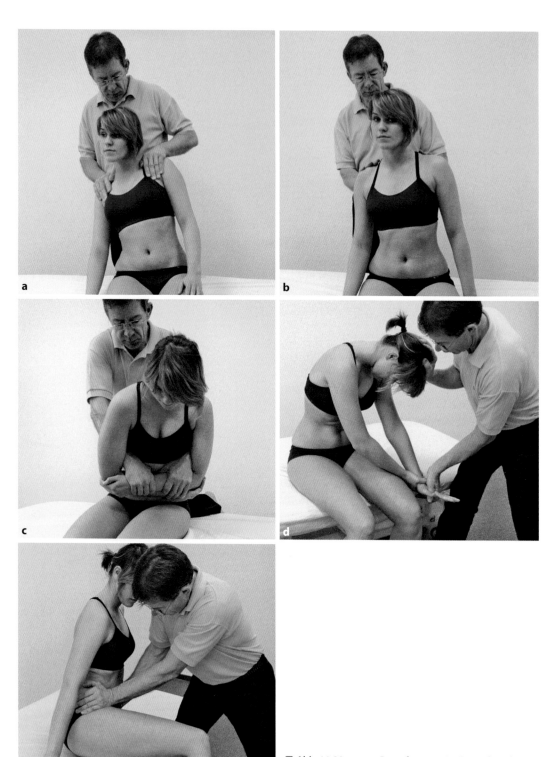

□ **Abb. 11.30 a–e** »Rumpfmuster« im Sitz. **a**, **b** Widerstand am Schulterblatt, **c** Flexion mit Zug über die Arme, **d** Chopping, **e** Vorwärts bewegen mit Widerstand am Becken

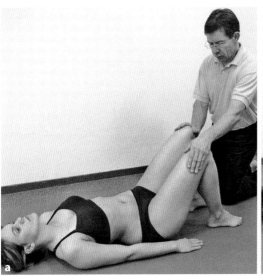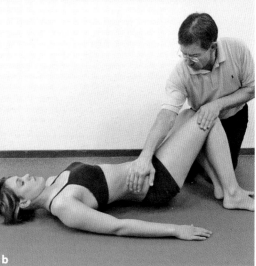

Abb. 11.31 a, b Rückenlage mit angewinkelten Beinen. **a** Stabilisation, **b** untere Rumpfrotation

wie der Patient den Rumpf kontrollieren kann. Abb. 11.31b zeigt, wie bei der Rumpfrotation nach rechts am Becken und an den Knien Widerstand gegeben wird, während der Patient versucht, seine Knie wieder in die Mittelposition zu bringen. Zur Kräftigung der beteiligten Muskelgruppen und zur Verbesserung der auszuführenden Aktivität werden die Techniken Kombination isotonischer Bewegungen oder Dynamische Umkehr eingesetzt.

▬ Bridging: Die Technik Kombination isotonischer Bewegungen (Abb. 11.32) eignet sich besonders zum Fazilitieren der gegen die Schwerkraft kontrolliert auszuführenden Bewegung. Der Patient sollte bei dorsal gekippten Becken die Bewegung der Lendenwirbelsäule gut kontrollieren. Folgende Übungen, bei denen das Becken gehoben wird, können eingesetzt werden:
  ▬ das Becken kann in alle Richtungen mit Widerständen stabilisiert werden (Widerstand von distal: Abb. 11.32a, b; Widerstand von proximal: Abb. 11.32c, d);
  ▬ die Bewegung des Beckens auf eine Seite kann betont werden;
  ▬ der Beckenrotation können sowohl dynamische als auch statische Widerstände entgegengesetzt werden.
▬ Das Becken bewegt sich von der einen zur anderen Seite.

❗ **Vorsicht**
Der Therapeut sollte die Stellung der Lendenwirbelsäule kontrollieren, wenn das Becken abgehoben ist.

▬ Weitere Bridging-Aktivitäten:
  ▬ auf der Stelle gehen,
  ▬ einen Fuß zur Seite (nach lateral) und wieder zurückbewegen. Die Bewegung kann entweder mit jedem Bein einzeln oder abwechselnd über das linke und dann das rechte Bein erfolgen,
  ▬ Bridging auf einem Bein: Die Übung kann so ausgeführt werden, dass sich der Patient auf der Ferse, auf der Fußspitze oder auf der Fußaußenkante stützt (Abb. 11.33). Der Schwierigkeitsgrad dieser Übung steigt durch Verkleinerung der Unterstützungsfläche oder dadurch, dass die Unterstützungsfläche instabiler gemacht wird. Die Stützfläche des Fußes bzw. der Füße wird z. B. durch den Einsatz eines Balles oder des Therapiekreisels instabiler.

Die abdominale Muskulatur gewährleistet die Beckenposition und die Hüftmuskulatur der stützenden Seite verhindert eine seitliche Abkippung des Beckens. Je mehr sich das angehobene Bein in Flexion oder Abduktion bewegt, desto mehr muss das tragende Bein stabilisieren.

▬ Bridging auf beiden Ellbogen oder beiden Händen: Die Bridging-Bewegung wird

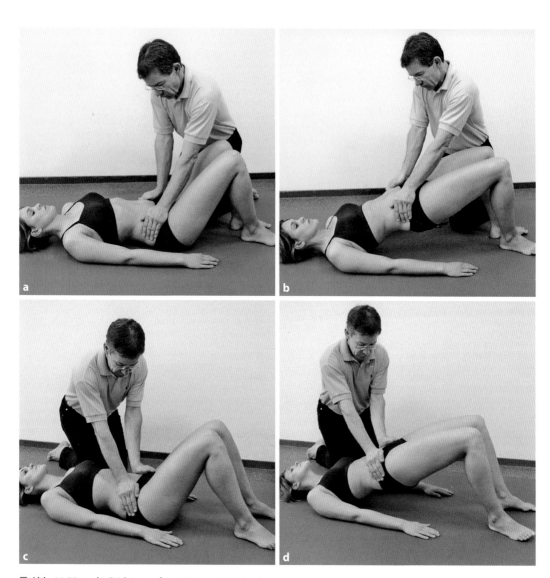

□ Abb. 11.32 a–d Bridging auf zwei Beinen in Rückenlage

normalerweise auf dem Rücken liegend
ausgeführt. Zusätzlich kann die Bewegung
unter größerer Belastung der Schulter- und
Armmuskulatur auch auf beiden Ellbogen
oder auf beiden Händen stützend ausgeführt
werden (□ Abb. 11.34, 11.35 und 11.36).

> In den genannten Ausgangsstellungen
> können meistens viel mehr Variationen
> ausgeführt werden, als hier erwähnt wurden.
> Daher sollte jeder interessierte Therapeut
> die Variationsbreite für sich selbst noch
> ausweiten.

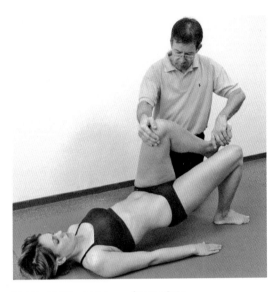

◘ **Abb. 11.33** Bridging auf einem Bein

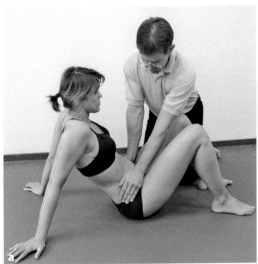

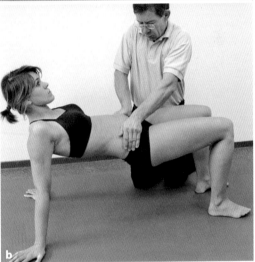

◘ **Abb. 11.34 a, b** Bridging auf den Händen

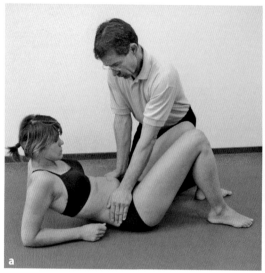
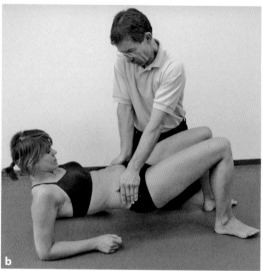

◻ Abb. 11.35 a, b Bridging auf den Unterarmen

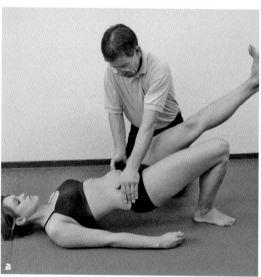
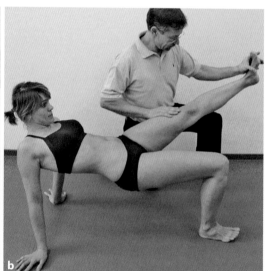

◻ Abb. 11.36 a, b Bridging auf den Armen und einem Bein

11.4.10 PNF in der Pädiatrie

Das PNF-Konzept kann man bei Kindern mit neurologischen, muskuloskeletalen Erkrankungen sowie bei Kindern mit allgemeiner motorischer Problematik nutzen. Die therapeutischen Anwendungen sind abhängig vom Alter, wobei eine effektive Kooperation in der Regel bei Kindern ab 3 Jahren möglich ist. Bei Säuglingen, jüngeren Kindern und Kindern mit kognitiven Störungen ist es möglich, ausgewählte Bestandteile des PNF-Konzepts selektiv anzuwenden.

Die Umsetzung von physiotherapeutischen Maßnahmen verlangt die Kenntnis der Grundprinzipien der motorischen Entwicklung. Diese verläuft bei Kindern von kranial nach kaudal und von proximal nach distal (Jacobs 1967). In den ersten Lebensjahren lernt das Kind zuerst den Kopf, dann die obere und zum Schluss die untere Extremität zu bewegen. Die Qualität der Kopfkontrolle bestimmt die weitere motorische Entwicklung (Bentzley et al. 2015). Die Entwicklung der Rumpfkontrolle stellt die Grundlage für die Ausführung von selektiven Bewegungen der oberen

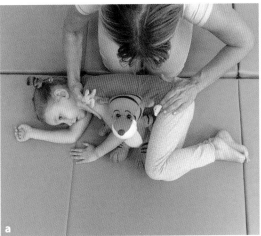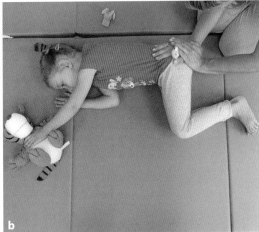

☐ Abb. 11.37 a, b **a** Stimulierung von Nackenflexion und Bauchmuskeln mit anteriorer Beckenelevation und anteriorer Skapuladepression, **b** Stimulierung von Flexion-Adduktion-Außenrotation der oberen Extremität durch posteriore Depression des Beckens

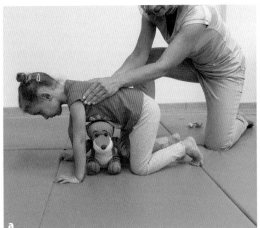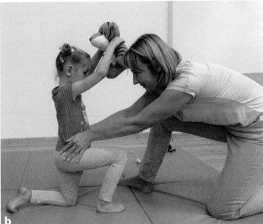

☐ Abb. 11.38 a, b **a** Stimulierung der Rumpfmuskulatur im Vierfüßlerstand, **b** Stimulierung der Hüftmuskulatur im Einbeinkniestand

Extremitäten dar (Rachwani et al. 2015; Moreira da Silva et al. 2016).

Deshalb ist es wichtig, dass Kinder mit motorischen Entwicklungsstörungen regulär untersucht und behandelt werden. Es ist besonders wichtig, die Rotation des Rumpfes zu stimulieren, was eine natürliche Vorbereitung für die Gleichgewichtskontrolle, das Gehen und viele ATL-Aktivitäten darstellt. Die Stimulierung von Rumpf- und Extremitätenmuskulatur wird meist auf der Matte ausgeführt (☐ Abb. 11.37a, b und 11.38a, b).

Die Therapie sollte spielerisch und in Ausgangsstellungen ausgeführt werden, die das Kind akzeptiert. Eine visuelle Stimulation während der Therapie ist sinnvoll, um den Einfluss der Augenbewegungen auf die Aktivität der Nacken- und Rumpfmuskeln miteinzubeziehen (Lee und Lishman 1975; Shumway-Cook und Horak 1990). Bei Kindern, die älter sind als 7 Jahre, nutzt man Maskottchen oder Spielzeuge zur Unterstützung der Therapie, weil das Körperschema im zentralen Nervensystem noch unvollständig informiert ist. Die Kooperation der Eltern ist während des Behandlungsprozesses enorm wichtig.

11

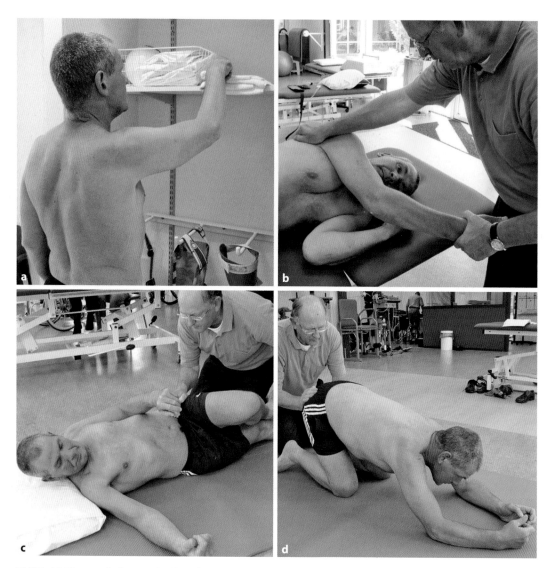

◘ Abb. 11.39 a–g   Patienten mit inkompletter Tetraplegie. **a** Patient zeigt eingeschränkte Bewegung in der rechten Schulter, **b** Anspannen – Entspannen für die verkürzten Schulterextensoren und hinteren Adduktoren, Widerstand für das Armpattern Extension – Abduktion – Innenrotation mit Fixation des Schulterblattes, **c** Mobilisation der rechten Schulter: indirekte Behandlung; der untere Rumpf bewegt gegen eine fixierte rechte Schulter, **d** indirekte Mobilisation der Schulter in Flexionsrichtung, indem das Becken nach hinten und unten bewegt wird

Prinzipien der Anwendung von Therapie mit Kindern

- Erarbeiten Sie eine gute Kopfkontrolle.
- Betonen Sie die Stimulation des Rumpfes, insbesondere in die Rotation.
- Nutzen Sie die visuelle Stimulation.
- Die Stimulierung der Rumpf- und Extremitätenmuskulatur wird idealerweise auf der Matte ausgeführt.

11.5   Mattentraining: Patientenbeispiele

- Beispiel 1: Patient mit inkompletter Tetraplegie und dazu eingeschränkter Beweglichkeit in der rechten Schulter (◘ Abb. 11.39).
- Beispiel 2: Patient mit kompletter Paraplegie in der postakuten Phase (◘ Abb. 11.40).
- Beispiel 3: Patient mit Ankylosis spondylitis (syn. Spondylitis ankylopoetica, Morbus Bechterew) (◘ Abb. 11.41).

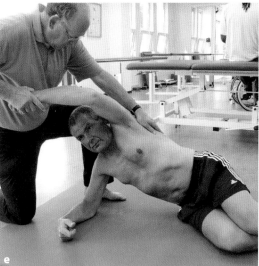

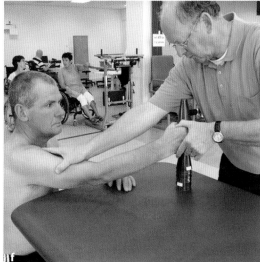

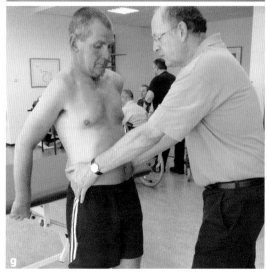

◻ **Abb. 11.39** (Fortsetzung) **a–g** **e** Gewicht tragen auf der rechten Schulter: Widerstand gegen den linken Arm hat Irradiation in die betroffene Schulter zur Folge, **f** Funktioneller Einsatz der rechten Schulter, **g** Kräftigung und Mobilisation in Richtung Extension, Innenrotation im Stand

▬ Beispiel 4: Patient nach Morbus Guillain-Barré (schwache obere und untere Extremitäten) (◻ Abb. 11.42).

11.6 Therapeutische Anwendungen

Wählen Sie immer das richtige Muster und die richtigen Aktivitäten! Alle Muster/Aktivitäten kann man mit verschiedenen Techniken kombinieren. Es ist dem Therapeuten überlassen, andere Behandlungsmöglichkeiten anzuwenden.

Drehen, Aktivitäten im Unterarmstütz, Seitenlage mit Stütz auf den Ellbogen und Seitsitz kann man auf struktureller Ebene gut anwenden:

▬ zur Kräftigung von Rumpf, -Nacken- und Schultermuskulatur,
▬ zur Mobilisation von Rumpf-, Nacken-, Schulter- und Hüftgelenk,
▬ zur Tonussenkung oder -steigerung der Rumpfmuskulatur,
▬ zur Haltungskorrektur bei Kyphose oder Skoliose,
▬ zur Stabilisierung jeder einzelnen Position,
▬ zur Koordinationsverbesserung zwischen Rumpf und oberer Extremität.

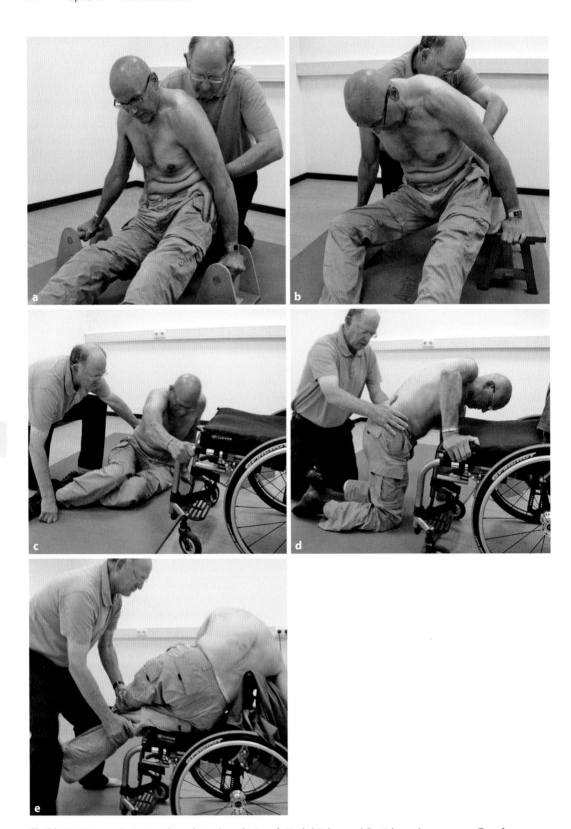

11

◼ **Abb. 11.40 a–e**   Patient mit kompletter Paraplegie. **a, b** Hochdrücken und Gewichtsverlagerung, **c–e** Transfer vom Boden in den Rollstuhl

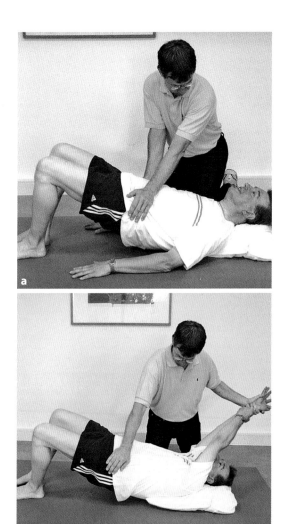

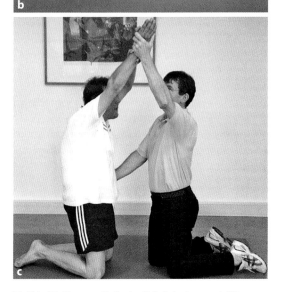

◻ **Abb. 11.41 a–c** Patient mit Ankylosis spondylitis.
a Bridging, **b** Bridging kombiniert mit Lifting nach
rechts, Kniestand und Lifting

11

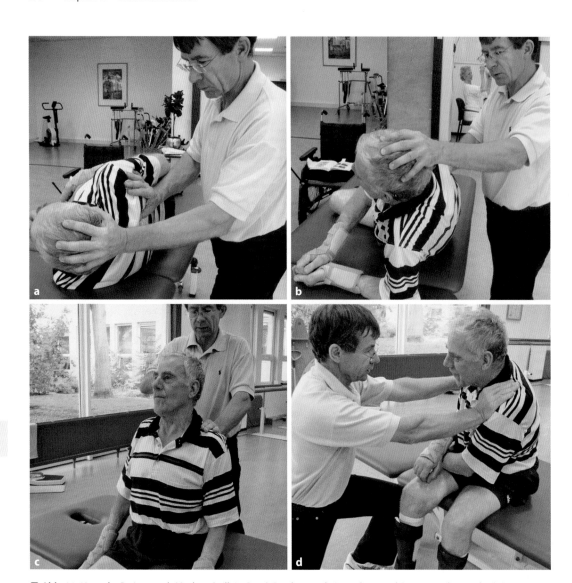

◘ **Abb. 11.42 a–d** Patient nach Morbus Guillain-Barré-Syndrom. **a, b** Seitenlage und Seitsitz, **c, d** Rumpfstabilisation im Sitzen

Auch funktionell kann man diese Positionen anwenden, beispielsweise für ATL-Aktivitäten (Reichen und Greifen, An- und Ausziehen) und bei Lagewechseln.

Den **Vierfüßlerstand** kann man für fast alle o. g. Ziele nutzen. Zudem dient er:

- beim Anwenden von Extremitätenmustern im Vierfüßler zur Kräftigung der Extremitäten mit oder gegen die Schwerkraft,
- der Schmerzlinderung des Rumpfes, weil diese Position eine nicht gewichttragende Position für den Rumpf darstellt.

Funktionell ist die Position eine berufsgebundene Ausgangstellung (Handwerk, Straßenarbeit, Hausarbeit). Rollstuhlpatienten gibt sie die Möglichkeit,

sich zu bewegen oder Bewegungsübergänge vom Boden in den Rollstuhl auszuführen.

Fersensitz, Kniestand und Einbeinkniestand wendet man auf struktureller Ebene für folgende Zielsetzungen an:

- Verbesserung der Stabilität
- Kräftigung der Rumpf- und Extremitätenmuskulatur
- Balancetraining
- Mobilisation Hüfte-Knie-Fußgelenk

Funktionell zählen diese Ausgangsstellungen auch zu den eher berufsgebundenen Positionen. Sie werden angewandt als Bewegungsübergänge Richtung Stand und vice versa.

Der Einbeinkniestand wird auch genutzt, um beispielsweise Gegenstände vom Boden aufzuheben.

Den **Sitz, inkl. Langsitz** kann man auf struktureller Ebene einsetzen zur:

- Kräftigung und Stabilitätverbesserung von Rumpf und Hüften
- Verbesserung der Balance
- Haltungskorrektur
- Verbesserung der Koordination von Arm und Kopf auf stabilisiertem Rumpf

Funktionell sind die Anwendungen sehr zahlreich, weil wir sehr viele alltagsspezifische und berufliche Aktivitäten im Sitz ausführen. Viele Patienten nutzen diese Ausgangstellungen beim An-/Ausziehen sowie bei sportlichen Aktivitäten.

Bridging dient fast ausschließlich der Kräftigung von Rumpf- und Extremitätenmuskulatur und zur Stabilisation. Funktionell kommt diese Stellung vor allem beim An- und Ausziehen und im Rahmen von Toilettenaktivitäten im Bett zum Einsatz.

Den **Bärenstand** kann man zur Kräftigung von Arm-, Bein- und Rumpfmuskulatur einsetzen. Funktionell gibt es einige Patienten, hauptsächlich ganz junge oder auch ältere Patienten (◘ Abb. 12.31f), die diese Stellung zum Aufstehen nutzen.

11.7 Überprüfen Sie Ihr Wissen: Fragen

Welche der folgenden Aussagen sind richtig?
- Das Mattentraining sollte immer dem normalen Entwicklungsprozess folgen.
- Es ist wichtig, den Patienten immer über eine Massenflexion drehen zu lassen.
- Das Drehen ist nicht erlaubt, wenn sich dabei das Becken in eine posteriore Depression und die Skapula in eine anteriore Elevationsrichtung bewegt.
- Die vier Stadien der motorischen Kontrolle kann man nur beim Mattentraining anwenden.

Literatur

Bentzley JP, Coker-Bolt P, Moreau NG, Hope K, Ramakrishnan V, Brown T, Mulvihill D, Jenkins D (2015) Kinematic measurement of 12-week head control correlates with 12-month neurodevelopment in preterm infants. Early Hum Dev 91(2):159–164

Jacobs MJ (1967) Developmental of motor normal behavior. Am J Phys Rehabil 46(1):41–51

Lee DN, Lishman R (1975) Visual peoprioceptive control of stance. J Human Mov Studies 1:87–95

Moreira da Silva ES, Lopes Dos SG, Righetto Greco AL, Tudella E (2016) Influence of different sitting positions on healthy infants' reaching movements. J Mot Behav 23:1–8

Rachwani J, Santamaria V, Saavedra SL, Woollacott MH (2015) The development of trunk control and its relation to reaching in infancy: a longitudinal study. Front Hum Neurosci 24(9):94

Shumway-Cook A, Horak FB (1990) Rehabilitation strategies for patients with vestibular deficits. Neurol Clin 8:441–445

VanSant AF (1991) Life-span motor development. In: Contemporary management of motor control problems Proceedings of the II SEP conference. Foundation for Physical Therapy, Alexandra

Weiterführende Literatur

de Barros Ribeiro Cilento M, et al (2006) Evaluation of the efficacy of training protocols of sit-to-stand activity in elderly women. Fisioter Bras 6(6):412-418.

de Britto SVL, Correa R, Vincent MB (2014) Proprioceptive neuromuscular facilitation in HTLV – I – associated myelopathy/tropical spastic paraparesis. Rev Soc Bras Med Trop 47(1):24–29

Hoogenboom BJ, Voight ML (2015) Rolling revisited: using rolling to assess and treat neuromuscular control and coordination of the core and extremities of athletes. Int J Sports Phys Ther 10(6):787–802

Klein DA, Stone WJ et al (2002) PNF training and physical function in assisted living older adults. J Aging Phys Act 10:476–488

Portney LG, Sullivan PE, Schunk MC (1982) The EMG activity of trunk-lower extremity muscles in bilateral-unilateral bridging. Phys Ther 62(5):664

Richter RR, VanSant AF, Newton RA (1989) Description of adult rolling movements and hypothesis of developmental sequences. Phys Ther 69:63–71

Schunk MC (1982) Electromyographic study of the peroneus longus muscle during bridging activities. Phys Ther 62(7):970–975

Sullivan PE, Portney LG, Rich CH, Langham TA (1982) The EMG activity of trunk and hip musculature during unresisted and resisted bridging. Phys Ther 62(5):662

Sullivan PE, Portney LG, Troy L, Markos PD (1982) The EMG activity of knee muscles during bridging with resistance applied at three joints. Phys Ther 62(5):648

Teixeira de Carvalho F, de Andrade Mesquita LS, Pereira R, Neto OP, Amaro Zangaro R (2017) Pilates and proprioceptive neuromuscular facilitation methods induce simi-

lar strength gains but different neuromuscular adaptations in elderly women. Exp Aging Res 43(5):440–452

Troy L, Markos PD, Sullivan PE, Portney LG (1982) The EMG
activity of knee muscles during bilateral-unilateral bridging at three knee angles. Phys Ther 62(5):662

Wong YH, Cheung KW, Ko Y, Tse HC, Law YL, Hwang SS, Ngai
PC (2017) Effect of a 4-week Theraband Exercise with
PNF Pattern on Improving Mobility, Balance and Fear of
Fall in Community-Dwelling Elderly. J Korean Soc Phys
Med 12(4):73–82

11

Gangschule

Dominiek Beckers

© Springer-Verlag GmbH Deutschland, ein Teil von Springer Nature 2019
M. Buck, D. Beckers, *PNF in der Praxis*, https://doi.org/10.1007/978-3-662-58403-3_12

12.1 Einführung: Die Bedeutung des Gehens

Das Gehen hat für die meisten Patienten einen besonders hohen Stellenwert und ist aus der Sicht des Patienten das wichtigste Ziel der Behandlung. Die Effektivität des Gehens wird gesteigert, wenn der Patient eigenständig die Bewegungsrichtung nach vorne und zurück wie nach seitwärts ändern kann. Die Fähigkeit, Treppen zu steigen bzw. Bürgersteige zu begehen, aber auch selbständig Türen zu öffnen und zu schließen, erhöht die Funktionalität des Gehens. Als vollständig funktionell kann das Gehen bezeichnet werden, wenn der Patient sich ohne Hilfe auf den Boden setzen und selbständig wieder aufstehen kann.

Das Gehen muss vom Patienten derart verinnerlicht werden, dass er während des Bewegungsvorgangs seine Aufmerksamkeit auf wichtige Ereignisse in der Umgebung, z. B. auf den Verkehr oder auf eigene Handlungen, richten kann. Die Sicherheit des Gehens ist gewährleistet, wenn der Patient selbst in der Lage ist, seine Balance wieder zu gewinnen, falls sie durch das Gehen oder durch äußere Umstände gestört wird.

Zur Steigerung der Laufdistanz muss der Energieverbrauch beim Gehen so effizient wie möglich sein. So erfordert ein Spaziergang um das Haus weniger Energie und Geschicklichkeit als das Umhergehen in einem Supermarkt oder das Überqueren einer Straße. Das Zurücklegen einer bestimmten Wegstrecke in angemessener Geschwindigkeit verlangt vom Patienten Ausdauer und Geschicklichkeit (Lerner-Frankiel et al. 1986).

Gute Kenntnisse über die Elemente des normalen Gehens machen es dem Therapeuten leichter, den pathologischen Gang zu analysieren und darauf basierend einen optimalen therapeutischen Plan zu erstellen.

12.2 Grundlagen des normalen Ganges

12.2.1 Gangzyklus (◘ Abb. 12.1, 12.2)

Zum besseren Verständnis des Ganges ist es wichtig, die Grundbegriffe der Ganganalyse zu beherrschen.

In der Literatur wurde bisher meist der traditionelle Gangzyklus mit sieben Gangphasen beschrieben (Inman 1991), zunehmend verbreitet sich jedoch das **Rancho Los Amigos** oder **Perry System**, das **acht Gangphasen** beinhaltet (◘ Abb. 12.1 bis 12.3). Das Perry System bietet eine gute Voraussetzung für die Beurteilung normaler und pathologischer Gangbilder (Perry 1967, 2010). Zu diesem Thema ist das Buch von Kirsten Götz, »Gehen verstehen« (Götz-Neumann 2003), sehr lesenswert und hilfreich.

> ┌─ **Definition** ─────────────────────
>
> Der **Gangzyklus** wiederholt stetig eine bestimmte Reihenfolge von Bewegungen. Ein Zyklus beginnt in dem Moment, in dem die Ferse den Boden berührt (»heel strike«, **Fersenkontakt**) und endet in dem Moment, in dem dieselbe Ferse den Boden zum 2. Mal berührt. Der Zyklus wird in zwei Hauptphasen eingeteilt:
> - die Standbeinphase und
> - die Schwungbeinphase.

Standbeinphase (◘ Abb. 12.1a–e, 12.2a–e, 12.3a–e)

Bei der Standbeinphase, die 60 % des gesamten Zyklus beträgt, berührt das Bein den Boden. Die restlichen 40 % nimmt die Schwungbeinphase in Anspruch. Während dieser Zeit wird der Kontakt zwischen Bein und Boden gelöst. Das Bein wird nach vorne gebracht und die darauf folgende Phase vorbereitet. Innerhalb des normalen Laufzyklus kommt es zu einer kurzen Phase, in der beide Füße gleichzeitig den Boden berühren (»double limb support«, **Doppelstand**) und zu einer etwas längeren Phase, in der jeweils nur ein Fuß den Boden berührt (»single limb support«, **Stand mit einem Bein auf dem Boden**) (Inman et al. 1981). Es gibt **zwei Phasen**, in denen **beide Füße den Boden** berühren:
- die erste Phase beginnt unmittelbar nach dem Fersenkontakt,
- die zweite Phase beginnt, kurz bevor der Fußbodenkontakt wieder gelöst wird (»toe off«, **Zehenablösung**) und das andere Bein mit der Ferse Kontakt zum Boden hat (Perry 2010.)

Die **Standbeinphase** wird in **fünf Phasen** eingeteilt (Perry 2010):
- Erste Kontaktphase bzw. initialer Kontakt (»initial contact«), auch Fersenkontakt (»heel strike«), wenn die Ferse den Boden berührt.

12

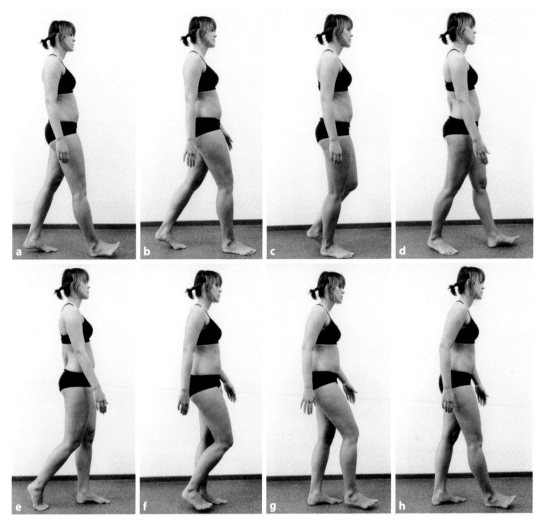

◘ Abb. 12.1 a–h Gangzyklus nach Perry, von lateral gesehen. **a–e** Standbeinphase: **a** Erster Kontakt, **b** Stoßdämpfung, **c** mittlere Standphase, **d** terminale Standphase, **e** Vorschwungphase, **f–h** Schwungbeinphase: **f** Initiale Schwungphasen, **g** mittlere Schwungphase und **h** terminale Schwungphase. Die Abbildungen zeigen die Endpositionen/Endstellungen jeder Phase

▬ Stoßdämpfungsphase (»loading response«).
▬ Mittlere Standphase (»mid stance«).
▬ Terminale Standphase (»terminal stance«).
▬ Vorschwungphase (»pre-swing«).

Die **Standphase** beginnt mit dem ersten Bodenkontakt. Unmittelbar danach wird der Fuß belastet. Diese Gewichtsverlagerung auf das Standbein dient der Vorbereitung des kontralateralen Schwungbeines. Aufgabe des Standbeines ist es nun, nicht nur das Hauptgewicht zu tragen, sondern auch die Vorwärtsbewegung des Körpers zu bestätigen.

Die folgende **mittlere Standphase** (»single limb support«) beginnt, wenn der andere Fuß den Boden verlässt und hält an, bis das Körpergewicht auf den Vorfuß des Standbeines verlagert ist.

Die **terminale Standphase** oder **Abdruckphase** beginnt mit dem Anheben der Ferse und hält an, bis der andere Fuß den Boden berührt. Zu diesem Zeitpunkt befindet sich der Hauptanteil des Gewichtes auf dem Vorfuß des Standbeines.

Der letzte Abschnitt der Standphase ist die sog. **Vorschwungphase** (»pre-swing«). Hüfte und Knie beugen sich, das Sprunggelenk steht in Plantarflexion und die Zehen sind noch mit dem Boden in Kontakt. Das kontralaterale Bein berührt jetzt den Boden und übernimmt das Körpergewicht.

12

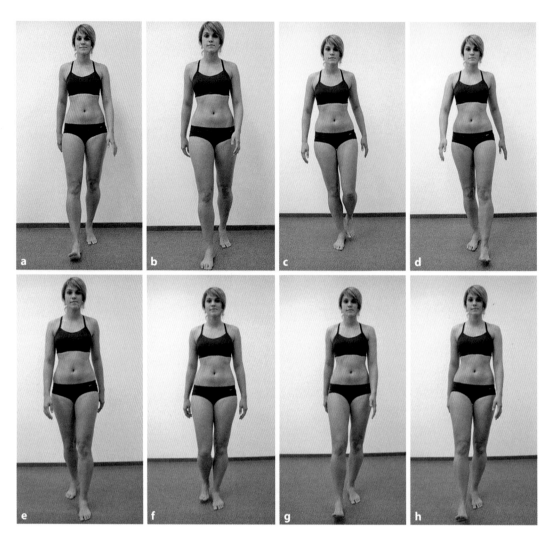

◘ Abb. 12.2 a–h Gangzyklus nach Perry, von vorne gesehen. **a–e** Standbeinphase: **a** Erster Kontakt, **b** Stoßdämpfung, **c** mittlere Standphase, **d** terminale Standphase, **e** Vorschwungphase, **f–h** Schwungbeinphase, **f** initiale Schwungphasen, **g** mittlere Schwungphase und **h** terminale Schwungphase. Abbildungen sind die Endpositionen/Endstellungen von jeder Phase

Schwungbeinphase (◘ Abb. 12.1f–h, 12.2f–h, 12.3f–h)

Die Schwungbeinphase besteht aus **drei Phasen**:

- Initiale Schwungphase (»initial swing«).
- Mittlere Schwungphase (»mid swing«).
- Terminale Schwungphase (»terminal swing«).

In der **initialen Schwungphase** wird durch Kombination von Knie- und Hüftbewegung der Fuß deutlich vom Boden abgehoben. Das Bein befindet sich in einer Vorwärtsbewegung. Hinter dem Körper beginnend, bewegt es sich in die Position parallel bzw. neben dem stützenden Bein.

Während der **mittleren Schwungphase** bewegt sich das Bein aus dieser Position heraus weiter nach vorne. Die Tibia steht vertikal zum Boden, und das Sprunggelenk ist in neutraler Position.

In der **terminalen Schwungphase** ist das Bein weiter in Vorwärtsbewegung, und das Knie wird vollständig gestreckt.

Die Schwungbeinphase endet schließlich mit dem Aufsetzen der Ferse auf dem Boden.

12.2.2 Gelenkbewegung von Rumpf und unteren Extremitäten bei normalem Gang

Bei einem gehenden Menschen wirkt die Schwerkraft besonders auf die Beckengegend. Der Kör-

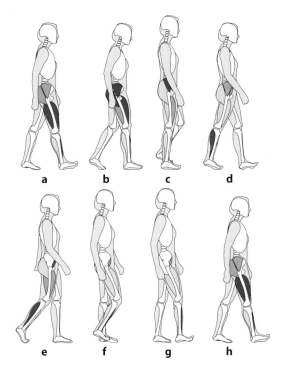

a **b** **c** **d**

e **f** **g** **h**

◘ Abb. 12.3 a–h Muskelaktivität während des Ganges.
a–e Muskelaktivität während der Standphase, f–h Muskelaktivität während der Schwungphase. (Nach Perry 2010;
Zeichnung von Ben Eisermann, Hoensbroek). Abbildungen
sind die Endpositionen/Endstellungen von jeder Phase

perschwerpunkt bewegt sich während des Gehens
von rechts nach links und umgekehrt bzw. von
oben nach unten.

Die maximale Aufwärtsbewegung findet
während der mittleren Standbeinphase statt. Von
nun an bewegt sich der Körperschwerpunkt zu
seiner niedrigsten Position während der Phase
des Doppelstands (»double support«) und ver-
schiebt sich in Richtung des Standbeines. Der
Energieverbrauch während des Gehens wird teilweise durch den Bewegungsausschlag des Körper-
schwerpunkts bestimmt. Die Bewegung und das
Gangbild sind besonders ökonomisch, wenn die
vertikalen und lateralen Bewegungen jeweils weniger als 10 cm betragen, wobei für den Gang die
Rumpf- und Beckenbewegungen ebenfalls sehr
wichtig sind.

Während der Schwungbeinphase rotiert das
ipsilaterale Becken 4–5° nach vorne und fällt dann
kurz vor dem ersten Bodenkontakt nach unten.
Zum Ende der Standphase rotiert das Becken 4–5°
zurück. Die Rotationsrichtung der Schulter und
des Armes ist der Rotation des Beckens entgegengesetzt.

> Bei zu geringer reziproker Rotations-
> bewegung wird mehr Energie verbraucht,
> und die Geschwindigkeit des Gehens kann
> nicht erhöht werden (Inman et al. 1981;
> Perry 2010).

Standphase (◘ Abb. 12.1a–e, 12.2a–e)

Beim **Fersenkontakt** (»heel strike«) ist das ipsilaterale Becken nach vorne rotiert und die Hüfte
25–30° gebeugt. Das Knie ist gestreckt und das
Sprunggelenk befindet sich in Neutralstellung.
In der Stoßdämpferphase (»loading response«)
arbeiten die Dorsalflexoren des Sprunggelenkes
exzentrisch, um den Bodenkontakt zu gewährleisten. Hierdurch wird der Fuß gesenkt und das
Knie 15–20° gebeugt.

In der **mittleren Standbeinphase** befinden
sich Hüfte, Knie und Sprunggelenk in ihrer Neutralstellung (0°). Bewegt sich der Körper weiter
nach vorne, erreicht die Hüfte aufgrund der par-
tiellen rückwärtigen Rotation des Beckens eine
relative Extension von 15–20°. Während der
Abdruckphase (»terminal stance«) und **Vorschwungphase** (»pre-swing«) beugen sich Hüfte
und Knie (40°) zur Vorbereitung der eigentlichen
Schwungbewegung. Gleichzeitig bewegt sich das
obere Sprunggelenk von 15° Dorsalflexion zu Beginn der Fersenablösung (»heel off«) in 20° Plantarflexion bei der Zehenablösung (»toe off«).

**Schwungphase (◘ Abb. 12.1e–h, 12.2e–h,
12.3e–h)**

Kurz vor der mittleren Schwungbeinphase ist das
Knie maximal gebeugt (65° Flexion), die Hüfte ist
20° gebeugt und das Sprunggelenk befindet sich
in einer neutralen Position. Während das Bein
in der Endposition (»terminal swing«) abbremst,
rotiert das Becken nach vorne und senkt sich, die
Hüfte erreicht eine Flexion von 25°, das Knie ist
vollständig gestreckt und das Sprunggelenk bleibt
in einer neutralen Position.

12.2.3 Muskelaktivität während des normalen Ganges (Perry 2010) (◘ Abb. 12.3)

Beim Vorwärtsgehen stabilisieren oder »bremsen«
Muskelaktivitäten verschiedene Körperteile. Den
größten Anteil an Muskelarbeit benötigt die Beschleunigung des Körpers während der Vorwärtsbewegung.

Die **Rumpfflexoren und -extensoren** sorgen während des gesamten Ganges/Bewegungszyklus für die Stabilität des Rumpfes und geben der Hüftmuskulatur die sichere Basis für ihre Arbeit. Die abdominale Muskulatur und die Rückenmuskulatur stabilisieren den Rumpf in allen Ebenen. Die Rumpfextensoren sind nach dem Fußbodenkontakt aktiver als die Rumpfflexoren, um den Rumpf während der Gewichtsverlagerung zu stabilisieren. Die Rückenstrecker (»erector spinae«) sind während der Abdruckphase (»push off«) ebenfalls aktiviert. Die abdominale Muskulatur unterstützt das Einleiten der Schwungphase.

Die **Hüftextensoren** werden am Ende der Schwungphase zum »Abbremsen« des Schwungbeines benötigt. Ihre Aktivität dauert noch während des ersten Bodenkontaktes bis zur Stoßdämpfungsphase (»loading response«) an, um die Last abzudämpfen. Während der mittleren Standbeinphase besteht jedoch keine wesentliche Aktivität dieser Muskulatur. Hier wird die Extension der Hüfte durch den Schwung des Körpers verursacht. Zum Zeitpunkt des Fußbodenkontaktes arbeitet der M. glutaeus maximus besonders aktiv und agiert hier als eine Art Stoßdämpfer. Dabei kontrolliert er die Hüft- und Knieextension und die Außenrotation. In der Endposition (»terminal stance«) werden die Hüftextensoren noch einmal aktiv, um so die Fortbewegung zu unterstützen.

Die **Hüftabduktoren** stabilisieren das Becken in der frontalen Ebene und verhindern eine zu große Beckensenkung auf der Schwungbeinseite. Die Abduktorengruppe ist primär während des Fersen-Boden-Kontaktes und in der frühen Standphase aktiv. Der M. tensor fasciae latae kontrahiert eher in der zweiten Phase des Stehens.

Der **M. quadriceps** und die **ischiokrurale Muskulatur** verrichten ebenfalls den Hauptteil ihrer Arbeit am Ende der Schwungbeinphase bis zum Beginn der Standbeinphase. Die ischiokrurale Muskulatur unterstützt durch ihre Kontraktion die Kniebewegung am Ende der Standphase und bremst den Unterschenkel am Ende der Schwungphase. Des Weiteren unterstützt sie den M. glutaeus maximus in der Hüftstreckfunktion. Der M. quadriceps ist dagegen am Ende der Schwungbeinphase und während der Stoßdämpfung aktiv und arbeitet während der Stoßdämpferphase gegen das Flexionsdrehmoment im Knie. Weder der M. quadriceps noch die ischiokrurale Muskulatur sind in der mittleren Standbeinphase

aktiv. Die Kniekontrolle wird zu diesem Zeitpunkt von der Wadenmuskulatur übernommen. Am Ende der Standphase wird der M. rectus femoris zusammen mit dem M. iliopsoas aktiv, um die Vorwärtsbewegung des Beines einzuleiten.

Die **prätibiale Muskulatur** (Dorsalflexoren) ist während der Schwungphase aktiv, um den Fuß in seiner neutralen Position (0°) zu halten und wechselt dann zur exzentrischen Arbeit über, um den Vorfuß nach dem Fersen-Boden-Kontakt zu senken. Die **Plantarflexoren** beginnen ihre Arbeit direkt, nachdem der Fuß gesenkt ist. Zuerst wird der M. soleus aktiv, um die Vorwärtsbewegung der Tibia zu kontrollieren. Die tibiale Kontrolle verhindert wiederum eine passive Knieextension und unterstützt die Hüftextension. Setzt der Körper seine Vorwärtsbewegung fort und bleibt der Fuß fixiert, spannt der M. gastrocnemius gemeinsam mit dem M. soleus an. Am Ende der Standbeinphase arbeiten alle Plantarflexoren gemeinsam, um das Sprunggelenk zu stabilisieren und das Anheben der Ferse zu ermöglichen. Die Kontrolle des Sprunggelenkes unterstützt die Hüftbewegung und die Kniebeugung. Während der Abdruckphase (»push-off«) treiben sie die Vorwärtsbewegung des Körpers voran.

12.3 Ganganalyse: Beobachtung und manuelle Evaluation

Voraussetzung für das Stehen und Gehen ist eine ausreichende Beweglichkeit von Hüft-, Knie- und Sprunggelenk. Eine durch gelenkbedingte Einschränkungen und durch Orthesen verminderte Gelenkbeweglichkeit beeinträchtigt den normalen Ablauf der Schwung- und Standbeinphase und führt zu unökonomischem Gehen (Murray et al. 1964).

Jedes Individuum benötigt Kraft in den Sprunggelenk-, Knie-, Hüft- und Rumpfmuskeln, um ohne externe Unterstützung aufstehen und gehen zu können. Für eine gute Balance und für den Gang ist die Kontraktion zum richtigen Zeitpunkt bzw. die Entspannung diverser Muskelgruppen erforderlich (Horak und Nashner 1986; Eberhart et al. 1954). Zur Kräftigung der Muskulatur, die für den Gang wichtig ist, werden Übungen auf der Matte oder der Behandlungsbank eingesetzt.

Die Ganganalyse sollte mit einer Inspektion aller Ebenen beginnen.

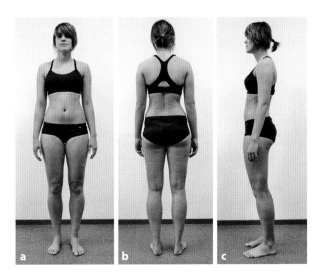

■ **Abb. 12.4 a–c** Statische Observation im Stand. **a, b** Frontalebene, **c** Sagittalebene

Im Stand wird die Ausrichtung von Kopf, Halswirbelsäule, Schulter, oberer Rumpf, Lendenwirbelsäule, Becken, Hüfte, Knie und Füße beurteilt (■ Abb. 12.4). Die Inspektion des Ganges sollte sich nicht nur auf die Beine und unteren Extremitäten beschränken, sondern auch auf die Symmetrie der Bein- und Beckenbewegung. Die Rotation des oberen Rumpfes und der Armschwung sollen ebenfalls beurteilt werden. Außerdem werden Hilfsmittel wie Orthesen, Prothesen, Gehstützen und Rollator auf ihre Funktionalität überprüft. Der Zustand der Schuhsohlen (an welcher Stelle sind die Sohlen abgelaufen) gibt ebenfalls Auskunft über den Gang. Wenn der Patient selbständig gehen kann, sollte der Therapeut ebenfalls Geschwindigkeit und Ausdauer des Gehens dokumentieren.

Der Gang des Patienten muss von vorne, von hinten und von beiden Seiten betrachtet werden. Falls möglich, sollte der Patient rückwärts, seitwärts und vorwärts gehen.

In der **sagittalen Ebene** (■ Abb. 12.4c) sollte auf Folgendes geachtet werden:

- Besteht eine vermehrte oder verminderte Flexion und Extension von Rumpf, Hüft-, Knie- und Sprunggelenk?
- Ist die Schrittlänge des rechten und linken Beines gleichmäßig? Wie ist die zeitliche Abfolge?

In der **Frontalebene** (■ Abb. 12.4a, b) sollte vor allem auf Asymmetrie der linken und rechten Seiten geachtet werden:

- seitliche Rumpfbewegungen, Beckenkippung und Beckensenkung,
- reziproke obere und untere Rumpfrotation und Armschwung,
- Spurbreite,
- Abduktion, Adduktion oder Zirkumduktion im Hüftgelenk,
- mediolaterale Stabilität von Knie- und Sprunggelenk.

Bei der **manuellen Evaluation** setzt der Therapeut meistens seine Hände auf das Becken des Patienten und kann dadurch fühlen, was beim freien, nicht behindernden Gehen passiert. Seine Hände befinden sich auf der Crista iliaca, so als ob er Widerstand gegen die Beckenhebung geben würde. Während der Beurteilung des Ganges soll weder Widerstand noch Approximation gegeben werden. Es kommt lediglich auf das Fühlen an, oder dem Patienten wird – wenn nötig – geholfen (■ Abb. 12.5).

Wo nötig, sind auch Griffe auf andere Körperteile, dann auf das Becken, geeignet, um zu fühlen, zu evaluieren, zu fazilitieren oder zu unterstützen. (z. B. ■ Abb. 12.18, 12.29, 12.30 und 12.31).

Eine **Ganganalyse** umfasst grundsätzlich auch die Beurteilung der Haltungskontrolle sowie der Gleichgewichts- und Fallreaktionen. Überprüft wird das Gehen nach folgendem Gesichtspunkt: Ist der Patient fähig, so sicher und automatisiert zu gehen, dass er seine Aufmerksamkeit voll der Umwelt zuwenden und jede Art von doppelten Aufgaben ausführen kann? Die Integration doppelter

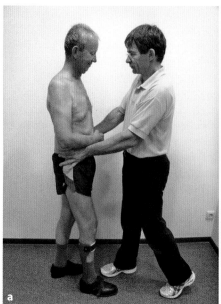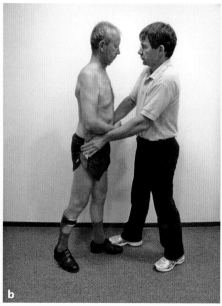

◘ Abb. 12.5 a, b Manuelle Befundung des Ganges ohne Widerstand oder Approximation; Patient mit rechtsseitiger Hemiplegie

12

Aufgaben ist immer ein Teil der Ganganalyse und Gangschule.

12.4 Theorie der Gangschule

Während des Trainings werden die Behandlungsprinzipien und viele Techniken der PNF-Methode beim stehenden und beim gehenden Patienten angewandt. Das Setzen von Widerständen verbessert die Fertigkeiten des Patienten, das Gleichgewicht zu halten und Bewegungen auszuführen. Wird den kraftvolleren Bewegungen im Stand oder während des Gehens ein Widerstand entgegengesetzt, kommt es zu Irradiation der schwächeren Rumpf- und Beinmuskulatur. Diese Aktivitäten werden durch den Einsatz von Hilfsmitteln bzw. Gehhilfen nicht unterbunden. Es wird immer wieder vorkommen, dass Patienten aus medizinischen oder physischen Gründen nicht erfolgreich gegen Widerstand arbeiten können. In diesen Fällen sollte der Therapeut alles tun, um den Patienten zu **unterstützen**. Die Behandlungsprinzipien sollten je nach Indikation eingesetzt werden, z. B. Verbaler Stimulus, Taktiler Stimulus und Approximation, falls nötig.

Wenn die Gehfähigkeiten des Patienten zunehmen, sollte er ermutigt werden, die neu er-

worbenen Fähigkeiten selbständig anzuwenden und möglichst selbständig zu gehen. Bei diesen Übungseinheiten werden keine verbalen oder taktilen Hilfen gegeben.

> ❯ Der Therapeut gibt nur so viel Unterstützung, damit die Sicherheit des Patienten gewährleistet ist.

Darüber hinaus sollte der Patient die Möglichkeit haben, seine Probleme bezüglich des Gehens selbst zu lösen bzw. zu korrigieren. Während der Behandlung wird abwechselnd das Gehen gegen Widerstand und das Gehen ohne Widerstand geübt. Sobald der Patient eine trainierte Aktivität beherrscht, führt der Therapeut erneut Bewegungen gegen Widerstand aus, um die Muskulatur weiter zu kräftigen.

Für das gezielte Training bestimmter Gelenk- und Muskelfunktionen der oberen und unteren Extremität kann der Therapeut Aktivitäten aus der Gangschule gegen Widerstand einsetzen. Seitwärts gehen gegen Widerstand trainiert z. B. die mediale und laterale Fußmuskulatur. Die Schulter-, Ellbogen- und Handmuskulatur wird z. B. im Gehbarren während des Balance- und Gehtrainings gleichzeitig mit dem Training der unteren Extremität gestärkt.

Das Anwenden der PNF-Techniken während des Gehtrainings ist sehr nützlich. Rhythmische Bewegungseinleitung, »Replication« und Kombinationen isotonischer Bewegung unterstützen den Patienten darin, eine neue Bewegung zu erlernen oder geben ihm Informationen, wie man eine bestimmte Position erreichen kann. Stabilisierende Umkehr oder Rhythmische Stabilisation fördern die Stabilität. Dynamische Umkehr kann eingesetzt werden, um einer Ermüdung vorzubeugen; zusätzlich wird die Koordination gefördert.

Entspannungstechniken werden vom Therapeuten eingesetzt, um die funktionelle Beweglichkeit des Patienten zu verbessern.

12.5 Vorgehensweise der Gangschule

Bei der Gangschule wird der **Rumpf** des Patienten von Anfang an besonders betont. Die Fazilitation der unteren Extremität und des Rumpfes erfolgt während der **Standbeinphase** durch **Approximation** am Becken und während der **Schwungphase** durch **Stretch** am Becken (Adler 1976). Der Therapeut kann durch die richtige Platzierung der Hände die **Beckenposition** des Patienten **kontrollieren** und sie, wenn nötig, Richtung Ventralkippung oder Dorsalkippung manuell korrigieren. Durch das Fazilitieren der Beckenbewegung und Beckenstabilität wird auch die Beinaktivität effizienter. Die Hände des Therapeuten können auch auf der Schulter oder auf dem Kopf des Patienten platziert werden, um die Rumpfrotation zu fördern bzw. den Rumpf zu stabilisieren.

Widerstände, die der Therapeut beim Gleichgewichtstraining oder zur Förderung der Beweglichkeit gibt, sind besonders effektiv, wenn sie diagonal gesetzt werden. Der Therapeut kann, wenn er selbst in der gewählten Diagonalen steht, die Bewegungsrichtung und den Bewegungsverlauf besser kontrollieren und die Widerstandsrichtung genauer einhalten. Zusätzlich sollte der Therapeut eine Körperstellung einnehmen, in der er sein Körpergewicht für die Approximation und auch für das Setzen der Widerstände einsetzen kann.

Bewegungen gegen Widerstand beim Gehen sind **übertriebene Bewegungen** im Vergleich zum normalen Gang. Während der Gewichtsübernahme werden größere Bewegungen vom Körper zugelassen und während des Gehens sind die Bewegungen von Becken und Bein größer. Widerstände gegen diese übertriebenen Bewegungen verbessern die Muskelkraft und die Stand- und Gehfähigkeit. Das »übertriebene« Üben ermöglicht dem Patienten, schneller und besser das normale Stehen und Gehen zu beherrschen (Horst 2005).

12.5.1 Approximation und Stretch

Approximation fördert die Kontraktion der Beinextensoren und die Rumpfstabilität. Es ist sehr wichtig, die Approximation zum richtigen Zeitpunkt zu setzen. Die erste Approximation sollte während oder kurz nach dem ersten Bodenkontakt erfolgen, um die Gewichtsverlagerung zu fördern. Zur Unterstützung der Gewichtsübernahme kann die Approximation jederzeit während der Standbeinphase wiederholt werden.

Der Therapeut steht in der Diagonalen vor dem Patienten und platziert den Ballen seiner Hände auf der Cristae iliacae, oberhalb der Spina iliaca anterior superior. Die Finger zeigen in Richtung der Fersen des Patienten nach dorsokaudal. Der Therapeut kippt das Becken des Patienten als Vorbereitung auf die Approximation leicht nach hinten (Dorsalkippung). Die Richtung der Approximation verläuft über das Tuber ischiadicum zu den Fersen des Patienten. Der Therapeut gibt zuerst eine schnelle Approximation und hält diese bis zum Setzen und Steigern des Widerstandes an.

Folgende **Vorsichtsmaßnahmen** muss der Therapeut bei der Anwendung der **Approximation** beachten:

- Um Beschwerden im Handgelenksbereich zu vermeiden, sollte der Therapeut seine Handgelenke nur minimal über die Nullstellung des Handgelenkes strecken.
- Um Schulterbeschwerden und Ermüdungserscheinungen zu vermeiden, sollte der Therapeut sein Körpergewicht bei der Approximation einsetzen. Dies erfolgt bei der Approximation über die leicht gestreckten Arme (◘ Abb. 12.6).
- Um Schmerzen und Kompressionen im Becken-Bauch-Raum und SIAS-Gebiet zu vermeiden, sollte der Therapeut die Hände auf dem Beckenkamm platzieren.

Der Stretchstimulus faziliert die Kontraktion der Bauchmuskeln und der Flexoren des Schwungbeines. Der richtige Zeitpunkt zum Setzen des Stretchstimulus ist dann, wenn kein Gewicht auf dem Fuß lastet (Zehenablösung, »toe off«).

Für die Ausführung des Stretches am Becken werden die Ausgangsstellung und die Grifftechnik des Therapeuten wie beim Setzen der Approximation am Becken angewendet. Der Stretch erfolgt genau in dem Moment, in dem das Bein des Patienten kein Gewicht mehr trägt. Die Richtung des Stretches nach dorsokaudal entspricht der des Beckenpatterns »anteriore Elevation«.

Vorsichtsmaßnahmen, die der Therapeut beim Setzen eines **Stretches** beachten sollte:

- Seine Hände sollten auf den Beckenkämmen bleiben und nicht auf den SIAS abrutschen. Dadurch vermeidet er Schmerzen beim Patienten.
- Der Körper des Patienten sollte beim Ausführen des Stretchstimulus nicht um das Bein rotiert werden (■ Abb. 12.21).

12.5.2 Anwendung von Approximation und Stretch

Standphase

Approximation wird zur Fazilitation des Gleichgewichtes und der Gewichtsübernahme angewandt. Unmittelbar auf die Approximation folgt ein Widerstand gegen die Bewegung. Die Widerstandsrichtung bestimmt, welche Muskelgruppen besonders betont werden:

- Diagonal nach hinten (dorsal) gerichteter Widerstand fazilitiert und stärkt die vordere Rumpf- und Beinmuskulatur.
- Diagonal nach vorne (ventral) gerichteter Widerstand fazilitiert und stärkt die hintere Rumpf- und Beinmuskulatur.
- Rotationswiderstände fazilitieren und stärken alle Rumpf- und Beinmuskeln, besonders für die Rotationskomponente.

Darüber hinaus können Approximation und Widerstand am Schultergürtel eingesetzt werden. Dies führt zu einer erhöhten Aktivität der oberen Rumpfmuskulatur. Der Therapeut muss darauf achten, dass die Wirbelsäule des Patienten ausgerichtet ist, bevor er auf dem Schultergürtel eine nach unten gerichtete Approximation ausführt (■ Abb. 12.6b).

Gehen

In der Regel steht der Therapeut für die Fazilitation des Vorwärtsgehens **vor** dem Patienten. Zum Fazilitieren des Rückwärtsgehens kann er **hinter** dem Patienten stehen und richtet dabei seinen Druck nach vorne unten. Zum Üben des Seitwärtsgehens und der dafür nötigen Balance stellt sich der Therapeut **lateral** vom Patienten auf und richtet seinen Druck nach kaudolateral.

Schwungbein

Die Beckenbewegung und auch die für die Schwungbeinphase nötige Hüftflexion werden durch den Einsatz von Stretch und Widerstand bei der nach vorne bzw. nach hinten gerichteten Beckenbewegung verbessert. Die Hüftflexion kann mit Hilfe der Technik Betonte Bewegungsfolge stärker fazilitiert werden. Dazu wird die Beckenbewegung solange verhindert, bis die Hüftflexion langsam einsetzt und das Bein beginnt, nach vorne zu schwingen.

Beim normalen Gangbild ist die Beckenhebung im ersten Teil des Schwunges minimal. Damit der Patient seinen normalen Beinschwung kontrollieren kann, muss genügend Muskelspannung in seiner Rumpf- und Abdominalmuskulatur vorhanden sein.

Standbein

Durch die Kombination von Approximation und Widerstand bei der nach vorne gerichteten Bewegung des Beckens wird die Extensionsmuskulatur fazilitiert und gekräftigt. Die Approximation am Standbein erfolgt in einer nach dorsokaudal gerichteten Bewegung, um die Übernahme des Körpergewichtes zu fördern. Der Therapeut approximiert in dem Moment, in dem die mittlere Standbeinphase erreicht wird. Während der Standbeinphase kann zur Fazilitation der Gewichtsübernahme erneut approximiert werden.

12.6 Praktische Anwendung der Gangschule

Ein wichtiger Aspekt der Gangschule ist, dass Patienten, die auf einen Rollstuhl angewiesen sind, den Umgang damit erlernen und das Aufrechtsitzen und Sich-Bewegen im Rollstuhl einüben. All dies ermöglicht es ihnen, den Alltag wieder weitgehend selbständig zu gestalten.

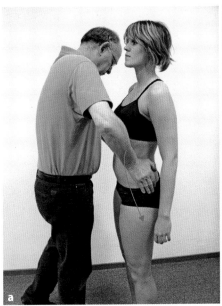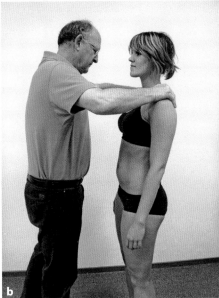

Abb. 12.6 a, b Approximation. **a** am Becken, **b** am Schulterblatt

12.6.1 Rollstuhlhandhabung und Rumpfkontrolle im Sitzen: Vorbereitung zum Stehen und Gehen

Das Erlernen der Rollstuhlaktivitäten findet zum einen im Rahmen der Gangschule und zum anderen im ADL-Training (»activities of daily life«) statt. Der Therapeut kann für das Erlernen dieser Aktivitäten alle Behandlungsprinzipien anwenden. Der Patient lernt die notwendigen Aktivitäten durch die Kombination von Widerstand und mehrmaliger Wiederholung schon innerhalb kurzer Zeit.

Den Rollstuhl handhaben

Der Patient lernt durch das Führen der Bewegungen mit und ohne Widerstand seinen Rollstuhl handzuhaben. Folgende allgemeine bzw. grundsätzliche Aktivitäten werden geübt:
- mit dem Rollstuhl fahren (**D** Abb. 12.7):
    - vorwärts (**D** Abb. 12.7a, b) und rückwärts (**D** Abb. 12.7c, d) mit Widerstand an den Armen,
    - vorwärts mit Widerstand an den Beinen (**D** Abb. 12.7e, f),
- mit dem Rollstuhl drehen bzw. seine Richtung ändern,
- Bremsen des Rollstuhles anziehen bzw. lösen (**D** Abb. 12.8),

- Armstützen des Rollstuhles abnehmen und wieder einsetzen (**D** Abb. 12.9),
- Füße von den Fußstützen ab- und wieder aufsetzen,
- Fußstützen hoch- und runterklappen (**D** Abb. 12.10),
- Fußstützen nach außen drehen und wieder zurückholen.

Sitzen

Das Aufrechtsitzen und das Bewegen im Rollstuhl sind für das weitere Training der Sitzbalance des Patienten besonders wichtig. Der Patient kann durch den Einsatz von Stretch und Widerstand am Becken in die richtige Sitzposition gebracht werden, bei der sich das Gewicht auf dem Tuber ischiadicum befindet. Zusätzlich an Kopf und Schulterblatt gesetzte Widerstände und Approximation fördern und verbessern die Rumpfstabilität. Das Erlernen der Vor- und Rückwärtsbewegungen im Stuhl wird durch das Setzen von Widerständen und Stretch am Becken des Patienten unterstützt. Während des Einübens dieser Aktivitäten wird gleichzeitig die Kraft und die Mobilität des Patienten gefördert. Der Therapeut sollte jedes Problem, das die Funktion des Patienten einschränkt, üben und nach der Behandlung erneut die Funktion, hier das Sitzen, evaluieren.

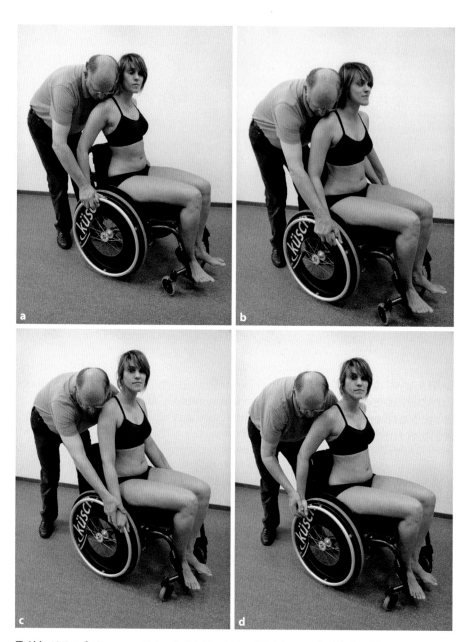

■ **Abb. 12.7 a–f**   Umgang mit dem Rollstuhl. **a**, **b** Vorwärts fahren, **c**, **d** Rückwärts fahren

12

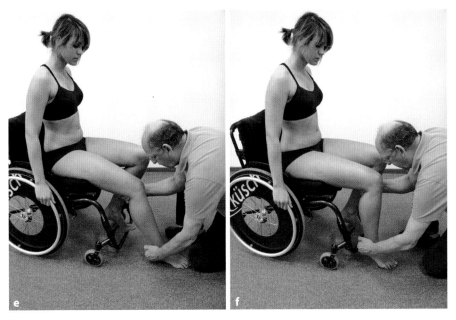

◘ Abb. 12.7 (Fortsetzung) **e, f** Vorwärts fahren gegen Widerstand am Bein

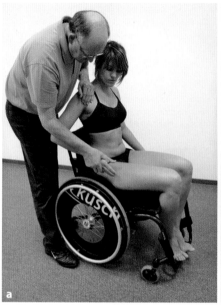

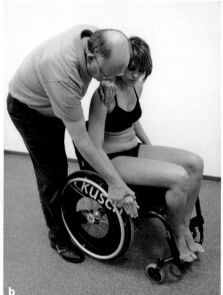

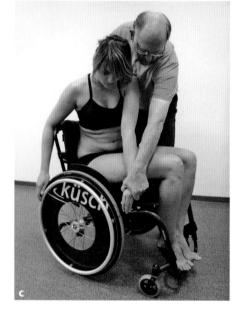

12

□ **Abb. 12.8 a–c** Hantieren mit den Bremsen

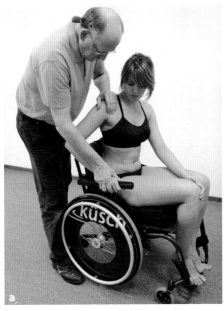
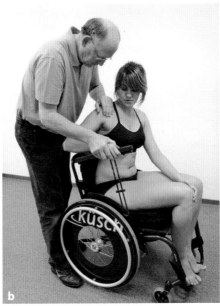

Abb. 12.9 a, b Hantieren mit den Armstützen

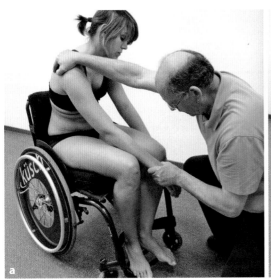
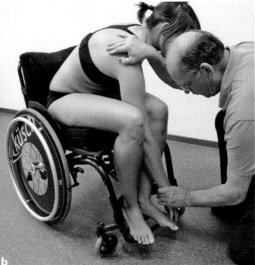

Abb. 12.10 a, b Hantieren mit den Fußstützen bzw. im Fußbereich

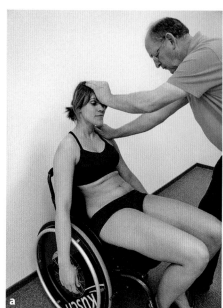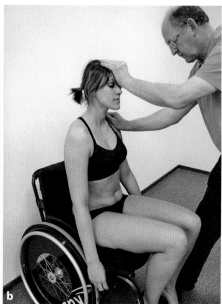

Abb. 12.11 a, b   Aufrechte Sitzposition einnehmen

12

Beispiel

Das **Becken des Patienten kann im Stuhl nicht richtig positioniert werden**. Dadurch kann die richtige Gewichtsverlagerung bzw. die Gewichtsübernahme auf dem Tuber ischiadicum nicht stattfinden. Die Ursache dafür könnte eine Mobilitätseinschränkung der Beckenbewegung sein.

Für die Behandlung legt sich der Patient auf die Matte. Anschließend übt der Therapeut die Beckenbewegungen mit Hilfe der Beckenpatterns. Zur weiteren Behandlung der Mobilitätseinschränkungen als auch zur Verbesserung der Muskelkraft können u. a. Kombinationen der Schulterblatt- und Beckenpatterns eingesetzt werden oder eine Kombination von Übungen, mit dem Ziel, die Gelenke und Weichteile zu mobilisieren. Im Anschluss an diese Behandlung setzt sich der Patient zurück in den Rollstuhl, und die Position des Beckens wird vom Therapeuten erneut beurteilt.

Sitzaktivitäten

Die aufrechte Sitzposition erreichen

Zuerst fazilitiert und trainiert der Therapeut die Bewegung, die in die aufrechte Sitzposition führt (■ Abb. 12.11). Folgende Techniken stehen zur Verfügung:

- Zur Fazilitation der Rumpfextension bzw. Rumpfaufrichtung kann der Therapeut die

Technik Kombination isotonischer Bewegungen mit Widerständen am Kopf, an den Schultern und/oder am Rumpf einsetzen.

- Die Bewegung der nach vorne gerichteten Beckenkippung wird durch den Einsatz der Technik Rhythmische Bewegungseinleitung und von Stretch fazilitiert und trainiert.

Die aufrechte Sitzposition stabilisieren

Sobald der Patient die aufrechte Sitzposition erreicht hat, beginnt der Therapeut mit der Stabilisierung dieser Position (■ Abb. 12.12). Dazu setzt er die Technik Stabilisierende Umkehr ein, bei der Widerstände wie folgt genutzt werden können:

- am Kopf,
- an den Schultern,
- am Becken,
- als Kombinationen der einzelnen Widerstände.

Sich im Rollstuhl bewegen

Wenn der Patient die aufrechte Sitzposition gut stabilisieren kann, wird mit Hilfe der Techniken Wiederholter Stretch, Rhythmische Bewegungseinleitung und Dynamische Umkehr das Bewegen im Rollstuhl gefördert.

- Das Vorwärtsbewegen (■ Abb. 12.13) erfolgt über die alternierend ausgeführte anteriore Elevationsbewegung des Beckens.

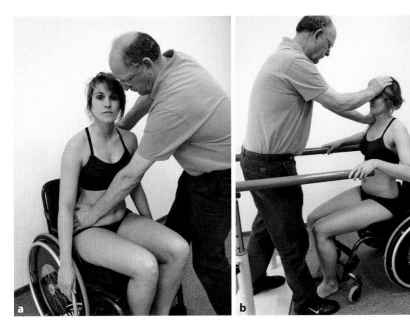

◘ Abb. 12.12 a, b Stabilisation der Sitzposition. **a** Widerstand an Becken und Schulterblatt, **b** Widerstand an Kopf und Schulterblatt

▬ Das Rückwärtsbewegen (◘ Abb. 12.14) erfolgt über die alternierend durchgeführte posteriore Elevationsbewegung des Beckens.

12.6.2 Aufstehen und Sich hinsetzen

Die folgenden Abschnitte des Kapitels »Gangschule« beschreiben weitere Aktivitäten, die zu diesem Bereich gehören. Es handelt sich dabei jedoch eher um eine Aufzählung der möglichen Aktivitäten mit verschiedenen Behandlungstechniken als um die Beschreibung einer vollständigen Behandlung. Die Behandlung eines Patienten erfolgt normalerweise nicht in streng aufgeteilten Teilaktivitäten, sondern sie fließen eher ineinander über. Das bedeutet z. B., dass der Patient vom Therapeuten beobachtet und aufgefordert wird, sich im (Roll-)Stuhl vorwärts zu bewegen, anschließend aufzustehen, sein Gleichgewicht zu halten und zu gehen. Die Aktivitäten, die vom Patienten während des Bewegungsverlaufes noch nicht optimal bzw. funktionell durchgeführt werden, können auf unterschiedliche Art und Weise wiederholt bzw. trainiert und nochmals kontrolliert werden, bis eine optimale Funktion erreicht ist.

In der Regel kann man beobachten, wie die Funktion des Patienten während der Behandlung und beim Trainieren vieler variabler Aktivitäten zunimmt.

Zudem lassen sich die erarbeiteten Fortschritte eines Patienten mittels Timed-Up-and-Go-Test gut messen (Podsiadlo 1991).

Aufstehen ist sowohl eine funktionelle Aktivität, um z. B. jemand die Tür zu öffnen, als auch der erste Schritt zum Gehen. Die Person sollte in der Lage sein, aus verschiedenen Sitzhöhen aufzustehen und sich hinzusetzen. Obwohl sich verschiedene Personen auf unterschiedliche Weise hinsetzen bzw. aufstehen, können die Bewegungsabläufe allgemein wie folgt beschrieben werden (Nuzik et al. 1986).

Erster Teil:
▬ Kopf bzw. Halswirbelsäule und Rumpf bewegen sich nach vorne (◘ Abb. 12.15).
▬ Das Becken bewegt in eine relative anteriore Elevation.
▬ Das Knie beginnt sich zu strecken und bewegt sich vorwärts über die Unterstützungsfläche.

Letzter Teil:
▬ Kopf, Halswirbelsäule und Rumpf werden in ihre vertikale Ausgangsposition zurück bewegt (◘ Abb. 12.15d).

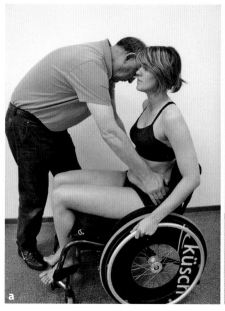 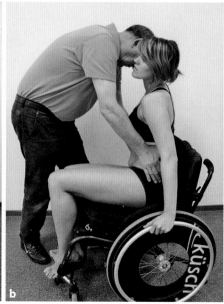

■ **Abb. 12.13 a, b** Vorwärts bewegen im Stuhl

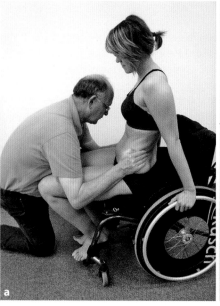 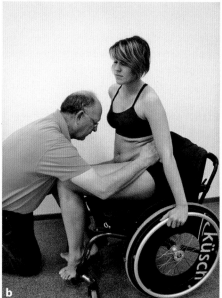

■ **Abb. 12.14 a, b** Rückwärts bewegen im Stuhl

━ Das Becken dreht aus der Ventralkippung in
die Dorsalkippung.
━ Das Knie bleibt gestreckt und bewegt sich
nach hinten. Der Rumpf bewegt sich, so dass
er über die Unterstützungsfläche kommt.
Durch Dorsalkippung des Beckens kommt es
zur Knieextension.

Bis andere Studien diese Auffassung widerlegen,
gehen die Autoren davon aus, dass das **Hinsetzen**
umgekehrte Aktivitäten und eine umgekehrte
Bewegungsreihenfolge beinhaltet. Die Kontrolle
beim Hinsetzen wird durch exzentrische Kontraktion der Muskulatur gewährleistet.
Der Therapeut platziert seine Hände auf die
Cristae iliacae des Patienten (■ Abb. 12.16a)
und bewegt oder stretcht das Becken als Vor-

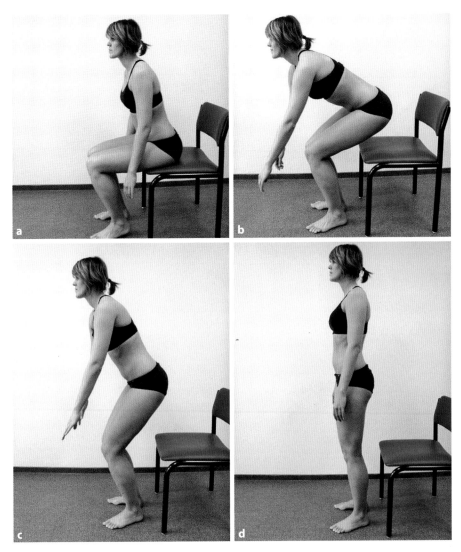

□ Abb. 12.15 a–d Aufstehen vom Stuhl

bereitung nach dorsal (»posterior tilt«). Anschließend begleitet er die Bewegung, oder er setzt der ventralen Beckenbewegung (»anterior tilt«) einen Widerstand entgegen. Zur Fazilitation dieser Bewegung eignet sich die Technik Rhythmische Bewegungseinleitung besonders gut. Der Therapeut fordert den Patienten auf, die Beckenbewegung im Sitzen zweimal zu wiederholen und direkt im Anschluss an die dritte Wiederholung aufzustehen. Während des Aufstehens unterstützt der Therapeut die Ventralkippung des Beckens. Abhängig von den Möglichkeiten des Patienten wird der gesamte Bewegungsablauf vom Therapeuten begleitet oder durch das Setzen eines Widerstandes erschwert. Direkt nachdem der Patient die aufrechte Position erreicht hat, führt

der Therapeut das Becken in die Beckenkippung nach dorsal und approximiert das Becken zur Fazilitation der Gewichtsübernahme.

Folgende Aktivitäten werden einzeln trainiert:
- Aufstehen,
- Hinsetzen.

Aufstehen

Vorwärtsbewegen im Rollstuhl
Diese Bewegung geschieht über die alternierend ausgeführte anteriore Elevationsbewegung des Beckens.

Platzieren der Hände
Der Therapeut weist den Patienten an den richtigen Platz am Gehbarren ein. Er gibt Widerstand

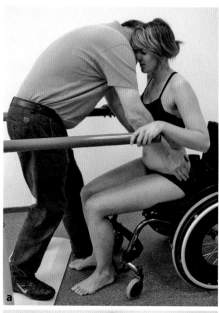

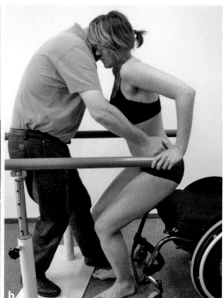

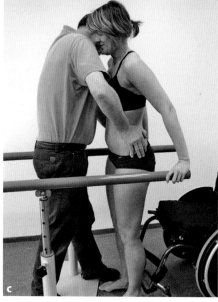

■ **Abb. 12.16 a–c**   Aufstehen im Gehbarren

an den Händen, um dem Patienten den Gebrauch seiner Hände und Arme an den Armstützen des Rollstuhles bzw. am Gehbarren zu fazilitieren. Die Bewegung »Platzieren der Hände« kann mit Hilfe der Technik Rhythmische Bewegungseinleitung vom Patienten leichter erlernt werden. Wie er durch den Einsatz der eigenen Arme Bewegungen unterstützen kann, erlernt der Patient mit stabilisierenden Kontraktionen und der Technik Kombination isotonischer Bewegungen.

Beckenbewegungen (»rocking«) (■ Abb. 12.16a)
Die Ventralkippung des Beckens wird durch den Einsatz der Technik Rhythmische Bewegungseinleitung und den Stretchstimulus gefördert.

Aufstehen (■ Abb. 12.16, 12.17)
Der Therapeut kann das Aufstehen am Becken und an den Schultern fazilitieren bzw. der Bewegung an diesen Körperteilen Widerstand entgegensetzen. Kann der Patient z. B. den oberen Rumpf nicht in der richtigen Position halten, sollte an den Schultern fazilitiert werden.

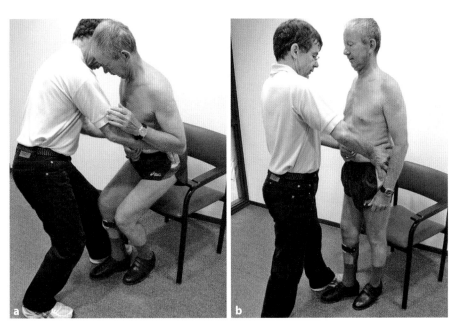

Abb. 12.17 a, b Aufstehen: Patient mit rechtsseitiger Hemiplegie

Hinsetzen

Vorbereitung zum Hinsetzen

Der Therapeut platziert seine Hände so, dass er den Bewegungsablauf unterstützen kann. Es werden dieselben Techniken wie bei der Bewegung beim Aufstehen eingesetzt.

Hinsetzen

Der Therapeut platziert seine Hände so, dass er der exzentrisch ausgeführten Bewegung des Patienten entweder nur am Becken oder an Becken und Schulter gleichzeitig Widerstand entgegensetzen bzw. die Bewegung kontrollieren kann.

Ist der Patient kräftig genug, kann der Therapeut die Technik Kombination isotonischer Bewegungen einsetzen, bei der der Patient an jeder beliebigen Stelle die Bewegung des Hinsetzens abbremsen und sich wieder in Richtung Stand bewegen muss.

12.6.3 Stand

Der Therapeut steht in gebückter Haltung vor dem Patienten in der Diagonalen, in der der Patient sein Gewicht beim Aufstehen zuerst verlagern wird. Nun führt der Therapeut den Patienten in die richtige Richtung und setzt zur Fazilitation der Gewichtsübernahme am betreffenden Bein Approximationen und stabilisierende Widerstände am Becken ein (■ Abb. 12.16c, 12.17b). Wenn der Patient steht, soll er das Körpergewicht gleichmäßig auf beide Beine verteilen; der Therapeut stellt sich dabei vor den Patienten.

Gewichtsübernahme

Zur Fazilitation dieser Aktivität eignen sich die Kombinationen von Approximation auf der kraftvolleren Beckenseite mit stabilisierenden Widerständen am Becken. Es können auch Kombinationen von Approximation auf der weniger kraftvollen Beckenseite, evtl. mit passiver Knieblockade, mit stabilisierenden Widerständen am Becken eingesetzt werden.

Stabilisation

Die auf den unteren Rumpf und auf die Beine gerichtete Stabilisation (■ Abb. 12.18) erfolgt durch die Kombination von Approximation und Stabilisierender Umkehr am Becken (■ Abb. 12.18a). Wird die Kombination Approximation mit Stabilisierender Umkehr an den Schultern eingesetzt, wird die Stabilisation vom gesamten Rumpf gefördert (■ Abb. 12.18b). Zur Verbesserung der Stabilisation können die Techniken mit kleinen Bewegungen und/oder Stabilisierender Umkehr benutzt werden. Zur Stabilisierung der Balance werden Widerstände in alle Richtungen, entweder einzeln oder in Kombination, an Kopf, Schultern und Becken gesetzt (■ Abb. 12.18c, d).

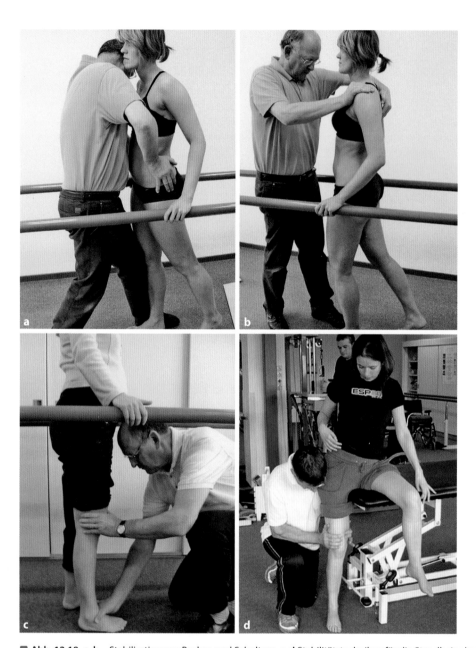

◘ Abb. 12.18 a, b Stabilisation von Becken und Schultern, **c, d** Stabilitätstechniken für die Standbeinphase

Einbeinstand

Diese Aktivität wird zur Fazilitation von Becken- und Hüftbewegungen in der Schwungphase und auch zur Fazilitation des Tragens des Körpergewichtes genutzt. Der Patient steht auf einem Bein; das andere Bein ist (wenn möglich) in der Hüfte etwas mehr als 90° flektiert, wodurch eine Fazilitation der Hüftextension des Standbeines erreicht wird (◘ Abb. 12.19). Ist der Patient selbst nicht in der Lage, die Hüftflexion aktiv zu halten, greift der Therapeut helfend ein, indem er das flektierte Bein des Patienten (mit dessen Knie in Höhe seiner Hüfte) auf sein eigenes Bein legt. Der Therapeut übt einen leichten Druck auf das Bein des Patienten aus, um ein Heruntergleiten bzw. -fallen zu verhindern. Um Ermüdungserscheinungen vorzubeugen, sollte der Patient ihn öfter das Standbein wechseln (◘ Abb. 12.19b).

Die Zeitmessung des Einbeinstandes ist ein guter funktioneller Balance-Test, um Fortschritte des Patienten objektivieren zu können.

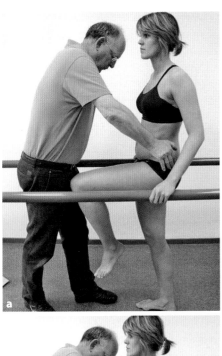

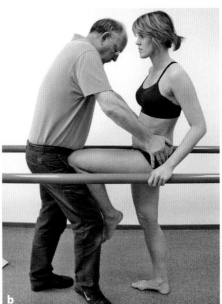

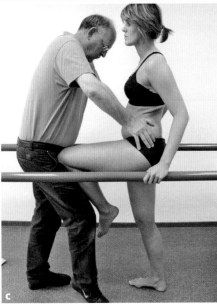

Abb. 12.19 a–c **a** Stehen auf einem Bein. Betonung des Standbeines, **b, c** Stehen auf einem Bein. Betonung des Schwungbeines

Das Standbein betonen

— Zur Förderung der Gewichtsübernahme approximiert der Therapeut am Becken (■ Abb. 12.19a).

— Zur Verbesserung der Balance in alle Richtungen setzt der Therapeut die Techniken »Stabilisierende Umkehr und/oder Kombination isotonischer Bewegungen« mit kleinem Bewegungsausmaß ein.

Das Schwungbein betonen

— Zur Fazilitation der anterioren Elevation vom Becken auf der Schwungbeinseite kann die Technik Wiederholter Stretch angewandt werden (■ Abb. 12.19b, c).

— Zur Fazilitation der Hüftflexion eignet sich die Technik Kombination isotonischer Bewegungen.

Gewichtsverlagerung

Diese Aktivität kann als Vorbereitung für das Gehen und zum Üben bestimmter Bewegungen der unteren Extremitäten eingesetzt werden. Übertriebene Gewichtsverlagerungen nach vorne oder zur Seite fördern die Hyperextension und lateral gerichtete Bewegungen der Hüfte. Darüber hinaus wird die Stabilität des Knies als auch des Fußgelenkes trainiert.

Der Therapeut leitet die Gewichtsverlagerung mit Stabilisationsübungen auf einem Bein ein. Anschließend setzt er dem anderen Bein einen Widerstand entgegen, so dass der Patient sein Körpergewicht zur anderen Seite verlagern muss. In dieser Position wird der Patient erneut unter Anwendung von Approximation und Widerständen stabilisiert. Der Therapeut kann diese Übung auf zwei verschiedene Arten durchführen:

- Er setzt der exzentrischen Aktivität des Patienten einen Widerstand entgegen, während sich der Patient langsam auf das andere Bein zurückbewegt.
- Er platziert seine Hände neu, um der aktiven Gewichtsverlagerung bzw. den konzentrischen Kontraktionen des Patienten ausreichend Widerstand entgegensetzen zu können.

Es gibt verschiedene praktische Übungen zur Gewichtsverlagerung:

- Gewicht von einem Bein auf das andere verlagern,
- Gewicht in Schrittstellung von vorne nach hinten verlagern,
- Gewichtsverlagerung bei wiederholter Schrittbewegung.

Gewichtsverlagerung von einem Bein auf das andere

- Stabilisierende Widerstände, der Patient steht auf beiden Beinen,
- Widerstände gegen eine seitwärts gerichtete Gewichtsverlagerung,
- Einsatz von Approximation und Widerständen auf der gewichttragenden Seite,
- konzentrische oder exzentrische Widerstände für die entgegengesetzten Bewegungen:
  - **exzentrisch**: Die Hände des Therapeuten bleiben unverändert in der Position, die für die erste Gewichtsverlagerung eingenommen wurde, und setzen von da aus auch die Widerstände;
  - **konzentrisch**: Der Therapeut platziert seine Hände auf die andere Beckenseite und kann somit der antagonistisch ausgeführten Gewichtsverlagerung Widerstand entgegensetzen.

Gewichtsverlagerung in Schrittstellung nach vorne und hinten (◨ Abb. 12.20)

Während diese Aktivitäten geübt werden, sollte der Therapeut darauf achten, dass der Patient das Becken und den Rumpf gleichermaßen mit nach vorne bzw. nach hinten verlagert. Besondere Beachtung sollte er den seitwärts gerichteten Ausweichbewegungen beim Nach-vorne-Kommen widmen.

ⓘ Vorsicht
Der Therapeut sollte darauf achten, dass der Patient nicht seitwärts nach vorne kommt.

Um die Gewichtsverlagerung auf das **vordere Bein** zu fördern, steht der Therapeut in der Bewegungsrichtung vor dem Patienten. Um die Gewichtsverlagerung auf das **hintere Bein** zu fördern, steht er in der Diagonalen hinter dem Patienten. Im folgenden Beispiel wird die Gewichtsverlagerung auf das vordere Bein beschrieben. Die Verlagerung des Körpergewichtes auf das hintere Bein verläuft analog in umgekehrter Richtung.

Beispiel
Der Patient steht auf seinem rechten Bein; das linke Bein ist vorne. Der Therapeut steht in Schrittstellung diagonal vor dem linken Bein des Patienten; sein linker Fuß steht vor dem rechten Fuß des Patienten. Der Therapeut hat sein Körpergewicht auf den vorderen Fuß verlagert. Der Übungsablauf ist wie folgt:

Für das hintere (rechte) Bein:

- **Stabilisation**: Zur Stabilisation des Patienten auf seinem hinteren bzw. rechte Bein wendet der Therapeut Approximation und Widerstände an (◨ Abb. 12.20a).
- **Widerstand**: Die Gewichtsverlagerung des Patienten vom hinteren auf das vordere Bein wird durch den diagonal verlaufenden Widerstand fazilitiert. Dabei verlagert der Therapeut mit der Bewegung des Patienten sein Körpergewicht auf sein rechtes bzw. hinteres Bein (◨ Abb. 12.20b).

Für das vordere (linke) Bein:

- **Stabilisation**: Zur Stabilisation des linken bzw. vorderen Beines des Patienten setzt der Therapeut eine Approximation auf die linke Beckenhälfte und kombiniert dies mit bilateralen Widerständen.

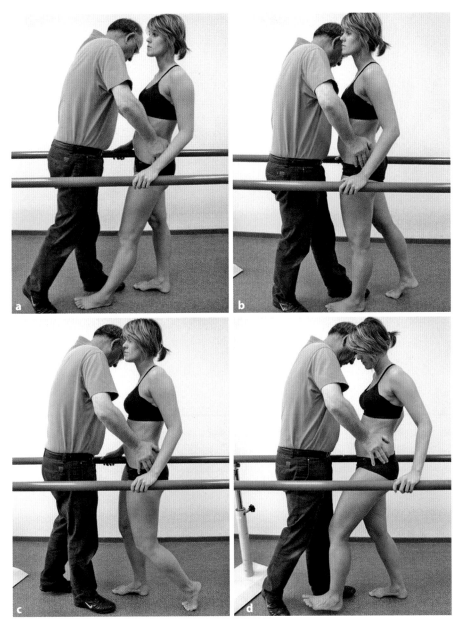

Abb. 12.20 a–d   **a, b** Gewichtsverlagerung nach vorne, **c, d** Vorwärtsgehen

- **Widerstand:** Zur Fazilitation der Gewichtsverlagerung auf das hintere Bein setzt der
  Therapeut, entweder exzentrisch oder konzentrisch, diagonal verlaufende Widerstände
  ein:
  - **exzentrisch:** die Hände des Therapeuten
    befinden sich auf der Crista iliaca (ante-
    rior-superior),
  - **konzentrisch:** die Hände des Therapeu-
    ten befinden sich auf der Crista iliaca
    (posterior-superior).

**Gewichtsverlagerung bei wiederholten
Schrittbewegungen (vor- und rückwärts)
(■ Abb. 12.20c, d)**

Diese Aktivität wird zusammen mit der Gewichtsverlagerung durchgeführt. Der Therapeut kann
den Patienten entweder das Gewicht 3- bis 4-mal
verlagern lassen, bevor er den ersten Schritt ausführt, oder er lässt ihn nach jeder Gewichtsverlagerung einen Schritt ausführen. Während der
Schrittbewegung des Patienten muss der Thera-

12

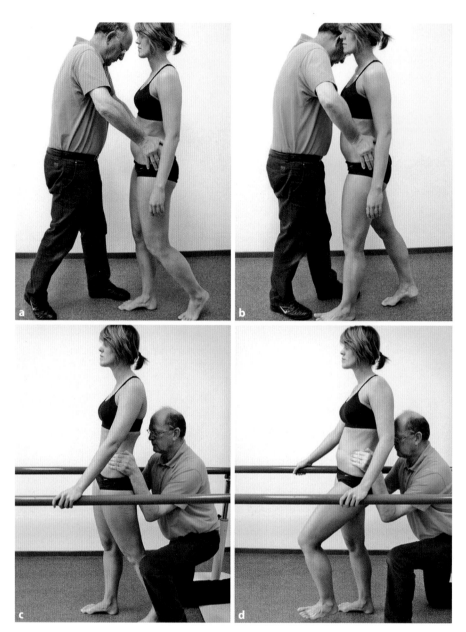

◻ **Abb. 12.21 a–e**   Vorwärts gehen. **a, b** Der Therapeut steht vor dem Patienten, **c–e** Der Therapeut steht hinter dem Patienten

peut selbst sein Körpergewicht verlagern. Sobald der Patient einen Schritt macht, muss er ebenfalls einen Schritt gehen, um stets in der Bewegungslinie des jeweiligen Standbeines zu stehen. Einzelne Abschnitte der Schwung- und Standbeinphase können mit Hilfe der oben beschriebenen Techniken eingeübt werden. Für das Seitwärtsgehen kann diese Aktivität modifiziert werden.

Beispiel

Der Patient steht in Schrittstellung:

Wiederholung des Vor- und Rückwärtsgehens mit dem rechten Bein

▬ **Stabilisation:** Die Stabilisation findet zuerst auf dem hinteren Bein statt.

▬ **Widerstand:** Es erfolgt eine Fazilitation für die Gewichtsverlagerung auf das vordere Bein.

▬ **Stabilisation:** Die Stabilisation findet jetzt auf dem vorderen Bein statt.

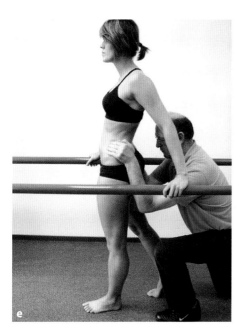

e

☐ **Abb. 12.21** (Fortsetzung) **c–e** Der Therapeut steht hinter dem Patienten

- **Stretch und Widerstand:** Wird das Körpergewicht auf dem vorderen bzw. linken Bein verlagert, setzt der Therapeut der rechten Beckenhälfte einen nach dorsokaudal gerichteten Stretchstimulus. Im Anschluss daran setzt er zur Fazilitation eines Schrittes vom rechten Bein nach vorne der nach ventrokranial gerichteten Beckenbewegung einen Widerstand entgegen.

Wiederholung des Vor- und Rückwärtsgehens mit dem linken Bein
Während der Schrittbewegung des rechten Beines des Patienten setzt der Therapeut sein linkes Bein nach hinten und verlagert sein Körpergewicht darauf.
- **Stabilisation:** Die Stabilisation findet zuerst auf dem vorderen Bein statt.
- **Widerstand:** Zur Verlagerung des Körpergewichtes auf das hintere bzw. linke Bein:
  - **exzentrisch:** der Therapeut drückt den Patienten langsam auf das linke Bein zurück. Dabei verändert er seinen Griff nicht.
  - **konzentrisch:** der Therapeut platziert seine Hände auf die Crista iliaca (posterior) und fordert den Patienten auf, gegen seinen Widerstand die Bewegung zur Gewichtsverlagerung auf das hintere bzw. linke Bein durchzuführen.

- **Widerstand:** Der Rückwärtsschritt mit dem rechten Bein:
  - **exzentrisch:** Der Therapeut fordert den Patienten auf, unter Beibehaltung des Griffes das rechte Bein einen Schritt zurückzusetzen. Während der Bewegung drückt der Therapeut das Becken und das Bein des Patienten nach hinten.
  - **konzentrisch:** Der Therapeut setzt seine Hände auf die Crista iliaca (posterior). Anschließend stretcht der Therapeut das Becken und setzt der darauf folgenden dorsokranialen Bewegung des Beckens zur Fazilitation des Rückwärtsschrittes des rechten Beines einen Widerstand entgegen.

12.6.4 Gehen

Der Therapeut sollte den Patienten ein Stück gehen lassen, nachdem das Verlagern des Körpergewichtes und die verschiedenen Schritte einzeln geübt wurden. Abhängig von der Zielsetzung des Gehens gibt der Therapeut mehr oder weniger Hilfestellung. Zur Ganganalyse oder zum Training des funktionellen Gehens sollte der Patient, um sich sicher zu fühlen, ausreichende Unterstützung erhalten. Wird das Gehen entweder neu erlernt oder zur Muskelkräftigung eingesetzt, sollte der Therapeut die Fazilitationsmaßnahmen Approximation, Widerstand und Stretch anwenden.

❶ Vorsicht
Bei der Gangschule kommt es beim Patienten zu einer Unterbrechung der Vorwärtsbewegung und zu einer Verminderung der Bewegungsgeschwindigkeit, wenn der Therapeut einen Widerstand setzt.

Vorwärts gehen
Bei dieser Übung kann der Therapeut während des Gehtrainings **vor** oder **hinter** dem Patienten stehen (☐ Abb. 12.21).

Der Therapeut steht vor dem Patienten
Wenn der Therapeut **vor** dem Patienten steht, geht er mit seinem linken Bein nach hinten, sobald der Patient sein rechtes Bein nach vorne bewegt (☐ Abb. 12.21a, b).

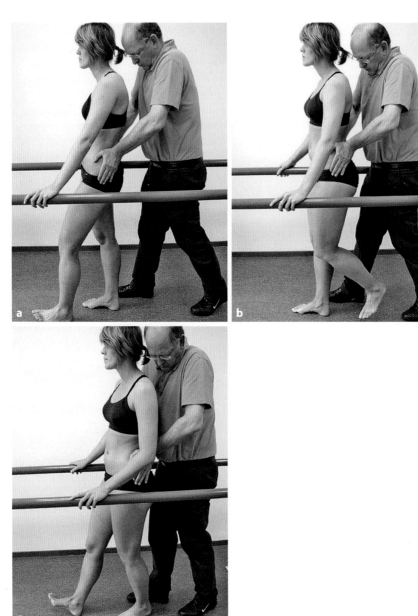

12

◘ **Abb. 12.22 a–c** Rückwärts gehen

Der Therapeut steht hinter dem Patienten
Wenn der Therapeut hinter dem Patienten
steht, bewegen sich beide mit demselben Bein
(◘ Abb. 12.21c–e). In dieser Ausgangsposition legt
der Therapeut seine Hände auf den Beckenkamm
des Patienten. Hände und Unterarme formen eine
gerade Linie, die über die Tuber ischiadicum zu
den Fersen des Patienten gerichtet ist. Darüber
hinaus berührt der Therapeut mit seinen Unterarmen die Glutealmuskulatur des Patienten. Dadurch wird eine bessere Beckenkippung erreicht
(◘ Abb. 12.21c).

Der Therapeut steht hinter dem Patienten,
wenn:
▬ der Patient viel größer ist als der Therapeut,
▬ der Patient eine Gehhilfe (z. B. Rollator) benutzt,
▬ der Patient ein offenes Blickfeld nach vorne
haben soll.

So hat der Therapeut trotz seiner – im Vergleich
zum Patienten – geringeren Körpergröße die Möglichkeit, sein Körpergewicht zum einen für die Approximation und den Stretch nach dorsokaudal

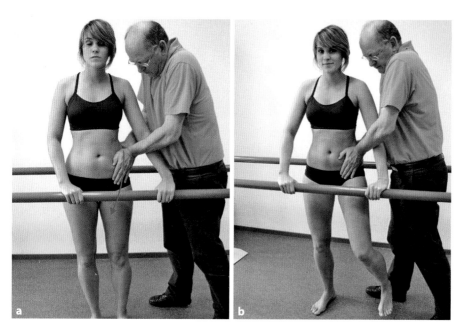

 Abb. 12.23 a, b Seitwärts gehen

und zum anderen für das Setzen der Widerstände einzusetzen.

Rückwärts gehen (Abb. 12.22)

Für die optimale Funktionalität des Gehens ist das Rückwärtsgehen von besonderer Bedeutung. Das Rückwärtsgehen erfordert und trainiert gleichzeitig die Rumpfkontrolle und die Hüftextension in der Schwungphase. Das Rückwärtsgehen dient auch der Fazilitation des Vorwärtsgehens mit Hilfe der Technik Antagonistische Umkehr.

Der Therapeut steht normalerweise zur Fazilitation des Rückwärtsgehens hinter dem Patienten. Die Handballen des Therapeuten befinden sich auf den Cristae iliacae (posterior-superior) und der auszuübende Druck richtet sich nach ventrokaudal.

⊗ Vorsicht
Während des Rückwärtsgehens sollte der Therapeut darauf achten, dass der Patient in der aufrechten Rumpfhaltung bleibt.

Seitwärts gehen (Abb. 12.23, 12.24)

Die Fähigkeit, seitwärts gehen zu können, ist wichtig, um sich durch enge Durchgänge zu bewegen. Die laterale Muskulatur des Rumpfes und der Beine wird durch das Seitwärtsgehen trainiert.

Der Therapeut steht auf der Seite, nach der der Patient sich bewegt. Die Fazilitationsmaßnahmen Approximation, Stretch und Widerstand werden normalerweise am Becken eingesetzt.

Zur Fazilitation der oberen Rumpfstabilität kann der Therapeut eine Hand lateral auf der Schulter platzieren.

12.6.5 Weitere Aktivitäten

Die Abb. 12.25–12.28 zeigen weitere Aktivitäten, die die Funktionalität des Gehens beim Patienten steigern. Der optimale Einsatz der Behandlungsprinzipien und Techniken ist von der jeweiligen Zielsetzung abhängig:
- Gehen außerhalb des Gehbarrens (Abb. 12.25).
- Mit Unterarmstützen gehen (Abb. 12.26).
- Treppen hoch- und runtergehen (Abb. 12.27).
- Bürgersteige rauf- und runtergehen, ohne dass sich der Patient irgendwo festhalten kann (Abb. 12.28).
- Hindernisse überwinden ohne Stützmöglichkeiten, die eine Gewichtsübernahme bzw. -verlagerung ermöglichen.
- Aufstehen vom Boden und sich wieder auf den Boden setzen (diese Aktivität wird in ▸ Kap. 11 beschrieben, wird aber hier aufgeführt, weil sie für die Selbständigkeit des Patienten beim Gehen wichtig ist).

12

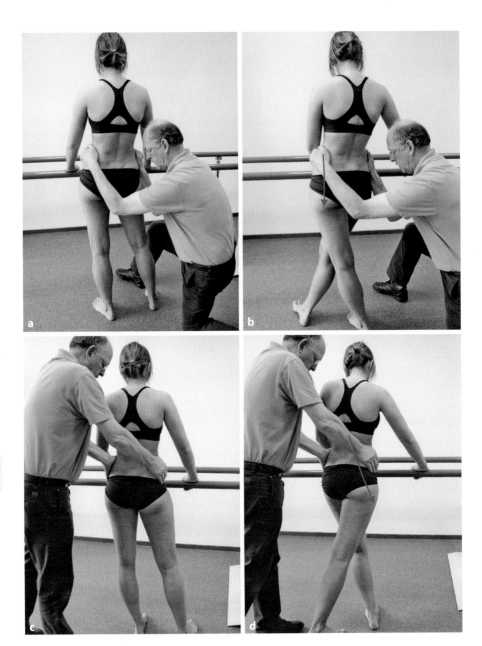

■ Abb. 12.24 a–d   Kreuzschritte (»Braiding«)

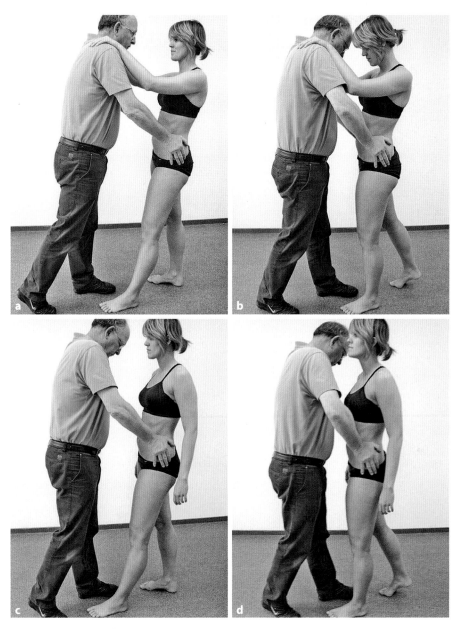

Abb. 12.25 a–d Freies Gehen. **a, b** Mit Unterstützung des Therapeuten, **c, d** Gehen außerhalb des Gehbarrens. Ohne Abstützen am Therapeuten

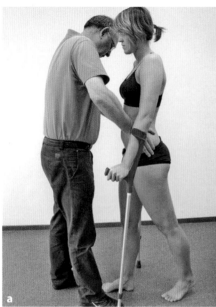
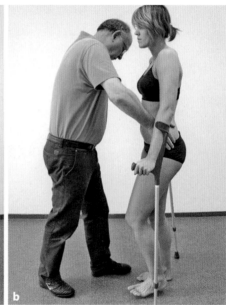

■ **Abb. 12.26 a, b**   Gehen mit Unterarmstützen

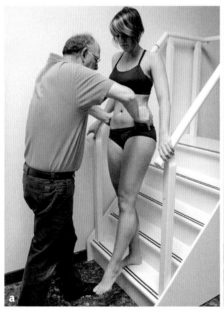
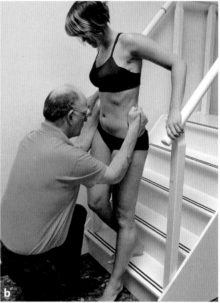

■ **Abb. 12.27 a–e**   Treppen. **a–d** Runtergehen, **b**, **d** Patientin mit inkompletter Paraplegie **a–d** Runtergehen

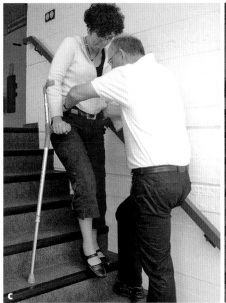
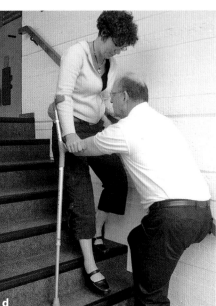
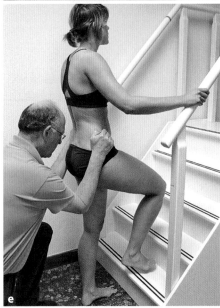

■ **Abb. 12.27** (Fortsetzung) **c, d** Patientin mit inkompletter Paraplegie, **e** Hochgehen

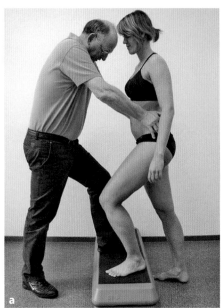 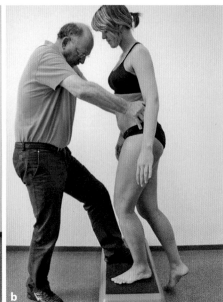

◪ **Abb. 12.28 a, b**   Einen Bürgersteig hochgehen

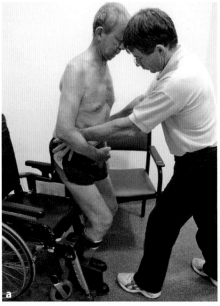 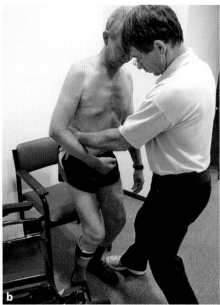

◪ **Abb. 12.29 a–f**   Patient mit Hemiplegie. **a** Aufstehen, **b** Übersetzen vom Rollstuhl zum Stuhl

12.7 Patientenbeispiele in der Gangschule

▬ Beispiel I: Patient mit rechtsseitiger Hemi-plegie (◪ Abb. 12.29a–f).
▬ Beispiel II: Patient mit Spondylitis ankylosis (◪ Abb. 12.30).

▬ Beispiel III: Patient mit einer Oberschenkel-amputation (◪ Abb. 12.31).
▬ Beispiel IV: Patient mit einer Amputation unterhalb des linken Knies (◪ Abb. 12.32).

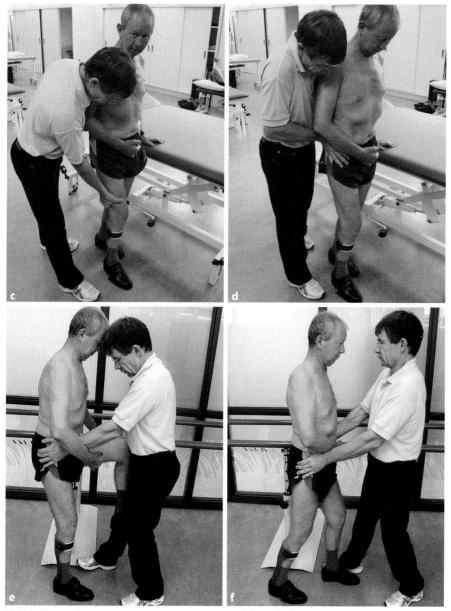

☐ **Abb. 12.29** (Fortsetzung) **c, d** Fazilitation der Standphase des hemiplegischen Beines, **e, f** Stand auf das betroffene Bein mit Betonung der Hüftextension und Kniekontrolle

12.8 Überprüfen Sie Ihr Wissen: Fragen

▬ Welche Muskulatur ist während der Stoß-dämpferphase exzentrisch aktiv?

▬ Warum benutzen wir im PNF-Konzept oft übertriebene Bewegungen zur Schulung des Ganges?

▬ Nennen Sie mindestens fünf Beispiele der Anwendung verschiedener PNF-Techniken in der Gangschule oder beim Mattentraining.

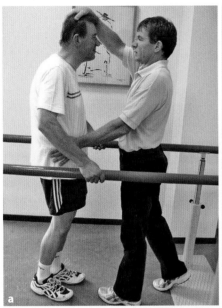

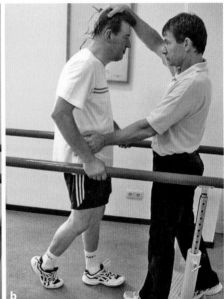

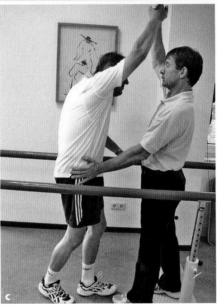

12

◘ **Abb. 12.30 a–c** Betonung der totalen Extension von Hals-wirbelsäule, Rumpf und Hüfte

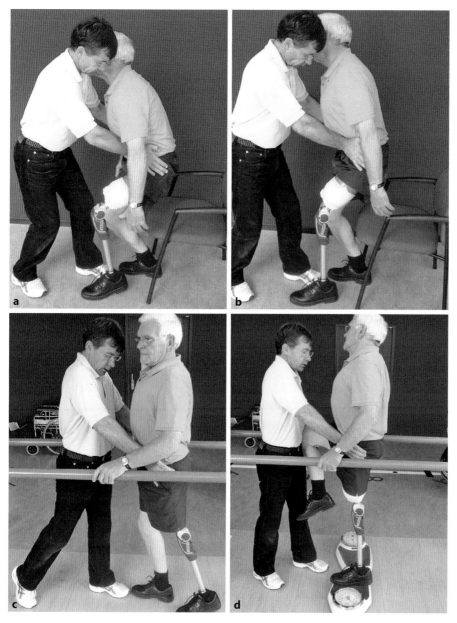

■ **Abb. 12.31 a–f** **a, b** Aufstehen, **c** Betonung von Hüftestreckung, **d** Vollbelastung mit Betonung von Hüft- und Knie-stabilität

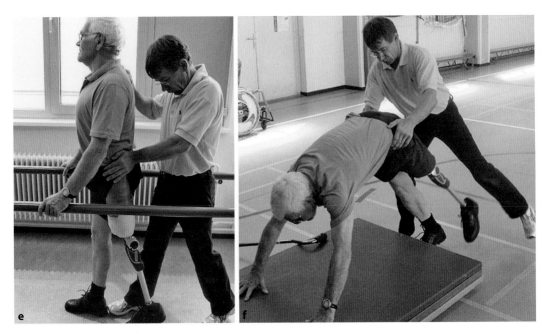

■ **Abb. 12.31**   (Fortsetzung) **e** Rückwärts gehen, **f** Falltraining und Aufstehen

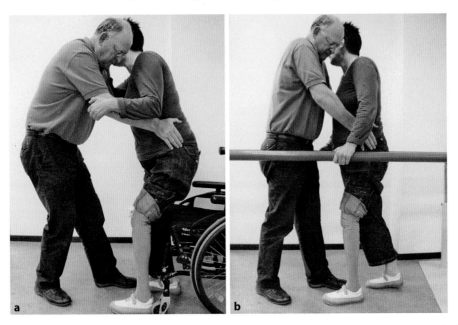

■ **Abb. 12.32 a–e**   Patientin mit inkompletter Tetraplegie und Unterschenkelamputation links. **a** Aufstehen, **b** Gewichts-verlagerung auf das Prothesenbein mit Kniekontrolle

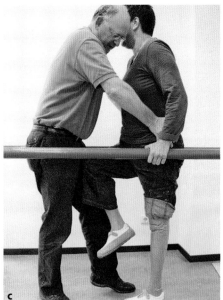

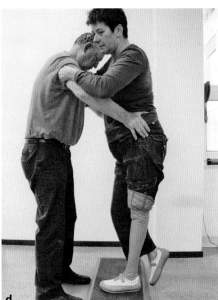

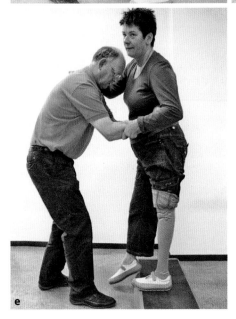

■ **Abb. 12.32** (Fortsetzung) **c** Stand auf das Prothesenbein links, Betonung der Hüft- und Kniestreckung während der Standbeinphase, **d** hoch steigen, Kontrolle über das Prothesenbein, **e** runter steigen, Kontrolle mit dem Prothesenbein

Literatur

Adler SS (1976) Influence of »Joint Approximation« on lower extremity extensor muscles: an EMG study (Unpublished thesis presented at APTA annual conference, New Orleans)

Eberhart HD, Inman VT, Bresler B (1954) The principal elements in human locomotion. In: Klopteg PE, Wilson PD (Hrsg) Human limbs and their substitutes. McGraw-Hill, New York

Götz-Neumann K (2003) Gehen verstehen – Ganganalyse in der Physiotherapie. Thieme, Stuttgart

Horak FB, Nashner LM (1986) Central programming of postural movements: adaptation to altered support-surface configurations. J Neurophysiol 55(6):1381

Horst R (2005) Motorisches Strategietraining und PNF. Thieme, Stuttgart

Inman VT, Ralston HJ, Todd F (1991) Human walking. Williams & Wilkins, Baltimore

Lerner-Frankiel MB, Vargas S, Brown M, Krusell L (1986) Functional community ambulation: What are your criteria? Clin Manag 6(2):12–15

Murray MP, Drought AB, Kory RC (1964) Walking patterns of normal men. J Bone Joint Surg A46:335–360

Nuzik S, Lamb R, VanSant A, Hirt S (1986) Sit-to stand movement pattern, a kinematic study. Phys Ther 66(11):1708–1713

Perry J (1967) The mechanics of walking, a clinical interpretation. In: Perry J, Hislop HJ (Hrsg) Principles of lower extremity bracing. American Physical Therapy Association, Washington, DC

Perry J (2010) Gait analysis, normal and pathological function. Slack, Thorofare

Podsiadlo D (1991) The timed »Up and go«: a test of basic functional mobility for elderly persons. Am Geriatr Soc 39:142–148

Weiterführende Literatur – Allgemein

De Almeida PM et al (2015) Hands-on physiotherapy interventions and stroke and ICF outcomes, a systematic review. Eur J Physiother 17:100–115

Anjum H, Amjad I, Malik AN (2016) Effectiveness of PNF techniques as compared to traditional strength training in gait training among transtibial amputees. J Coll Physicians Surg Pakistan 26(6):503–506

de Barros Ribeiro Cilento M, et al (2006) Evaluation of the efficacy of training protocols of sit-to-stand activity in elderly women. Fisioter Bras 6(6):412-418.

Caplan N, Rogers R, Parr MK, Hayes PR (2009) The effect of PNF and static stretch training on running mechanics. J Strength Cond Res 23(4):1175–1180

Choi YK, Nam CW, Lee JH, Park YH (2015) The effects of taping prior to PNF treatment on lower extremity proprioception of hemiplegic patients. J Phys Ther Sci 25:1119–1122

Kumar S, Kumar A, Kaur J (2012) Effect of PNF technique on gait parameters and functional mobility in hemiparetic patients. J Exerc Sci Physiother 8(2):67–73

Lacquaniti F, Ivanenko YP, Zago M (2012) Patterned control of human locomotion. J Physiol 590(10):2189–2199

Mirek E et al (2015) The effects of physiotherapy with PNF concept on gait and balance of patients with Hun-

tington's disease – pilot study. Neurol Neurochir Pol 49(6):354–357

Ribeiro T, Britto H, Oliveira D, Silva E, Galvio E, Lindquist A (2012) Effects of treadmill training with partial body weight support and the proprioceptive neuromuscular facilitation method on hemiparetic gait: a comparative study. Eur J Phys Rehabil Med 48:1–11

Ribeiro TS et al (2014) Effects of training program based on the PNF method on post stroke motor recovery – a preliminary study. J Bodyw Mov Ther 18:526–532

Sahay P et al (2013) Efficacy of proprioceptive neuromuscular facilitation techniques versus traditional prosthetic training for improving ambulatory function in transtibial amputees. Physiotherapy Journal, Hong Kong

Stephenson JB, Maitland ME, Beckstead JW, Anemeat WK (2014) Locomotor training on a treadmill compared with PNF in chronic stroke. Technol Innov 15:325–332

Sylos-Labini F, Lacquaniti F, Ivanenko YP (2014) Human locomotion under reduced gravity conditions: biomechanical and neurophysiological considerations. Biomed Res Int 2014 (Article ID 547242) https://doi.org/10.1155/2014/547242

Wong YH et al (2017) Effect of a 4-week Theraband exercise with PNF pattern on improving mobility, balance and fear of fall in community-dwelling elderly. J Korean Soc Phys Med 12(4):73–82

Yigiter K, Sener G, Erbahceci F, Bayar K, Ülger ÖG, Akodogan S (2002) A comparison of traditional prosthetic training versus PNF resistive gait training with trans-femoral amputees. Prosthet Orthot Int 26(3):213–217

Weiterführende Literatur – Haltungskontrolle und Bewegung

Finley FR, Cody KA (1969) Locomotive characteristics of urban pedestrians. Arch Phys Med Rehab 51:423–426

Gahery Y, Massion J (1981) Co-ordination between posture and movement. Trends Neurosci 4:199–202

Murray MP, Kory RC, Sepic SB (1970) Walking patterns of normal women. Arch Phys Med Rehab 51(11):637–650

Nashner LM (1980) Balance adjustments of human movement perturbed while walking. J Neurophysiol 44(4):650–664

Nashner LM (1982) Adaptation of human movement to altered environments. Trends Neurosci 5:358–361

Nashner LM, Woollacott M (1979) The organization of rapid postural adjustments of standing humans: an experimental-conceptual model. In: Talbott RE, Humphrey DR (Hrsg) Posture and movement. Raven Press, New York

Woollacott MH, Shumway-Cook A (1990) Changes in posture control across the life span – a systems approach. Phys Ther 70(12):799–807

Weiterführende Literatur – Gehen

Beckers D, Deckers J (1997) Ganganalyse und Gangschulung. Springer, Berlin Heidelberg New York

Inman VT, Ralston HJ, Todd F (1981) Human walking. Williams and Wilkins, Baltimore

Kettelkamp DB, Johnson RJ, Schmidt GL (1970) An electrogoniometric study of knee motion in normal gait. J Bone Jt Surg A52:775–790

12

Lehmann JF (1990a) Gait analysis, diagnosis and management. In: Krusens handbook of physical medicine and rehabilitation. Saunders, Philadelphia, S 108–125

Lehmann JF (1990b) Lower extremity orthotics. In: Krusens handbook of physical medicine and rehabilitation. Saunders, Philadelphia, S 602–646

Mann RA, Hagy JL, White V, Liddell D (1979) The initiation of gait. J Bone Jt Surg A61:232–239

McFadyen BJ, Winter DA (1988) An integrated biomechanical analysis of normal stair ascent and descent. J Biomech 21(9):733–744

Murray MP, Drought AB, Kory RC (1964) Walking patterns of normal men. J Bone Jt Surg A46:335–360

Nashner LM (1976) Adapting reflexes controlling the human posture. Exp Brain Res 26:59–72

Pohl M, Mehrholz J, Ritschel C, Rückriem S (2002) Speed dependent treadmill training in ambulatory hemiparetic stroke patients: a RCT. Stroke 33(2):553–558

Smidt G (1990) Gait in rehabilitation. Churchill Livingstone, New York

Sutherland DH (1966) An electromyographic study of the plantar flexors of the ankle in normal walking on the level. J Bone Jt Surg A48:66–71

Sutherland DH, Cooper L, Daniel D (1980) The role of the ankle plantar flexors in normal walking. J Bone Jt Surg A62:354–363

Sutherland DH, Olshen R, Cooper L, Woo SLY (1980) The development of mature gait. J Bone Jt Surg A62:336–353

Wang RY (1994) The effect of proprioceptive neuromuscular facilitation in case of patients with hemiplegia of long and short duration. Phys Ther 74(12):25–32

Winter D (1989) The biomechanics and motor control of human gait. University of Waterloo Press, Waterloo

Wittle M (1991) Gait analysis: an introduction. Butterworth-Heinemann, Oxford

Yigiter K, Sener G, Erbahceci F, Bayar K, Ülger ÖG, Akodogan S (2002) A comparison of traditional prosthetic training versus PNF resistive gait training with trans-femoral amputees. Prosthet Orthot Int 26(3):213–217

Funktionen von Gesicht und Mund, Sprechen, Schlucken und Atmung

Math Buck

© Springer-Verlag GmbH Deutschland, ein Teil von Springer Nature 2019
M. Buck, D. Beckers, *PNF in der Praxis,* https://doi.org/10.1007/978-3-662-58403-3_13

13.1 Einführung

Die Behandlung dieser Funktionen beinhaltet in der PNF-Therapie Übungen für das Gesicht, die Zunge, die Atmung und das Schlucken. Die Atemübungen und die Übungen für die Gesichtsmuskulatur können bei vielen Patienten angewandt werden. Besonders wichtig ist die Behandlung jedoch für Patienten mit Fazialisparese, mit Schluck- und auch Atembeschwerden. Diese Übungen werden eingesetzt, wenn der Patient durch andere Aktivitäten ermüdet ist, z. B. können Atemübungen sehr zur Entspannung beitragen oder bei starken Schmerzen hilfreich sein. Während der Behandlung wird keine Pause eingelegt, denn die Übung selbst dient als aktive Erholungsphase.

13.1.1 Stimulieren und Fazilitieren

Zur Stimulierung und Fazilitation bietet sich bei Einschränkungen von Atmung, Schluckbewegung und Gesichtsmotorik die Anwendung verschiedener Techniken und Prinzipien an: **Muskelaktivierung**, **Koordination**, **Entspannung** und **Kraftsteigerung** erreicht man durch Setzen von Widerständen und durch den Stretch. Der richtige Bewegungsablauf oder die richtige Entspannung wird durch korrekte Grifftechnik und eine korrekte Widerstandsrichtung fazilitiert und geführt. Abhängig von der Diagnose sollten die Grundprinzipien und Techniken an die aktuelle Situation des Patienten angepasst werden.

Zusätzlich zu den Fazilitationsmaßnahmen kann in der Behandlung auch Eis (»Quick-ice«) eingesetzt werden. Zur Fazilitation streicht der Therapeut mit dem Eis 2- bis 3-mal kurz und schnell über die Haut, den zu stimulierenden Muskel, die Zunge oder den Innenbereich des Mundes. Besteht jedoch schon eine **Hypertonie auf der betroffenen Seite** (auch bei einer peripheren Läsion) sollte man kein Eis anwenden.

Der **Einsatz bilateraler Bewegungen** eignet sich besonders gut zum Üben der Gesichtsmuskulatur. Dadurch wird zum einen die Symmetrie gefördert, zum anderen kommt es zur Fazilitation bzw. Verstärkung der Muskelaktivitäten der betroffenen Seite durch die Muskelkontraktionen der stärkeren und/oder mobileren Seite.

Durch den Einsatz der Betonten Bewegungsfolge wird auf der betroffenen Seite die schwache Muskulatur fazilitiert. Dabei wird auf der gesunden Seite keine Bewegung zugelassen. Als Kompensationsmechanismus entwickeln viele Patienten eine **Hypertonie auf der nicht betroffenen Seite**. In diesem Fall kann die Technik Betonte Bewegungsfolge die Dysbalance zwischen den beiden Gesichtshälften noch erhöhen. Rhythmische Bewegungseinleitung, Kombination isotonischer Bewegungen und Entspannungstechniken können dann eine sinnvolle Alternative sein.

Bei Patienten mit einer **peripheren Fazialislähmung** sieht man sehr oft eine pathologische Mitbewegung auf der betroffenen Gesichtshälfte, eine **Synkinese**. Diese Synkinese kann beim Essen und Sprechen sehr störend sein und sollte in keinem Fall ausgelöst werden. Synkinesen entstehen durch ein falsches »Sprouting« (Sprießen) der Nervenendigungen nach der Fazialisparese. Saubere Grifftechniken und Druck können die normale Motorik steuern und fazilitieren. Der Einsatz von Stretch, Widerstand und Irradiation kann zwar die Muskelkraft verbessern, andererseits aber auch Synkinesen verstärken. Daher gilt es, bei Neigung zu einer Synkinese nur führenden, keinen starken Widerstand und keinen Stretch zu geben. Problemorientiert zu behandeln heißt in diesem Fall, dass der Widerstand für die Aktivität, die man fazilitieren möchte, gleichzeitig mit Widerstand in die entgegengesetzte Richtung der Synkinese geht (⬛ Abb. 13.2a).

Nach jeder Übung sollte der Patient die Aktivität selbst, ohne Fazilitation, ausführen: »hands off«. Die Benutzung eines Spiegels (⬛ Abb. 13.2b) gibt dem Patienten das nötige Feedback, und das verbale Kommando sollte immer ein funktionelles Kommando sein, z. B.: »Schauen Sie böse!« oder »Lächeln Sie!«.

Massenbewegungen sollten nicht zugelassen werden, man sollte **selektive Bewegungen** fazilitieren. Auf der nicht betroffenen Seite sollte man nicht zu viel Muskelaktivität fördern, da sonst eine Hypertonie entstehen kann.

13

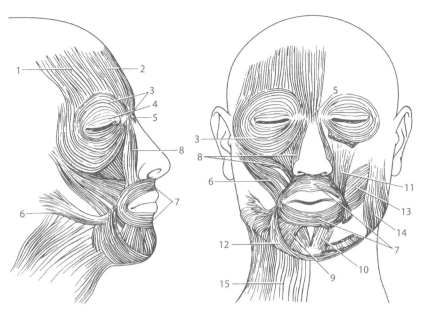

◘ Abb. 13.1 a, b Die Gesichtsmuskulatur. *1* M. epicranius (frontalis). *2* M. corrugator. *3* M. orbicularis oculi. *4* M. levator palpebrae superioris. *5* M. procerus. *6* M. Risorius, M. zygomaticus major. *7* M. orbicularis oris. *8* M. levator labii superioris. *9* M. depressor labii interferioris. *10* M. mentalis. *11* M. levator anguli oris. *12* M. depressor anguli oris. *13* M. buccinator. *14* M. masseter, M. temporalis. *15* M. platysma und Mm. infra- and suprahyoidei. (Mod. nach Feneis 1967, Zeichnung von Ben Eisermann) (Die Ziffern korrelieren mit den Übungen auf den nächsten Seiten)

13.2 Fazilitation der Gesichtsmuskulatur

Die Gesichtsmuskulatur erfüllt verschiedene Funktionen wie beispielsweise:

- Nahrung kauen,
- Schutzfunktion für die Augen,
- Sprechen und
- vor allem Mimik bzw. Gesichtsausdruck. Ein Spiegel kann die Koordination und Kontrolle der faziale Bewegung unterstützen (◘ Abb. 13.1).

In diesem Kapitel werden nur die wichtigsten Funktionen der Gesichtsmuskulatur dargestellt. Es ist vorteilhaft, während der Therapie mit einem Logopäden zusammenzuarbeiten.

Folgende allgemeine Prinzipien der Gesichtsbehandlung sind zu berücksichtigen:

- Die Gesichtsbewegungen werden mit **funktionellen Aufgaben** verbunden, z. B.: »Schauen Sie verwundert!« oder »Es riecht hier unangenehm!« (◘ Abb. 13.2)
- Die **Bewegungen** werden stets **vollständig ausgeführt**, z. B. das Öffnen bzw. Schließen des Mundes.

- Das Gesicht wird in einen **oberen Bereich** von Augen und Stirn und in einen **unteren Bereich** von Mund und Kinn aufgeteilt. Die Nase arbeitet mit beiden Bereichen zusammen.
- Die Gesichtsbewegungen werden zur Förderung der Symmetrie und zur Fazilitation der schwächeren Seite durch die stärkere Seite **bilateral** ausgeführt bzw. geübt. Ziel ist es, eine Symmetrie zu erreichen. – Eine Kontraktion der Muskeln der stärkeren bzw. mobileren Seite fördert und beeinflusst die Arbeit der stärker betroffenen Muskeln. Die Kontraktion stärkerer Muskeln kann nur genutzt werden, wenn Gesichtsasymmetrie, Tonus und Synkinese dabei nicht zunehmen.
- Die Stimulierung der Gesichtsmuskulatur wird auch durch **kraftvolle Bewegungen** in **anderen Körperabschnitten** erreicht. Dies ist im Alltag und vor allem im Sport zu beobachten. Dabei sollte sich der Tonus nicht erhöhen, und es sollte keine Synkinese ausgelöst werden.

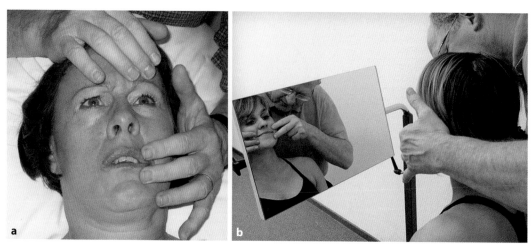

◻ Abb. 13.2 a, b Bimanuelle Fazilitation. **a** Vorbeugen der Synkinese durch das Kommando »Machen Sie einen Kussmund« und gleichzeitige Fazilitation des M. corrugator mit dem Kommando »Schauen Sie böse!«; **b** Ein Spiegel kann dem Patienten helfen, seine Gesichtsbewegungen zu kontrollieren

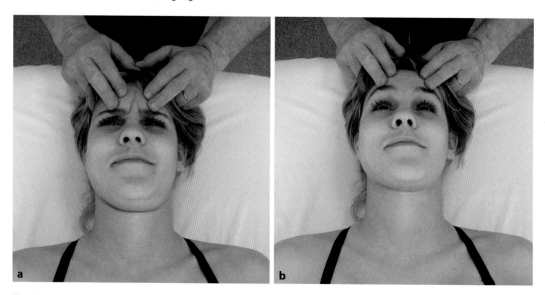

◻ Abb. 13.3 a, b Fazilitation des M. epicranius (frontalis). »Schauen Sie verwundert!«

13

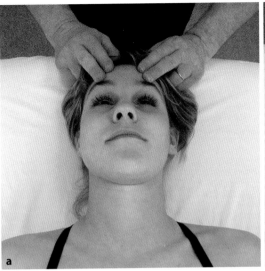
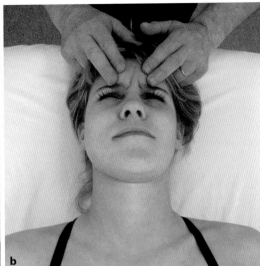

Abb. 13.4 a, b Fazilitation des M. corrugator. »Schauen Sie böse!«

Beispiel
Versucht man z. B. mit Kraft eine fest verschlossene Dose zu öffnen, werden die Gesichtsmuskeln unbewusst angespannt.

Bei der Wahl der Ausgangsstellung sollte der Therapeut beachten, dass die Gesichtsmuskulatur funktionell in den meisten Fällen **gegen die Schwerkraft** aktiv ist.

- **M. epicranius (frontalis)** (❏ Abb. 13.3, 13.1, Ziffer 1)
Verbales Kommando »Ziehen Sie Ihre Augenbrauen hoch. Schauen Sie verwundert. Runzeln Sie Ihre Stirn.«
Der auf der Stirn gegebene Widerstand richtet sich nach kaudal-medial. Diese Bewegung erfolgt zusammen mit dem Öffnen der Augen.
Er wird durch die Nackenextension beeinflusst.

- **M. corrugator**
(❏ Abb. 13.4, 13.1, Ziffer 2)
Verbales Kommando »Runzeln Sie Ihre Augenbrauen. Ziehen Sie Ihre Augenbrauen nach unten. Schauen Sie böse.«
Der Widerstand wird diagonal, genau über den Augenbrauen, in die kraniale und die laterale Richtung gegeben. Diese Bewegung geht mit dem Schließen der Augen einher.

- **M. orbicularis oculi** (❏ Abb. 13.5, 13.1, Ziffer 3)
Verbales Kommando »Schließen Sie Ihre Augen.«
Hier kann mit dem oberen und dem unteren Augenlid einzeln geübt werden. Der sanft dosierte diagonale Widerstand wird entweder einzeln unter dem Auge oder auf den Augenlidern oder gleichzeitig für das untere und obere Augenlid gegeben. Dabei sollte Druck auf den Augäpfeln vermieden werden.

- **M. levator palpebrae superioris (N. oculomotorius)** (❏ Abb. 13.6, 13.1, Ziffer 4)
Verbales Kommando »Öffnen Sie Ihre Augen. Sehen Sie hoch.«
Der Widerstand wird auf dem oberen Augenlid gegeben. Darüber hinaus kann das Öffnen der Augen durch einen leichten Widerstand auf den Augenbrauen (nach kaudal) zusätzlich fazilitiert werden.

- **M. procerus, M. nasalis** (❏ Abb. 13.7, 13.1, Ziffer 5)
Verbales Kommando »Rümpfen Sie Ihre Nase.«
Die Finger werden genau neben den Nasenflügeln platziert. Der Widerstand ist diagonal nach kaudal-lateral gerichtet. Dieser Muskel arbeitet mit dem M. corrugator und den Schließmuskeln der Augen zusammen.

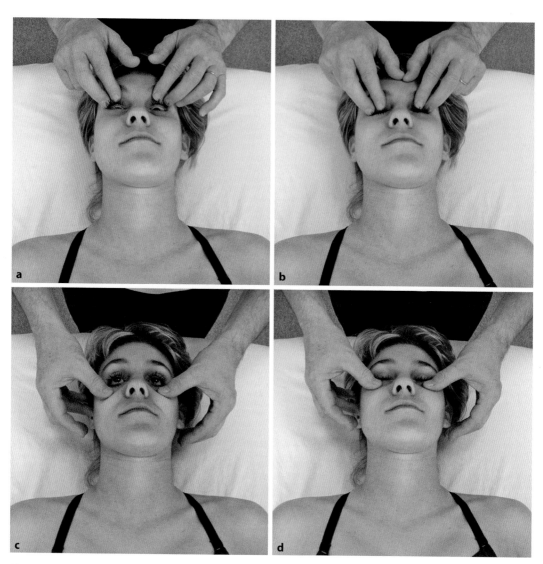

■ **Abb. 13.5   a–d** Fazilitation des M. orbicularis oculi. »Schließen Sie die Augen!«

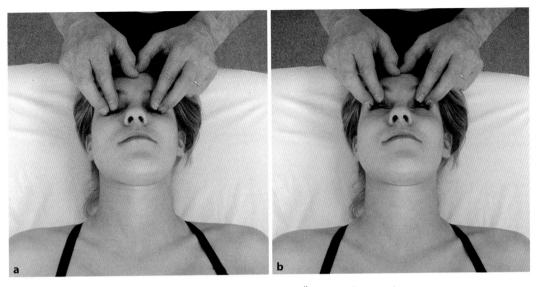

Abb. 13.6 a, b Fazilitation des M. levator palpebrae superioris. »Öffnen Sie die Augen!«

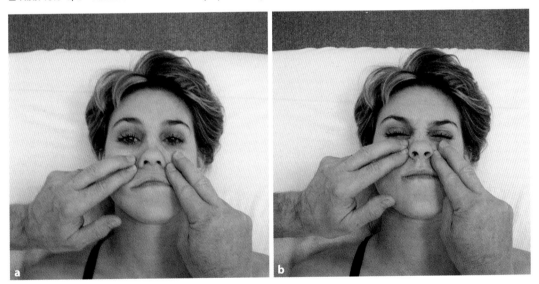

Abb. 13.7 a, b Fazilitation des M. procerus. »Es stinkt hier!«

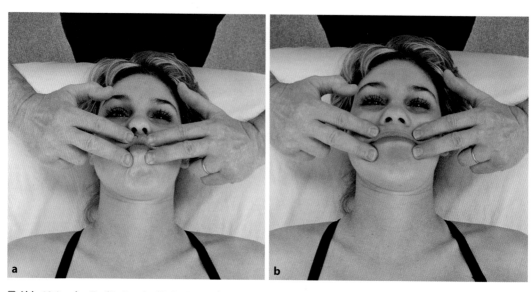

◼ **Abb. 13.8 a, b**   Fazilitation des M. risorius und M. zygomaticus major. »Lachen Sie!«

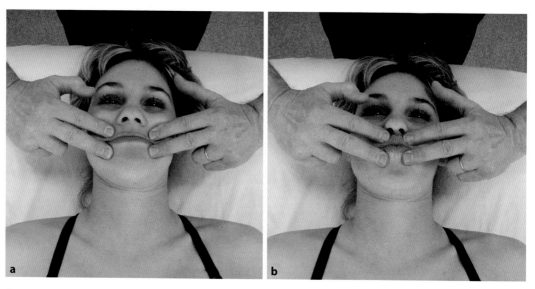

◼ **Abb. 13.9 a, b**   Fazilitation des M. orbicularis oris. »Machen Sie einen Kussmund!«

■ **M. risorius und M. zygomaticus major**
  (◼ Abb. 13.8, 13.1, Ziffer 6)
Verbales Kommando   »Lachen Sie. Ziehen Sie
Ihre Mundwinkel hoch.«
   Der Widerstand an den Mundwinkeln richtet
sich vor allem nach medial und geringfügig nach
kaudal.

■ **M. orbicularis oris** (◼ Abb. 13.9, 13.1, Ziffer 7)
Verbales Kommando   »Ziehen Sie Ihre Lippen
zusammen. Machen Sie eine Pfeif- bzw. Flötbe-
wegung oder eine Kussbewegung.«
   Der Widerstand wird gleichzeitig an der
Oberlippe und an der Unterlippe gegeben. Der
Widerstand richtet sich – bezogen auf die Ober-
lippe – nach kranial-lateral und bezogen auf die
Unterlippe nach kaudal-lateral.

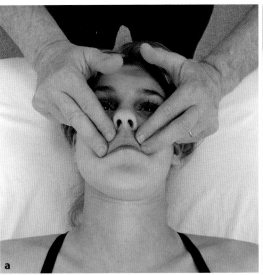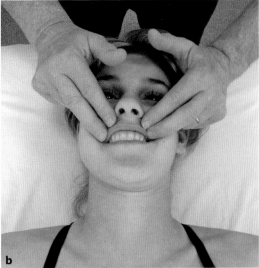

a **b**

🔲 **Abb. 13.10 a, b** Fazilitation des M. levator labii superioris. »Zeigen Sie mir die oberen Zähne!«

- **M. levator labii superioris**
  (🔲 Abb. 13.10, 13.1, Ziffer 8)

Verbales Kommando »Zeigen Sie Ihre obere Zahnreihe. Ziehen Sie Ihre Oberlippe hoch.«

Der Widerstand richtet sich auf der Oberlippe nach kaudal-medial.

- **M. depressor labii interferioris (Ziffer 9)**

Verbales Kommando »Ziehen Sie Ihre Unterlippe nach unten. Zeigen Sie Ihre untere Zahnreihe.«

Der Widerstand richtet sich an der Unterlippe nach kranial-medial. Dieser Muskel arbeitet mit dem M. platysma zusammen.

- **M. mentalis** (🔲 Abb. 13.11, 13.1, Ziffer 10)

Verbales Kommando »Runzeln Sie Ihr Kinn. Machen Sie einen Schmollmund.«

Der Therapeut platziert seine Finger unterhalb der Mundwinkel am Kinn (in der Nähe des Tuberculum mentale). Die Richtung des Widerstandes geht nach kaudal-lateral.

- **M. levator anguli oris** (🔲 Abb. 13.12, 13.1, Ziffer 11)

Verbales Kommando »Ziehen Sie Ihre Mundwinkel hoch, lächeln sie ein wenig.«

Der Widerstand wird auf dem Mundwinkel nach kaudal-medial gegeben.

- **M. depressor anguli oris** (🔲 Abb. 13.13, 13.1, Ziffer 12)

Verbales Kommando »Ziehen Sie Ihre Mundwinkel nach unten. Schauen Sie traurig.«

Der Widerstand richtet sich an beiden Mundwinkeln nach kranial-medial.

- **M. buccinator** (🔲 Abb. 13.14, 13.1, Ziffer 13)

Verbales Kommando »Pressen Sie Ihre Wangen fest gegen Ihre Zähne wie beim Trompetenblasen. Drücken Sie den Holzstab weg.«

Hier wird der Widerstand entweder mit einem vorher angefeuchteten Holzstäbchen oder mit einem behandschuhten Finger gesetzt. Der Widerstand kann diagonal nach kranial oder diagonal nach kaudal oder auch geradeaus gerichtet werden.

- **M. masseter, M. temporalis (N. Trigeminus)**
  (🔲 Abb. 13.15, 13.1, Ziffer 14)

Verbales Kommando »Schließen Sie Ihren Mund und beißen Sie fest zu. Beißen Sie Ihre Zähne fest zusammen.«

Der Widerstand wird am Unterkiefer gegeben und richtet sich diagonal nach rechts unten und nach links unten.

Ist die Belastung des temporomandibularen Gelenkes aufgrund der diagonal gesetzten Widerstände zu groß, richtet sich der Widerstand nur nach kaudal. Darüber hinaus wird das Schließen des Mundes durch das gleichzeitige Setzen eines Widerstandes gegen die Nackenextension fazilitiert.

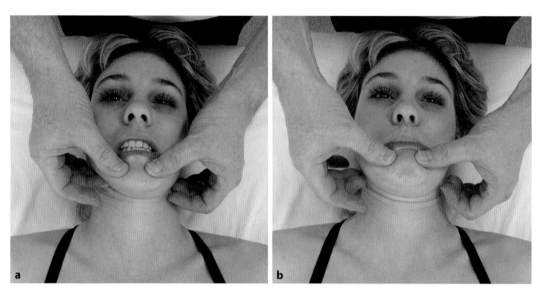

◨ **Abb. 13.11 a, b**   Fazilitation des M. mentalis. »Machen Sie einen Schmollmund!«

13

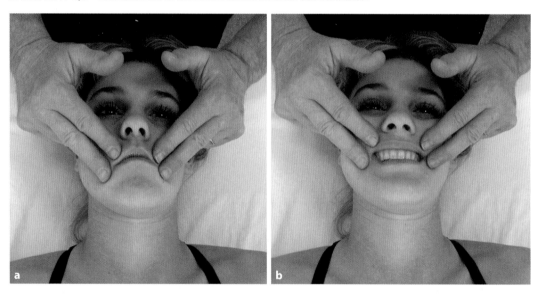

◨ **Abb. 13.12 a, b**   Fazilitation des M. levator anguli oris. »Lächeln Sie!«

- **13.16   M. infrahyoid und suprahyoid** (◨ Abb. 13.16, 13.1, Ziffer 15)

Verbales Kommando   »Öffnen Sie Ihren Mund.«

Der Widerstand wird am Kinn gegeben. Die Widerstandsrichtung ist entweder diagonal nach kranial oder nur nach kranial (▶ Kap. 14). Das Öffnen des Mundes kann zusätzlich durch einen Widerstand gegen die **Nackenflexion** fazilitiert werden.

- **13.17   Platysma** (◨ Abb. 13.17, 13.1, Ziffer 15)

Verbales Kommando   »Ziehen Sie Ihr Kinn, am besten mit geschlossenem Mund, nach unten.«

Der Widerstand wird unter dem Kinn gegeben, um das Öffnen des Mundes zu verhindern. Die Richtung des Widerstandes geht entweder diagonal nach kranial oder nur nach kranial. Der M. platysma wird durch die gleichzeitige Kontraktion der Nackenflexoren fazilitiert.

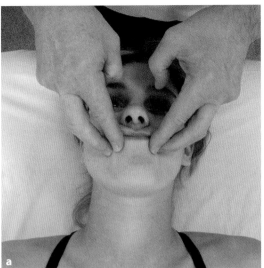
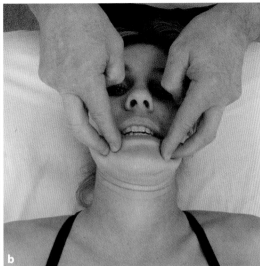

◘ **Abb. 13.13 a, b** Fazilitation des M. depressor anguli oris. »Zeigen Sie mir die unteren Zähne!«

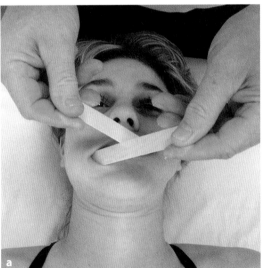
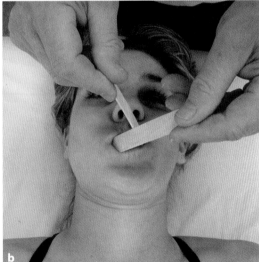

◘ **Abb. 13.14 a, b** Fazilitation des M. buccinator

▪ **Intrinsische Augenmuskulatur**

Die Augenbewegungen in die gewünschte Richtung werden durch Übungen mit Widerstand am Kopf und am Nacken fazilitiert.

Beispiel

Zur Fazilitation der Augenbewegung nach unten rechts wird der Nackenflexion nach rechts ein Widerstand entgegengesetzt. Gleichzeitig wird der Patient aufgefordert, in die gewünschte Richtung zu schauen.

Die nach lateral gerichtete Augenbewegung wird durch einen Widerstand gegen die entsprechende Rotation des Kopfes fazilitiert. Auch dabei wird der Patient aufgefordert, in die gewünschte Richtung zu schauen.

Die Aufforderung, in eine bestimmte Richtung zu schauen, sollte durch den Hinweis ergänzt werden, wohin der Patient schauen soll, z. B. »Beugen Sie

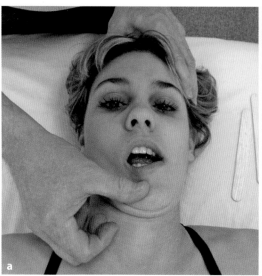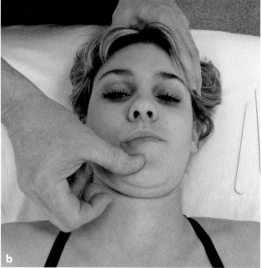

▣ **Abb. 13.15 a, b**   Fazilitation des M. masseter und M. temporalis

Ihren Kopf nach rechts unten, und schauen Sie zu Ihrem rechten Knie.«

13.3 Zungenbewegungen

Zur Stimulierung der Zungenbewegungen wird entweder ein angefeuchteter Holzstab oder ein behandschuhter Finger eingesetzt. Das Holzstäbchen muss angefeuchtet werden, um Irritationen im Mundbereich zu vermeiden. Als zusätzliche Fazilitationsmaßnahme kann zur Stimulierung der Zunge Eis verwendet werden. Der Patient selbst kann durch das Saugen an einem Eisstückchen seine eigenen Zungenbewegungen und die Mundfunktion stimulieren.

In ▣ Abb. 13.18 werden folgende **Zungenübungen** gezeigt:

- die Zunge gerade nach vorne ausstrecken (▣ Abb. 13.18a),
- die Zunge nach links und nach rechts ausstrecken (▣ Abb. 13.18b),
- die Zunge zur Nasenspitze bewegen (▣ Abb. 13.18c),
- die Zunge zum Kinn bewegen (▣ Abb. 13.18d),
- die Zunge aufrollen (▣ Abb. 13.18e) (nicht alle Menschen sind dazu fähig, da genetisch bedingt).

Weitere wichtige Zungenübungen sind:

- die Zunge nach hinten in den Rachen bewegen (diese Bewegung befördert normalerweise die zerkaute Nahrung in den Rachen und bereitet somit den Schluckvorgang vor),
- die Zunge im Mund seitwärts gerichtete Bewegungen ausführen lassen,
- die Zungenspitze den Gaumen direkt hinter der oberen Zahnreihe berühren lassen,
- die Zunge zwischen der oberen Zahnreihe und der Wange bzw. zwischen der unteren Zahnreihe und der Wange bewegen.

13.4 Schlucken

Das Schlucken ist eine komplexe Aktivität, die teils durch die willkürliche Motorik kontrolliert wird und teils durch Reflexaktivitäten zustande kommt. Gezielte Schluckübungen haben einen positiven Einfluss auf die Reflexaktivität und auf die willkürliche Motorik.

Der Sitz ist für die Aktivitäten Essen und Schlucken und auch für die Behandlung dieser Funktionen die geeignetste und funktionellste Ausgangsstellung. Die Schluckübungen können auch gut im Unterarmstütz durchgeführt werden.

Die für den Schluckvorgang erforderliche Vermengung von Nahrung und Speichel geschieht durch das Kauen. Voraussetzung für einen optimalen Kauvorgang ist die Fähigkeit des Patienten,

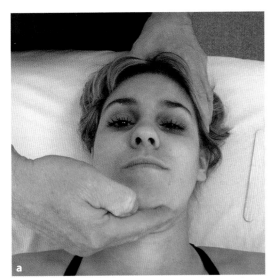

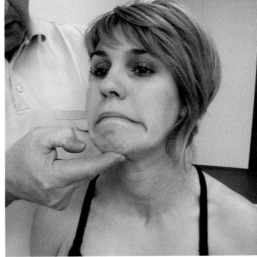

Abb. 13.16 a–c Fazilitation der Mm. infrahyoidei und M. platysma, **c** Adaptation einer Klarinette bei schwachem M. buccinator

Abb. 13.17 Fazilitation des M. platysma

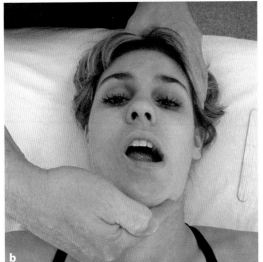

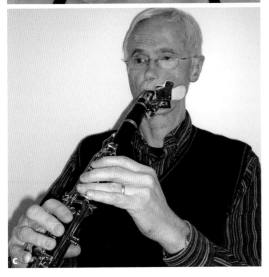

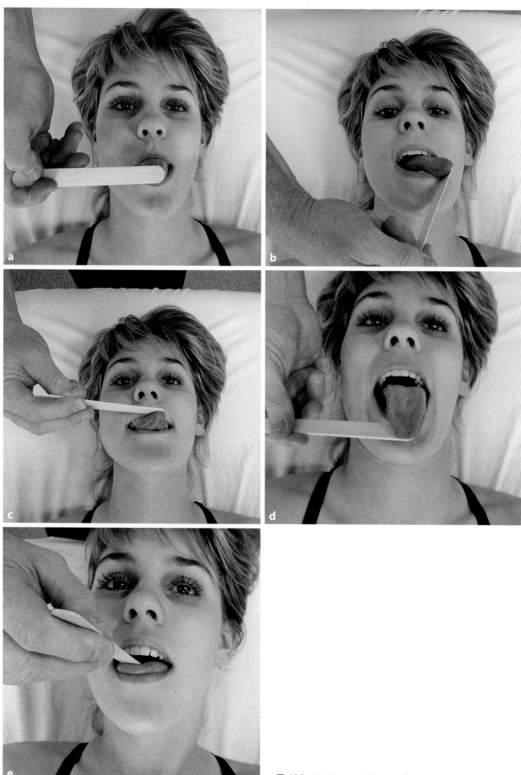

□ Abb. 13.18 a–e   Zungenübungen

13

seinen Mund geschlossen bzw. die Lippen aufeinander zu halten, so dass die Nahrung während des Kauens nicht aus dem Mund fällt. Während des Kauvorganges wird die Nahrung durch die Bewegungen der Zunge im Mund hin- und hergeschoben. Anschließend wird die zerkaute Nahrung durch eine gaumenwärts gerichtete Zungenbewegung nach hinten gegen den Pharynx gedrückt, worauf schließlich der Schluckvorgang folgt. Übungen für die Gesichtsmuskulatur und für die Zunge wurden in ▶ Abschn. 13.2 und 13.3 beschrieben.

Das Schlucken kann z. B. durch einen hyperaktiven Brechreflex verhindert werden. Zur Verminderung dieses gesteigerten Reflexes kann der Therapeut mit Hilfe eines kalten Gegenstandes einen richtig dosierten langanhaltenden Druck auf die Zunge ausüben. Der Druck wird vom Therapeuten anfänglich nur auf der Zungenspitze ausgeübt und später, nach einer Eingewöhnungsphase, langsam über die Zunge ausgedehnt. Gleichzeitig durchgeführte Atemübungen haben eine entspannende Wirkung und unterstützen die Verminderung des Brechreflexes.

Der Schluckreflex wird durch die Berührung der Nahrung mit dem Pharynx (Rachen) ausgelöst. Durch den Reflex bewegt sich der weiche Gaumen nach hinten, wodurch der Nasen-Rachen-Raum abgeschlossen wird. Diese Schluckreflexbewegung kann mit Hilfe eines angefeuchteten Gegenstandes (Holzstäbchen) am Zäpfchen fazilitiert bzw. stimuliert werden. Die Stimulierung am Zäpfchen kann beidseitig oder einseitig (betroffene Seite) erfolgen. Während des weiteren Schluckvorganges bewegen sich das Hyoidbein (Zungenbein) und der Larynx (Kehlkopf) nach oben. Zur Stimulierung der Muskulatur, die den Larynx anhebt, wird neben dem Stretch auch »Quick-ice« eingesetzt. Die Stretchrichtung geht diagonal nach rechts unten und anschließend nach links unten. Bei hyperaktiver Muskulatur bzw. Muskulatur, die erhöhte Reflexe zeigt, sollten Relaxationstechniken in Kombination mit langanhaltender Eisapplikation und kontrollierten Atemübungen angewandt werden.

13.5 Sprechstörungen

Das Sprechen erfordert eine gute Kontrolle der Gesichtsmotorik, der Mund- und Zungenbewegungen und das Vermögen, Tonvariationen er-

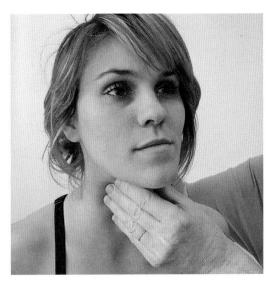

◻ **Abb. 13.19**   Stimulation bzw. Entspannung des Kehl-Rachen-Raumes

zeugen zu können. Darüber hinaus erfordert das Sprechen eine kontrollierte Atmung.

Patienten, die nur in der Lage sind, **hohe Tonlagen** hervorzubringen, werden zur Entspannung mit Atemübungen in Kombination mit Eisstimulation auf dem Larynxgebiet (Kehlkopfbereich) behandelt.

Bei Patienten, die nur in der Lage sind, **tiefe Tonlagen** zu erzeugen, wird zuerst die Larynxmuskulatur mit kurzen Eisapplikationen (»Quick-ice«) stimuliert und dann mit dem Stretchstimulus und mit Widerstand gegen die Larynxbewegung nach oben behandelt.

❯ Zur Vermeidung von Kompressionen der Larynx oder der Trachea sollte nur jeweils an einer Seite des Kehlkopfes Druck ausgeübt werden (◻ Abb. 13.19).

Damit während des Sprechens eine besser kontrollierte Ausatmung erlangt wird, werden gleichzeitig zu den in diesem Abschnitt genannten Behandlungen Atemübungen gegen Widerstand ausgeführt (▶ Abschn. 13.6). Die Technik Kombination isotonischer Bewegungen eignet sich hierfür besonders gut: Der Patient atmet erst gegen Widerstand ein (konzentrische Kontraktion), gefolgt durch eine anhaltende Ausatmung und exzentrische Kontraktion der Muskeln, die den Thorax erweitern. Während der Ausatmung sollte der Patient zählen oder Wörter aufsagen. Patienten, die eine vermin-

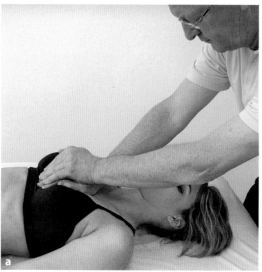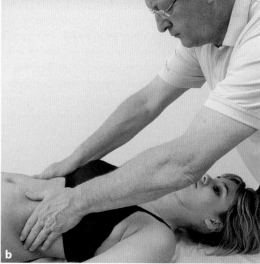

◘ Abb. 13.20 a, b   Atmung in Rückenlage. **a** Druck auf dem Sternum, **b** Druck auf den unteren Rippen

derte Kontrolle über das Stimmvolumen haben, werden auf dieselbe Weise behandelt.

13.6   Atmung

Indikationen, die sich direkt auf die Atmung auswirken, äußern sich in Atmungsproblemen. Die Probleme können sich während der Ein- und der Ausatmung manifestieren. Die Behandlung von Sternum, Rippen und Diaphragma fördert die **Einatmung**. Übungen für die abdominale Muskulatur begünstigen die **Ausatmung**.

Sonstige Indikationen sind Thoraxmobilisation und Rumpf- und Schultermobilität. Eine aktive Erholungsphase nach aktiven Übungen verringert Schmerzen und Spastizität und führt zur Entspannung.

Die Atemtherapie berücksichtigt die Einatmung und die Ausatmung. Zur Verbesserung der Einatmung werden die sternale, kostale und diaphragmale Komponente der Atmung trainiert. Die Ausatmung wird darüber hinaus durch die Aktivierung der Bauchmuskulatur verbessert. Zur Behandlung der Atmung können alle Behandlungsprinzipien und Techniken des PNF-Konzeptes eingesetzt werden.

Behandlungsprinzipien und Techniken des PNF-Konzeptes

- Zur **korrekten Fazilitation der Thoraxbewegungen** sind die vom Therapeuten richtig ausgeführten Grifftechniken und korrekt gesetzten Widerstände wichtig.
- Das **Einatmen** kann durch den Einsatz des Stretchreflexes besonders gut initiiert werden.
- Das **Inspirationsvolumen** wird über die Fazilitation der Thoraxbewegungen mit Hilfe der Technik Wiederholter Stretch vergrößert.
- Eine **Kräftigung der Atemmuskulatur** und die **Fazilitation der Thoraxbewegungen** wird durch die vom Therapeuten adäquat gesetzten Widerstände erreicht.
- Zur **Verbesserung der Kraft** und auch der **Mobilität** der betroffenen Seite eignet sich besonders die Betonte Bewegungsfolge: Die Bewegung der stärkeren oder mobileren Thoraxseite wird entweder durch die richtige Wahl der Ausgangsposition oder durch das Setzen adäquater Widerstände verhindert.
- Zur **Verbesserung der Atmungskontrolle** kann die Technik Kombination isotonischer Bewegungen eingesetzt werden.

13

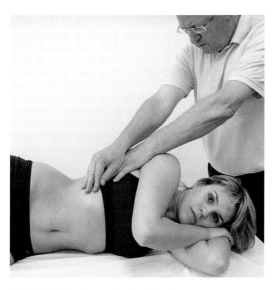

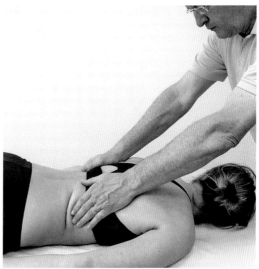

◘ **Abb. 13.21**   Atmung in der Seitenlage

◘ **Abb. 13.22**   Atmung in der Bauchlage

⟩ **Der Patient sollte die Atemübungen in vielen unterschiedlichen Ausgangsstellungen üben. Der Schwerpunkt liegt dabei auf den funktionellen Ausgangsstellungen.**

Rückenlage   Wenn sich der Patient in Rückenlage (◘ Abb. 13.20) befindet, sind folgende Grifftechniken möglich:

▬ Der Therapeut platziert seine aufeinanderliegenden Hände im Lumbrikalgriff auf das Sternum und richtet den Widerstandsdruck bzw. den Stretch nach kaudal-dorsal (zum Sakrum) (◘ Abb. 13.20a).

▬ Der Therapeut legt seine Hände zur Fazilitation der unteren Rippenbögen auf die untersten Rippen. Die Finger liegen parallel zum Rippenverlauf auf. Die Druckrichtung geht diagonal nach kaudal-medial (◘ Abb. 13.20b). Die Fazilitation der oberen Rippe geschieht auf dieselbe Weise. Die Hände werden dafür auf den M. pectoralis major platziert.

Seitenlage   In der Seitenlage kann der Therapeut seine Hände auf unterschiedliche Weise platzieren:

▬ Er positioniert eine Hand auf dem Sternum und die andere – zur Stabilisierung (Gegendruck) der Ausgangsstellung – auf dem Rücken des Patienten. Die Seitenlage erschwert die Thoraxbewegungen der unten liegenden Seite zusätzlich. Daher sollte der Patient möglichst auf der nicht betroffenen Seite liegen.

▬ Der Therapeut platziert seine Hände dort, wo die Thoraxbewegung fazilitiert werden soll. Der Verlauf der Finger entspricht dem der Rippen. Die Widerstandsrichtung ist diagonal nach kaudal-medial und folgt somit dem Verlauf der Rippen (◘ Abb. 13.21).

Bauchlage   Der Therapeut platziert seine Hände auf den Rippen-Thorax-Abschnitt, der fazilitiert werden soll. Die Finger liegen parallel zum Verlauf der Rippen. Der Druck richtet sich nach kaudal und nach dem Verlauf der Rippen (◘ Abb. 13.22).

Unterarmstütz   Der Therapeut setzt eine Hand auf das Sternum und übt mit derselben Hand einen nach dorsal und kaudal gerichteten Druck aus. Die andere Hand wird zur Stabilisierung in Höhe des Sternums auf der Wirbelsäule platziert (◘ Abb. 13.23). Der Handgriff entspricht dem, der für die Bauchlage angewandt wird.

Fazilitation des Diaphragmas (Zwerchfell)   Die **direkte** Fazilitation des Diaphragmas geschieht durch einen Daumendruck, der direkt unter dem Rippenbogen in der Nähe des Processus xiphoideus platziert wird (◘ Abb. 13.24). Der Druck richtet sich nach kranial und lateral. Diese Platzierung der Hände ermöglicht es, einen Stretchreflex zu setzen und auszulösen und Widerstände gegen die nach kaudal gerichtete Diaphragmabewegung zu geben. Das Diaphragma kann allerdings nur bei entspannter Bauchmuskulatur des Patienten direkt

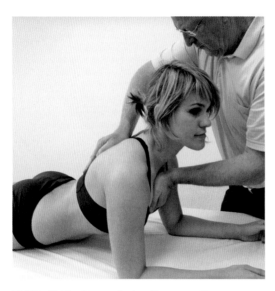

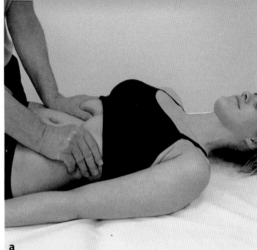

a

❑ **Abb. 13.23**   Atmung in der ellbogengestützten
Bauchlage

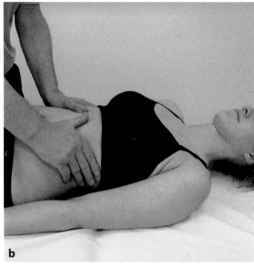

b

13

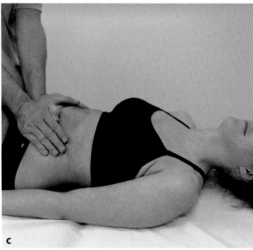

c

❑ **Abb. 13.24 a–c**   Fazilitation des Diaphragmas.
a Stretch am Diaphragma am Ende der Ausatmung, **b** Einatmung, **c** Alternative indirekte Fazilitation, indem der Therapeut seine Hände gerade oberhalb der Symphyse ansetzt
und der Bauchinhalt gegen das Diaphragma drückt; der
Patient soll gegen diesen anhaltenden Druck einatmen

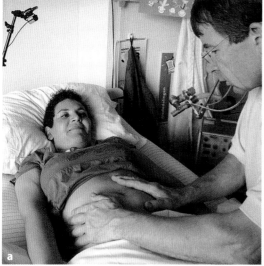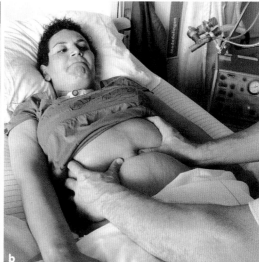

Abb. 13.25 a, b Stimulation des Diaphragmas bei einer Patientin mit kompletter Tetraplegie und Tracheastoma

fazilitiert werden (**Abb.** 13.24a, b). Sollte sich dies als schwierig erweisen, stellt der Patient die Beine auf, um eine bessere Entspannung der Bauchmuskulatur und der Hüftflexoren zu erreichen.

Zur **indirekten** Fazilitation des Diaphragmas platziert der Therapeut beide Hände auf dem Bauch des Patienten. Anschließend fordert er den Patienten auf, gegen seinen Widerstand einzuatmen (**Abb.** 13.24c). Der Patient sollte diese Übung erlernen und beherrschen, so dass er sie auch alleine ausführen kann (**Abb.** 13.25).

13.7 Überprüfen Sie Ihr Wissen: Fragen

▬ Was sind die Vorteile von manueller Fazilitation bei Fazialislähmung?
▬ Atmung mit PNF: Die Fazilitation der Atmung kann man stimulierend und inhibierend oder relaxierend, direkt und indirekt anwenden. Geben Sie zu jeder Anwendung ein Beispiel.

Literatur

Beurskens CHG (2003) Mime therapy: rehabilitation of facial expression. Proefschrift. Medische Wetenschappen, University of Nijmegen
Beurskens CHG, v Gelder RS, Heymans PG et al (2005) The facial Palsies. Lemma Publishers, Utrecht

Feneis H (1967) Anatomisches Bildwörterbuch. Thieme, Stuttgart
Horst R (2005) Motorisches Strategietraining und PNF. Thieme, Stuttgart
Kendall FP, McCreary EK (1993) Muscles, testing and function. Williams and Wilkins, Baltimore
Lee DN, Young DS (1985) Visual timing in interceptive actions. In: Ingle DJ et al (Hrsg) Brain mechanisms and spatial vision. Martinus Nijhoff, Dordrecht
Manni BCH, v Velde C, Stokroos RJ (2001) Reanimation of the paralyzed reconstruction face by indirect hypoglossal-facial nerve anastomosis. Am J Surg 182:268–273
Nitz J, Burke B (2002) A study of the facilitation of respiration in myotonic dystrophy. Physiother Res Int 7(4):228–238
Schmidt R, Lee T (1999) Motor control and learning, 3. Aufl. Human Kinetics, Champaign
Shumway-Cook AW, Woollacott M (2001) Motor control: theory and practical applications. Williams and Wilkins, Baltimore

Weiterführende Literatur – Vitale Funktionen
Aranha VP, Samuel AJ, Narkeesh K (2017) Correct the smile of a child by neuromuscular facilitation technique: An interesting case report. Int J Health Sci 11(2):83–84
Areas GPT, Silva AB, Lobato AN, Silva AA, Friere RC Jr, Areas FZS (2013) Effect of upper extremity proprioceptive neuromuscular facilitation combined with elastic resistance bands on respiratory muscle strength: a randomized control trial. Braz J Phys Ther 17(6):541–546
Barbara M, Antonini G, Vestri A, Volpini L, Monini S (2010) Role of Kabat physical rehabilitation in Bell's palsy: a randomized trial. Acta Otolaryngol 130:167–172
Cornelius WL, Jensen RL, Odell ME (1995) Effects of PNF stretching phasis on acute arterial blood pressure. Can Jo Appl Physiol 20(2):222–229
Hwang WT, Chung SH, Chung MS, Lee KH, Kim T Effect of proprioceptive neuromuscular facilitation D3 flexion and reathing exercises on lympheda without a short stretch compression bandage. Jphys Ther Sci 27(10):3341–3343

Kumar C, Kaur Bagga T (2015) Comparison between proprioceptive neuromuscular facilitation and neuromuscular re-education for reducing facial disability and synkinesis in patients with Bell's palsy: a randomized clinical trial. Int J Phys Med Rehabil 3:4

Kumar S, Tiwari SP (2014) Effect of neuromuscular reeducation in bilateral facial palsy on patient with GBS. Int J Physiother Res 2(2):449–452

Lee BK (2015) Effects of the combined PNF and deep breathing exercises on the ROM and the VAS score of a frozen shoulder patient: single case study. J Exerc Rehabil 11(5):276–281

Monini S, Iacolucci CM, Di Traglia M, Lazzarino AJ, Barbara M (2016) Role of Kabat rehabilitation in facial nerve palsy: a randomised study on severe cases of Bell's palsy. Acta Otorhinolaryngol Ital 36:282–288

Namura M, Motoyoshi M, Namura Y, Shimizu N (2008) The effect of PNF training on the facial profile. J Oral Sci 50(1):45–51

Nitz J, Burke B (2002) A study of the facilitation of respiration in myotonic dystrophy. Physiother Res Int 220(4):228–238

Olivo SA, Magee DJ (2006) Electromyographic assessment of the activity of the masticatory using the agonist contract – antagonist relax technique (AC) and contract – relax technique (CR). Man Ther 11(2):136–145

Olivo SA, Magee DJ (2007) Electromyogrphic activity of the masticatory and cervical muscles during resisted jaw opening movement. J Oral Rehabil 34(2):184–194

Sardaru D, Pendefunda L (2003) Neuro muscular facilitation in the re-education of functional problems in facialis paralysis. A practical approach. Rev Med Chir Soc Med Nat 117(1):1–6

13

Aktivitäten des täglichen Lebens

Math Buck, Dominiek Beckers

© Springer-Verlag GmbH Deutschland, ein Teil von Springer Nature 2019
M. Buck, D. Beckers, *PNF in der Praxis,* https://doi.org/10.1007/978-3-662-58403-3_14

Das oberste Behandlungsziel ist es, das **höchste Funktionsniveau**, d. h. die maximale Unabhängigkeit im Alltag in den Aktivitäten des täglichen Lebens (ADL) zu erreichen und damit die Lebensqualität jedes einzelnen Patienten zu erhöhen. Auf **Partizipationsniveau** (ICF, ▶ Kap. 1, 5) sollte der Patient wieder weitestmöglich an den Aktivitäten des sozialen Lebens teilnehmen können. Die Integration der Grundprinzipien des motorischen Lernens und der motorischen Kontrolle in die PNF-Behandlung ist notwendig, um das angestrebte Funktionsniveau bzw. die Teilnahme am sozialen Leben erreichen zu können (De Almeira 2015; Caraugh 2003; Latash 2010).

Die Stadien der motorischen Kontrolle – **Mobilität**, **Stabilität**, **Mobilität auf Stabilität** und **Fähigkeiten** – wurden bereits in ▶ Kap. 1 und 11 beschrieben. Die vier Stadien sind bei allen ADL-Aktivitäten wie Essen, Anziehen, Rollstuhlfahren, Gangschule oder Treppensteigen miteinzubeziehen.

> **Praxistipp**
>
> Wichtig sind **zwei Punkte,**
> - zum einen, dem Patienten vor Übungsbeginn deutliche verbale Instruktionen (**Feedforward**) und nach Übungsausführung ein **Feedback** zu geben (Horst 2005),
> - zum anderen, dem Patienten zu erlauben, **Fehler zu machen,** damit er aus diesen lernen kann.

Das PNF-Konzept gibt dem Therapeuten vielfältige **Werkzeuge** wie verbalen und visuellen Input, taktile Information und Techniken wie Rhythmische Bewegungseinleitung, Kombination isotonischer Bewegungen und Replikation an die Hand, um dem Patienten Information (Input) für diese Aktivitäten zu liefern. Die **Strategie**, die der Patient wählt, um eine Aufgabe zu erfüllen, wird von der Zielaktivität, der Umwelt und von ihm selbst beeinflusst:

- Auf **strukturellem Niveau** kann man einen Patienten z. B. in Rückenlage auf der Bank behandeln.
- Auf **Aktivitätsniveau** braucht der Patient jedoch eine Situation, die für die zu erlernende Aktivität optimal ist. Die gewünschte Aktivität wird in passender Umgebung und mit ausreichendem Feedback anhand ständig wechselnder Aufgaben (»repetition without

repetition«) praktisch umgesetzt (»variability in practice«), um dem Patienten zu ermöglichen, eine optimale Funktionsleistung zu erreichen. Für die Aktivität »Reichen« greift der Patient z. B. einmal eine Tasse und reicht sie dem Therapeuten, dann eine Flasche, ein Geldstück usw. (Smedes 2002).

- Der Therapeut kann die Aktivität »Greifen« variieren, indem er verschiedene Griffe, verschiedene Höhen und Reichweiten sowie verschiedene Objekte in einem logischen Kontext benutzt.

Während der **kognitiven Lernphase** (s. a. ▶ Abschn. 1.1.3 und 1.1.4) kann der Therapeut viel proprio- und exterozeptiven Input geben, z. B. durch Begleiten, Führen oder gezielte Widerstände. In der **assoziativen Lernphase** bekommt der Patient schon weniger Input; die Übungen werden häufig in neue Situationen übertragen, doch dem Patienten werden noch Fehler erlaubt. In der **autonomen bzw. automatisierten Lernphase** braucht der Patient keinen Input mehr; er ist in der Lage, mehrere Funktionen gleichzeitig auszuführen (Smedes 2018).

Die Frage ist nicht »**hands on**« oder »**hands off**«. Beide Methoden sind notwendig und möglich (Klein 2002).

> ❯ Der Therapeut muss entscheiden, wann und wie viel externe Information der Patient benötigt. Nach der PNF-Philosophie wird der Therapeut immer die bestmögliche Fazilitation (Erleichterung) anbieten. Doch letztendlich muss der Patient alle Aktivitäten selbständig, ohne Hilfe erledigen können.

Das Beherrschen der »Aktivitäten des täglichen Lebens« ist für den Patienten die Voraussetzung seiner Selbständigkeit. In den vorangegangenen Kapiteln wurden eine Reihe von Aktivitäten zum Erreichen dieses Zieles beschrieben: Mattenaktivitäten (Rollen, Bridging, Kriechen, Kniestand, Sitzen), Stehen, Gehen, Kopf- und Nackenübungen, Gesichtsübungen, Atmung, Schlucken usw. Wenn der Patient die grundlegenden Funktionen, die für den Erfolg der täglichen Aktivitäten nötig sind, beherrscht, können sich der Therapeut und der Patient komplexeren und schwierigeren Aktivitäten zuwenden.

Der Einsatz der PNF-Behandlung ermöglicht dem Patienten, die für die Selbständigkeit nötige

Geschicklichkeit zu erlernen. Die Anwendung der richtigen Grifftechnik und des optimal gesetzten Widerstandes unterstützt den Patienten darin, effektive Wege zu entwickeln, die »Aktivitäten des täglichen Lebens« auszuführen.

Im Folgenden werden an einigen praktischen Beispielen mögliche Vorgehensweisen, mit denen Sie die Patienten beim Lernen unterstützen können, beschrieben und mit Fotosequenzen veranschaulicht.

Wie Sie in den vorhergehenden Kapiteln gesehen haben, ist das Anwenden bestimmter Patterns ein wesentlicher Teil des PNF-Konzepts. **Beim Training von ADL-Aktivitäten geht es allerdings nicht in erster Linie darum, dem Patienten Patterns zu vermitteln, sondern um das Erlernen und Einüben von Aktivitäten**, die er im Alltag, d. h. im Umgang mit den Anforderungen seiner Alltagswelt braucht. Diese zielorientierten Aktivitäten fördern das motorische Lernen (van Vliet 2006).

Beim Erarbeiten der Alltagsaktivitäten kann man, einmal abgesehen von den Patterns, viele Grundprinzipien des PNF-Konzepts einsetzen, d. h. Verbales Kommando, Visuelle Kontrolle, Widerstand, Stretch, Manuellen Kontakt und Techniken wie Replikation, Rhythmische Bewegungseinleitung, Kombination isotonischer Bewegungen, Stabilisierende Umkehr usw.

14.1 Transfers

Beim Transfer vom Rollstuhl ins Bett (◻ Abb. 14.1) gibt der Therapeut einen konzentrischen Widerstand gegen das Becken des Patienten, während es sich »im Raum« nach oben bewegt (◻ Abb. 14.1a, c und e).

Beim Hinsetzen führt der Patient dann eine kontrollierte exzentrische Bewegung aus: Der Therapeut setzt einen Widerstand, wobei er den Patienten verbal auffordert, sich kontrolliert hinzusetzen (◻ Abb. 14.1b, d und f).

Beim Transfer des paraplegischen Patienten vom Rollstuhl in die Badewanne (◻ Abb. 14.2) gibt der Therapeut Widerstand am Becken des Patienten, um so die Position »Sitz am Badewannenrand« zu stabilisieren (◻ Abb. 14.2a). Der Patient bewegt dann mit seinem rechten Arm das rechte Bein in die Badewanne. Der Therapeut setzt mit seiner linken Hand Widerstand, um die Stabilität zu gewährleisten, und mit der rechten Hand gibt er Widerstand gegen die Aktivität, mit

der das Bein in die Badewanne gebracht wird (◻ Abb. 14.2b).

Beim Transfer des paraplegischen Patienten vom Rollstuhl zur Toilette (◻ Abb. 14.2c) wird der Widerstand am Becken entweder konzentrisch oder exzentrisch angewandt (◻ Abb. 14.1).

Das gleiche Verfahren ist auch beim Transfer vom Bett in den Rollstuhl zu empfehlen (◻ Abb. 14.2d).

Wenn Aktivitäten, wie sie in ◻ Abb. 14.1 und 14.2 gezeigt werden, dem Patienten noch nicht möglich sind, kann der Therapeut, statt Widerstand zu geben, die Aktivität unterstützen.

14.2 Sich Ankleiden und sich ausziehen

Während die Patientin versucht, ihren Pullover aus- oder anzuziehen (◻ Abb. 14.3), kann der Therapeut die Aktivitäten ihrer Arme begleiten, führen oder ihnen einen Widerstand entgegensetzen (◻ Abb. 14.3a–f). Dies kann ein führender Widerstand sein, der von anderen Grundprinzipien wie verbalem und visuellem Stimulus, Traktion oder Approximation unterstützt wird, um der Patientin die gewünschten Aktivitäten zu zeigen. Es kann aber auch ein intensiverer Widerstand gegeben werden, um auf eine eher spielerische Art eine bessere Ausführung dieser Aktivitäten zu fördern.

Wenn es darum geht, dass die Patientin eine Hose anziehen soll, kann der Therapeut Widerstand am Rumpf geben und auch an der Hand der Patientin, um so das Greifen der Hose zu fazilitieren (◻ Abb. 14.3g). Dann soll die Patientin die Hose hochziehen, und der Patient setzt dieser Aktivität Widerstand an der Hand der Patientin entgegen (◻ Abb. 14.3h). Mit der anderen Hand kann der Therapeut gegebenenfalls einen stabilisierenden Widerstand geben.

Wenn die Patientin die Hose in Rückenlage anziehen soll, kann der Therapeut wie beim Bridging auf der Matte Widerstand gegen das Abheben des Beckens geben (◻ Abb. 14.3i–l).

14.3 Überprüfen Sie Ihr Wissen: Fragen

▬ Welche Vorteile bietet das PNF-Konzept bei der Schulung von Aktivitäten des täglichen Lebens (ADL)?

14

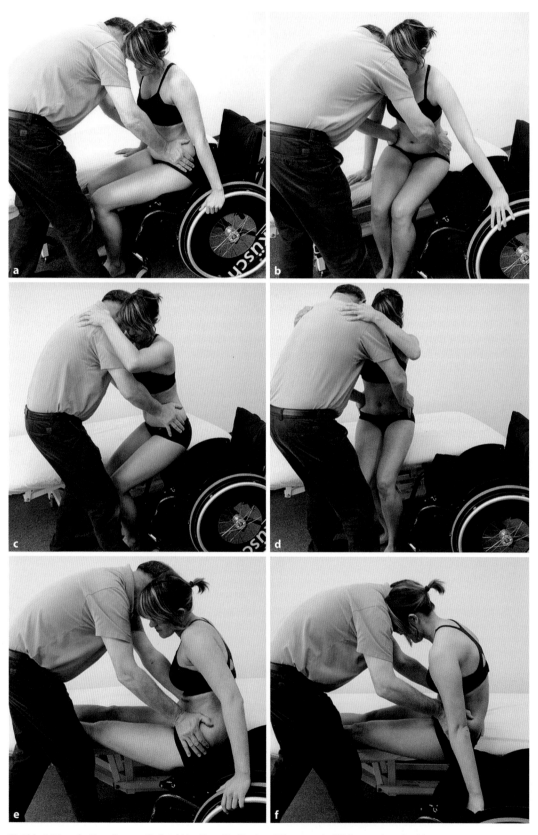

◘ **Abb. 14.1 a–f**   Transfer vom Rollstuhl ins Bett: Fazilitation, Führung oder Widerstand am Becken

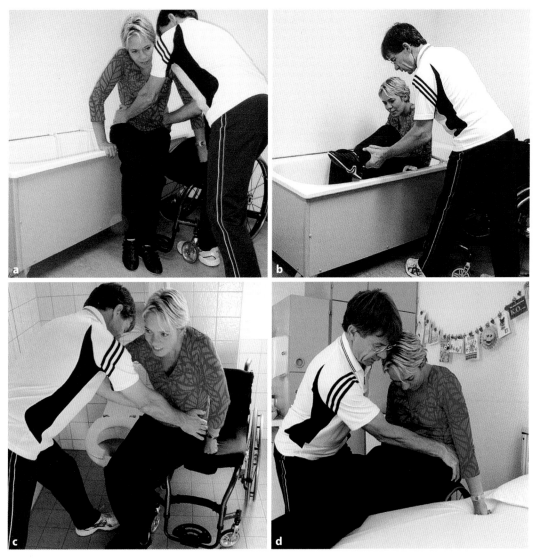

◘ **Abb. 14.2 a–d** Transfer vom Rollstuhl mit Führung, Fazilitation oder Widerstand aus: **a**, **b** in die Badewanne, **c** auf die Toilette, **d** ins Bett

14

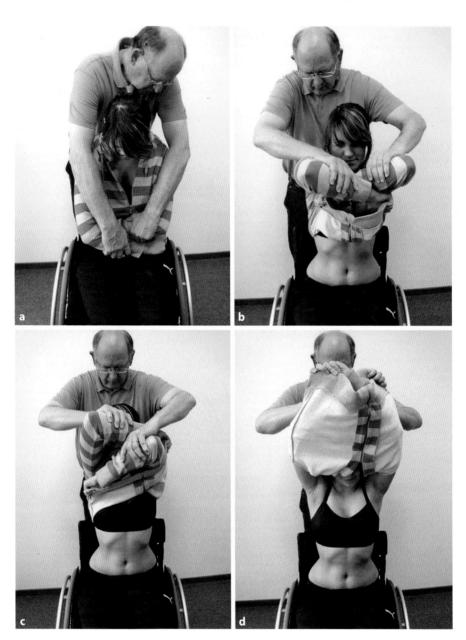

□ **Abb. 14.3 a–d**   Fazilitation, Führung an oder Widerstand beim Ausziehen von Shirt

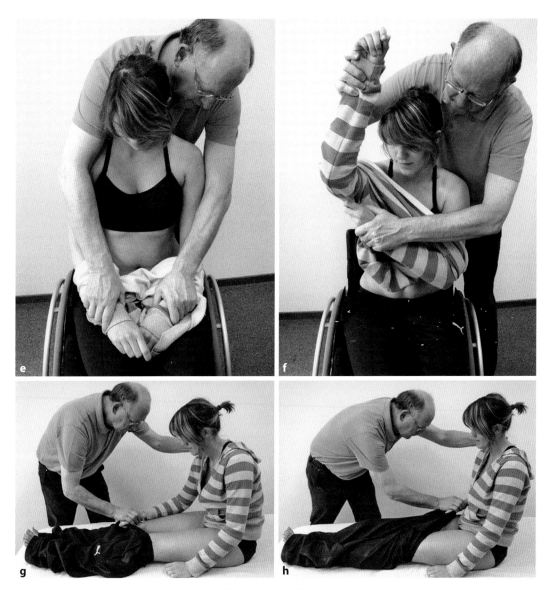

Abb. 14.3 (Fortsetzung) **e**, **f** Shirt anziehen, Führung an oder Widerstand gegen die Arme, **g**, **h** Hose anziehen, Führung an oder Widerstand gegen Hände und Rumpf

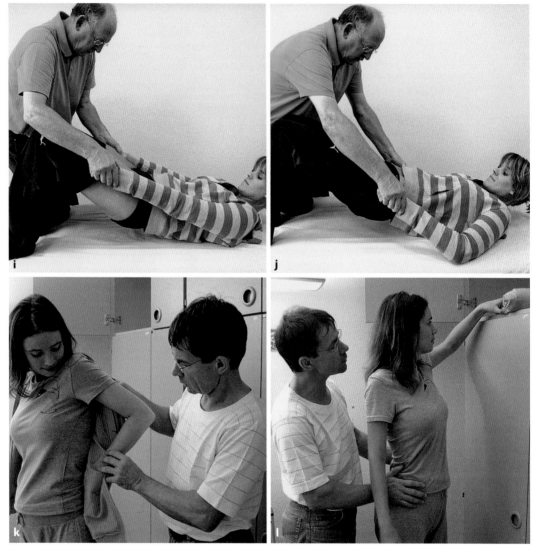

◘ Abb. 14.3 (Fortsetzung) **i, j** Führung oder Widerstand gegen Bridging, **k, l** Fazilitation beim Anziehen oder etwas aus einem Schrank nehmen

Literatur

Horst R (2005) Motorisches Strategietraining und PNF. Thieme, Stuttgart
Klein DA, Stone WJ (2002) PNF training and physical function in assisted living older adults. J Aging Phys Activity:476–488

Weiterführende Literatur
De Almeida PM et al (2015) Hands-on physiotherapy interventions and stroke and ICF outcomes, a systematic review. Eur J Physiother 17:100–115
Cauraugh JH, Kim SB (2003) Stroke motor recovery: active neuromuscular stimulation and repetitive practice schedules. J Neurol Neurosurg Psychiatry 74:1562–1566

Latash ML, Levin MF, Scholz JP, Schöner G (2010) Motor control theories and their applications. Medicina (Kaunas) 46(6):382–392
Smedes F (2002) Functioneel oefenen, de betekenis van het functioneel oefenen binnen het PNF concept. Fysio-Praxis 11(11):9–11
Smedes F, Giacometti da Silva L (2018) Motor learning with the PNF-concept, an alternative to CIMT in a patient after stroke; a case report. JBMT. https://doi.org/10.1016/j.jbmt.2018.05.003
van Vliet PM, Wulf G (2006) Extrinsic feedback for motor learning after stroke what is the evidence. Disabil Rehabil 28:831–840

14

Überprüfen Sie Ihr Wissen: Fragen und Antworten

Math Buck, Dominiek Beckers

- **Kapitel 1**

❓ Die Philosophie der PNF ist sehr wichtig. Was sind im Sinne der PNF-Philosophie grundlegende Prinzipien, die jede PNF-Behandlung bestimmen? Oder: Wie würden Sie einem Laien bzw. einem Patienten erklären, was PNF ist?

✅ Grundlegende Prinzipien der PNF-Philosophie:
 - Jede Behandlung orientiert sich am **ganzen Menschen**, auch an seinen psychischen und sozialen Bedürfnissen.
 - Jeder Mensch verfügt über **motorische Reserven**.
 - Diese motorischen Möglichkeiten kann man **durch geeignete intensive Fazilitationen und durch Training** aktivieren.
 - Wichtig ist eine **positive Grundeinstellung**, wobei der Patient immer gefordert wird, zu erreichen, was ihm möglich ist.

Das oberste Behandlungsziel ist es, die für den Patienten **optimale Funktionsfähigkeit** zu erreichen. Dabei werden seine positiven Möglichkeiten genutzt und seine gesunden funktionsfähigen Körperteile eingesetzt.

- **Kapitel 2**

❓ PNF-Grundverfahren oder Grundprinzipien gezielt einzusetzen ermöglicht dem Therapeuten, die motorischen Reserven des Patienten zu mobilisieren und das motorische Lernen zu unterstützen.
 - Nennen Sie mindestens 10 verschiedene Grundprinzipien und deren Hauptziele.
 - Warum ist es so wichtig diese Grundprinzipien zu kombinieren?

✅ Die 10 PNF-Grundprinzipien sind:
 1. Optimaler Widerstand
 2. Irradiation
 3. Taktiler oder manueller Stimulus
 4. Körperstellung und Körpermechanik
 5. Verbaler Stimulus
 6. Visueller Stimulus
 7. Gelenk-Stimulus: Traktion oder Approximation
 8. Stretch oder Vordehnung
 9. Timing
 10. PNF-Pattern oder Muster

(Die Hauptziele jedes Grundprinzips sind in ▶ Abschn. 2.1 bis 2.10 jeweils in Kurzübersichten zusammengefasst.)
Ein gemeinsamer und gezielter Einsatz aller Grundprinzipien führt durch eine zeitliche und räumliche Summation zu einer effektiveren motorischen Aktivität, und dadurch wird eine effizientere Funktionsfähigkeit erreicht.

- **Kapitel 3**

❓ Nennen Sie 4 Unterschiede zwischen den Techniken »Rhythmische Stabilisation« und »Stabilisierende Umkehr«.

✅ - Die »Stabilisierende Umkehr« ist eine isotone Technik; die »Rhythmische Stabilisation« ist eine isometrische Technik.
 - Das Kommando bei der »Stabilisierenden Umkehr« ist dynamisch, bei der »Rhythmischen Stabilisation« ist es isometrisch.
 - Bei der »Stabilisierenden Umkehr« kommt es zu abwechselnden Kontraktionen von Agonisten oder Antagonisten und teilweise auch gleichzeitigen Kontraktionen von Agonisten und Antagonisten. – Bei der »Rhythmischen Stabilisation« kontrahieren Agonisten und Antagonisten immer gleichzeitig. – Bei der »Stabilisierenden Umkehr« ergibt sich ein fließender Wechsel zwischen agonistischer und antagonistischer Muskelarbeit, weil der Richtungswiderstand während der Anwendung dieser Technik ständig geändert wird.
 - Bei der »Stabilisierenden Umkehr« kann von einem Körperteil zum anderen gewechselt werden; bei der »Rhythmischen Stabilisation« ist dies nicht möglich.

❓ Welche Techniken werden hauptsächlich angewendet, um den Patienten auf der Aktivitätsebene zu behandeln?

✅ - »Agonistische Umkehr«
 - »Dynamische Umkehr«
 - »Stabilisierende Umkehr«
 - »Replication«

- **Kapitel 4**

❓ Die Evaluation ist in die Behandlung integriert. Auf welchen drei Ebenen sollte der

Therapeut den Befund durchführen und seine Behandlung planen, evaluieren und anpassen (▶ 7ICF-Modell)?

✓ Es ist wichtig, den Befund und die Behandlung auf den folgenden Ebenen durchzuführen:
  ▬ Körperfunktionen (z. B. Bewegungsausmaß oder Kraft),
  ▬ Aktivitäten (z. B. Gehen oder sich anziehen),
  ▬ Partizipation (z. B. Hobby oder Freizeitsport).

❓ Stellen Sie sich die Befundaufnahme bei einem Patient mit TEP-Implantation im Hüftgelenk vor. Welche Tests und Re-Tests sind bei diesem Krankheitsbild auf den drei ICF-Ebenen z. B. möglich?

✓ ▬ Auf Körperfunktionsebene ist z. B. Hüftgelenksmobilität ein guter Test.
  ▬ Auf der Aktivitätenebene ist z. B. Treppenlaufen oder Schuhe-Anziehen sinnvoll.
  ▬ Auf Partizipationsebene ist z. B. Fahrradfahren im Verein oder die Arbeit im eigenen Garten relevant.

▪ **Kapitel 5**
❓ Was ist der große Vorteil der PNF-Bewegungsmuster (PNF-Patterns)?

✓ Der große Vorteil der PNF-Bewegungsmuster ist das Arbeiten mit synergistischen Verbindungen aus normalen Bewegungen. Dies erlaubt Variationsmöglichkeiten in der Ausführung der Behandlung, die je nach Behandlungszielen sehr wichtig sein können. PNF-Patterns lassen sich sehr effektiv nutzen bei der Fazilitation schwacher Körperteile durch den Einsatz kräftigerer Körperteile. Alle PNF-Techniken, vor allem aber der Stretchreflex und die Relax-Techniken, sind in optimal ausgeführten Mustern effektiver.

❓ Was ist beim Gang- oder Mattentraining wichtiger: die Bewegungsmuster oder die funktionelle Aktivität? Und welche Vorteile haben Bewegungsmuster auf der Matte und bei der Gangschule?

✓ Beim Gang- oder beim Mattentraining steht die funktionelle Aktivität im Mittelpunkt. Die Vorteile von Bewegungsmustern auf der Matte und beim Gehen liegen in der gezielten Behandlung schwächerer Körperteile und beeinträchtigter funktioneller Aktivitäten (basierend auf Befund bzw. Ganganalyse).

❓ Welche der folgenden Aussagen sind nicht richtig?
  ▬ Das PNF Konzept erlaubt ausschließlich die Behandlung in PNF-Patterns.
  ▬ Normale Bewegungen sind immer identisch mit PNF-Patterns.
  ▬ Normale Alltagsbewegungen sind immer dreidimensional.
  ▬ Jede Phase des Ganges kann man auf PNF-Patterns zurückführen.
  ▬ Bei der Beübung von PNF-Patterns nutzt man immer das maximale Bewegungsausmaß jedes Gelenks.

✓ Die Aussagen a), b), d) und e) sind nicht richtig.

❓ Nenne drei Vorteile, weshalb man PNF-Muster in der Behandlung von Patienten benutzen kann.

✓ ▬ Die muskuläre Bewegungsantwort ist größer, wenn man PNF-Muster anwendet, und die Bewegungen verlaufen ergonomischer.
  ▬ Bewegungen in PNF-Patterns führen zu einer besseren Irradiation.
  ▬ Bewegungen in PNF-Mustern, die von Patienten oft »übertrieben« ausgeführt werden, führen zu besseren und schnelleren Ergebnissen (d. h. verbesserten motorischen Aktivitäten).

▪ **Kapitel 6**
❓ Mit welchen verschiedenen Zielstellungen kann man Skapula- und Pelvismuster anwenden?

✓ ▬ Um die Bewegungen von Skapula und Pelvis zu verbessern und die dazu gehörende Muskulatur zu fazilitieren.
  ▬ Um den Rumpf mit Hilfe von Skapula- und Beckenbewegungen zu fazilitieren.
  ▬ Um funktionelle Aktivitäten wie das Drehen, den Gang oder Bewegungsübergänge zu fazilitieren.

? Welche Bewegungskombinationen von Skapula und Pelvis sieht man ipsilateral bei den folgenden Gangphasen und beim Drehen?
- Initial Swing
- Initial Contact
- Terminal Stance
- Drehen »en bloc« von der Rückenlage zur Seitenlage

✓ – Initial Swing: Anteriore Elevation des Pelvis mit posteriorer Depression der Skapula
- Initial Contact: Anteriore Depression des Pelvis mit posteriorer Elevation der Skapula
- Terminal Stance: Posteriore Depression des Pelvis mit anteriorer Elevation der Skapula
- Drehen »en bloc«: Anteriore Elevation sowohl der Skapula als auch des Pelvis

▪ Kapitel 7

? Bei einem Armmuster hat der Therapeut mit Hilfe des Prinzips »Timing« die Möglichkeit, einzelne Bestandteile der Armfunktion zu beüben. Erklären Sie diese Aussage.

✓ Durch das Prinzip »Timing for emphasis« (erweitertes Grundprinzip) kann der Therapeut jeden einzelnen Bestandteil der Armfunktion beüben.

? Wie kann der Therapeut den skapulohumeralen Rhythmus mittels PNF-Muster verbessern?

✓ Ebenfalls durch das Prinzip »Timing for emphasis«.

▪ Kapitel 8

? Wann ist es sinnvoll, gestreckte Beinmuster anzuwenden, obwohl gestreckte Beinmuster nicht so funktionell sind wie die gebeugten Muster?

✓ – Wenn das Knie nicht gebeugt werden darf.
- Um z. B. die Hüftextensoren/Abduktoren zu betonen und damit die mittlere Standbeinphase zu kräftigen.

? Worauf soll der Therapeut besonderen Wert legen, wenn er die Beinmuster in die Hüftextension mit Kniestreckung anwendet?

✓ Dass er das richtige Timing betont (distale Komponente zuerst) und dadurch sowohl die Kniestreckung (Ferse Richtung Tuber ischiadicus) als auch die Rotation in der Hüfte richtig fazilitieren kann.

▪ Kapitel 9

? Wie kann man mit Hilfe von Nackenmustern den Rumpf fazilitieren?

✓ Widerstand am Nackenmuster fazilitiert das Rumpfmuster in die gleiche Richtung oder diagonal.

? Augenbewegungen führen die Nackenbewegungen. Wie kann man dies therapeutisch nutzen?

✓ Wenn man den Patienten bittet, in eine bestimmte Richtung zu schauen, stimuliert die dann ausgeführte Augenbewegung direkt die Nackenbewegung in die gleiche Richtung.

▪ Kapitel 10

? Mit welchen PNF-Aktivitäten können Sie den Rumpf gut fazilitieren? Nennen Sie 7 Möglichkeiten.

✓ – Rumpfpattern
- Skapula- und Pelvispattern
- Bilaterale Arm-Bein-Muster
- Nackenmuster
- Mattentraining
- Gangschule
- Atmung

▪ Kapitel 11

? Welche der folgenden Aussagen sind richtig?
- Das Mattentraining sollte immer dem normalen Entwicklungsprozess folgen.
- Es ist wichtig, den Patienten immer über eine Massenflexion drehen zu lassen.
- Das Drehen ist nicht erlaubt, wenn sich dabei das Becken in eine posteriore Depression und die Skapula in eine anteriore Elevationsrichtung bewegt.
- Die 4 Stadien der motorischen Kontrolle kann man nur beim Mattentraining anwenden.

✓ Keine dieser Aussagen ist richtig!

15

- **Kapitel 12**

❓ Welche Muskulatur ist während der Stoßdämpfungsphase exzentrisch aktiv?

✅ Die Fußheber und der Quadrizeps sind während der Stoßdämpfung exzentrisch aktiv.

❓ Warum benutzen wir im PNF-Konzept oft übertriebene Bewegungen zur Schulung des Ganges?

✅ Übertriebene Bewegungen zur Schulung des Ganges stimulieren das motorische Lernen und führen zu schnelleren Resultaten.

❓ Nennen Sie mindestens 5 Beispiele der Anwendung verschiedener PNF-Techniken in der Gangschule oder beim Mattentraining.

✅ ▬ Agonistische Umkehr beim Hochkommen von der Bauchlage zum Seitsitz.
   ▬ Stabilisierende Umkehr im Vierfüßler-Stand.
   ▬ Dynamische Umkehr für den Rumpf im Langsitz.
   ▬ Rhythmische Stabilisation im Fersensitz.
   ▬ Halten – Entspannen für den Iliopsoas im halben Kniestand.

- **Kapitel 13**

❓ Was sind die Vorteile von manueller Fazilitation bei Facialis-Lähmung?

✅ Die manuelle Fazilitation kann bei Facialis-Lähmungen folgende Vorteile haben:
   ▬ Das Stimulieren oder das Inhibieren lassen sich besser durch manuellen Kontakt ausführen.
   ▬ Durch bilaterale Übungen wird zum einen die Symmetrie gefördert, zum anderen kommt es zur Fazilitation der betroffenen Seite durch Kontraktionen der nicht betroffenen Seite.
   ▬ »Timing for Emphasis« ist gut ausführbar, mit Haltewiderstand (Holds) an der gesunden Seite.

❓ Atmung mit PNF: Die Fazilitation der Atmung kann man stimulierend und inhibierend oder relaxierend, direkt und indirekt anwenden. Geben Sie zu jeder Anwendung ein Beispiel.

❓ ▬ Atmung kann man stimulieren durch Anwendung des Stretchreflexes, z. B. bei M. Bechterew.
   ▬ Inhibierend kann man Atmung kombinieren mit Entspannungstechniken, z. B. bei Spastizität.
   ▬ Atmung kann man indirekt anwenden bei Schmerzen, bei Schulterproblemen oder z. B. gegen zu viel Kyphose für die Rumpfextension.

- **Kapitel 14**

❓ Welche Vorteile bietet das PNF-Konzept bei der Schulung von Aktivitäten des täglichen Lebens (ADL)?

✅ Der Vorteil der Schulung von ADL-Aktivitäten mit PNF besteht darin, dass Aktivitäten, die dem Patienten noch nicht alleine möglich sind, trotzdem mit Hilfestellung und gezielt trainiert werden können. »Übertriebene« Bewegungen können auch hier zu schnelleren und besseren Ergebnissen führen.

Serviceteil

© Springer-Verlag GmbH Deutschland, ein Teil von Springer Nature 2019
M. Buck, D. Beckers, *PNF in der Praxis,* https://doi.org/10.1007/978-3-662-58403-3

Glossar

After discharge (Nachentladung) Der Effekt eines Stimulus, z. B. einer Muskelkontraktion, hält noch etwas an, nachdem der Stimulus bzw. die Kontraktion beendet ist. Die Nachentladung nimmt mit der Intensität und der Dauer des Stimulus zu.

Aktionskommando Dieses Kommando leitet den Beginn der gewünschten Aktivität ein.

Anspannen – Entspannen: Direkte Behandlung Isotonische Muskelkontraktion der verspannten oder/und verkürzten Muskulatur (Antagonisten) gegen Widerstand mit anschließender Entspannung derselben Muskulatur und Weiterbewegen in die eingeschränkte Bewegungsrichtung.

Anspannen – Entspannen: Indirekte Behandlung Nutzt die Kontraktion der agonistischen Muskulatur anstatt die der verkürzten/verspannten Muskulatur (antagonistische Muskulatur).

Approximation Die Kompression einer Extremität oder des Rumpfes.

Assessment Beurteilung

Befundaufnahme (Evaluation) Dient der Feststellung der noch vorhandenen Funktionen, der Störungen und der Einschränkungen des Patienten.

Behandlungsverfahren (Behandlungsprinzip) Eine Kombination verschiedener »Werkzeuge«, um die Effektivität zu fördern bzw. zu steigern.

Betonte Bewegungsfolge (»Timing for Emphasis«) Zur Betonung einer speziell ausgewählten Teilbewegung wird bewusst von der normalen Reihenfolge der Bewegungen abgewichen, um einen bestimmten Muskel oder eine gewünschte Aktivität zu betonen. Die Effektivität dieser Fazilitationsmaßnahme wird durch das optimale Setzen des Widerstandes entgegen der kraftvollsten Bewegungskomponente innerhalb des Patterns gesteigert.

Bewegungsbahn/Körperdiagonale (»Groove«) Bewegungslinie, in der das Bewegungspattern verläuft. Der Widerstand wird in dieser Bewegungslinie gegeben. Der Arm und der Körper des Therapeuten befinden sich ebenfalls in den Körperdiagonalen. In den meisten Fällen verläuft sie zwischen einer Schulter und der gegenüberliegenden Hüfte oder parallel dazu.

Bilateral Gleichzeitige Bewegung von beiden Armen oder beiden Beinen, d. h. Bewegungspattern wird auf beiden Körperseiten gleichzeitig durchgeführt:

Bilateral symmetrisch Gleichzeitige Bewegung von beiden Armen oder beiden Beinen in der gleichen Diagonalen und der gleichen Richtung, z. B. rechte Extremität: Flexion – Abduktion, linke Extremität: Flexion – Abduktion.

Bilateral symmetrisch reziprok Gleichzeitige Bewegung von beiden Armen oder beiden Beinen in der gleichen Diagonalen aber in entgegengesetzten Richtungen, z. B. rechte Extremität: Flexion – Abduktion, linke Extremität: Extension – Adduktion.

Bilateral asymmetrisch Bewegung von beiden Armen und beiden Beinen in entgegengesetzten Diagonalen, aber in dieselbe Richtung, z. B. rechte Extremität: Flexion – Abduktion, linke Extremität: Flexion – Adduktion.

Bilateral asymmetrisch reziprok Gleichzeitige Bewegung von beiden Armen oder beiden Beinen in entgegengesetzten Diagonalen und in entgegengesetzten Richtungen, z. B. rechte Extremität: Flexion – Adduktion, linke Extremität: Extension – Adduktion.

Chopping Bilateral asymmetrische Extension der oberen Extremität mit Nackenflexion in die gleiche Richtung zur Fazilitation bzw. zum Üben der Rumpfflexion.

Chopping und Lifting Chopping und Lifting heißen die Kombinationen der bilateral asymmetrisch ausgeführten Bewegungspatterns der Arme mit den Bewegungspatterns des Nackens.

Direkte Behandlung Die gewählte Behandlungstechnik wird direkt am betroffenen Köperteil bzw. an der betroffenen Stelle eingesetzt.

Drehpunkt (»Pivot«) Das Gelenk oder Körpersegment (Wirbelsäule), in dem die Bewegung stattfindet.

Dynamische Umkehr (»Dynamic Reversal«/ einschließlich »Slow Reversal«) Dynamische Umkehr ist eine aktive Bewegungsabfolge, die von der einen Richtung des Agonisten in die entgegengesetzte Richtung des Antagonisten wechselt.

Exzitation Aktivieren oder Stimulieren von Muskelkontraktionen. Muskelaktivitäten fördern und unterstützen.

Fazilitation Erleichtern bzw. Stimulieren von motorischen Aktivitäten.

Gangzyklus Der Zyklus wird in zwei Hauptphasen eingeteilt: die Standbeinphase und die Schwungbeinphase.

Haltewiderstand (Hold) Isometrische Muskelkontraktion. Weder dem Therapeuten noch dem Patienten ist eine Bewegung gestattet.

Indirekte Behandlung Die gewählte Behandlungstechnik wird an weniger bzw. nichtbetroffenen Körperteilen eingesetzt. Die indirekte Behandlung benutzt Reinforcement zur Fazilitation.

Inhibition Hemmung oder Verhinderung von Muskelkontraktionen oder Nervenimpulsen.

Irradiation Das »Überfließen« bzw. die Ausbreitung von Reaktionen bzw. Nervenimpulsen auf gegebene Stimuli.

Isometrische (statische) Muskelkontraktion Weder der Patient noch der Therapeut will eine Bewegung entstehen lassen, dennoch kommt es zur Anspannung der Agonisten.

Isotonische (dynamische) Muskelkontraktion Konzentrisch: Die Bewegung entsteht durch die aktive Verkürzung der agonistischen Muskulatur. Exzentrisch: Eine von außen einwirkende Kraft (z. B. Schwerkraft oder Widerstand) führt zu einer Bewegung. Die Bewegung entsteht durch die kontrollierte aktive Verlängerung der agonistischen Muskulatur.

Halten – Entspannen Direkte Behandlung: Isometrische Kontraktion der antagonistischen Muskulatur (verspannte/verkürzte Muskulatur) gegen Widerstand mit anschließender Entspannung. Indirekte Behandlung: Dient der Erweiterung des Bewegungsausmaßes. Hierzu werden isometrische Kontraktionen der agonistischen Muskulatur benutzt.

Kombination isotonischer Bewegungen (»Combination of Isotonics«) Kombination von konzentrischen, exzentrischen und stabilisierenden Kontraktionen einer Muskelgruppe (Agonisten) ohne Entspannung.

Korrekturkommando Diese Bemerkung des Therapeuten vermittelt dem Patienten, wie er seine Aktivität korrigieren und modifizieren soll.

Lifting Bilaterale asymmetrische Flexion der oberen Extremität mit Extension des Kopfes in die gleiche Richtung zur Fazilitation bzw. zum Üben der Rumpfextension.

Lumbrikaler Griff Bei diesem Griff entsteht der Druck vor allem durch die Flexion der metakarpophalangealen Gelenke.

Muskelkontraktionen Isotonisch (dynamisch): Der Patient will eine Bewegung ausführen. Exzentrisch: Die Bewegung erfolgt durch die kontrolliert verlaufende Verlängerung der Agonisten. Die Bewegung entsteht durch eine von außen einwirkende Kraft, z. B. Schwerkraft oder Widerstand. Stabilisierend isotonisch: Der Patient will eine Bewegung ausführen. Die Bewegung wird jedoch gleichzeitig durch eine von außen einwirkende Kraft (meistens Widerstand) verhindert. Isometrisch (statisch): Weder der Patient noch der Therapeut lassen eine Bewegung zu bzw. entstehen. Beide möchten nicht bewegen.

Optimaler Widerstand Die Intensität des eingesetzten Widerstandes während einer Aktivität hängt zum einen von den Möglichkeiten ab, die dem Patienten zur Verfügung stehen, zum anderen vom angestrebten Behandlungsziel.

Overflow Die Streuung einer Antwort von einem stärkeren zu einem schwächeren Abschnitt innerhalb eines Bewegungspatterns bzw. von einem stärkeren zu einem schwächeren Bewegungspattern.

Quick approximation Schnell ausgeführte 7 Approximation mit dem Ziel, eine reflexartige Reaktion zur Erhöhung der Stabilität auszulösen

Quick-Stretch Ein kurzer deutlicher 7 Stretch, der nur bei unter Spannung stehender Muskulatur angewendet werden darf. Der Quick-Stretch wird zum Auslösen des Stretchreflexes benötigt.

Räumliche Summation (»Spatial Summation«) Gleichzeitig auftretende Stimuli aus verschiedenen Teilen des Körpers verstärken einander und resultieren, wenn der Grenzwert überschritten wird, in einer verstärkten Exzitation mit nachfolgender Muskelkontraktion.

Replication Fördert das motorische Erlernen von funktionellen Aktivitäten.

Re-Stretch Ein erneuter kurzer deutlicher 7 Stretch an einen unter Spannung stehenden Muskel.

Reversal-Techniken Umkehrtechniken, d. h. Aktivität der Agonisten und Antagonisten.

Reziproke Innervation Erhöhte Reizbarkeit der Agonisten mit gleichzeitiger Inhibition der Antagonisten. Dies ist die Basis für koordiniertes Bewegen.

Rhythmische Bewegungseinleitung (»Rhythmic Initiation«) Rhythmisches Bewegen des Rumpfes oder der Extremitäten innerhalb des gewünschten Bewegungsbereiches.

Rhythmische Stabilisation (»Rhythmic Stabilization«) Alternierende isometrische Kontraktionen gegen Widerstand, ohne dass ein Bewegungsausschlag entstehen soll.

Stabilisierende Umkehr (»Stabilizing Reversals«) Alternierende isotonische Kontraktionen, deren Bewegung durch einen angemessenen Widerstand des Therapeuten verhindert wird.

Stretch Verlängerung bzw. Dehnung der muskulären Strukturen.

Slow approximation Die Intensität der ► Approximation wird allmählich erhöht, bis die Toleranzgrenze des Patienten erreicht ist.

Stretchreflex Wird über Muskeln ausgelöst, die unter Spannung stehen.

Stretchstimulus Durch die Vordehnung wird eine erhöhte Reizbarkeit der Muskulatur ausgelöst.

Sukzessive Induktion Der Kontraktion der Antagonisten folgt unmittelbar eine erhöhte Reizbarkeit der Agonisten. Die sukzessive Induktion bildet die Basis für die Reversal-Techniken.

Summation Das Addieren von unterschwelligen Stimuli resultiert in einer Exzitation oder stärkeren Muskelkontraktion.

Taktiler Stimulus (Manueller Kontakt) Stimulation der Haut- und Mechanorezeptoren. Der Therapeut stimuliert mit seinen Händen die sensiblen Haut- und Mechanorezeptoren des Patienten.

Technik Bewusst gewählte Fazilitationsmaßnahmen, die zur Erlangung eines Zieles bzw. gewünschten Resultates eingesetzt werden. Verschiedene Techniken können miteinander kombiniert werden.

Thrust- und Withdrawalpatterns Thrustpatterns sind Stoßbewegungen, Withdrawalpatterns sind die Rückwärtsbewegungen der Thrustpatterns. Dabei werden Ulnarstoß- und Radialstoßbewegung mit der jeweiligen Rückwärtsbewegung unterschieden.

Timing Zeitliche Abfolge von Bewegungen. Normales Timing: Die »richtige« Reihenfolge der einzelnen Bewegungskomponenten resultiert in einer der Situation angepassten koordinierten und ökonomischen Bewegung.

Traktion Eine vom Therapeuten bewusst ausgeführte Verlängerung einer Extremität oder des Rumpfes.

Umkehr (»Reversal«) Eine antagonistische Bewegung, die auf eine agonistische Bewegung folgt. Dies ist eine effektive Form der Fazilitation, die auf der reziproken Innervation und der sukzessiven Induktion basiert.

Unilateral Bewegung von einem Arm oder einem Bein.

Verbaler Stimulus (Verbales Kommando) Die Verbalen Kommandos verdeutlichen dem Patienten, was er tun soll und wann er dies tun soll.

Vorbereitungskommando Der Patient wird darauf aufmerksam gemacht, dass von ihm in Kürze Aktivität gefordert werden wird.

Verstärkung (»Reinforcement«) Verstärkung, die durch ein erneutes Hinzufügen des Reizes bewirkt wird (»to strengthen by fresh addition, make stronger«).

Visueller Stimulus Das visuelle Feedback soll die muskuläre Aktivität, im Sinne der Koordination, Kraft und Stabilität, stimulieren.

Vordehnung Die Position in einem Bewegungspattern, in der die gesamte synergistische Muskulatur der Diagonalen maximal bzw. optimal unter Spannung steht. Die maximale Vordehnung findet man vor allem in den Ausgangsstellungen der einzelnen Bewegungspatterns.

Wiederholte Kontraktionen (»Repeated Contractions«) Wiederholtes Auslösen eines Stretchreflexes auf einen entspannten Muskel oder einen wiederholten Stretch auf einen schon kontrahierenden Muskel, um eine stärkere Kontraktion zu erhalten.

Wiederholter Stretch am Anfang der Bewegung Ein Stretch, der in den am Anfang der Bewegung bereits vorgedehnten Muskeln durch eine kurze zusätzliche Dehnung derselben Muskulatur ausgelöst wird.

Wiederholter Stretch während der Bewegung Dieser Stretchreflex kann nur in Muskeln ausgelöst werden, die unter Anspannung stehen.

Zeitliche Summation (»Temporale Summation«) Subluminale Stimuli folgen zeitlich gesehen so schnell aufeinander, dass es dadurch zu einer verstärkten Exzitation mit nachfolgender Kontraktion oder zumindest zu einer Aktivierung motorischer Einheiten kommt.

Zug Zu Beginn der Bewegung zur Verlängerung der Muskulatur (»elongated position«). Zug während der Bewegung ist Traktion.

Stichwortverzeichnis